Barbara Willner • Iris Cutt

Wurm
Galenische Übungen

Barbara Willner • Iris Cutt

Wurm
Galenische Übungen

19., neu bearbeitete Auflage

Hrsg. Herbert Gebler und Christiane Eckert-Lill

GOVI
Govi-Verlag

Bibliografische Information der Deutschen Nationalbibliothek

Die Deutsche Nationalbibliothek verzeichnet diese Publikation in der Deutschen Nationalbibliografie; detaillierte bibliografische Daten sind im Internet über http://dnb.d-nb.de abrufbar.

Wichtiger Hinweis

Medizin als Wissenschaft ist ständig im Fluss. Forschung und klinische Erfahrungen erweitern unsere Kenntnisse, insbesondere was Behandlung und medikamentöse Therapie anbelangt. Soweit in diesem Werk eine Dosierung, Indikation oder Applikation erwähnt wird, darf der Leser zwar darauf vertrauen, dass Autoren und Verlag größte Mühe darauf verwandt haben, dass diese Angabe genau dem **Wissensstand bei Fertigstellung des Werkes** entspricht. Dennoch ist jeder Leser aufgefordert, die Beipackzettel der verwendeten Präparate zu prüfen, um in eigener Verantwortung festzustellen, ob die dort gegebene Empfehlung für Dosierungen oder die Beachtung von Kontraindikationen gegenüber der Angabe in diesem Buch abweicht. Das gilt besonders bei selten verwendeten oder neu auf den Markt gebrachten Präparaten und bei denjenigen, die von zuständigen Behörden in ihrer Anwendbarkeit eingeschränkt worden sind. Alle Angaben ohne Gewähr.

Geschützte Warennamen (Warenzeichen) werden nicht besonders kenntlich gemacht. Aus dem Fehlen eines solchen Hinweises kann also nicht geschlossen werden, dass es sich um einen freien Warennamen handelt.

Die erwähnten Handelspräparate wurden lediglich beispielhaft bzw. aus didaktischen Überlegungen heraus gewählt.

Dieses Werk wurde 1971 begründet von Dr. Gisela Wurm, Essen.

ISBN: 978-3-7741-1235-3

www.govi-verlag.de

Satz: Fotosatz H. Buck, Kumhausen/Hachelstuhl
Grafiken: Mathias Wosczyna, Rheinbreitbach
Druck und Verarbeitung: Beltz Bart Langensalza GmbH
Printed in Germany

Inhalt

Vorwort . . . 1
Vorwort zur 19. Auflage . . . 1
Vorwort zur 18. Auflage . . . 1

Abkürzungsverzeichnis . . . 3

1 Einführung in die pharmazeutische Technologie . . . 7
1.1 Rezepturarzneimittel . . . 8
1.2 Defekturarzneimittel . . . 9
1.3 Literatur . . . 10
1.4 Geräte in Laboratorium und Rezeptur . . . 19
1.5 Waagen, Wägungen und Einwaagekorrektur . . . 23
1.6 Gute Herstellungspraxis . . . 33
1.7 Gefahrstoffe und Arbeitsschutz . . . 41
1.8 Rezeptursprache . . . 49
1.9 Wasserqualitäten . . . 52
1.10 Haltbarkeit und Konservierung . . . 54
1.11 Plausibilitätsprüfung . . . 57
1.12 Kennzeichnung der Rezeptur- und Defekturarzneimittel . . . 60
1.13 Dokumentation . . . 64
1.14 Herstellung der Rezepturarzneimittel . . . 72

2 Wäge- und Messübungen . . . 75

3 Arzneiformen und ihre Einteilung . . . 79

4 Teegemische . . . 81
4.1 Grundlagen . . . 81
4.2 Rezeptanweisungen . . . 82
4.3 Bezeichnung der Drogen . . . 82
4.4 Herstellung . . . 83
4.5 Abgabe und Kennzeichnung . . . 84
4.6 Übungen . . . 86
4.7 Prüfungen . . . 88
4.8 Wässrige Drogenauszüge . . . 88

5 Disperse Systeme . . . 93

6 Pulver . . . 97
6.1 Grundlagen . . . 97
6.2 Herstellung . . . 102
6.3 Pulver zum Einnehmen . . . 104

6.4 Pulver zur kutanen Anwendung 109
6.5 Prüfungen 113

7 Granulate 115
7.1 Grundlagen 115
7.2 Herstellung 116
7.3 Kennzeichnung und Abgabe 118
7.4 Übungen 119
7.5 Prüfungen 120

8 Kapseln 121
8.1 Definition 121
8.2 Grundlagen 121
8.3 Herstellung 124
8.4 Abgabe und Kennzeichnung 129
8.5 Übungen 131
8.6 Prüfungen 139
8.7 Blick in die Zukunft 143

9 Lösungen 145
9.1 Echte Lösungen 145
9.2 Kolloidale Lösungen 178

10 Suspensionen 191
10.1 Grundlagen 191
10.2 Benetzbarkeit 192
10.3 Herstellung 194
10.4 Abgabe und Kennzeichnung 195
10.5 Übungen 196
10.6 Prüfungen 199

11 Emulsionen 201
11.1 Grundlagen 201
11.2 Herstellung 210
11.3 Konservierung 212
11.4 Abgabe und Kennzeichnung 213
11.5 Übungen 213
11.6 Prüfungen 215

12 Halbfeste Zubereitungen zur Anwendung auf der Haut 217
12.1 Grundlagen für halbfeste Zubereitungen 217
12.2 Herstellung 221
12.3 Konservierung der Dermatika 231
12.4 Prüfungen 232
12.5 Auswahl der Salbengrundlage nach Hautbeschaffenheit 233
12.6 Herstellung halbfester Zubereitungen in geschlossenen Systemen 233
12.7 Herstellung halbfester Zubereitungen mit Wirkstoffen 248
12.8 Salbenunverträglichkeiten 284

13 Zubereitungen zur Anwendung am Auge 299
13.1 Wässrige Augentropfen 300
13.2 Suspensions-Augentropfen 317

13.3 Ölige Augentropfen ... 317
13.4 Augensalben ... 318
13.5 Augenbäder ... 320
13.6 Augeninserte ... 320

14 Zubereitungen zur parenteralen Anwendung ... 321
14.1 Anforderungen an Injektions- und Infusionslösungen ... 322
14.2 Abgabe und Kennzeichnung ... 325
14.3 Herstellung ... 328
14.4 Prüfungen ... 332

15 Zubereitungen zur rektalen und vaginalen Anwendung ... 335
15.1 Zubereitungen zur rektalen Anwendung ... 335
15.2 Zubereitungen zur vaginalen Anwendung ... 351

16 Extrakte und Tinkturen ... 357
16.1 Auszugsmittel ... 357
16.2 Extraktion ... 357
16.3 Einteilung der Extrakte ... 362
16.4 Prüfung ... 366
16.5 Klassifizierung der Extrakte ... 367

17 Homöopathie ... 371
17.1 Herstellung homöopathischer Arzneimittel ... 371
17.2 Abgabe und Kennzeichnung ... 377

18 Tabletten und Dragees ... 379
18.1 Tabletten (Compressi) ... 379
18.2 Dragees und Filmtabletten ... 399

19 Transdermale Therapeutische Systeme (TTS) ... 405
19.1 Aufbau und Funktionsweise ... 406
19.2 Abgabehinweise ... 407

20 Zubereitungen zur Inhalation ... 409
20.1 Grundlagen ... 409
20.2 In Dampf überführte Zubereitungen ... 410
20.3 Flüssige Zubereitungen zur Zerstäubung ... 410
20.4 Pulver zur Inhalation, Pulverinhalatoren ... 416

Anhang I Tropfentabelle DAC, Band 1, Anlage E (Auszug) ... 421
Anhang II Richtwerte für Aufbrauchsfristen von Rezepturarzneimitteln in Mehrdosenbehältnissen ... 425
Anhang III Verdrängungsfaktoren für Hartfett ... 429
Anhang IV Auszug aus der Ethanoltabelle (Ph. Eur.) ... 433
Anhang V Offizinelle Dermatika – Grundlage aus Arzneibüchern und Formularien 439
Anhang VI Gefrierpunkterniedrigungen ... 445
Anhang VII Informationen über Ausgangsstoffe ... 449

Weiterführende Literatur ... 487
Wichtige Nachschlagewerke in Ergänzung zu Kapitel 1.3 ... 487

Stichwortverzeichnis ... 489

Vorwort

Vorwort zur 19. Auflage

Die 2011 erschienene, völlig überarbeitete 18. Auflage des Buchs »Galenische Übungen« ist wohlwollend aufgenommen worden, und wir bedanken uns für die Anregungen, das Lob und die konstruktive Kritik. Nach nur eineinhalb Jahren ist eine Neuauflage erforderlich und bei der Vorbereitung ging es – neben Beseitigung kleiner Fehler und Ungereimtheiten – um die Aktualisierung, insbesondere aufgrund der Änderung der Apothekenbetriebsordnung.

Unser Dank gilt allen Kolleginnen und Kollegen, die uns mit Rat und Tat zur Seite standen.

Mülheim-Ruhr und Neukirchen-Vluyn
August 2013

Barbara Willner und Iris Cutt

Vorwort zur 18. Auflage

Frau Dr. Gisela Wurm schrieb 1971 das damals einzige Lehrbuch für das Unterrichtsfach »Galenische Übungen«. Dieses Buch war für die PTA-Lehranstalten und für das Propädeutikum im Pharmaziestudium eine einzigartige Hilfe und ist zu Recht durch 17 erfolgreiche Auflagen ein »Klassiker« geworden. Dieses Lehrbuch nach der letzten Überarbeitung 2001 auf den aktuellen Stand zu bringen und den neuen Anforderungen anzugleichen, wurde in unsere Hände gelegt. Ein Buch mit dem bedeutenden Namen »Wurm« zu aktualisieren, war ein großer Schritt und wir danken Frau Dr. Wurm für ihr Vertrauen.
Die 18. Auflage dieses Buches wurde völlig überarbeitet und so entstand die neue Fassung der »Galenischen Übungen«. Die Grundstruktur der Gliederung wurde jedoch beibehalten. In jedem Kapitel werden zuerst die theoretischen Grundlagen behandelt, die dann in praktischen Übungen vertieft werden sollen. Informationen zu den einzelnen Substanzen können im »Kleinen Substanzlexikon« nachgeschlagen werden. Wichtige Tabellen aus den Arzneibüchern sind in verkürzter Form im Anhang angefügt, so dass jeder PTA-Schüler und Pharmaziestudent mit dieser Literatur selbstständig arbeiten und sie in seinem späteren Apothekenalltag als Nachschlagewerk nutzen kann. Texte sind durch Bilder und Tabellen aufgelockert. Wichtige Informationen sind durch »Merke«-Sätze hervorgehoben und »Tipps« stammen aus dem Fundus unserer jahrelangen Er-

fahrung als Apothekerinnen und Lehrerinnen. Übungsaufgaben und Rechenaufgaben mit Rechenweg sollen helfen, Sicherheit bei der Herstellung der verschiedenen Arzneiformen zu erlangen. Mit dem »Blick in die Zukunft« in dem Kapitel »Kapseln« haben wir versucht, anstehende Veränderungen aufzugreifen.
Wir hoffen, dass das Lehrbuch – trotz oder wegen der Fülle des Materials – zum Lernen anregt und bis in den Apothekenalltag seine Dienste tut. Hinweise auf wünschenswerte Verbesserungen sind uns jederzeit willkommen.
Eine ganze Reihe Personen hat durch ihr wohlwollendes Interesse, durch Hinweise, Ratschläge und Hilfestellungen die Erarbeitung des Lehrbuchs entscheidend gefördert. So wurden z. B. einzelne Kapitel von den Kollegen der PTA-Schulen Duisburg und Gelsenkirchen kritisch durchgesehen. Wichtige Arbeitsgrundlagen erhielten wir von Herrn Dr. Holger Reimann, Neues Rezeptur-Formularium, Eschborn, Herrn Dr. Lutz Barnscheid, Universität Düsseldorf, Frau Dr. Frauke Gaedcke, Andernach, und den Firmen Wepa und Gako. Die meisten Bilder stellte uns die Firma Wepa zur Verfügung. Die Firmen Asche® Chiesi und die Ichthyol-Gesellschaft gaben uns ausführliche Informationen zu ihren Salbengrundlagen und haben uns damit sehr geholfen. Allen Beteiligten gilt unser herzlicher Dank.
Unser Dank gilt weiterhin unseren Lektoren, Frau Dr. Christiane Eckert-Lill und besonders Herrn Dr. Herbert Gebler, der unser ständiger Ansprechpartner und leidenschaftlichster Kritiker war.

Mülheim an der Ruhr und Neukirchen-Vluyn
Frühjahr 2011

Barbara Willner und Iris Cutt

Abkürzungsverzeichnis

<	weniger bzw. kleiner als (unter)
>	mehr bzw. größer als (über)
≤	gleich oder weniger bzw. kleiner als (unter)
≥	gleich oder mehr bzw. größer als (über)
Abb.	Abbildung
ABDA	ABDA – Bundesvereinigung Deutscher Apothekerverbände
AMG	Arzneimittelgesetz, Gesetz über den Verkehr mit Arzneimitteln
AMK	Arzneimittelkommission der Deutschen Apotheker
AMWarnV	Arzneimittel-Warnhinweisverordnung
ApBetrO	Apothekenbetriebsordnung, Verordnung über den Betrieb von Apotheken
BAK	Bundesapothekerkammer
BfArM	Bundesinstitut für Arzneimittel und Medizinprodukte
bzw.	beziehungsweise
CAP-Lack	Celluloseacetatphthalat-Lack
Ch.-B.	Chargenbezeichnung
CLP-Verordnung	Classification, Labelling and Packaging: Einstufung der Gefahrstoffe nach GHS-Verordnung im europäischen Recht
cmr	cancerogen, mutagen, reproduktionstoxisch
DAB	Deutsches Arzneibuch
DAC	Deutscher Arzneimittel-Codex
DIN	Deutsche Industrie-Norm
DRF	Deutsche Rezeptformeln
EDO	Ein-Dosis-Ophtiole
f.	folgende
ff.	fortfolgende
FAM	Fertigarzneimittel
FAST	Fast Acting Sublingual Technology
GefStoffV	Gefahrstoffverordnung, Verordnung zum Schutz vor Gefahrstoffen
GD	Gesellschaft für Dermopharmazie e. V.
ggf.	gegebenenfalls
GHS-Verordnung	Globally Harmonised System of Classification and Labelling of Chemicals: weltweites Gefahrstoffrecht
GITS	Gastrointestinale Therapeutische Systeme

GMP	Good Manufacturing Practice, gute Herstellungspraxis
HAB	Homöopathisches Arzneibuch
HLB	Hydrophilic-Lipophilic Balance, hydrophiles-lipophiles Gleichgewicht
ID	Initialdosis
I. E.	Internationale Einheit
INN	International Nonproprietary Name for Pharmaceutical Substances, internationaler Freiname für pharmazeutische Substanzen
ISO	International Organization for Standardization
LAF	Laminar-Air-Flow
M_r	relative Molekülmasse
m/m	Masse in Masse
min	Minute
MUPS	Multiple Unit Pellet System, vielfaches Pelleteinheitensystem
m/V	Masse in Volumen
NRF	Neues Rezeptur-Formularium
NT	1. Nachtrag zum Arzneibuch 2. Namenszusatz von Fertigarzneimitteln = Neue Technologie
NTZ	Normaltropfenzähler
OCAS	Oral Controlled Absorption System, orale Darreichungsform mit definierter Freisetzungsrate
OHZ	Hydroxylzahl
OROS	Osmotic Release Oral System, orale Darreichungsform mit Abgabe über den osmotischen Druck
O/W	Öl in Wasser
Ph. Eur.	Pharmacopoea Europaea, Europäisches Arzneibuch, jeweils aktuelle Ausgabe
PIT	Phaseninversionstemperatur
pH	negativer Logarithmus der Wasserstoffionenkonzentration mit der Basis 10, Maß für die Stärke einer Säure oder Base
PP	Push and Pull, drücken und ziehen
ppm	parts per million
QMS	Qualitätsmanagementsystem
S.	Kennzeichne mit einer Gebrauchsanweisung
s	Sekunde
s.	siehe
SL	schnell und langsam
s. o.	siehe oben
SR	Standardrezepturen

Tab.	Tabelle
tägl.	täglich
TRGS	Technische Regeln für Gefahrstoffe
TTS	Transdermales Therapeutisches System
u. a.	unter anderem
u. a. m.	und anderes mehr
UpM	Umdrehungen pro Minute
USP	United States Pharmacopoea, Arzneibuch der USA
V/m	Volumen in Masse
V/V	Volumen in Volumen
WHO	World Health Organization, Weltgesundheitsorganisation
W/O	Wasser in Öl
wchtl.	wöchentlich
z. B.	zum Beispiel
Zero, ZK	Siehe ZOK
ZL	Zentrallaboratorium Deutscher Apotheker e. V.
ZOK	Zero Order Kinetic, Kinetik nullter Ordnung
ZOT	siehe ZOK

1 Einführung in die pharmazeutische Technologie

Die pharmazeutische Technologie befasst sich mit den Herstellungsverfahren für Arzneimittel und deren wissenschaftlichen Grundlagen. Ein Wirkstoff ist in der Regel noch kein Arzneimittel, denn nur wenige Stoffe können die Patienten unverarbeitet anwenden. Bei der Herstellung eines Arzneimittels werden die Wirk-(Arznei-)stoffe in unterschiedliche Anwendungsformen (Darreichungsformen, Applikationsformen) gebracht und an die Erfordernisse der Patienten angepasst. So werden die Wirkstoffe in eine leicht anwendbare, schmackhaftere, haltbare und besser dosierbare Form überführt. Durch ihre Arzneiform werden die Aufnahmefähigkeit der Arzneistoffe in den Organismus (Resorption) sowie ihre Wirkung wesentlich beeinflusst. Selbst chemisch gleiche Substanzen in gleicher Menge wirken in verschiedenen Arzneiformen nicht unbedingt gleich stark. So ist die Wirksamkeit eines Arzneimittels u.a. von den physikalischen Eigenschaften der Arzneistoffe und ihrer Teilchengröße, Oberfläche, Kristallform, Löslichkeit, Lösungsgeschwindigkeit abhängig. Auch die Eigenschaften und Mengen der Hilfsstoffe sowie die Herstellungsweise der Darreichungsform sind von Bedeutung. Die Verträglichkeit (Kompatibilität) sämtlicher Bestandteile ist ebenso zu beachten wie die Haltbarkeit der Zubereitung, die sehr stark von der Lagerung sowie der Art und Qualität der Verpackung abhängig ist.

Zur Sicherung der Qualität der Arzneimittel hat die Weltgesundheitsorganisation (WHO) Grundregeln für die Herstellung und Qualitätskontrolle veröffentlicht. Die GMP-Richtlinien (Good Manufacturing Practice) müssen auch in Deutschland bei der Arzneimittelproduktion beachtet werden. Professor List, Marburg, zitierte vor Jahren als freie Übersetzung für GMP »Gute Manieren beim Produzieren«. Stets soll die Herstellung des Arzneimittels auch seine Qualität gewährleisten. Die Verunreinigung eines Arzneimittels mit einem anderen, weil beispielsweise die Herstellungsgeräte nicht ordnungsgemäß gereinigt waren, andere chemische oder mikrobielle Verschmutzungen oder die Verwechslung verwendeter Stoffe müssen ausgeschlossen werden. Im Endprodukt müssen die angegebenen Bestandteile sowohl nach Art als auch nach Massen tatsächlich enthalten sein.

Außer Vorschriften für die Herstellung, die auch die Abfüllung, Verpackung und Etikettierung einschließen, werden Regeln für die Qualitätskontrolle während der Herstellung (Inprozesskontrolle) und für das Endprodukt angegeben. Alle Daten werden schriftlich in Protokollen festgehalten, man sagt auch dokumentiert (s. Seiten 37, 40).

Auch an das herstellende Personal, die Räumlichkeiten, die technische Ausstattung und die Hygiene werden hohe Anforderungen gestellt. Diese Prinzipien sind nicht nur für die Herstellung größerer Chargen, sondern auch für die Herstellung kleinerer Mengen bis hin zur Rezeptur zu beachten.

Zum besseren Verständnis werden nachfolgend oft verwendete Begriffe erläutert:

- Arzneimittel sind Stoffe und Zubereitungen aus Stoffen, die dazu bestimmt sind, ... Krankheiten ... zu heilen, zu lindern, zu verhüten oder zu erkennen ... (§ 2 Abs. 1 Arzneimittelgesetz – AMG).
- Chemische Elemente, Verbindungen, ihre Gemische und Lösungen, Pflanzen, Pflanzenteile und Pflanzenbestandteile in bearbeitetem oder unbearbeitetem Zustand ... sind »Stoffe« und damit Arzneimittel (§ 3 AMG).
- Die Herstellung der Arzneimittel ist eine pharmazeutische Tätigkeit und darf außer durch Apotheker nur vom pharmazeutischen Personal entsprechend seiner Ausbildung und seinen Kenntnissen ausgeübt werden (Apothekenbetriebsordnung – ApBetrO).
- Herstellen ist das Gewinnen, das Anfertigen, das Zubereiten, das Be- und Verarbeiten, das Umfüllen einschließlich Abfüllen, das Abpacken und Kennzeichnen (§ 4 Abs. 14 AMG). Demnach ist die Abfüllung eines Stoffes, z. B. von Vaseline in eine Tube, eine Herstellung.
- Fertigarzneimittel sind Arzneimittel, die im Voraus hergestellt und in einer zur Abgabe an den Verbraucher bestimmten Verpackung in Verkehr gebracht werden (§ 4 Abs. 1 AMG).
- »Inverkehrbringen« heißt »Vorrätighalten ..., Feilbieten, ... Abgabe an andere« (§ 4 Abs. 17 AMG). Fertigarzneimittel sind also nicht nur industriell hergestellte, sondern auch in der Apotheke nach Standardzulassung auf Vorrat hergestellte, abgabefertige Arzneimittel, wie z. B. Kamillenblüten 50,0 g.
- Charge ist die Menge eines Arzneimittels, die in einem Herstellungsschritt angefertigt worden ist. Das Wesentliche einer Charge ist ihre Homogenität (§ 4 Abs. 16 AMG).

1.1 Rezepturarzneimittel

Ein Rezepturarzneimittel (Individualrezeptur oder Ad-hoc-Rezeptur) ist ein Arzneimittel, das in der Apotheke im Einzelfall aufgrund einer Verschreibung oder auf sonstige Anforderung einer Person und nicht im Voraus hergestellt wird, und das zum alsbaldigen Verbrauch bestimmt ist. Es handelt sich beispielsweise um die speziell für einen Patienten verordnete Rezepturformel für eine Antibiotika-Creme oder um 50 g frei verkäufliche, auf Kundenwunsch abgefasste Vaseline.

Rezepturarzneimittel müssen immer der Verschreibung entsprechen. Nur wenn es sich um indifferente Hilfsstoffe handelt, dürfen andere Bestandteile ohne Zustimmung des Arztes verwendet werden. Enthält eine Verschreibung einen erkennbaren Irrtum, ist sie nicht lesbar oder ergeben sich sonstige Bedenken, so darf das Arzneimittel nicht hergestellt und es muss Rücksprache mit dem verschreibenden Arzt genommen werden (ApBetrO).

1.2 Defekturarzneimittel

Außer Rezepturarzneimitteln werden in der Apotheke auch Arzneimittel auf Vorrat hergestellt. Von diesen sog. Defekturarzneimitteln dürfen an einem Tag bis zu 100 abgabefertige Packungen oder einer diesen entsprechenden Menge hergestellt werden und nur in dieser Apotheke abgegeben werden (§ 21 Abs. 2 Nr. 1 AMG). Nach der Apothekenbetriebsordnung werden zwei Arten von Defekturen unterschieden:

- Defektur als Bulk- oder Halbfertigware
  Wird z. B. eine Salbengrundlage in der Apotheke nachweislich häufig benötigt, kann ein Defekturansatz in der 100-fachen Menge hergestellt und in ein Standgefäß abgefüllt werden. Es handelt sich in diesem Fall um die Herstellung einer Halbfertigware, die als Ausgangsstoff zur Anfertigung anderer Arzneimittel benötigt wird. Bulkware können z. B. im Voraus hergestellte Kapseln sein, die bei Bedarf zur Abgabe nur noch abgezählt, verpackt und gekennzeichnet werden.
- Defektur in abgabefertigen Packungen als Fertigarzneimittel
  Herstellung als verlängerte Rezeptur (»Hunderter-Regel«), Herstellung nach einheitlichen STADA-Vorschriften, Vorschriften des Neuen Rezeptur-Formulariums (NRF).

Herstellung nach STADA-Vorschriften

Seit etwa 100 Jahren gibt es Vorschriftensammlungen für STADA-Arzneimittel. Auch heute noch werden in vielen Apotheken Fertigarzneimittel nach diesen Vorschriften hergestellt, wie beispielweise Grippostad® C oder Hoggar®. Eigentümer der Herstellungsvorschriften ist die STADA Arzneimittel AG, die für diese Arzneimittel die Zulassung erhalten hat. STADA-Präparate werden in Apotheken mit von der STADA gelieferten Komplettsets hergestellt. Sie enthalten das Arzneimittel, die Packungsbeilage (Gebrauchsinformation), die Verpackung und die genaue Herstellungsanweisung. Jede herstellende Apotheke erhält eine Lizenznummer, die auf den Packungen anzubringen ist. Das Herstellungsprotokoll muss drei Jahre aufbewahrt werden.

Herstellung nach Standardzulassungen

Eigentlich unterliegen fertige Abpackungen, wie z. B. von Kamillenblüten, als Fertigarzneimittel der Zulassungspflicht. Damit nicht alle Apotheken eine eigene Zulassung für Kamillenblüten oder andere, seit Jahrzehnten bewährte Arzneimittel beantragen müssen, sind diese von der Zulassung freigestellt. Gleichwohl hat der Gesetzgeber »Standardzulassungsmonographien« erstellt, die genau festlegen, wie das Arzneimittel herzustellen und abzupacken ist. Außerdem muss ein vorgeschriebener Text als Gebrauchsinformation auf der Packung angebracht oder ihr beigefügt werden. Derzeit stehen etwa 290 Standardzulassungsmonographien zur Verfügung, die teilweise, wie z. B. Kamillenblüten, Brennnesselkraut oder auch Wasserstoffperoxid-Lösung, für die öffentlichen Apotheken von Bedeutung sind.

1.3 Literatur

Arzneibuch der Bundesrepublik Deutschland

Die Arzneibücher sind eine Sammlung anerkannter pharmazeutischer Regeln über Eigenschaften, Prüfung der Identität, Reinheit und Gehalt, Lagerung und Bezeichnung von Arznei- und Hilfsstoffen. Arzneimittel dürfen nur dann hergestellt und in Verkehr gebracht werden, wenn die Ausgangsstoffe, aus denen sie hergestellt worden sind, und die Herstellung ihrer Darreichungsformen den anerkannten pharmazeutischen Regeln entsprechen. Darüber hinaus enthält das Arzneibuch auch Regeln für die Beschaffenheit der Behältnisse und Umhüllungen. Arzneimittel dürfen nur in Behältnisse abgepackt werden, die gewährleisten, dass sie vor physikalischen, mikrobiologischen oder chemischen Veränderungen geschützt sind und die daher für die beabsichtigten Zwecke geeignet sind.

Das Arzneibuch besteht aus drei Teilen:

1. Deutsches Arzneibuch (DAB)
   Die Vorschriften gelten ausschließlich in der Bundesrepublik Deutschland.

2. Europäisches Arzneibuch (Pharmacopoea Europaea, Ph. Eur.)
   Es wird vom Europarat in Straßburg in deutscher, englischer und französischer Sprache herausgegeben und einheitlich in den Ländern der Europäischen Union verwendet.

3. Homöopathisches Arzneibuch (HAB)
   Vorschriften der Homöopathie und anderer alternativer Heilverfahren, wie z. B. der Anthroposophie und Spagyrik.

Deutsches Arzneibuch (DAB)
Arzneibücher haben sich aus Vorschriftensammlungen entwickelt, die von alters her verwendet werden. 1872 erschien das erste reichseinheitliche Deutsche Arzneibuch, das noch in lateinischer Sprache abgefasst war. Die folgenden Ausgaben wurden in deutscher Sprache herausgegeben und mit arabischen Zahlen fortlaufend nummeriert. Ab dem DAB 10 von 1991 liegen Loseblattwerke vor. Sie erleichtern den Austausch mit den aktualisierten Vorschriften der Nachträge. Statt fortlaufender Ziffern der Ausgabe tragen die folgenden Deutschen Arzneibücher die Jahreszahl ihres Inkrafttretens. Die unterschiedlichen Jahreszahlen in den Fußzeilen der einzelnen Monographien geben jeweils das Jahr ihrer letzten Erneuerung an.

Die große Bedeutung der amtlichen Sammlung, nach der sich alle Hersteller richten müssen, signalisiert der Bundesadler auf dem blauen Einband. Das Deutsche Arzneibuch enthält Texte, die nicht im Europäischen Arzneibuch aufgeführt sind. Es gliedert sich in einen allgemeinen Teil, der Vorschriften und Methoden beschreibt, die die Angaben der Ph. Eur. ergänzen sollen, und einen speziellen Teil, der die Monographien enthält. Diese sind Einzelbeschreibungen der Wirkstoffe, Hilfsstoffe und Zubereitungen mit Angaben zu Eigenschaften, Identität, Reinheit und Gehalt (Abb. 1.3-1).

Oleyloleat

Oleylis oleas

O

Definition

Oleyloleat besteht aus Estern der Ölsäure mit dem aus Naturprodukten gewonnenen Gemisch einfach ungesättigter Fettalkohole, vorwiegend (*Z*)-Octadec-9-en-1-ol. Der Zusatz von geeigneten Stabilisatoren ist gestattet.

Eigenschaften

Aussehen: Schwach gelbliches, klares Öl.

Geruch: Charakteristisch.

Löslichkeit: Praktisch unlöslich in Wasser, sehr leicht löslich in Ether, Petroläther, fetten Ölen und flüssigen Paraffinen, sehr schwer löslich in Ethanol 90 %.

Die Substanz trübt sich beim Abkühlen unterhalb 10 °C und erstarrt unterhalb 5 °C zu einer salbenartigen Masse.

Prüfung auf Reinheit

Brechungsindex (2.2.6): 1,464 bis 1,466.

Relative Dichte (2.2.5): 0,861 bis 0,882.

Säurezahl (2.5.1): Höchstens 2; 10,00 g Substanz werden in 50 ml des vorgeschriebenen Lösungsmittelgemisches gelöst, falls erforderlich wird dabei auf dem Wasserbad am Rückflußkühler unter Umschwenken erwärmt.

Hydroxylzahl (2.5.3, Methode A): Höchstens 15.

Iodzahl (2.5.4): 85 bis 105.

Verseifungszahl (2.5.6): 100 bis 115, mit 2,00 g Substanz bestimmt.

Lagerung

Vor Licht geschützt, in dicht verschlossenen, dem Verbrauch angemessenen, möglichst vollständig gefüllten Behältnissen.

DAB 1999

Abb. 1.3-1: Monographie Oleyloleat des Deutschen Arzneibuches

Europäisches Arzneibuch

Das Europäische Arzneibuch (Ph. Eur.) ist ein dreibändiges Grundwerk mit Nachträgen (Ph. Eur. NT), die in der Reihenfolge ihres Erscheinens nummeriert sind. Es ist wesentlich umfangreicher als das DAB. Die Ph. Eur. und ihre Nachträge sind gebundene Bücher. Ein aktuelles Sachregister sowohl für das Hauptwerk als auch für alle vorherigen Nachträge befindet sich in jedem neuen Nachtrag.

Der erste Band der Ph. Eur. gliedert sich in einen »Allgemeinen Teil« mit fünf Kapiteln und einen Teil mit allgemeinen Monographiegruppen (Abb. 1.3-2). In diesen sind alle Darreichungsformen, wie z. B. Kapseln, Parenteralia und flüssige Zubereitungen zur Einnahme oder zur kutanen Anwendung, definiert. Außerdem sind Monographien über Impfstoffe, Immunsera, chirurgisches Nahtmaterial, radioaktive Arzneistoffe und einige wenige homöopathisch verwandte Grundstoffe enthalten. Diese Monographien werden als Besonderheit im Aufbau der Ph. Eur. getrennt von den übrigen Monographien aufgeführt. Der zweite und dritte Band enthalten in alphabetischer Reihenfolge Monographien der Arznei- und Hilfsstoffe mit Erläuterungen und Hinweisen.

Allgemeine Vorschriften
Es werden Geräte, wie z. B. der Normaltropfenzähler oder die unterschiedlichen Siebe, sowie die Methoden der pharmazeutischen Technologie beschrieben, wie z. B. die Prüfung auf Gleichförmigkeit der Masse und des Gehalts, die Bestimmung des Schütt- und Stampfvolumens usw.

Allgemeine Methoden
Dazu zählen z. B. die Bestimmung der Dichte und des Brechungsindex, der Identität oder Grenzprüfungen usw.

Behältnisse und Material zur Herstellung von Behältnissen

Reagenzien

Allgemeine Texte
Sie enthalten Angaben z. B. zur Sterilität, zu Impfstoffen, Sera usw.

Abb. 1.3-2: Gliederung des Allgemeinen Teils der Ph. Eur.

Wichtige Angaben des Arzneibuchs für die pharmazeutische Praxis
In den »Allgemeinen Vorschriften« sind für die Herstellung und die monographierten Stoffe grundsätzliche Vereinbarungen getroffen worden:

- Falls in den Allgemeinen Vorschriften nichts anderes angegeben ist, sind die Angaben der Monographie verbindlich. Formulierungen mit »sollten« haben nur informative oder empfehlende Bedeutung.
- »Teile« in Herstellungsvorschriften sind, wenn nichts anderes vorgeschrieben ist, stets Massenteile. Es wird also gewogen.
- In Lösungen ist das Lösungsmittel, wenn nichts anderes angegeben ist, stets Wasser. Wasser muss mindestens den Anforderungen der Monographie »Gereinigtes Wasser« entsprechen (s. Seite 52). Es wird aus Trinkwasser durch Destillation oder unter Verwendung eines Ionenaustauschers gewonnen. Es darf in sterilisierten, verschlossenen Gefäßen gelagert werden, sofern die mikrobiologische Qualität nicht beeinträchtigt wird.
- Bei den Eigenschaften der Stoffe und Reagenzien werden deren Löslichkeiten als Intervall angegeben.
- Konzentrationen werden in Prozent angegeben:

m/m Prozent Masse in Masse	(% m/m)	= g	in 100 g	Endprodukt
V/V Prozent Volumen in Volumen	(% V/V)	= ml	in 100 ml	Endprodukt
V/m Prozent Volumen in Masse	(% V/m)	= ml	in 100 g	Endprodukt
m/V Prozent Masse in Volumen	(% m/V)	= g	in 100 ml	Endprodukt

Die Angabe »parts per million« (ppm, Teile je Million Teile, 1 : 1.000.000) bedeutet in der Regel Massenteile in 1 Million Massenteilen (m/m). Mengen über 500 ppm werden in Prozentangaben umgerechnet: 1.000 ppm = 0,1 %.

Beispiel

500 ppm sind	500	mg	in	1.000.000	mg	
	50	mg	in	100.000	mg	
	5	mg	in	10.000	mg	
	0,5	mg	in	1.000	mg	
	0,05	mg	in	100	mg	= 0,05 % m/m

- Temperaturangaben beziehen sich auf °C. Dabei bedeuten:

Tiefgekühlt	–1	bis	–15 °C
Kühlschrank	2	bis	8 °C
Kalt	8	bis	15 °C
Raumtemperatur	15	bis	25 °C

- Soll im Wasserbad erwärmt werden, heißt dies: Erwärmung in einem Bad mit siedendem Wasser oder mit einer anderen Heizquelle; dabei darf die Temperatur von 100 °C nicht überschritten werden.
- Die Stoffe müssen so gelagert werden, dass ein Verlust an Masse, Wirksamkeit und Reinheit nicht eintreten kann (Temperaturangaben beachten!).

Nach Ph. Eur. bedeuten außerdem:

Vor Licht geschützt

Das Behältnis muss den Inhalt vor strahlenbedingten Veränderungen schützen, entweder durch das Behältnismaterial (Braunglas) selbst oder durch eine geeignete Umhüllung. Ggf. muss der Arzneistoff an einem vor Licht geschützten Ort gelagert werden.

Dicht verschlossen

Auch nach dem Wiederverschließen muss das Behältnis für feste, flüssige und gasförmige Stoffe undurchlässig sein.

Daneben werden noch die folgenden Angaben in früheren Ausgaben oder anderen Kompendien gemacht:

Vor Feuchtigkeit geschützt

Der Arzneistoff wird in einem dicht verschlossenen Behältnis aufbewahrt, das ggf. in seinem Hohlstopfen ein Trocknungsmittel enthält.

Gut verschlossen

Der Inhalt muss unter normalen Lagerungs- und Transportbedingungen vor Verunreinigungen geschützt sein.

In der Anlage K des Deutschen Arzneimittel-Codex (DAC) sind Ausgangsstoffe aufgeführt, die »vorsichtig« oder »sehr vorsichtig« zu lagern sind. Dabei bedeuten:

Vorsichtig zu lagern

Lagerung getrennt von den anderen Arzneimitteln. Nach der bis 2012 gültigen ApBetrO waren die Behältnisse solcher Ausgangsstoffe rot auf weiß zu beschriften (Separanda).

Sehr vorsichtig zu lagern

Lagerung unter Verschluss in einem besonderen Schrank. Nach der bis 2012 gültigen ApBetrO waren entsprechende Gefäße schwarz auf weiß zu beschriften (Venena).

Arzneistoffe, die in Anlage K des DAC nicht aufgeführt sind, werden mit schwarzen Buchstaben auf weißem Grund beschriftet.

Mit der Novellierung der ApBetrO wurde die Deklaration für Separanda (rot auf weiß) und Gift (weiß auf schwarz) aufgehoben. Es gelten nur noch die Vorschriften des Gefahrstoffrechts.

Arzneistoffe, die nach der europäischen GHS-Verordnung oder dem Sicherheitsdatenblatt des Herstellers giftig sind, müssen mit dem Gefahrenpiktogramm GHS06 und, soweit die Masse größer als 1 kg ist, mit den H- und P-Sätzen gekennzeichnet werden. Sie sind unter Verschluss zu lagern (s. Seite 41 f.). Das gilt unabhängig von der Einstufung des Arzneibuchs und der Beschriftung rot auf weiß oder weiß auf schwarz.

Homöopathisches Arzneibuch

Das Homöopathische Arzneibuch enthält alle zurzeit üblichen homöopathischen Herstellungsvorschriften. Nicht nur die klassische Homöopathie nach Hahnemann, sondern auch andere Verfahren, wie z. B. der Anthroposophie und der Spagyrik, werden berücksichtigt. Häufig handelt sich um alte überlieferte Regeln, die beibehalten werden, um Zubereitungen gleicher Qualität zu erhalten. Darüber hinaus ist in die Ph. Eur. eine Monographie »Homöopathische Zubereitungen« aufgenommen worden, die fordert, dass alle in der Homöopathie verwandten Ausgangstoffe und Arzneiträger den Anforderungen der jeweiligen Monographien der Ph. Eur. entsprechen müssen. Prüfmethoden und Reagenzien sind angeglichen. Die Gliederung des Homöopathischen Arzneibuches entspricht derjenigen der Ph. Eur.

Andere für die Arzneimittelherstellung wichtige Quellen

Deutscher Arzneimittel-Codex/Neues Rezeptur-Formularium (DAC/NRF)

Der Deutsche Arzneimittel-Codex (DAC) ist das Ergänzungsbuch zum Arzneibuch und wird von der ABDA – Bundesvereinigung Deutscher Apothekerverbände, Berlin, herausgegeben. Der DAC enthält etwa 300 Monographien über Arzneistoffe, Hilfsstoffe, pflanzliche Drogen und deren Zubereitungen, die nicht in das Arzneibuch aufgenommen worden, aber gleichwohl für die pharmazeutische Praxis wichtig sind. Die unter den Titeln der Monographie angegebenen Synonyme, die Angaben zur medizinischen Verwendung, die Normdosierungen und die möglichen Unverträglichkeiten sowie Erläuterungen zur Pharmakologie der Stoffe sind für den Apothekenalltag hilfreich. Der DAC besteht aus mehreren Loseblatt-Ordnern (Abb. 1.3-3).

Band 1

Serviceinformationen
Vorwort
Inhaltsverzeichnis
Register/Suchwortverzeichnis
Allgemeine Vorschriften

DAC-Proben
1: Schmelztemperatur-Mikrobestimmung
2: Gaschromatographische Untersuchung von Fettsäuren oder Fettsäuregemischen als Methylester
3: Bestimmung des Mischschmelzpunktes
4: Bestimmung des Extraktgehalts von Drogen
5: Visuelle Prüfung auf Schwebeteilchen in Parenteralia
6: Bestimmung der Osmolalität
7: Identifizierung von Ausgangsstoffen mittels IR-Spektroskopie unter Verwendung von Spektrenbibliotheken
8: Abschätzung von Glühtemperaturen
9: Polarographie
10: Hochleistungsdünnschichtchromatographie (HPTLC)
11: Dünnschichtchromatographie auf kleinen Platten
12: Inprozessprüfungen
13: Zerfallszeit von Kapseln
14: Prozessbegleitende Dichtebestimmung von Flüssigkeiten
15: Prozessbegleitende Dichtebestimmung von Pulvern
16: Prüfung von Behältnissen auf mikrobielle Verunreinigung
17: Prüfung von Behältnissen auf Partikelkontamination
18: Prüfung von Behältnissen auf Dichtigkeit
19: Verwendung des Normaltropfenzählers
20: Infrarot-Temperaturbestimmung

DAC-Anlagen
A: Angaben zur Konservierung von Augentropfen
B: Angaben zur Isotonisierung
C: Faktoren zur Massen-Stoffmengen-Umrechnung von Elektrolyten
D: Vergleichende Aufstellung über die Siebe verschiedener Arzneibücher
E: Tabelle für spezifische Tropfenzahlen
F: Angaben zur Dosierung von Zäpfchen und Vaginalzäpfchen
G: Angaben zur Füllung von Hartgelatine-Steckkapseln
H: Qualität von Behältnissen aus Glas
I: Verwendbarkeitsfristen und Lagerung von Ausgangsstoffen
J: Weitergehende Prüfung der Defekturarzneimittel
K: Angaben zur Lagerung
L: 2-Propanoltabelle

Abb. 1.3-3: Gliederung des DAC / NRF

M: Schmelztemperaturtabelle
N: Brechungsindextabelle
O: Temperaturkorrektur des Brechungsindexes
P: Prüfverfahren für die Verwendung der IR-Spektroskopie in der Apotheke

Reagenzien – Volumetrische Lösungen
I. Allgemeine Hinweise
I.1. nicht besetzt
I.2. Herstellung
I.3. Kennzeichnung und Abgabe
I.4. Haltbarkeit der Ausgangsstoffe und Arzneimittel
I.5. Obsolete beziehungsweise umstrittene Rezepturen und unerwünschte Arzneimittelwirkungen
I.6. Dermatika – Zubereitungen zur kutanen Anwendung
I.7. nicht besetzt
I.8. Zubereitungen zur Anwendung am Auge
I.9. Kapseln
I.10. Pulver zum Einnehmen
I.11. Flüssige Zubereitungen zum Einnehmen
I.12. Zubereitungen zur rektalen und zur vaginalen Anwendung
I.13. Zubereitungen zur nasalen Anwendung
I.14. Zubereitungen zur Inhalation
I.15. Zubereitungen zur Anwendung am Ohr
I.16. Zubereitungen zur Anwendung in der Harnblase
I.17. Arzneitees und Teeaufgüsse
I.18. Tierarzneimittel
II. Dokumentation – Materialien zur Qualitätssicherung
III. Bezugsquellen
III.1. Bezugsquellennachweis für Geräte, Prüfmittel und Verbrauchsmaterial
III.2. Bezugsquellennachweis für Rezepturbestandteile
III.3. Bezugsquellennachweis für Packmittel und Applikationshilfen

Band 2
DAC-Monographien A–K

Band 3
DAC-Monographien L–Z
NRF-Stammzubereitungen S. 4. bis S. 46.

Band 4
Alternative Identifizierung von Ausgangsstoffen
Farbteil

Band 5
NRF-Rezepturvorschriften (NRF 1.2. bis 11.99.)

Band 6
NRF-Rezepturvorschriften (NRF 11.100. bis 34.1.)

Abb. 1.3-3: Gliederung des DAC / NRF (Fortsetzung)

Der vierte Band enthält Kurznachweise zur einfachen Identifizierung der Ausgangsstoffe, wie Wirkstoffe, Hilfsstoffe, Drogen, Drogenzubereitungen und Salbengrundlagen. Es werden Identifizierungsverfahren beschrieben, die einfach und hinsichtlich Kosten und zeitlich vertretbarem Aufwand im Apothekenlaboratorium durchzuführen sind. Die alternativen Identifizierungen sind nur erlaubt, wenn für die einzelnen Ausgangsstoffe ein Prüfzertifikat vorliegt.

Neues Rezeptur-Formularium (NRF)

Das Neue Rezeptur-Formularium (NRF) enthält über 250 Rezepturvorschriften und Stammzubereitungen, die jedes Jahr durch das Pharmazeutische Laboratorium des NRF überarbeitet und ergänzt werden. Bei jeder Vorschrift werden detailliert die Herstellung mit Inprozesskontrollen, Behältnisse sowie die Beschriftung mit Angaben zu Haltbarkeit und Gebrauchsanweisung beschrieben. Erläuterungen informieren über die Eigenschaften verwendeter Ausgangsstoffe und erklären die Herstellung der Darreichungsform. Das NRF ist ein wichtiges Handbuch für die Apotheke. Treten bei Rezepturformeln Herstellungsprobleme auf, kann die Herstellungsvorschrift einer ähnlichen NRF-Vorschrift als Hilfestellung dienen (Abb. 1.3-3). Die »Tabellen für die Rezeptur« geben Informationen zur Verarbeitung der wichtigsten Arzneistoffe und allgemeine Hinweise für die Qualitätssicherung.

Standardrezepturen

Standardrezepturen (SR) waren in der ehemaligen DDR eine offizinelle Vorschriftensammlung. Seit 1990 sind diese Vorschriften wissenschaftlich nicht mehr gepflegt worden, so dass neuere Erkenntnisse nicht berücksichtigt sind. Viele Standardrezepturen haben aber nach wie vor bei Ärzten und Patienten hohe Akzeptanz, so dass wichtige Rezepturen dem neuesten medizinischen und pharmazeutischen Erkenntnisstand angepasst und in das NRF integriert worden sind.

Synonymverzeichnis

Das Synonymverzeichnis enthält die gebräuchlichen Bezeichnungen für Ausgangsstoffe und Zubereitungen in deutscher, altlateinischer, englischer und französischer Sprache sowie die Bezeichnungen in »Eurolatein« der Ph. Eur. Der Spalte »Herkunft« ist zu entnehmen, in welchem Arzneibuch oder in welcher sonstiger Literatur die Monographie eines Stoffes oder einer Zubereitung zu finden ist. Dort können wichtige Informationen nachgelesen werden. Bei der Vielfalt der Arzneibücher ist dies eine unschätzbare Hilfe.

Standardzulassungen für Arzneimittel

Standardzulassungen gelten für bestimmte Arzneimittel, Arzneimittelgruppen und Arzneimittel in bestimmten Abgabeformen, die von der Pflicht zur Einzelzulassung befreit worden sind (§ 36 AMG). Pharmazeutische Unternehmen und Apotheken können diese Arzneimittel herstellen und vertreiben, ohne ein langwieriges und teures Zulassungsverfahren durchlaufen zu müssen. Grundvoraussetzung ist, dass alle Vorgaben der Standardzulassungsmonographien eingehalten werden. Die Mehrzahl der Monographien beschreibt nicht verschreibungspflichtige Arzneimittel, wie z. B. Kamillenblüten, Blasen- und Nieren-Tee oder Thymian. Außerdem sind Monographien über apothekenpflichtige Arzneimittel, wie z. B. Paracetamol-Tabletten 500 mg, Infusionslösungen und Tierarzneimittel, vorhanden.

Hunnius

Das pharmazeutische Wörterbuch ist mit seinen über 300.000 Stichworten, über 2.000 Abbildungen und vielen Tabellen eine wichtige Informationsquelle. Es informiert kurz und verständlich über Themen der Pharmazie, Chemie, Medizin und Physik und ist gerichtet an alle, die sich über Arzneimittel und ihr Umfeld informieren möchten.

Vademecum

Vademecum bedeutet übersetzt »geh mit mir«. Es ist ein schmales Buch mit vielen Tipps und Informationen für die tägliche pharmazeutische Praxis. Es behandelt das grundlegende pharmazeutische Wissen in kompakter Form mit sehr übersichtlichen Tabellen und Fakten.

Dosistabellen

Die »Pädiatrischen Dosistabellen« ermöglichen es, die für Kinder geeignete Dosierung der Arzneistoffe zu ermitteln und zu überprüfen. Die Arzneistoffe sind nach INN-Namen (International Nonproprietary Names for Pharmaceutical Substances) mit den zugehörigen Handelsnamen geordnet. Angegeben wird die Dosis pro m^2 Körperoberfläche oder pro kg Körpergewicht.
Die »Normdosen gebräuchlicher Arzneistoffe und Drogen« enthalten geeignete Dosierungen für Erwachsene.

Rote Liste®

Das Arzneimittelverzeichnis erscheint jährlich und gibt nach Indikationsgruppen geordnet wichtige Informationen über Fertigarzneimittel, Wirk- und Hilfsstoffe, Dosierung, Gebrauchsanweisung, Nebenwirkungen, Kontraindikationen sowie Packungsgrößen. Informationen können über den Namen, den Wirkstoff oder den Hersteller des Fertigarzneimittels gesucht werden. Außerdem sind Tabellen über Vergiftungen und ihre Antidote, über Notfalldepots, die Verschreibung von Betäubungsmitteln, Impfempfehlungen und Reiseimpfungen enthalten.

Hagers Handbuch der pharmazeutischen Praxis

Hagers Handbuch der pharmazeutischen Praxis informiert in zehn Bänden und sechs Folgebänden umfangreich über Wirkstoffgruppen, Chemikalien, Drogen, Arzneiformen und Hilfsstoffe. Der zehnte Band bzw. der sechste Folgeband sind Stichwortverzeichnisse.

Scribas Tabelle/Gelbe Liste

Diese Loseblattsammlungen enthalten Auflistungen aller verschreibungspflichtigen Arzneimittel für Mensch und Tier. In ihnen werden neben Synonymen Strukturformeln und Kurzbezeichnungen – unterschiedlich je nach Tabelle oder Liste – angegeben sowie ab welcher Konzentration ein Wirkstoff verschreibungspflichtig ist und ob es sich um ein Betäubungsmittel handelt.

Alte Formelsammlungen

DRF (Deutsche Rezeptformeln), RF (Reichsformeln), FMB (Formulae Magistrales Berolinenses) sind alte Formelsammlungen, die nur noch von historischem Interesse sind. Sie entsprechen nicht mehr den heutigen galenischen und pharmakologischen Anforderungen und wurden durch das NRF ersetzt.

1.4 ■ Geräte in Laboratorium und Rezeptur

Wichtige Geräte zur Herstellung der Arzneimittel

Für die Herstellung der Arzneimittel ist eine Grundausstattung notwendig. Die Abbildungen 1.4-1 bis 1.4-22 zeigen häufig verwendete Geräte, die Abbildungen spezieller Geräte finden Sie in den einzelnen Kapiteln.

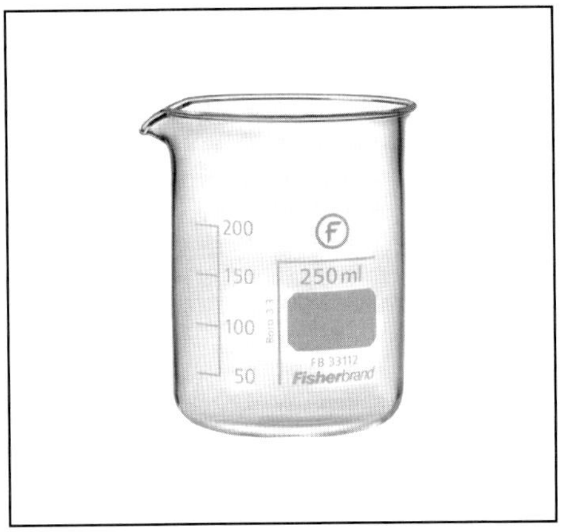

Abb. 1.4-1: Becherglas

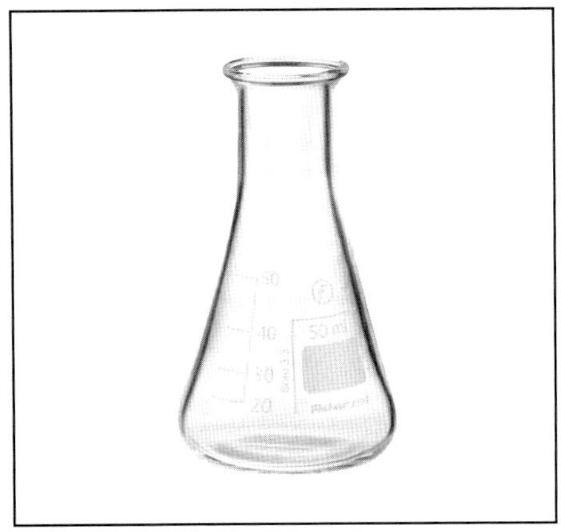

Abb. 1.4-2: Erlenmeyerkolben

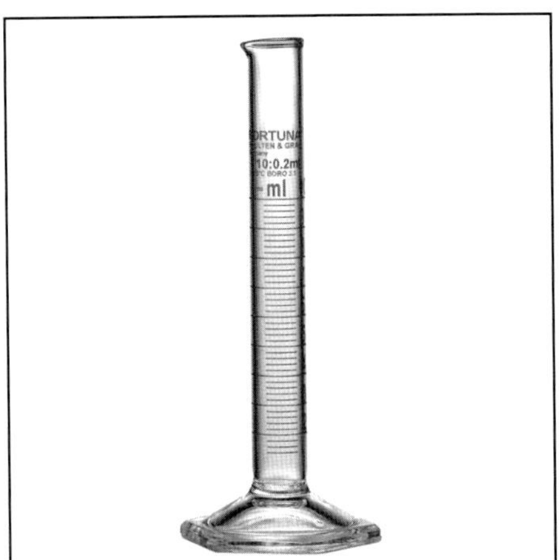

Abb. 1.4-3: Messzylinder

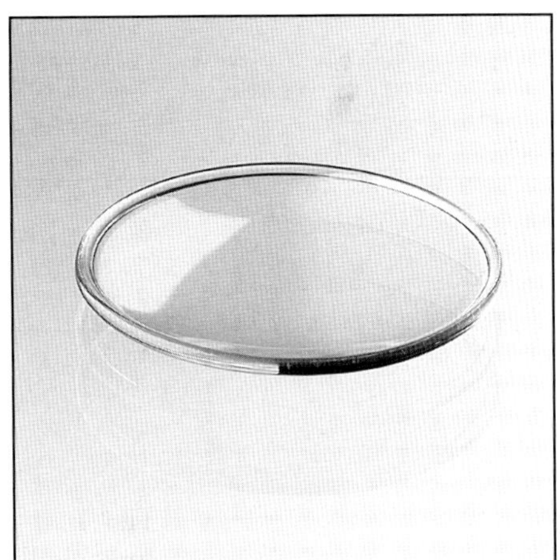

Abb. 1.4-4: Uhrglas

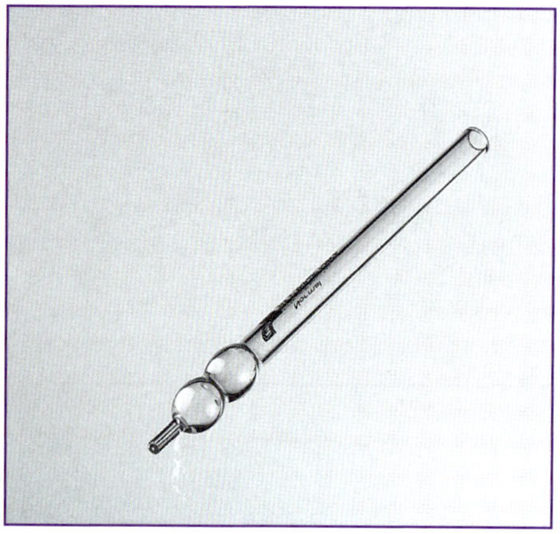

Abb. 1.4-5: Normaltropfenzähler

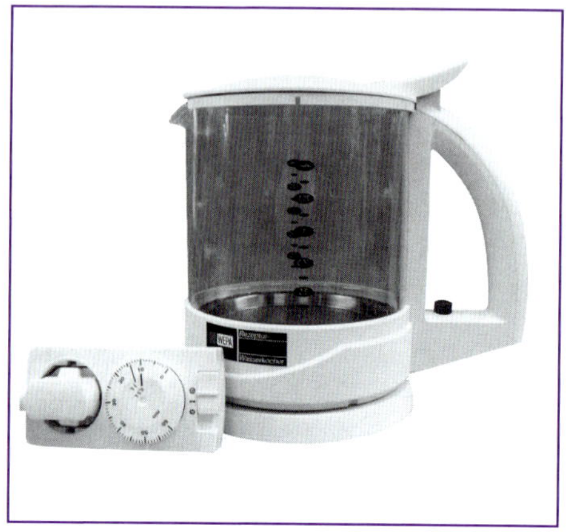

Abb. 1.4-6: Wasserkocher

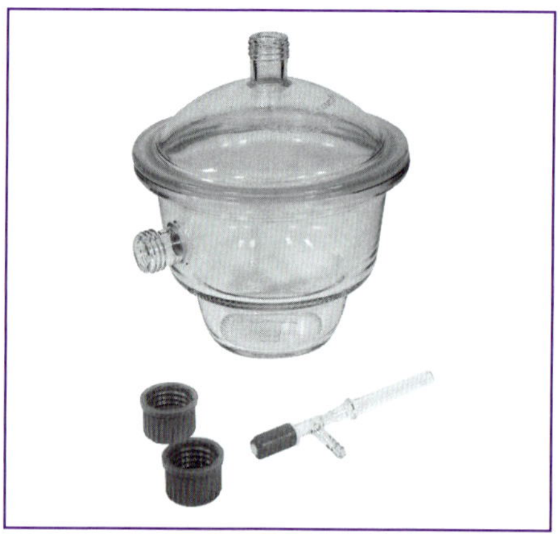

Abb. 1.4-7: Exsiccator

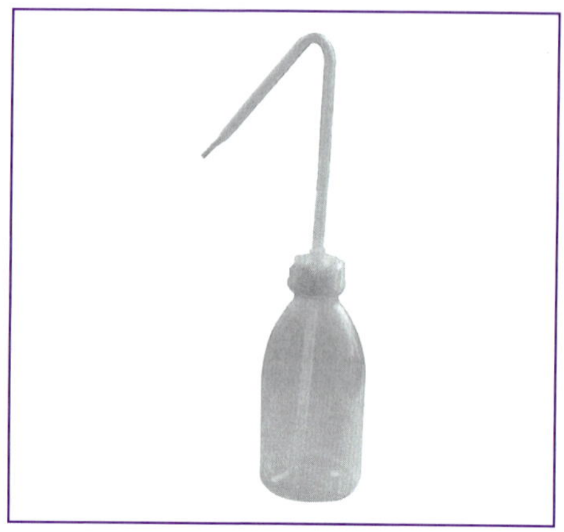

Abb. 1.4-8: Laborspritzflasche

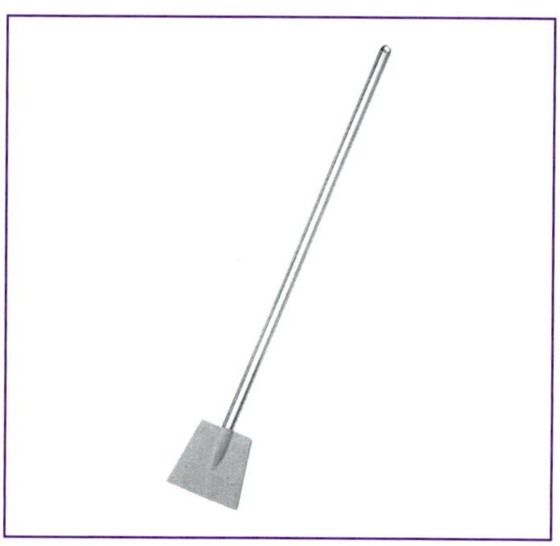

Abb. 1.4-9: Gummiwischer, Ionenwischer

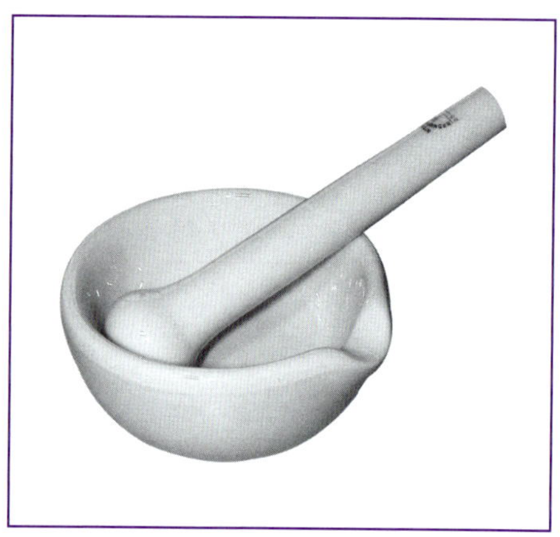

Abb. 1.4-10: Porzellanmörser mit Pistill

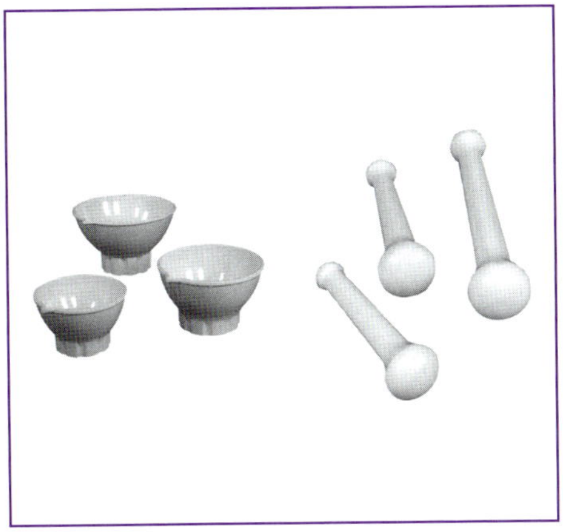

Abb. 1.4-11: Reib-/Fantaschalen mit Pistillen

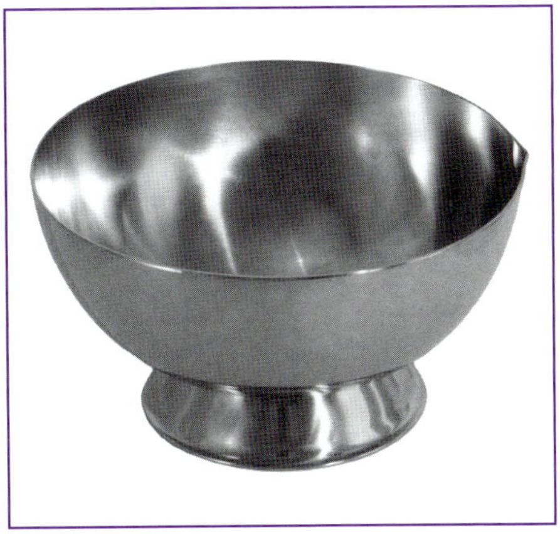

Abb. 1.4-12: Fantaschale aus Chromnickelstahl

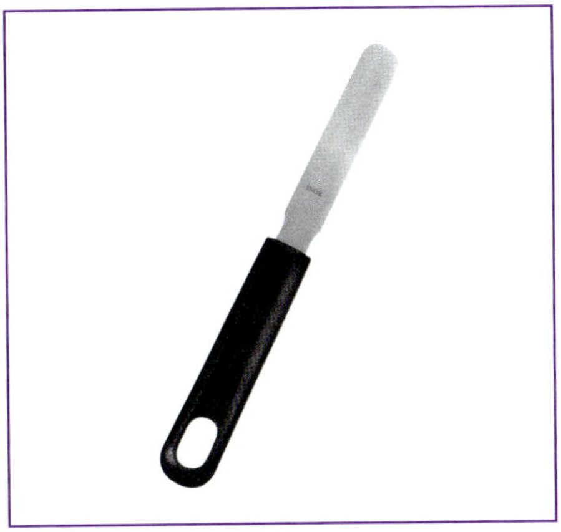

Abb. 1.4-13: Spatelmesser

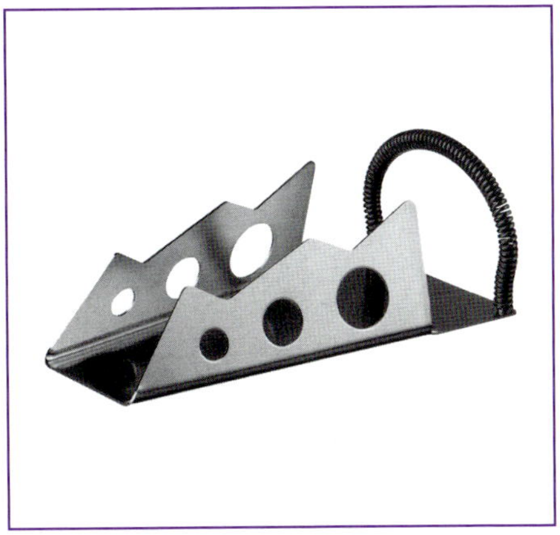

Abb. 1.4-14: Spatelschlitten

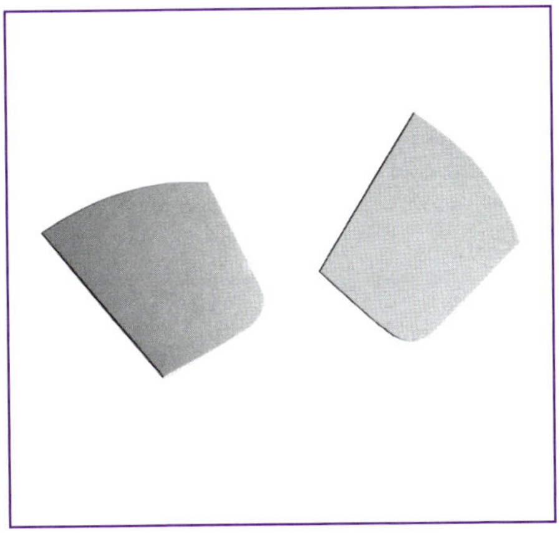

Abb. 1.4-15: Kartenblätter

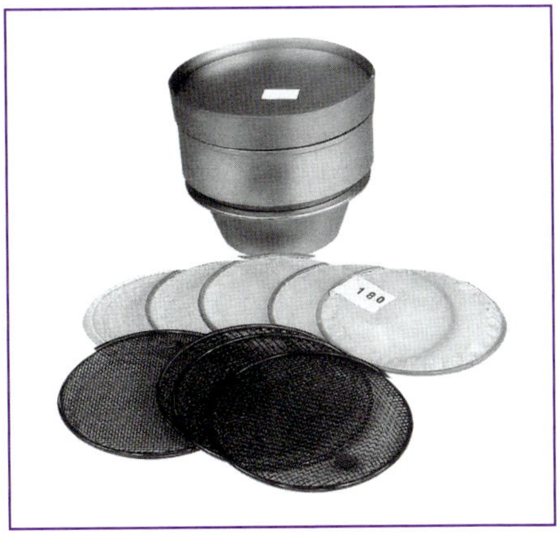

Abb. 1.4-16: Rezeptursiebe

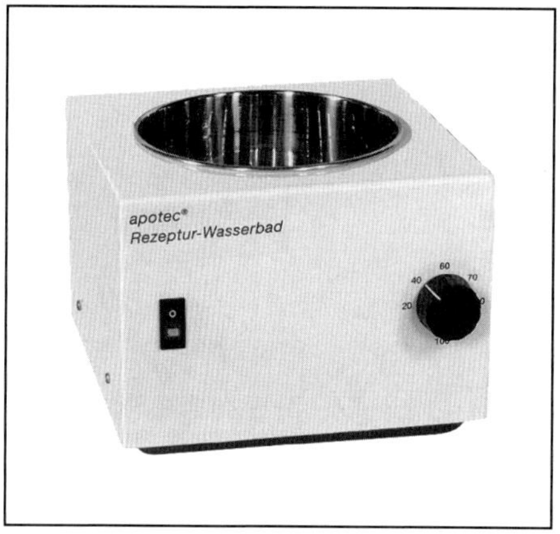

Abb. 1.4-17: Wasserbad

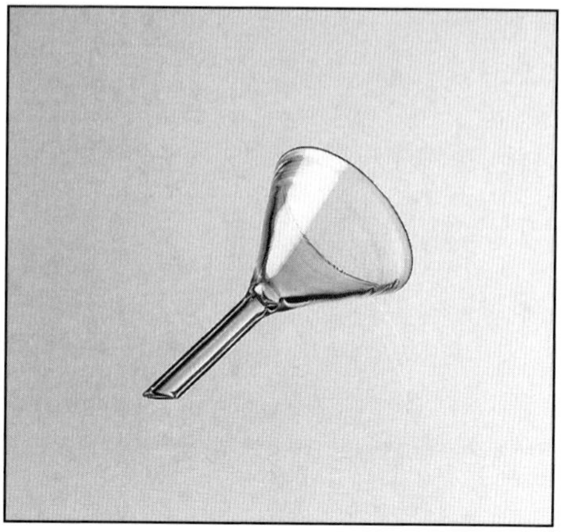

Abb. 1.4-18: Glastrichter

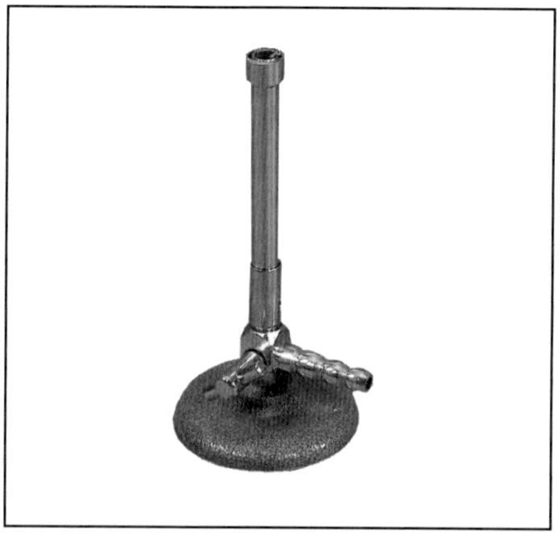

Abb. 1.4-19: Bunsenbrenner

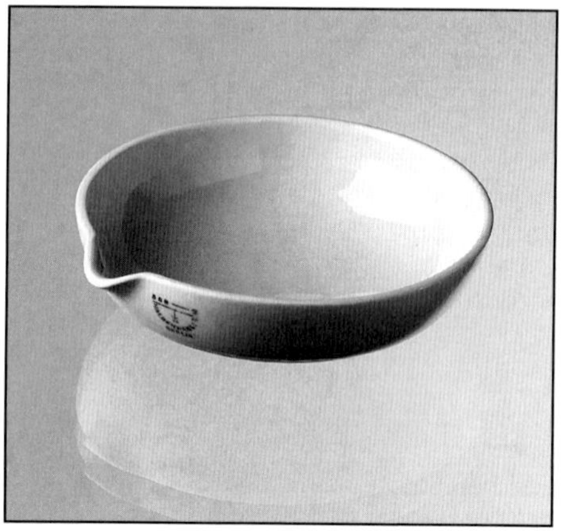

Abb. 1.4-20: Abdampfschale

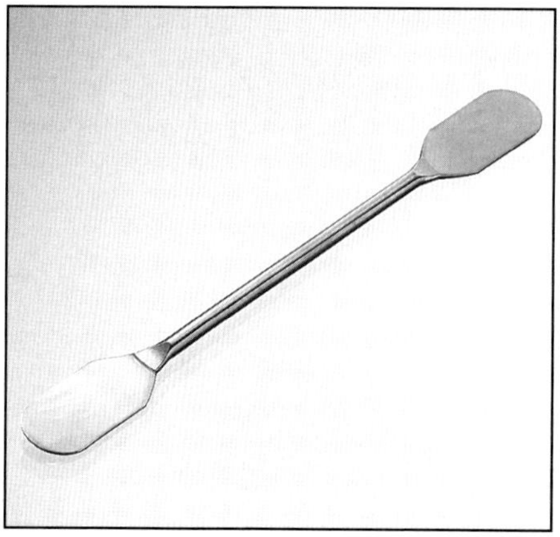

Abb. 1.4-21: Spatel

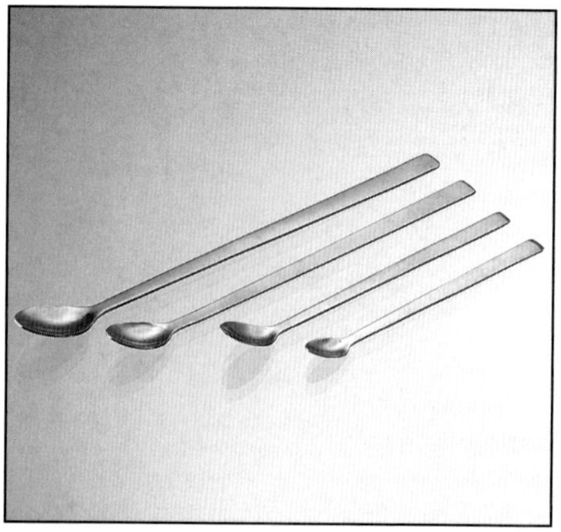

Abb. 1.4-22: Löffel

1.5 ■ Waagen, Wägungen und Einwaagekorrektur

Bei der Herstellung und Prüfung der Arzneimittel wird in der Regel gewogen, d.h. die Masse bestimmt. Gebräuchliche Einheiten sind kg, g und mg.

1 kg = 1000 g = 10^3 g = 10^6 mg
1 g = 10^{-3} kg = 1000 mg = 10^3 mg
1 mg = 10^{-3} g = 10^{-6} kg
1 µg = 10^{-3} mg = 10^{-6} g

Alle Waagen in der Apotheke müssen geeicht sein und alle zwei Jahre nachgeeicht werden.

Waagentypen

Man unterscheidet mechanische und elektronische Waagen (Tab. 1.5-1, Abb. 1.5-1 bis 1.5-5). In den Apotheken werden heute fast ausschließlich elektronische Waagen verwandt. Die aufgelegte Last wird durch die magnetische Kraft einer stromdurchflossenen Spule kompensiert. Der Strom ist der magnetischen Kraft proportional, d.h. je größer die Last ist, desto mehr Strom fließt. Die Strommenge wird in Gramm umgerechnet und auf einem Display digital angezeigt. Diese Waagen sind einfach zu bedienen und haben die mechanischen Waagen weitgehend verdrängt. Trotzdem kommen bei den Wägungen immer wieder Fehler vor, die die Qualität der hergestellten Arzneimittel entscheidend verschlechtern.

Tab. 1.5-1: Einteilung der Waagen

Mechanische Waagen	**Elektronische Waagen**
Federwaagen	Analysenwaagen
Gleicharmige Hebelwaagen – Handwaagen – Balkenwaagen Ungleicharmige Hebelwaagen – Substitutionswaagen	Rezepturwaagen

Richtiges Einwiegen

Für exaktes Wiegen sind viele Punkte zu beachten.

Justierung der Waage
- Kontrolle der waagrechten Ausrichtung und ggf. Einstellung der Waage mit der Dosenlibelle.
- Standort der Waage: Schutz vor Zugluft, stabile Unterlage gegen Erschütterung.

- Einhaltung der Warmlaufzeit der Waagen: eine halbe Stunde.
- Sauberkeit der Waage: Schmutz unterhalb der Waagschale verfälscht die Wägung.
- Störung durch fremde Magnetfelder: Keine Magnetrührstäbchen in den Arbeitsgefäßen verwenden, da magnetische Wechselwirkungen entstehen können.
- Tägliche Justierung der Waage: Einstellung der Waage auf den Sollwert, so dass Messabweichungen möglichst gering sind. Haben die Waagen ein eingebautes Justiergewicht, muss nur die »Cal«-Taste (Justierprogramm) gedrückt werden. Das Gerät vergleicht dann die Last mit der Anzeige der Waage, errechnet den Unterschied und korrigiert den Wert (Kalibrierung). Waagen ohne eingebautes Gewicht werden überprüft, indem ein Gewicht, dessen genaue Masse bekannt ist, aufgelegt wird. Die Masse wird mit der Anzeige abgeglichen.

Richtig einwiegen

- Richtige Auswahl der Waage (Wägebereich)
- Beachtung der Mindestlast und Höchstlast der Waage

Auswahl der Waage

Es wird zwischen Analysenwaagen (Feinwaagen) und Rezepturwaagen (Präzisionswaagen) unterschieden. Die Analysenwaage wiegt drei bzw. vier Stellen nach dem Komma, hat also einen Ablesebereich in 0,001 g- bzw. 0,0001 g-Schritten. Bei der Präzisionswaage können zwei Stellen nach dem Komma abgelesen werden. Der Ablesebereich ist in 0,01 g-Schritte unterteilt.

MERKE

Die letzte ablesbare Stelle ist bei allen Waagen ungenau, da rechnerisch ab- bzw. aufgerundet wird.

Beispiel

Die Masse 1 beträgt 5,684 g. Die Präzisionswaage gibt einen Wert von 5,68 g an.
Die Masse 2 beträgt 5,676 g. Die Präzisionswaage gibt ebenfalls einen Wert von 5,68 g an.
Je nach Einwaage kann dieser Fehler enorm groß sein. In diesem Beispiel beträgt der Unterschied 8 mg.

Rezepturwaagen geben also nur in der ersten Stelle nach dem Komma einen hinreichend genauen Massenwert an. Verlangt die Rezepturvorschrift eine höhere Genauigkeit, z. B. mit der Massenangabe 0,07 g, muss die Analysenwaage verwendet werden. Würde man die Präzisionswaage verwenden, so würden bei der Anzeige nur jeweils die eine Dezimale hinter dem Komma angezeigt. Die Anzeige 0,1 g könnte eine Einwaage von 0,051 bis 0,149 g bedeuten!

Mindestlast und Höchstlast

Die **Mindestlast** gibt der Hersteller an (Abb. 1.5-3). Sie ist die eichtechnische Untergrenze des Wägebereichs. Wenn also die Mindestlast 0,5 g beträgt, darf keine Masse unter 0,5 g eingewogen werden.

Auch die **Höchstlast** wird vom Hersteller angegeben und ist die Obergrenze des Wägebereichs. Wird die Höchstlast überschritten, schaltet sich die Waage in der Regel aus.

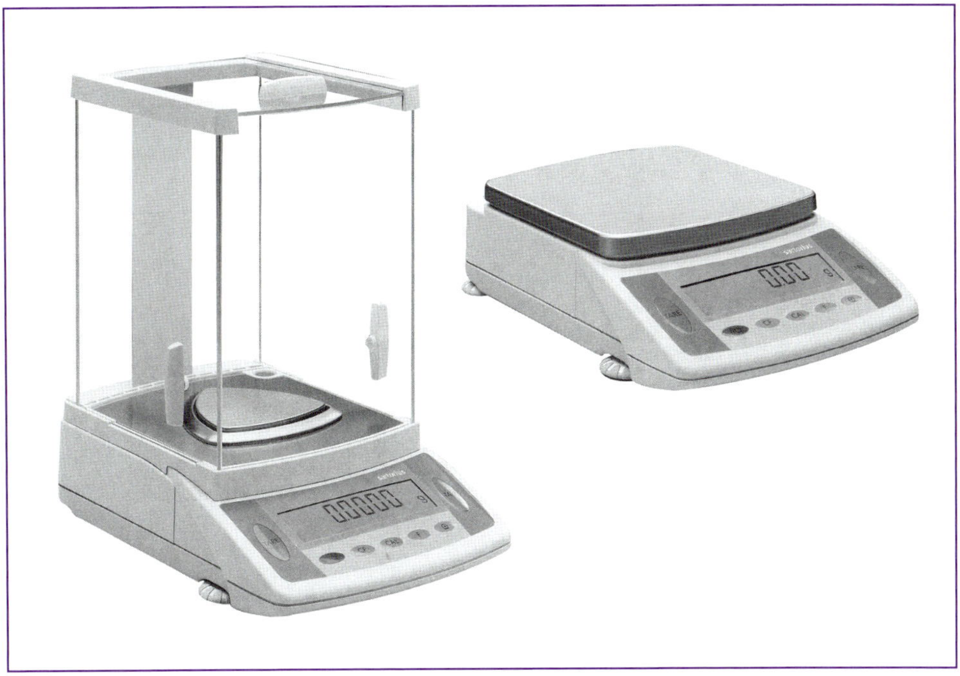

Abb. 1.5-1: Elektronische Waagen

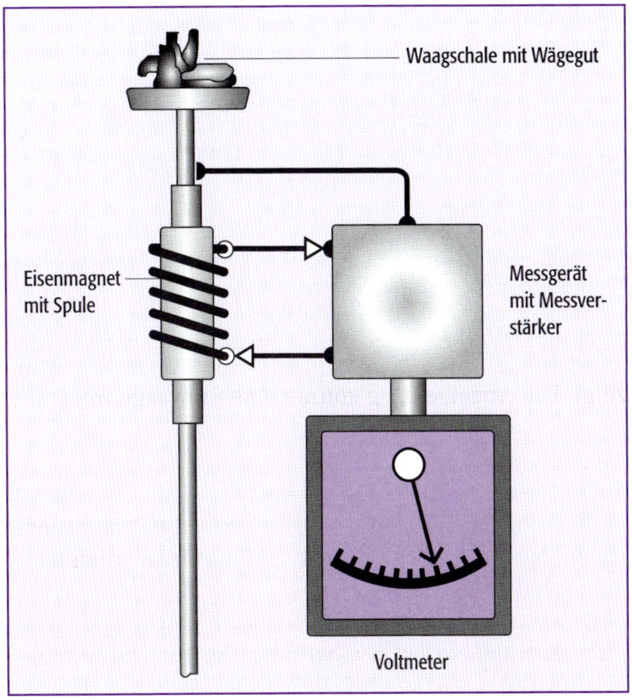

Abb. 1.5-2: Schematische Darstellung eines elektronischen Wägesystems

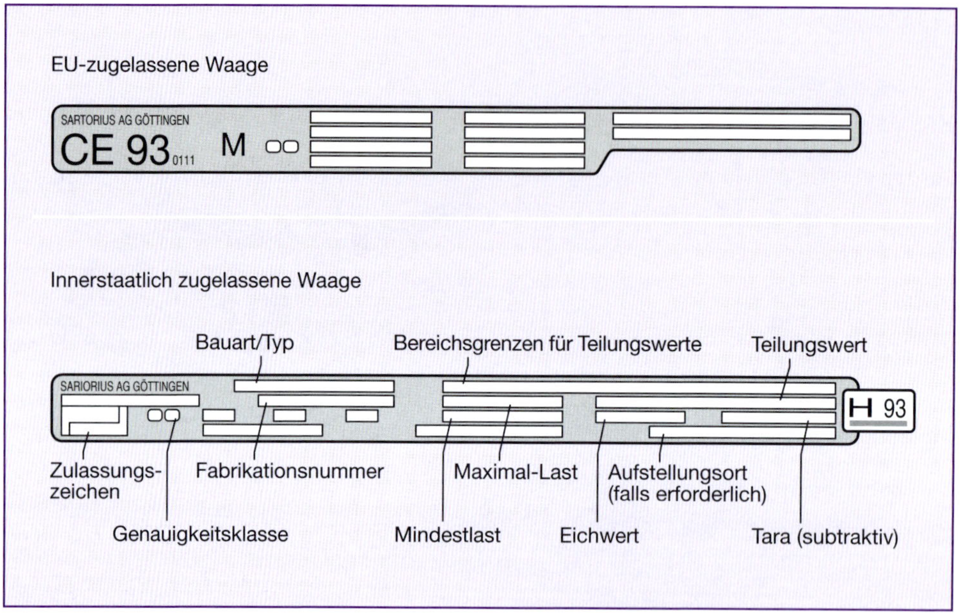

Abb. 1.5-3: Kennzeichnungsschilder einer beim Hersteller geeichten Waage

Mindesteinwaage

Unter der Mindesteinwaage versteht man die kleinste Masse, die man mit einer Waage einwiegen kann, ohne dass der Wägefehler zu groß wird. Je kleiner die Einwaage, desto größer ist die Messungenauigkeit einer Waage, desto größer also der relative Wägefehler. Die Mindesteinwaage ist eines der Leistungsmerkmale der Waage, die von der Zweckbestimmung, vom Standort, der Handhabung und klimatischen Bedingungen abhängig ist. Sie ist ein technischer Wert, den man kennen und dokumentieren sollte und der sich einfach feststellen lässt. Das NRF gibt in Abschnitt I.2.9. Hinweise, wie man die Mindesteinwaage bestimmen kann und stellt Formblätter und Excel-Vorlagen zur Verfügung.

Man findet die Mindesteinwaage für eine Waage heraus, indem man zu der letzten ablesbaren Stelle »150« addiert. Beispiel: Eine Analysenwaage zeigt vier Stellen hinter dem Komma an. Man addiert von der kleinsten Stelle aus 150 und erhält so eine Mindesteinwaage von 0,0150, d. h. 15 mg. Als Faustregel gilt: Bei vierstelligen Analysenwaagen liegt die Mindesteinwaage zwischen 0,0100 bis 0,0200 g, bei zweistelligen Präzisionswaagen zwischen 1,00 und 1,50 g.

Wägebereiche

Typische Wägebereiche für Präzisionswaagen sind 1 bis 2000 g und für Analysenwaagen 0,01 bis 200 g. Müssen geringere Mengen als 0,02 g eingewogen werden, sind nach dem NRF Stammlösungen bzw. Stammverreibungen zu verwenden. Zwar könnte noch mit einer Analysenwaage abgewogen werden, doch entstehen in der Regel bei Überführung dieser kleinen Mengen in das Herstellungsgefäß zu große Verluste. Der Wägebereich einer Waage ist auf dem Kennzeichnungsschild angegeben, das der Hersteller an der Waage angebracht hat.

Wägetechnik

Zuwaagemodus
Das Herstellungsgefäß wird tariert, d. h. die mit dem Gefäß belastete Waage wird mit der Taratasate auf null gestellt. Die Masse des Herstellungsgefäßes ist damit ausgeglichen und muss nicht weiter berücksichtigt werden. Bei den anschließenden Wägungen addieren sich die zugewogenen Massen. Es wird immer die Summe der insgesamt eingewogenen Massen angegeben und zum Schluss das Endgewicht des Rezepturarzneimittels.

Taramodus
Das Herstellungsgefäß wird tariert, das Display zeigt Nullstellung an. Nach jeder Einwaage wird erneut die Taratasate betätigt, so dass alle Einwaagen in der Nullstellung durchgeführt werden und nur die jeweils zugewogene Masse als Anzeige erscheint. Nachteile dieser Methode sind die fehlende Endgewichtskontrolle und die Möglichkeit, die Höchstlast der Waage zu überschreiten, da es keine sichtbare Kontrolle der Gesamteinwaage gibt.

MERKE

Es empfiehlt sich immer, die Tara zu notieren. Während eines Herstellungsvorganges kann so auf eine andere Waage gewechselt und nach einem Stromausfall weitergearbeitet werden.

Anhang: Balken- und Handwaage, Substitutionswaage

Balkenwaage und Handwaage sind Hebelwaagen. Das Messprinzip beruht auf einem Massenvergleich, d. h. die zu wägende Masse wird mit der Masse eines Gegengewichtes ausgeglichen. Es wird also zusätzlich zur eigentlichen Waage ein Gewichtssatz benötigt. Die großen Gewichtsstücke (Gramm-Bereich) bestehen aus Messing, die kleinen (Milligramm-Bereich) aus Neusilber oder Aluminium. Die Gewichte des Milligramm-Bereichs dürfen nur mit der Pinzette angefasst werden, um Verschmutzungen, z. B. durch Hautfett, und damit Gewichtsveränderungen zu vermeiden. Zur besseren Unterscheidung haben die Milligramm-Gewichte charakteristische Formen:

- Dreiecke für 100 mg, 10 mg, 1 mg
- Quadrate für 200 mg, 20 mg, 2 mg
- Sechsecke für 500 mg, 50 mg, 5 mg

Vor jeder Wägung muss man sich anhand der Stellung der Zunge der Waage davon überzeugen, dass die Waagschalen im Gleichgewicht sind und frei schwingen. Die Handhabung der Hebelwaagen erfordert einige Übung. An dieser Stelle seien nur einige Hinweise gegeben.

Bei der **Handwaage** ist darauf zu achten, dass die Schnüre nicht verunreinigt sind (Abb. 1.5-4). Die Handwaage wird am Zeigefinger aufgehängt. Die Zunge der Waage sollte immer durch zwei Finger, z. B. Daumen und Mittelfinger, vor einem zu großen Ausschlag geschützt werden. Sie befinden sich rechts und links neben der Zunge, ohne diese einzuklemmen. Sollte sich die Waage nicht im Gleichgewicht befinden, wird mit

Tarierschrot ausgeglichen. Wird die Handwaage nicht mehr gebraucht, werden die Schalen gereinigt und ineinandergelegt.

Bei Wägungen mit der **Balkenwaage** wird das Herstellungsgefäß auf eine Waagschale gestellt und seine Masse durch Gewichte und/oder Tarierschrot auf der zweiten Waagschale ausgeglichen (Abb. 1.5-5). Auf diese zweite Waagschale werden anschließend Gewichte aufgelegt, die der Masse entsprechen, die eingewogen werden soll. Bei der Einwaage muss vermieden werden, dass die belastete Waagschale plötzlich nach unten schlägt. Daher sollte sie zwischen Mittel- und Zeigefinger gehalten und so vor allzu großen Ausschlägen geschützt werden. Außerdem spürt man durch den nachlassenden Druck auf den Mittelfinger den nahenden Gewichtsausgleich. Das Gleichgewicht ist hergestellt, wenn die Zunge im Nullpunkt zur Ruhe kommt oder die Ausschläge der Zunge nach beiden Seiten gleich groß sind.

Die **Substitutionswaage** ist eine ungleicharmige Hebelwaage, bei der das Wägegut und die Gewichtsstücke an einem gemeinsamen Hebel hängen und durch ein konstantes Gegengewicht am längeren Hebelarm im Gleichgewicht gehalten werden (Abb. 1.5-6).

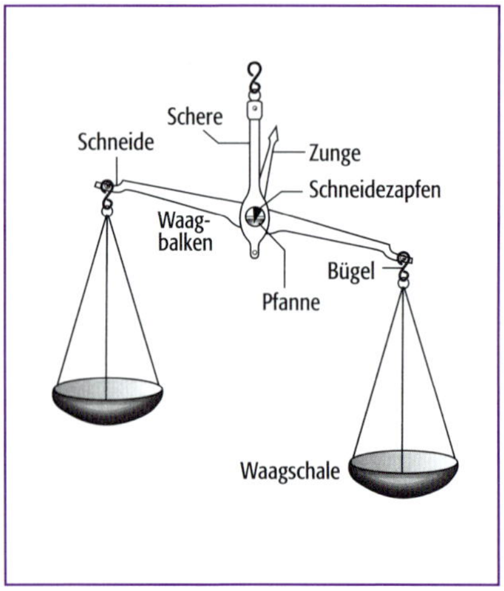

Abb. 1.5-4: Handwaage

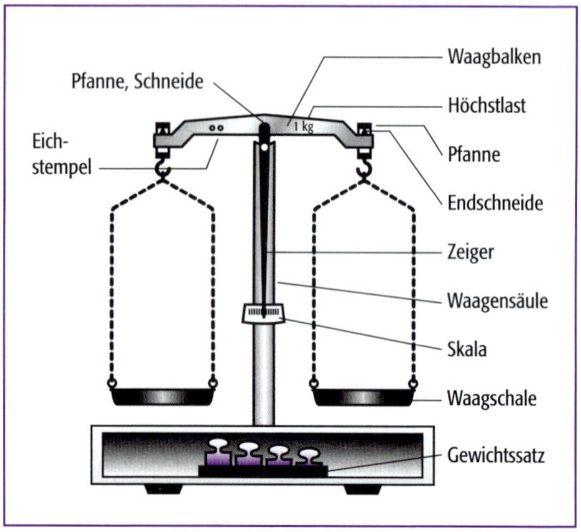

Abb. 1.5-5: Balkenwaage

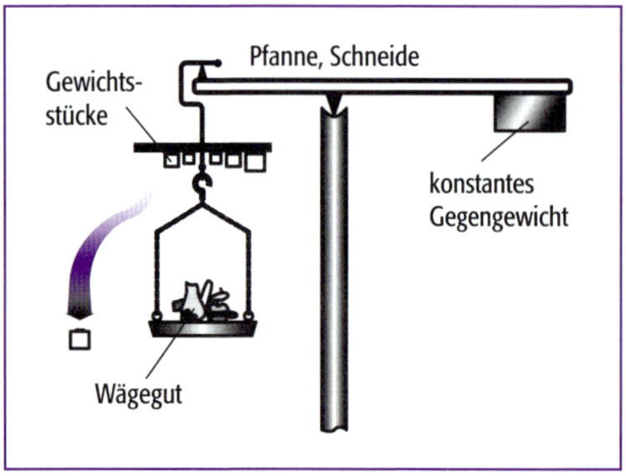

Abb. 1.5-6: Substitutionswaage

Beim Wägen werden Gewichtsstücke so lange abgehoben, bis sich die Waage im Gleichgewicht befindet. Die Masse des Wägegutes entspricht also der Masse der abgehobenen Gewichtsstücke.

Korrektur der Einwaage

Die Korrektur der Einwaage ist erforderlich, wenn der Gehalt des Wirkstoffs zu stark schwankt. Dies ist z. B. bei hygroskopischen Substanzen, die Wasser anziehen, der Fall. Der im Prüfzertifikat angegebene Gehalt bezieht sich auf die getrocknete Substanz.

Grundregeln zur Korrektur der Einwaage

- Die Korrektur der Einwaage wird nur bei Wirk- und Konservierungsstoffen vorgenommen, also nicht bei indifferenten Hilfsstoffen.
- Abweichungen im Gehalt bis zu ± 2 % vom Sollwert werden toleriert, größere Abweichungen müssen durch die Einwaage ausgeglichen werden. Maßgeblich dafür sind die Angaben auf dem Prüfzertifikat.
- Das NRF führt bei den »Allgemeinen Hinweisen« unter Abschnitt I.2-1 eine Reihe von Rechenbeispielen auf, in denen jeweils ein Faktor für die Einwaagekorrektur errechnet wird. Mit diesem Faktor muss bei jeder Rezeptur die Einwaage des Wirkstoffs bzw. Konservierungsmittels multipliziert werden. Es empfiehlt sich, den Korrekturfaktor auf dem jeweiligen Standgefäß anzubringen.
- Korrekturfaktoren werden mit drei Stellen nach dem Komma angegeben.
- In Verschreibungen und auf dem Etikett wird die veränderte Soll-Einwaage nie angegeben.

Beispiel 1: Fuchsin 3,2 g

Fuchsin hat nach Prüfzertifikat einen Trocknungsverlust von 11 %.

Da der Gehalt den Angaben des Prüfzertifikats zufolge als Zahlenwert nicht bestimmt worden ist, muss er zunächst mit 100 % angenommen werden. Wegen des Trocknungsverlustes nach Prüfzertifikat enthält die Substanz nur 89 % Fuchsin (100 % abzüglich 11 %), die Einwaage muss also erhöht werden, denn die Toleranzgrenze von ± 2 % ist überschritten.

$$89\,g : 100\,g = 3{,}2\,g : x$$

$$\frac{89\,g}{100\,g} = \frac{3{,}2\,g}{x} \qquad x = \frac{3{,}2\,g \cdot 100\,g}{89\,g} \qquad x = 3{,}596\,g$$

Unter Berücksichtigung des Trocknungsverlustes müssen also 3,596 g Fuchsin eingewogen werden. Um nicht bei jeder weiteren Einwaage erneut rechnen zu müssen, wird der Korrekturfaktor f bestimmt. Er ist der Quotient aus Soll-Gehalt und Ist-Gehalt, also 100 % : 89 % = 1,124. Auf dem Standgefäß wird angegeben: $f_{Einwaagekorrektur} = 1{,}124$. Jede Einwaage wird mit diesem auf drei Stellen nach dem Komma gerundeten Faktor multipliziert. Dies entspricht einer Korrektur um 12,4 %. Für 3,2 g Fuchsin mit einem Gehalt von 100 % müssen 3,596 g Fuchsin mit einem Gehalt von 89 % abgewogen werden.

Beispiel 2: Chlorhexidindigluconat-Lösung 20% (m/V)

Chlorhexidindigluconat-Lösung 20% (m/V) entspricht 20 g in 100 ml Lösung. Da die Lösung eingewogen wird, muss die Angabe% (m/V) mit der Dichte in die Angabe% (m/m) umgerechnet werden:

Masse = Volumen · Dichte = 100 ml · 1,065 g/ml = 106,5 g

$$\frac{20\,g}{106{,}5\,g} = \frac{x}{100\,g} \qquad x = 18{,}78\,g$$

18,78 g Wirkstoff sind in 100 g Lösung. Die Lösung ist 18,78% (m/m). Laut Prüfzertifikat ist der Gehalt an Chlorhexidindigluconat 195 g/l. Dies entspricht laut oben angegebener Umrechnung 18,31% (m/m).

$$\frac{19{,}5\,g}{106{,}5\,g} = \frac{x}{100\,g} \qquad x = 18{,}31\,g$$

Korrektur wegen zu geringen Gehalts: $f_G = 18{,}78\,\% : 18{,}31\,\% = 1{,}026$

Das NRF vernachlässigt bei der Berechnung die Dichte der 18,78% m/m Lösung und die Umrechnung der relativen Dichte in die absolute Dichte.

Beispiel 3: Erythromycin

Nach Prüfzertifikat beträgt der Gehalt an Erythromycin 96,9%, an Wasser 4,6%.

Korrektur wegen zu geringen Gehalts:	$f_G = 100\,\% : 96{,}9\,\%$	$= 1{,}032$
Korrektur wegen Wassergehalts:	$f_W = 100\,\% : 95{,}4\,\%$	$= 1{,}048$
Bestimmung von	$f_{Einwaagekorrektur} = f_G \cdot f_W = 1{,}032 \cdot 1{,}048$	$= 1{,}082$

Die Einwaagekorrektur beträgt 8,2%. Wegen der chemischen Instabilität wurde die Einwaage früher pauschal um 10% erhöht, folglich $f_{Einwaagekorrektur}$: 1,100. Die Qualität des Erythromycin hat sich verbessert. Damit ist die generelle Einwaagenkorrektur von 10% hinfällig.

Beispiel 4: Po(ly)vidon-Iod

Nach Prüfzertifikat enthält Po(ly)vidon-Iod 11,3% Iod, der Trocknungsverlust (t) beträgt 5,5%. Po(ly)vidon-Iod soll aber nur 10% Iod enthalten, der Gehalt ist also zu hoch.

Korrektur wegen zu hohen Gehalts:	$f_G = 10\,\% : 11{,}3\,\%$	$= 0{,}885$
Korrektur wegen Wassergehalts:	$f_W = 100\,\% : 94{,}5\,\%$	$= 1{,}058$
Bestimmung von	$f_{Einwaagekorrektur} = f_G \cdot f_W = 0{,}885 \cdot 1{,}058$	$= 0{,}936$

Eine Einwaagekorrektur ist erforderlich, da $f_{Einwaagekorrektur}$ nicht im erlaubten Abweichungsbereich von 2% (0,980 bis 1,020) liegt. Die Abweichung beträgt 6,4%.

Da sich Po(ly)vidon-Iod zersetzt und es fraglich ist, ob der Trocknungsverlust bei dieser hygroskopischen Substanz noch korrekt ist, sollte bei jeder Substanz mit einem geringeren Gehalt als 10% Iod eine Einwaagekorrektur vorgenommen werden.

Beispiel 5: Nystatin

Die Menge des Antibiotikums Nystatin sollte in Verschreibungen nicht in g, sondern in Internationalen Einheiten (I. E.) angegeben werden, da die Umrechnung von Masse in Aktivität (A) kaum möglich ist. Nach Prüfzertifikat beträgt der Gehalt 6205 I. E./mg, der Trocknungsverlust 3,5 %. Wegen des Wassergehalts ist die Konzentration von Nystatin geringer als angegeben.

Berechnung der Konzentration c: 6205 I. E./mg : 100 % = x : 96,5 % x = 5988 I. E./mg
Auf dem Standgefäß mit Nystatin wird angegeben: »c = 5988 I. E./mg«. Die Wirkstoffkonzentration ist höher als der Referenzwert zum WHO-Standard (4855 I. E./mg), deshalb wir ein Korrekturfaktor f = 0,811 empfohlen.

Beispiel 6: Clindamycin

Von dem Antibiotikum Clindamycin sind mehrere Verbindungen im Handel, nämlich Clindamycin, Clindamycinhydrochlorid und Clindamycinhydrochlorid-Monohydrat.

Molekülmasse Clindamycinhydrochlorid	461,5
Molekülmasse Clindamycin	425
Molekülmasse Clindamycinhydrochlorid-Monohydrat	479,5

Es steht Ihnen in der Apotheke die Substanz Clindamycinhydrochlorid zur Verfügung. Nach Prüfzertifikat enthält die Substanz 86,8 % Clindamycin (ermittelt an der getrockneten Substanz), der Wassergehalt beträgt 5,1 %.

a) Der Arzt verschreibt für eine Rezeptur 6,0 g Clindamycinhydrochlorid. Damit verordnet er 5,53 g reines Clindamycin.

$$\frac{6{,}0\,g \cdot 425}{461{,}5} = 5{,}53\,g$$

Korrektur wegen zu geringem Gehalt: $f_G = 100\,\% : 86{,}8\,\% = 1{,}152$

$$\frac{5{,}53\,g \cdot 100}{86{,}8} = 6{,}37\,g \text{ bzw. } \quad 5{,}53\,g \cdot f_G = 6{,}37\,g$$

Korrektur wegen des Wassergehalts von 5,1 % (Substanzgehalt nur 94,9 %):
$f_W = 100\,\% : 94{,}9\,\% = 1{,}054$

$$\frac{6{,}37\,g \cdot 100}{94{,}9} = 6{,}71\,g \text{ bzw. } 6{,}37 \cdot f_W = 6{,}71\,g$$

daraus folgt ein Korrekturfaktor von $f_{Einwaagekorrektur} = \frac{6{,}71\,g}{6{,}0\,g} = 1{,}118$

Die Einwaagekorrektur beträgt 11,8 %.
Es müssen 6,71 g Clindamycinhydrochlorid eingewogen werden.

b) Der Arzt verschreibt für eine Rezeptur 6,0 g Clindamycin. Damit verordnet er 6,0 g reines Clindamycin.

Korrektur wegen zu geringem Gehalt: $f_G = 100\,\% : 86{,}8\,\% = 1{,}152$

Korrektur wegen des Wassergehalts : $f_W = 100\,\% : 94{,}9\,\% = 1{,}054$

Bestimmung von $f_{Einwaagekorrektur} = f_G \cdot f_W = 1{,}152 \cdot 1{,}054 = 1{,}214$

Die Einwaagekorrektur beträgt 21,4 %
Es müssen 7,28 g Clindamycinhydrochlorid eingewogen werden.

c) Der Arzt verschreibt für eine Rezeptur 6,0 g Clindamycinhydrochlorid-Monohydrat. Damit verordnet er 5,32 g reines Clindamycin.

$$\frac{6{,}0\,g \cdot 425}{479{,}5} = 5{,}32\ g$$

Korrektur wegen zu geringem Gehalt: $f_G = 100\,\% : 86{,}8\,\% = 1{,}152$

$$\frac{5{,}32\,g \cdot 100}{86{,}8} = 6{,}13\ g \text{ bzw.} \qquad 5{,}32\ g \cdot f_G = 6{,}13\ g$$

Korrektur wegen Wassergehalt

$$\frac{6{,}13\,g \cdot 100}{94{,}9} = 6{,}46\ g \text{ bzw.} \qquad 6{,}13\ g \cdot f_W = 6{,}46\ g$$

Daraus folgt ein Korrekturfaktor von $f_{Einwaagekorrektur} = \frac{6{,}46\,g}{6{,}0\,g} = 1{,}077$

Die Einwaagekorrektur beträgt 7,7 %
Es müssen 6,46 g Clindamycinhydrochlorid eingewogen werden.

Auf dem Standgefäß für Clindamycinhydrochlorid wird Folgendes vermerkt:

$f_{Einwaagekorrektur} = 1{,}118$ (Clindamycinhydrochlorid)
$f_{Einwaagekorrektur} = 1{,}214$ (Clindamycin)
$f_{Einwaagekorrektur} = 1{,}077$ (Clindaymycinhydrochlord-Monohydrat)

MERKE

Kristallwasser wird als fester Bestandteil des Wirkstoffs angesehen, so dass sich die Mengenangabe auf die kristallwasserhaltige Substanz bezieht.

Häufig sind aber die Ausgangsstoffe in den Verordnungen nicht eindeutig bezeichnet und es muss bei Unklarheiten Rücksprache mit dem Arzt gehalten werden. Klärung bedarf z. B. auch die Verordnung »Glycerolum«. Ist wasserfreies Glycerol oder Glycerol 85 % gemeint? Die gleiche Unsicherheit entsteht bei der Verordnung von Milchsäure, die meist als 90 % wässrige Lösung verarbeitet wird.

1.6 Gute Herstellungspraxis

Die WHO (Weltgesundheitsorganisation) legte 1969 Grundregeln fest, die bei der Herstellung von Arzneimitteln zu beachten sind, damit stets die gleich gute Qualität des Arzneimittels gesichert ist. Es wird unter anderem genau beschrieben,

- welche Anforderungen an das Personal, die Räumlichkeiten und die technische Ausrüstung gestellt werden,
- welche Hygienemaßnahmen durchgeführt werden müssen und
- wie ein Arzneimittel hergestellt, verpackt und etikettiert werden muss.

Personal

Das Personal darf nur entsprechend seiner Ausbildung und seinen Kenntnissen eingesetzt werden. Die Mitarbeiter müssen zu Beginn ihrer Tätigkeit und danach fortlaufend geschult werden.

Räume

»Die Räumlichkeiten der Apotheke müssen nach Art, Größe, Zahl und Einrichtung geeignet sein, ... insbesondere die einwandfreie Entwicklung, Herstellung und Prüfung ... der Arzneimittel zu gewährleisten. Sie sind in hygienisch einwandfreiem Zustand zu halten« (ApBetrO). Der Herstellungsbereich (Rezeptur) muss ein abgeschlossener Raum sein, der vom Kundenbereich der Offizin abgetrennt ist. Dadurch wird sichergestellt, dass Keime oder Staub nicht in die Zubereitung gelangen können. Der Herstellungsbereich kann sich auch im Laboratorium befinden, jedoch müssen in diesem Fall Herstellung und Prüfung der Substanzen zeitlich voneinander getrennt werden.

Hygienemaßnahmen

Hygiene hat bei der Herstellung von Arzneimitteln große Bedeutung, da mikrobiell belastete Produkte schnell verderben und den Patienten schädigen können. Es muss daher ein Hygieneplan für Rezeptur und Defektur erstellt werden, der von allen Mitarbeitern einzuhalten ist (Tab. 1.6-1, 1.6-2).

Hygieneplan für Rezeptur und Defektur

- Im Arbeitsbereich sollen sich nur die Personen aufhalten, die dort Arzneimittel herstellen.
- In den Herstellungsräumen dürfen keine Teedrogen verarbeitet oder gelagert werden, da bei ihrer Verarbeitung große Mengen Stäube entstehen. Auch die Lagerung oder der Verzehr von Lebensmitteln ist nicht gestattet.
- Gefäße, die von Patienten zurückgebracht werden, und Originalrezepte dürfen nicht mit in den Herstellungsbereich genommen werden, da an ihnen Keime haften.

- Jedes Produkt sollte zügig und ohne Unterbrechung hergestellt werden; dabei ist der Herstellung in geschlossenen Systemen der Vorzug zu geben, wie z. B. die Salbenherstellung im TopiTec® oder Unguator®.
- Es muss ein sauberer *geschlossener* Arbeitskittel getragen werden, der getrennt von der Straßenkleidung aufzubewahren ist.
- Der Rezepturtisch wird täglich vor Beginn der Herstellung feucht gereinigt und desinfiziert.
- Aqua purificata wird täglich frisch hergestellt und in einem keimfreien Gefäß aufbewahrt. Alternativ kann Ampuwa® verwendet werden. Der Anbruch ist zu verwerfen.
- Standgefäße werden sauber gehalten und mindestens einmal wöchentlich abgestaubt.
- Vor Beginn der Rezeptur werden alle Arbeitsgeräte auf Sauberkeit überprüft.
- Geräte, die mit dem Produkt in Berührung kommen, werden kurz vor ihrer Verwendung desinfiziert, z. B. mit Isopropylalkohol 70 %, oder, falls nötig, sterilisiert.
- Bei der Herstellung von Augenarzneimitteln oder Injektionslösungen wird der Laminar-Air-Flow mit Isopropylalkohol 70 % ausgewischt und mindestens 15 Minuten vor Herstellungsbeginn eingeschaltet. Auf ausreichenden Luftstrom muss geachtet werden.
- Vor Beginn der Herstellung der Rezeptur wird Schmuck abgenommen, lange Haare werden zusammengebunden, die Hände werden gewaschen und desinfiziert. Einmalhandschuhe werden über die desinfizierten Hände gezogen und desinfiziert. Wird die Herstellung unterbrochen, müssen die Hände erneut desinfiziert werden.
- Alle Vorratsgefäße werden bereitgestellt. Sie müssen nach Entnahme der Ausgangsstoffe sofort wieder verschlossen werden.
- Am offenen Produkt ist Niesen und Husten unbedingt zu vermeiden und Sprechen nicht erlaubt. Bei einer Erkältung wird ein Mundschutz getragen.
- Offene Produkte dürfen nicht mit den Händen berührt werden und müssen bei unvermeidbaren Unterbrechungen abgedeckt werden.
- Nach Beendigung der Herstellung werden Geräte und Arbeitsfläche gründlich gesäubert.
- Abfälle werden in geeigneten Behältnissen gesammelt und täglich entsorgt.

Hygienemaßnahmen sind für die sichere Herstellung eines Arzneimittels von großer Bedeutung. Die sorgfältige Planung ist daher unerlässlich, damit der Herstellungsvorgang nicht unterbrochen werden muss. Die Bundesapothekerkammer hat Handlungshilfen erstellt, die bei der Planung und Herstellung eines Rezepturarzneimittels helfen (www.abda.de > Die Apotheke > Leitlinien). Beschrieben wird die Herstellung verschiedener Arzneiformen in Abhängigkeit von der Gefährdung des Personals durch die verwendeten Ausgangsstoffe.

Tab. 1.6-1: Beispiel eines Hygieneplans
(Quelle: Renner, K.: Die PTA in der Apotheke, 8/2009, modifiziert)

Reinigung	Wie oft?	Wie?	Womit?	Wer?
Fußboden	2-mal wöchtl., im Winter öfter	Feucht wischen	Reinigungsmittel, Essigreiniger	Reinigungs-personal
Messplatz	Tägl. u. nach jeder Messung	Feucht wischen, desinfizieren	Essigreiniger, Desinfektionsmittel, Isopropylalkohol	PTA
Kassenplatz, HV-Tische	Tägl. vor Arbeitsbeginn	Feucht wischen	Wasser, Glasreiniger	Reinigungs-personal
Offene Regale	Alle 2 Wochen, nach Dienst-schluss	Feucht wischen	Reinigungsmittel, Essigreiniger	Reinigungs-personal

Tab. 1.6-2: Hautschutz- und Hygieneplan
(Quelle: Hautschutz- und Hygieneplan der BGW, Labor, 5/2009, modifiziert)

Was?	Wann?	Womit?	Wie?
Hautschutz	Vor längerem Tragen der Handschuhe	Hautschutz-creme	Kleine Menge auf Hand-rücken, einmassieren (Nagel-falze, Fingerzwischenräume, -kuppen, -seitenkanten, Handgelenke)
Handschuhe	Bei Kontakt mit Körper-flüssigkeiten, Gefahr-stoffen, Desinfektions- und Reinigungsmitteln	Einmal- bzw. Chemikalien-schutzhand-schuhe	Auf trockenen, sauberen Händen; bei Tragezeiten über 10 min Baumwollhand-schuhe unterziehen
Hände-desinfektion	Vor und nach Patien-tenkontakt, Kontakt mit Körperflüssigkeiten*), nach Toilettengang	Händedes-infektions-mittel	3 ml (Zeit nach Angabe des Herstellers) auf trockene Hände; Problemzonen siehe Hautschutz
Hände waschen	Bei Verschmutzung, nach Tätigkeiten mit Gefahrstoffen*)	Waschlotion, Einmalhand-tücher	Hände u. Fingerzwischen-räume, gründlich abspülen und abtrocknen
Handpflege	Nach dem Hände-waschen, bei Bedarf, nach Arbeitsende	Pflegecreme sorgfältig einmassieren	Kleine Menge

*) Auch wenn Handschuhe getragen wurden.

Ausgangsstoffe

Zur Herstellung der Arzneimittel dürfen nur Ausgangsstoffe und Packmittel verwendet werden, deren Qualität überprüft worden ist. Schließlich hängt die Qualität des Endprodukts entscheidend von der Qualität der verwendeten Ausgangsstoffe ab. Ausgangsstoffe müssen eindeutig, d. h. mit einem im Synonym-Verzeichnis aufgeführten Namen, bezeichnet werden, um Verwechslungen auszuschließen. Sie sollten nur von Herstellern bezogen werden, die die Qualität durch ein Prüfzertifikat bestätigen. Auch an diese Prüfzertifikate werden genaue Anforderungen gestellt, welche Informationen sie enthalten müssen. Eine Checkliste für diese Anforderungen findet sich in den Tabellen für die Rezeptur des DAC/NRF. Die Qualität ist durch die Eingangskontrolle zu überprüfen und in dem Prüfprotokoll zu dokumentieren (Abb. 1.6-1, 1.6-2). Prüfnummer und Haltbarkeitsdatum werden auf das Standgefäß übertragen. Liegt für die Substanz oder das Packmittel ein Prüfzertifikat vor, das die Ergebnisse der Prüfungen der gültigen Arzneibücher angibt, kann die Eingangskontrolle auf die Prüfung der Identität beschränkt werden.

Vorsicht: Nicht alle Prüfzertifikate entsprechen den Anforderungen der gültigen Monographien. Die angegebenen Parameter des Prüfzertifikats sind daher mit den Anforderungen des Arzneibuches zu vergleichen.

Ausgangsstoffe und Packmittel, die noch nicht geprüft sind, dürfen nicht im Herstellungsbereich gelagert werden. Ausgangsstoffe unterschiedlicher Chargen dürfen nicht im Standgefäß gemischt werden. Durch die Mischung entsteht eine neue Charge, deren Rückkontrolle bei Herstellungsproblemen nicht mehr möglich ist. Außerdem kann durch Mischung unterschiedlicher Chargen die Haltbarkeit herabgesetzt werden, wie z. B. bei fetten Ölen durch Autooxidation.

Packmittel

Abgabebehältnisse dürfen die Qualität des Arzneimittels nicht negativ beeinflussen. Sie sollen in nicht angebrochenen Packungseinheiten bezogen werden, wie z. B. in Folie eingeschweißte Arzneiflaschen oder Tropfpipetten, deren Qualität durch ein Prüfzertifikat belegt ist. Der Patient muss das Arzneimittel hygienisch aus ihnen entnehmen und leicht anwenden können; dabei sollten möglichst keine Verunreinigungen in die Zubereitung gelangen können.

Allgemeine Maßnahmen zur Qualitätssicherung

Neben den allgemeinen Hygieneregeln für Personen und Geräte ist zusätzlich Folgendes zu beachten:

- Die Verwechslung von Ausgangsstoffen muss vermieden werden. Daher dürfen sich nur Geräte und Standgefäße auf dem Rezepturtisch befinden, die für die Herstellung benötigt werden. Es dürfen nie zwei Rezepturarzneimittel nebeneinander hergestellt werden.

Prüfprotokoll für Ausgangsstoffe nach § 6 und § 11 ApBetrO

☒ 1 Anlagen

Bezeichnung, Menge, Ch.-B. *Sorbinsäure 25 g Ch.-B. 10305214*	**Lieferdatum** *Jan. 2012* **Prüf-Nr.** *P 219031/1*
Lieferant, Hersteller, Artikelnummer, ggf. PZN, Preis *Muster AG, PZN: 9308638*	**Verwendbar bis** (siehe auch Rückseite) *05 / 2013* ☒ Nachprüfung möglich
☒ Es handelt sich um einen Gefahrstoff. — Signalwort: *Achtung* ☐ Einwaagekorrekturfaktor(en) sind für die Herstellung zu beachten: —	Piktogramm(e): 

Prüfzertifikat

(einkleben oder als Anlage beifügen)

<- - Hier abziehen CII.-B 10305213 1052 25g
2039 Acidum sorbiaJm

Prüfvorschrift	PHEUR. 6.0
Eigenschaften	Entspricht
Identität	Entspricht
-Schmelztemperatur	135 °C
-IR-Spielraum	Entspricht
Reinheit	Entspricht
-Aussehen der Lösur	Entspricht
-Aldehyde	max. 0.15%
-Schwermetalle	max. 10 ppm
-Wasser	0,1%
-Sulfatasche	max. 0,2%
Gehalt	100,4%
Ergebn.entspr.Prüfllorschr.	Ja

Freigabedatum: 18.11.2010 verwendbar bis Ende 05/2013
Leiter der Qualitätskontrolle
(Prüzertifkat gemäß §6 (3) ApBetrO) Analysenzertifikat

Prüfvorschrift

- ☐ Europäisches Arzneibuch
- ☐ Deutsches Arzneibuch
- ☐ Deutscher Arzneimittel-Codex
- ☒ Alternative Identifizierung nach DAC
- ☐ Andere: ____________

Ergebnis

- ☒ Das Zertifikat wurde geprüft. Der Ausgangsstoff entspricht den in der Prüfvorschrift genannten Anforderungen.
- ☐ Bei Wirkstoffen: das Prüfzertifikat gibt Auskunft über die GMP-konforme Herstellung des Ausgangsstoffs.
- ☒ Die Identität des Ausgangsstoffs wurde in der Apotheke festgestellt (siehe Rückseite bzw. Anlage).

Abb. 1.6-1: Prüfprotokoll für Ausgangsstoffe, Drogen und in der Apotheke hergestellte Arzneimittel

Prüfung

☒ Die in der Gefährdungsbeurteilung für diese Labortätigkeit festgelegten Schutzmaßnahmen werden eingehalten.

Eigenschaften:

Aussehen: weißes kristallines Pulver → Entspricht.

Identität:

Schmelztemperatur (2. 2. 60):

132 bis 136°C ohne vorheriges Trocknen: 134,4°C → Entspricht.

Mischschmelzpunkt (DAC-Probe 3):

Die Differenz zwischen der Schmelztemperatur der Substanz und dem Mischschmelzpunkt darf höchstens 1°C betragen:

134°C → Entspricht.

Reinheit*, Gehalt*:

—

Sonstige Prüfungen*, Bemerkungen:

—

* ggf. als Anlage beifügen

Lagerung

☐ tiefgekühlt (< -15 °C)
☐ im Kühlschrank (2 – 8 °C)
☐ kühl (8 – 15 °C)
☐ bei Raumtemperatur (15 – 25 °C)
☐ dicht verschlossen
☒ vor Licht geschützt
☐ über Trockenmittel ______
☐ Sonstiges: ______

Haltbarkeit

Verwendbar bis (☒ Herstellerangabe, ☐ andere Quelle): 05/2013

☐ Nach dem Öffnen begrenzt haltbar und verwendbar bis: ______

Bearbeiter(in), Datum Unterschrift 13. 09. 12 Susanne Muster

Freigabe

13. 09. 12 M. Muster

Datum, Unterschrift verantw. Apotheker(in) / zur Vertretung berechtigte Person

Abb. 1.6-1: Prüfprotokoll für Ausgangsstoffe, Drogen und in der Apotheke hergestellte Arzneimittel (Fortsetzung)

Prüfprotokoll Packmittel nach § 13 ApBetrO, einschließlich Verschlüsse und Applikationshilfen

❑ _______ Anlagen

Bezeichnung, Nennvolumen/Größe, Ch.-B.	**Lieferdatum**
	Prüf-Nr.
Lieferant, Hersteller, Artikelnummer, ggf. PZN	**Verwendbar bis**
Stückzahl, ggf. Preis	❑ Nachprüfung möglich

Prüfzertifikat

❑ Prüfzertifikat vorhanden, siehe Rückseite/Anlage

Prüfvorschrift und Qualitätsmerkmale

❑ Prüfung nach Herstellerkriterien (Stand, Fundstelle): ____________________

❑ Interne Prüfvorschrift ____________________

❑ Andere: ____________________

____

Prüfungen

Identität (Beschreibung visuell): ____________________

____

❑ Alle Packmittel sind sauber und unversehrt (nach Augenschein)

____

❑ Funktionsprüfung durchgeführt (siehe Rückseite)

____

❑ Weitere Prüfungen:

____

____

____

❑ Bei primären Packmitteln: Sie gewährleisten, dass die Arzneimittel vor physikalischen, mikrobiologischen und chemischen Veränderungen geschützt sind (§ 13 ApBetrO).

Abb. 1.6-2: Beispiel eines Prüfzertifikats

Prüfzertifikat

(einkleben oder als Anlage beifügen)

Funktionsprüfungen, Ergebnis

- ❑ Dichtigkeit ______
- ❑ Kindersicherung ______
- ❑ Tropfendosierung ______
- ❑ Weiteres (Originalitätssicherung, Kombinierbarkeit etc.) ______

Bemerkungen

Bearbeiter(in), Datum Unterschrift ______

Freigabe

Datum, Unterschrift verantw. Apotheker(in) / zur Vertretung berechtigte Person

Abb. 1.6-2: Beispiel eines Prüfzertifikats (Fortsetzung)

- Unbekannte Rezepturformeln müssen zuerst mit dem Apotheker besprochen werden.
- Die geeignete(n) Waage(n) werden unter Berücksichtigung der Wägebereiche ausgewählt.
- Die Standgefäße werden in der Reihenfolge auf dem Rezepturtisch angeordnet, in der sie bei der Herstellung der Rezeptur verwendet werden.
- Vor der Entnahme des Ausgangsstoffes ist das Standgefäß so in die Hand zu nehmen, dass das Etikett zu lesen ist.
- Bei der Einwaage aus dem Standgefäß ist dieses so zu drehen, dass das Etikett nicht beschmutzt wird.
- Während der Herstellung eines Rezepturarzneimittels soll immer in dieselbe Richtung gearbeitet werden, d.h. man stellt beispielsweise alle Substanzen und Arbeitsmaterialien auf der linken Seite bereit. Nach Verwendung werden sie anschließend auf der anderen Seite, in diesem Fall auf der rechten, abgestellt. So ist die Kontrolle möglich, ob alle Substanzen eingewogen wurden.
- Im Herstellungsprotokoll ist die Ist-Einwaage einer Substanz zu dokumentieren, bevor die nächste Substanz eingewogen wird.
- Bei der Einwaage von Festsubstanzen ist es ratsam, einen Löffel für jede Substanz bereitzulegen. Wird nur ein Löffel verwendet, muss dieser gut gereinigt werden, bevor die nächste Substanz eingewogen wird.

1.7 Gefahrstoffe und Arbeitsschutz

Zur Ausbildung des pharmazeutischen Personals gehört auch die Vermittlung von Kenntnissen des Gefahrstoffrechts, denn in der Apotheke gibt es, insbesondere in der Rezeptur und im Laboratorium, viele gefährliche Stoffe. Zum Schutz der Arbeitnehmer muss jedes Gefäß, das einen gefährlichen Stoff enthält, nach dem GHS-System (Globally Harmonised System of Classification and Labelling of Chemicals) gekennzeichnet sein. Die bekannten orange-schwarzen Gefahrensymbole werden für Stoffe ab 1. Dezember 2010 und für Gemische ab 1. Juni 2015 durch neue Symbole ersetzt.

Diese vorgeschriebene Kennzeichnung der Gefahrenstoffe ermöglicht es, dass alle Mitarbeiter, auch das Reinigungspersonal, das Gefährdungspotenzial einer Substanz erkennen können. Bei Gefäßen unter 1 kg Fassungsvermögen, zu denen die Apothekenstandgefäße in der Regel gehören, genügt es, das Gefahrenpiktogramm aufzubringen. Außerdem müssen je nach Gefährdungsgrad die Signalwörter »**Gefahr**« oder »**Achtung**« angegeben werden. Es empfiehlt sich, zusätzlich die H-Sätze auf dem Standgefäß anzubringen, um auf einen Blick das spezielle Gefährdungspotenzial der Substanz ablesen zu können. Auf der Homepage der Bundesanstalt für Arbeitsschutz und Arbeitsmedizin können alle H- und P-Sätze nachgelesen werden (www.baua.de). In Abbildung 1.7-1 sind die bisher gültigen Gefahrensymbole den nunmehr gültigen Gefahrenpiktogrammen gegenübergestellt. Entsprechende Angaben zu den Gefahrstoffen können den Sicherheitsdatenblättern oder der einschlägigen Literatur entnommen werden.

Werden in der Apotheke gefährliche Stoffe verarbeitet, muss der Apothekenleiter die mit der Tätigkeit verbundenen Gefahren ermitteln und Schutzmaßnahmen festlegen.

Bisherige Gefahrensymbole und -bezeichnungen			Neue Gefahrensymbole	
Gefahrenbezeichnung	Kennbuchstabe	Gefahrensymbol	Erläuterungen	Gefahrensymbol
Explosionsgefährlich	E	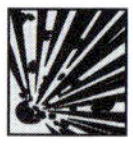	Explosionsgefahr GHS 01	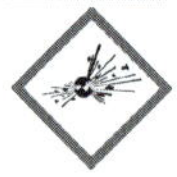
Hochentzündlich Leichtentzündlich Entzündlich	F⁺ F –	 kein Symbol	Entzündlich GHS 02	
Gesundheitsschädlich cmr-Stoffe Kategorie 3 Reizend	Xn Xn Xi	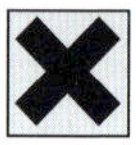	Je nach Einstufung Akute Toxizität: Kategorie 4 Hautsensibilisierung Hautreizung Augenreizung Atemwegsreizung GHS 07	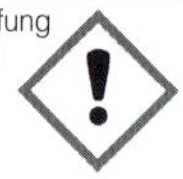
			Ätzend GHS 05	
			Einmalige oder wiederholte Exposition Aspirationsgefahr Kategorie 1 Atemwegsensibilisierung cmr-Stoffe Kategorie 2 GHS 08	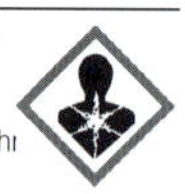
–	–	–	Betäubende Wirkung GHS 07	

Bisherige Gefahrensymbole und -bezeichnungen			Neue Gefahrensymbole	
Gefahrenbezeichnung	Kennbuchstabe	Gefahrensymbol	Erläuterungen	Gefahrensymbol
Umweltgefährlich	N	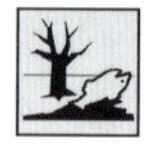	Umweltgefährlich GHS 09	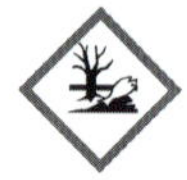
Brandfördernd	O		Brandfördernd GHS 03	
–	–	–	Komprimierte Gase GHS 04	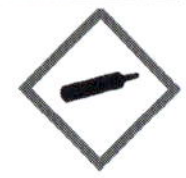
Ätzend	C	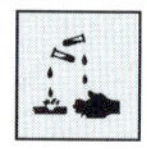	Ätzend GHS 05	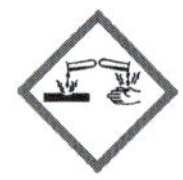
Sehr giftig Giftig cmr-Stoffe Kategorie 1 und 2	T⁺ T		Giftig cmr-Stoffe Kategorie 1 A und 1 B GHS 06	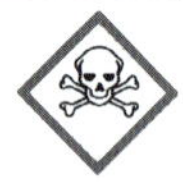

Abb. 1.7-1: Gefahrensymbole nach altem Recht und Gefahrenpiktogramme nach neuem Recht

Dabei müssen alle Schritte von der Einwaage bis zur Reinigung der Gefäße einbezogen werden. Der Apothekenleiter ist außerdem verpflichtet, seine Mitarbeiter vor Beginn der Tätigkeit mit Gefahrstoffen anhand der **Betriebsanweisung** über mögliche Gefahren und Schutzmaßnahmen zu informieren, um Schäden von ihnen fernzuhalten (s. Stapel, U.: GHS – Betriebsanweisungen und Gefährdungsbeurteilungen, 3. Aufl. 2013, Govi-Verlag). Diese Unterweisung muss einmal jährlich wiederholt werden. Die Betriebsanweisungen enthalten Informationen über

- die Bezeichnung des Gefahrstoffes bzw. die Zusammensetzung der Zubereitung,
- die beim Umgang mit dem Gefahrstoff auftretenden Gefahren für Mensch und Umwelt,
- Schutzmaßnahmen,
- Verhaltensregeln im Gefahrfalle,
- Erste-Hilfe-Maßnahmen und
- die sachgerechte Entsorgung.

Als Hilfestellung für die Durchführung der Gefährdungsbeurteilung in der Apotheke sind von der Bundesapothekerkammer u. a. Standards entwickelt worden, bei denen die Gefährlichkeit der Stoffe, die Art der Tätigkeit, die Menge des Gefahrstoffs und die Dauer des Kontaktes mit dem Gefahrstoff berücksichtigt wurden. Die persönlichen Schutzmaß-

Tab. 1.7-1: Kennzeichnung nach neuem Gefahrstoffrecht

Beispiel: Standgefäß Salicylsäure		
Signalwort:	Gefahr	
Gefahrenpiktogramm: (s. Abb. 1.8.1)	GHS05 GHS07	Ätzwirkung Ausrufezeichen
H-Sätze:	H302	Gesundheitsschädlich bei Verschlucken.
	H315	Verursacht Hautreizungen.
	H318	Verursacht schwere Augenschäden.
	H335	Kann die Atemwege reizen.
P-Sätze:	P261	Einatmen von Staub vermeiden.
	(P271)*)	Nur im Freien oder in gut belüfteten Räumen verwenden.
	P280	Schutzhandschuhe/Schutzkleidung/Augenschutz/Gesichtsschutz tragen.
	P301 + P312	BEI VERSCHLUCKEN: Bei Unwohlsein GIFTINFORMATIONSZENTRUM oder Arzt anrufen.
	(P304 + P340)*)	BEI EINATMEN: Die betroffene Person an die frische Luft bringen und in einer Position ruhigstellen, in der sie leicht atmet.
	P302 + P352	BEI BERÜHRUNG MIT DER HAUT: Mit viel Wasser und Seife waschen.
	P305 + P351 + P338	BEI KONTAKT MIT DEN AUGEN: Einige Minuten lang behutsam mit Wasser spülen. Vorhandene Kontaktlinsen nach Möglichkeit entfernen. Weiter spülen.
Bei Abgabe der Salicylsäure an Endverbraucher zusätzlich:		
	P101	Ist ärztlicher Rat erforderlich, Verpackung oder Etikett bereithalten.
	P102	Darf nicht in die Hände von Kindern gelangen.
	P103	Vor Gebrauch Etikett lesen.
	P501	Inhalt/Behälter ... zuführen.

*) *Der Apothekenleiter entscheidet, mit welchen P-Sätzen (bis zu 6) die Gefäße versehen werden. Die eingeklammerten P-Sätze könnten entfallen.*

nahmen (Schutzhandschuhe, Atemschutz, Schutzbrille) richten sich danach, ob der Stoff inhalatives oder dermales Gefährdungspotenzial hat oder für die Augen gefährlich sein kann bzw. ob es sich um einen cmr-Stoff der Kategorie 1A oder 1B handelt. Informationen, Standards und Formulare wurden bereits an die Vorschriften der CLP-Verordnung und die entsprechenden Änderungen der Gefahrstoffverordnung angepasst und stehen auf der Homepage der ABDA unter www.abda.de in der Rubrik »Arbeitsschutz« zur Verfügung. Über den Govi-Verlag kann die Software »Gefährdungsbeurteilung in Apotheken« bezogen werden, mit der Gefährdungsbeurteilungen elektronisch erstellt und ausgedruckt werden können (www.abda.de > Die Apotheke > Arbeitsschutz > Empfehlungen zu Arbeitsschutzmaßnahmen).

Um Gefährdungsbeurteilungen vornehmen zu können, ist es notwendig, die Gefahren der einzelnen Substanzen zu kennen. Informationen dazu können den Sicherheitsdatenblättern (SDB), der CLP-Stoffliste oder dem betriebsinternen Gefahrstoffverzeichnis entnommen werden. Sicherheitsdatenblätter informieren über mögliche Gefahren, Eigenschaften, Handhabung und Lagerung sowie Verhalten bei Unfällen und Kennzeichnung der Gefahrstoffe. Sie müssen den Apotheken von Herstellern und Lieferanten bei der ersten Lieferung eines Gefahrstoffs kostenlos mitgeliefert werden. Um dieser Pflicht nachzukommen, veröffentlichen große Chemiefirmen die Sicherheitsdatenblätter ihrer geführten Gefahrstoffe im Internet auf ihren Homepages, wie z. B. www.caelo.de, www.chemdat.merck.de oder www.hedinger.de. Eine firmenübergreifende Informationsquelle ist das Portal für Sicherheitsdatenblätter des PHAGRO (Bundesverband des pharmazeutischen Großhandels) unter der URL www.phagro-sbd.de.

TIPP

In der Apotheke muss nicht für jede Substanz, die in der Rezeptur verarbeitet wird, eine eigene Gefährdungsbeurteilung erstellt werden. Es ist ausreichend, wenn für alle Stoffe, die z. B. für die Herstellung halbfester Zubereitungen verwandt werden und unter das gleiche Risiko fallen, eine einzige Gefährdungsbeurteilung vorhanden ist.

Werden Gefahrstoffe verdünnt, d. h. werden von ihnen Verreibungen oder Stammlösungen hergestellt, gehen von diesen geringere Gefahren als von der Reinsubstanz aus. Sie werden je nach ihrer Konzentration in der Verdünnung eingestuft. Die Einstufung nach den Zubereitungsrichtlinien der Europäischen Gemeinschaft (EG-Richtlinie 2001/60/EG) wird schrittweise durch die Verordnung (EG) Nr. 1272/2008 ersetzt. Sie ist allerdings so kompliziert, dass sie für den Apothekenbetrieb nicht geeignet ist. Es empfiehlt sich daher, die Einstufung des unverdünnten Gefahrstoffes zu deklarieren.

Schutzmaßnahmen bei Tätigkeiten mit gefährlichen Stoffen

Allgemeine Maßnahmen

Aus der Gefährdungsbeurteilung, die vor Aufnahme der Tätigkeit mit gefährlichen Stoffen durchgeführt werden muss, können die erforderlichen Schutzmaßnahmen abgeleitet werden. Darüber hinaus ist zu prüfen, ob der Gefahrstoff gegen einen weniger gefährlichen Stoff ausgetauscht oder ein anderes Arbeitsverfahren gewählt werden kann (Substitutionsprüfung). Dies ist jedoch bei der Verordnung einer Rezepturformel oder bei der Prüfung der Ausgangsstoffe nach den Vorschriften des Arzneibuchs oder des DAC fast unmöglich.

Bei jeder Tätigkeit sind die grundlegenden Maßnahmen des Arbeitsschutzes und der Arbeitshygiene zu beachten. Dazu gehören z. B.:

- Die ordnungsgemäße und übersichtliche Aufbewahrung der Ausgangsstoffe in geeigneten Gefäßen (dicht schließend, Verwechslung mit Lebensmitteln ausgeschlossen) sowie die eindeutige Kennzeichnung der Gefahrstoffe.
- Ein aufgeräumter und sauberer Arbeitsplatz mit trittsicheren Fußböden, leicht zu reinigenden Oberflächen und ausreichender Lüftung.
- Die regelmäßige Reinigung des Arbeitsplatzes mit geeigneten Methoden entsprechend dem Hygieneplan (s. Seite 33).
- Waschgelegenheiten mit geeigneten Reinigungs-, Desinfektions- und Hautpflegemitteln und ein Hautschutzplan, z. B. der BGW (www.bgw-online.de).
- Kontakt mit Gefahrstoffen vermeiden.
- Geschlossene Systeme, z. B. Unguator®, TOPITEC®, TUBAG®, zur Herstellung halbfester Zubereitungen, sowie Stammverreibungen bzw. Stammkonzentrate verwenden, sofern möglich.
- Physikalische statt nasschemische Identitätsnachweise bei der Prüfung der Ausgangsstoffe durchführen, wie z. B. Schmelzpunktbestimmungen oder Brechungsindices, für die nur geringe Gefahrstoffmengen benötigt werden.
- Arbeitsbereich nur für die Mitarbeiter zugänglich machen, die ihn zur Ausübung ihrer Arbeit oder zur Durchführung bestimmter Aufgaben betreten müssen.
- Begrenzung der Dauer der Exposition mit Gefahrstoffen.
- Unterbrechungen des Arbeitsprozesses vermeiden.
- Nur unbedingt erforderliche Gefahrstoffmengen am Arbeitsplatz lagern.
- Nutzung des Laborabzuges, z. B. für Ab- und Umfüllen brennbarer Flüssigkeiten oder bei Tätigkeiten mit inhalativer Gefahr durch Stäube, Aerosole oder Dämpfe.
- Nicht im Herstellungsbereich oder im Laboratorium essen, trinken oder rauchen.
- Schutzausrüstung tragen, verschmutzte Arbeitskleidung wechseln.
- Regelmäßige Kontrolle der Schutzkleidung auf Beschädigung und ggf. Austausch
- Beachtung der Grundregeln der persönlichen Hygiene.
- Verunreinigungen am Arbeitsplatz unverzüglich mit geeigneten Mitteln beseitigen.
- Arbeitsgeräte nach der Tätigkeit mit Zellstoff von grobem Schmutz befreien und zum Spülen geben.

Maßnahmen bei normaler Gefährdung

Von einer normalen Gefährdung kann man zunächst ausgehen, wenn der Gefahrstoff **nicht** mit einem der H-Sätze H340, H350 oder H360 gekennzeichnet ist und somit **nicht** zu den cmr-Stoffen der Kategorie 1A oder 1B gehört.

Neben den grundlegenden Maßnahmen des Arbeitsschutzes und der Arbeitshygiene (s. o.) sind folgende Maßnahmen zu ergreifen:

- Geschlossenen Schutzkittel tragen.
- Arbeits-/Schutzkleidung und Straßenkleidung getrennt aufbewahren.
- Gefahrstoffhaltige Abfälle ordnungsgemäß entsorgen.
- Abfälle und mit Gefahrstoffen verunreinigter Zellstoff/Papiertücher in bereitgestellten Behältern sammeln und ordnungsgemäß in den Hausmüll entsorgen.

Sind Stoffe mit einem der H-Sätze H341, H351 oder H361 bzw. deren Untergruppen gekennzeichnet, gehören sie zu den cmr-Stoffen der Kategorie 2 (cmr-Verdachtsstoffe). Schwangere und stillende Mütter dürfen nicht mit diesen Stoffen arbeiten.

Maßnahmen bei inhalativer oder dermaler Gefährdung bzw. bei Gefahr für die Augen
Zusätzliche Schutzmaßnahmen sind immer dann erforderlich, wenn die allgemeinen Maßnahmen nicht ausreichen, um den Gefahren entgegenzuwirken.

Stoffe mit **dermaler** Gefahr erkennt man an den folgenden H-Sätzen:

- H310 Lebensgefahr bei Hautkontakt
- H311 Giftig bei Hautkontakt
- H312 Gesundheitsschädlich bei Hautkontakt
- H314 Verursacht schwere Verätzungen der Haut und schwere Augenschäden
- H315 Verursacht Hautreizungen
- H317 Kann allergische Hautreaktionen verursachen
- H370[1] Schädigt die Organe *durch Hautkontakt*
- H371[1] Kann die Organe schädigen *durch Hautkontakt*
- H372[1] Schädigt die Organe bei längerer oder wiederholter Exposition *durch Hautkontakt*
- H373[1] Kann die Organe schädigen bei längerer oder wiederholter Exposition *durch Hautkontakt*
- EUH066 Wiederholter Kontakt kann zu spröder und rissiger Haut führen

Ist der Gefahrstoff mit einem oder mehreren dieser H-Sätze gekennzeichnet, sind zusätzlich geeignete Schutzhandschuhe zu tragen. Auf den Standgefäßen wird die dermale Gefahr durch **gelbe Punkte** gekennzeichnet.

Stoffe mit **inhalativer** Gefahr erkennt man an den folgenden H-Sätzen:

- H304 Kann bei Verschlucken und Eindringen in die Atemwege tödlich sein
- H330 Lebensgefahr bei Einatmen
- H331 Giftig bei Einatmen
- H332 Gesundheitsschädlich bei Einatmen
- H334 Kann bei Einatmen Allergie, asthmaartige Symptome oder Atembeschwerden verursachen
- H335 Kann die Atemwege reizen
- H336 Kann Schläfrigkeit und Benommenheit verursachen
- H370[1] Schädigt die Organe *durch Einatmen*
- H371[1] Kann die Organe schädigen *durch Einatmen*
- H372[1] Schädigt die Organe bei längerer oder wiederholter Exposition *durch Einatmen*
- H373[1] Kann die Organe schädigen bei längerer oder wiederholter Exposition *durch Einatmen*
- EUH071 Ätzend für die Atemwege

Ist der Gefahrstoff mit einem oder mehreren dieser H-Sätze gekennzeichnet, ist zusätzlich ein geeigneter Atemschutz zu verwenden. Treten bei der Tätigkeit Stäube auf, eignet sich eine FFP2-Maske. Handelt es sich um Dämpfe, empfiehlt sich eine Atem-

1 Ist der Expositionsweg im Sicherheitsdatenblatt nicht besonders angegeben, sind geeignete Schutzhandschuhe und Atemschutz erforderlich.

schutzmaske gegen Gase und Dämpfe und das Arbeiten unter dem Laborabzug. Auf den Standgefäßen wird die inhalative Gefahr durch **orange Punkte** gekennzeichnet.

Stoffe, die für die **Augen** gefährlich sind, erkennt man an den folgenden H-Sätzen:

- H314 Verursacht schwere Verätzungen der Haut und schwere Augenschäden
- H318 Verursacht schwere Augenschäden
- H319 Verursacht schwere Augenreizung
- EUH070 Giftig bei Kontakt mit den Augen

Ist der Gefahrstoff mit einem oder mehreren dieser H-Sätze gekennzeichnet, ist zusätzlich eine Schutzbrille zu tragen. Auf den Standgefäßen sind Gefahren für die Augen durch **blaue Punkte** gekennzeichnet.

Besondere Maßnahmen bei Tätigkeiten mit cmr-Stoffen der Kategorie 1A oder 1B

cmr-Stoffe der Kategorie 1A bzw. 1B sind Stoffe, die krebserregend (cancerogen) und/oder erbgutverändernd (mutagen) und/oder fortpflanzungsgefährdend (reproduktionstoxisch) sind. Kategorie 1A bedeutet, dass die CMR-Eigenschaften belegt sind, Kategorie 1B bedeutet, dass sie wahrscheinlich sind. Hierzu gehören Substanzen wie z. B. Estrogene, Gestagene und Anabolika. Der Kontakt mit cmr-Stoffen der Kategorie 1A oder 1B muss auf jeden Fall vermieden werden. Schwangere und stillende Mütter dürfen nicht mit diesen Stoffen arbeiten.

cmr-Stoffe der Kategorie 1A bzw. 1B erkennt man an den folgenden H-Sätzen:

- H340 Kann genetische Defekte verursachen
- H350 Kann Krebs erzeugen
- H360[2] Kann die Fruchtbarkeit beeinträchtigen oder das Kind im Mutterleib schädigen

Ist der Gefahrstoff mit einem oder mehreren dieser H-Sätze gekennzeichnet, sind **geeignete Schutzhandschuhe, ein geeigneter Atemschutz und eine Schutzbrille** zu tragen. Auf dem Standgefäß ist diese besondere Gefährdung durch einen **roten Punkt** gekennzeichnet.

Zusätzlich zu den Maßnahmen bei normaler Gefährdung sind für cmr-Stoffe folgende Maßnahmen zu ergreifen:

- In einem abgegrenzten Arbeitsbereich arbeiten.
- Die potenzielle Belastung des Einzelnen minimieren, d. h. die Herstellung sollte abwechselnd von verschiedenen Personen durchgeführt werden.
- Anzahl der Personen im Herstellungsbereich bzw. im Labor minimieren.
- Gefahrstoffhaltige Abfälle ordnungsgemäß entsorgen.
- Kontaminierte Wegwerfartikel dicht verschlossen in den Hausmüll entsorgen.

2 Umfasst auch die verschiedenen Abstufungen von H360, durch zusätzliche Buchstaben gekennzeichnet.

Zytostatika gehören in der Regel ebenfalls in die Gruppe der cmr-Stoffe der Kategorie 1A bzw. 1B. Für die Herstellung der Zytostatika-Zubereitungen gilt zusätzlich:

- Es müssen Warn- und Sicherheitsschilder angebracht werden, wie z. B. »Rauchen verboten« oder »Zutritt für Unbefugte verboten«.
- Abgesaugte Luft darf nicht in den Arbeitsbereich zurückgeleitet werden.
- Die Zubereitungen müssen, wenn möglich, in geschlossenen Systemen hergestellt werden.
- Kontaminierte Wegwerfartikel müssen als Sonderabfall entsorgt werden.

Näheres dazu regelt die Berufsgenossenschaft für Gesundheitsdienst und Wohlfahrtspflege im Themenheft »Zytostatika im Gesundheitsdienst – Informationen zur sicheren Handhabung von Zytostatika«, erhältlich unter www.bgw-online.de.

Die Bundesapothekerkammer hat u. a. Handlungshilfen für die Herstellung der Arzneimittel in der Rezeptur erstellt. In den Rezepturstandards ist die ordnungsgemäße Herstellung jeder Arzneiform unter Berücksichtigung des Arbeitsschutzes beschrieben.

Umgang mit brand- und explosionsgefährlichen Stoffen
Brand- und Explosionsgefahr kann bei Zusammentreffen eines brennbaren oder explosionsfähigen Stoffes mit Sauerstoff entstehen. Die Entzündung oder Explosion wird durch hohe Temperaturen, eine Flamme, einen Funken oder durch die elektrostatische Aufladung eines Gegenstandes ausgelöst. Entwickeln sich bei der Lagerung, beim Transport oder bei der Verarbeitung Dämpfe, können sich diese oberhalb ihres Flammpunktes entzünden oder explodieren. Um die Brandgefahr zu vermindern, wurden Höchstlagermengen dieser Stoffe festgelegt, die von der Größe der Räume, der Art des Vorratsgefäßes und dem Gefährdungspotenzial des Gefahrstoffes abhängig sind. Für Tätigkeiten mit brand- und explosionsgefährlichen Stoffen muss ebenfalls eine Gefährdungsbeurteilung erstellt werden (Explosionsschutzdokument). Das Formular kann von der Homepage der ABDA (www.abda.de > Die Apotheke > Arbeitsschutz > Empfehlungen zu Arbeitsschutzmaßnahmen) heruntergeladen werden.

Hinweise zum Umgang mit brand- und explosionsgefährlichen Stoffen:

- Brand- und explosionsgefährliche Stoffe müssen in Sicherheitsschränken gelagert werden, deren Türen geschlossen gehalten werden.
- Bei Um- und Abfüllung dürfen sich keine Zündquellen in der Nähe befinden.
- Ihre Verarbeitung muss unter einem Laborabzug stattfinden.
- Große Mengen brennbarer Flüssigkeiten werden in Gefäße mit kleinen Öffnungen eingewogen, um die Bildung einer explosionsfähigen Atmosphäre zu verhindern.
- Generell sind brennbare Flüssigkeiten und Stoffe nur in solchen Mengen im Laboratorium zu lagern, dass von ihnen keine Gefährdung ausgeht.
- Es müssen Vorkehrungen gegen elektrostatische Aufladung getroffen werden.

1.8 ■ Rezeptursprache

Arbeitsanweisungen

Jede ärztliche Verordnung für ein Rezepturarzneimittel sollte eine Arbeitsanweisung durch den Arzt enthalten. Diese »Subscriptio« ist häufig noch in lateinischer Sprache abgefasst, deren Kenntnis für das pharmazeutische Personal obligatorisch ist.

M. D. S. (m. d. s.)	Misce, da, signa	Mische, gib ab, bezeichne

Die angegebenen Mengen werden gemischt, in ein Behältnis abgefasst und etikettiert. Dem »S.« bzw. »s.« des Arztes folgt in der Regel die Gebrauchsanweisung, die auf dem Etikett zu vermerken ist, bei verschreibungspflichtigen Stoffen in der Rezeptur ist sie sogar Pflicht.

M. f. pulv.	Misce fiat pulvis	Mische, dass ein Pulver entstehe

Bei einzeldosierten Arzneiformen, wie Zäpfchen, Kapseln und auch abgeteilten Pulvern, kann sich die verordnete Menge an Wirkstoffen auf *alle* abzugebenden Arzneiformen beziehen oder die Dosis gilt *pro Stück*. Diese unterschiedlichen Arbeitsanweisungen müssen beherrscht werden.

Beispiel
Es sollen 12 abgeteilte Pulver hergestellt werden.

Dividiermethode:
Die Pulver werden in ihrer Gesamtmenge verordnet und in 12 Portionen aufgeteilt.
Div. in part. aequ. Nr. XII.
Divide in partes aequales numero XII »Teile in 12 gleiche Teile«

Dispensiermethode:
Die Einzeldosis wird rezeptiert und muss bei der Herstellung mit der Dosisanzahl multipliziert werden.
D. tal. dos. Nr. XII
dentur tales doses numero XII »Gib die Mengen 12-mal«

Vorsicht! Die eindeutigen Angaben werden bisweilen weggelassen und es steht in der Verordnung beispielsweise nur »m. d. XII«. In diesem Fall ist nicht klar, ob die Dividiermethode oder die Dispensiermethode gemeint ist. Daher muss anhand der Normdosen in Verbindung mit der Gebrauchsanweisung nachgeprüft werden, welche der beiden Methoden angewandt werden soll. Es wäre fatal, wenn die beiden Methoden verwechselt würden. In einem Fall wäre die Dosierung des einzelnen Pulvers zu hoch, im anderen Fall zu niedrig (s. Seite 57).

Abkürzungen und Bedeutung der lateinischen Bezeichnungen

$\bar{a}\bar{a}$	ana partes aequales	zu gleichen Teilen
$\bar{a}\bar{a}$ ad	ana partes aequales ad	zu gleichen Teilen bis
ad. man. med.	ad manum(s) medici	zu Händen des Arztes
ad us. ext.	ad usum externum	zum äußerlichen Gebrauch
ad us. int.	ad usum internum	zum innerlichen Gebrauch
ad us. prop.	ad usum proprium	zum eigenen Gebrauch
aetherol.	aetheroleum	ätherisches Öl
alb.	albus	weiß
alc.	alcoholum	Alkohol
anhydr.	anhydricus	wasserfrei
aq.	aqua	Wasser
aquos.	aquosus	wasserhaltig
aut id.	aut idem	oder Gleiches
aut simil.	aut simile	oder Ähnliches
c.	contra oder cum	gegen oder mit
comp.	compositus	zusammengesetzt
conc.	concisus	geschnitten
crist.	cristallisatus	kristallin
crud.	crudus	roh
d.	da	gib
dep.	depuratus	gereinigt
dil.	dilutus	verdünnt
div. i. part. aeq.	divide in partes aequales	teile in gleiche Teile
dos.	dosis, doses	Menge, Mengen
emuls.	emulsio	Emulsion
extr.	extractum	Extrakt
f.	fiat, fiant	es werde(n), es soll(en) entstehen
flav.	flavus	gelb
fluid.	fluidus	flüssig
fort.	fortis	stark
glob. vag.	globuli vaginales	Scheidenkugeln
gross.	grossus	grob
gross. pulv.	grosse pulveratus	grob gepulvert
gutt., gtt.	guttae	Tropfen
inh.	inhalatio	Inhalation
inj.	injectio	Injektion
lin.	linimentum	Liniment
liq.	liquor, liquidus	Flüssigkeit, flüssig
lot.	lotio	Lotion
m.	misce	mische
mass.	massa	Masse
M. D. S., m. d. s.	misce, da, signa	mische, gib ab, bezeichne
m. f.	misce fiat (fiant)	mische, dass es werde(n)
min. conc.	minutim concisus	fein zerschnitten
mixt.	mixtura	Mixtur
muc.	mucilago	Schleim

Nr. (No, N)	numero	Anzahl
oculent.	oculentum	Augensalbe
oculog.	oculoguttae	Augentropfen
ol.	oleum, oleosus	Öl, ölig
otog.	otoguttae	Ohrentropfen
part. aequal.	partes aequales	gleiche Teile
praec.	praecipitatus	gefällt
pro baln.	pro balneo	für das Bad
pro d.	pro die	pro Tag
pro inf.	pro infantibus	für Kinder
pulv., plv.	pulvis, pulveratus	Pulver, gepulvert
pulv. gross.	pulvis grossus	grobes Pulver
pulv. subt.	pulvis subtilis	feines Pulver
pur.	purus	rein
puriss.	purissimus	reinst
q. s.	quantum satis	so viel wie nötig
rhinog.	rhinoguttae	Nasentropfen
rect.	rectificatus	gereinigt
rot.	rotuli	Plätzchen
Rp.	recipe	nimm
S.	signa	bezeichne
s.	sine	ohne
s. conf.	sine confectione	ohne Verpackung
sicc.	siccus, siccatus	trocken, getrocknet
sir.	sirupus	Sirup
sol.	solutio, solutus	Lösung, gelöst
spec.	species	Teemischung
spiss.	spissus	eingedickt, dickflüssig
subt.	subtilis	fein
supp.	suppositorium	Zäpfchen
susp.	suspensio	Suspension
tal. dos.	tales doses	solche Mengen
tot.	totus	ganz
trit.	trituratio	Verreibung
ungt.	unguentum	Salbe
ust.	ustus	gebrannt

Die wichtigsten lateinischen Zahlen

1	I	8	VIII	40	XL
2	II	9	IX	50	L
3	III	10	X	60	LX
4	IV	15	XV	70	LXX
5	V	20	XX	80	LXXX
6	VI	25	XXV	90	XC
7	VII	30	XXX	100	C

120	CXX	500	D	2000	MM
150	CL	600	DC		
200	CC	1000	M		

1.9 Wasserqualitäten

Wasser ist das am häufigsten verwandte Lösungsmittel für Arzneistoffe und damit der wichtigste pharmazeutische Hilfsstoff. Die Anforderungen an die Qualität des Wassers sind den verschiedenen Verwendungszwecken angepasst und in Arzneibuchmonographien festgelegt. Alle Wassersorten werden aus Trinkwasser gewonnen, dessen Qualität durch die Trinkwasserverordnung geregelt ist. Es handelt sich dabei um Süßwasser mit einem so hohen Grad an Reinheit, dass es zum Trinken und für die Zubereitung von Speisen geeignet ist. Trinkwasser soll Mineralstoffe enthalten und frei von krankheitserregenden Keimen sein. Zur Verminderung der Keimzahl kann Chlor zugesetzt werden.

An Wasser, das zur Herstellung der Arzneimittel verwandt wird, werden wesentlich höhere Ansprüche gestellt. Es darf keine Salze enthalten, da diese z. B. mit Arzneistoffen reagieren können. Es ist nur eine begrenzte Anzahl von Keimen pro Milliliter erlaubt, weil Keime eine Gefahr für den Patienten sind und die Haltbarkeit der Arzneimittel verringern. Trinkwasser muss daher vor der pharmazeutischen Verwendung von Mineralstoffen befreit und mindestens fünf Minuten abgekocht werden. Wird eine noch höhere Wasserqualität gefordert, wie z. B. für Augentropfen oder Injektionslösungen, muss steriles Wasser verwendet werden. Je nach Verwendungszweck unterscheidet die Ph. Eur. folgende Wasserqualitäten:

- gereinigtes Wasser — Aqua purificata
- Wasser für Injektionszwecke — Aqua ad iniectabilia
- hochgereinigtes Wasser — Aqua valde purificata
- Wasser zum Verdünnen konzentrierter Hämodialyselösungen — Aqua ad dilutionem solutionium concentratarum ad haemodialysim

Für die Herstellung der Rezeptur- und Defekturarzneimittel haben nur gereinigtes Wasser und Wasser für Injektionszwecke Bedeutung.

Gereinigtes Wasser – Aqua purificata

Gereinigtes Wasser wird für die rezeptur- und defekturmäßige Herstellung der Arzneimittel verwendet, die weder steril noch pyrogenfrei sein müssen, z. B. für orale Lösungen, Cremes, Lotionen. Es wird aus Trinkwasser durch Destillation, über Ionenaustauscher oder durch andere geeignete Methoden, wie z. B. Umkehrosmose, hergestellt und darf maximal 100 Mikroorganismen (koloniebildende aerobe Keime) je Milliliter enthalten (Abb. 1.9-1). Es muss unter Bedingungen gelagert werden, die das Wachstum von Mikroorganismen verhindern und jede weitere Kontamination vermeiden, d. h. es muss kühl und vor Licht geschützt gelagert und darf nicht in andere Gefäße umgefüllt werden.

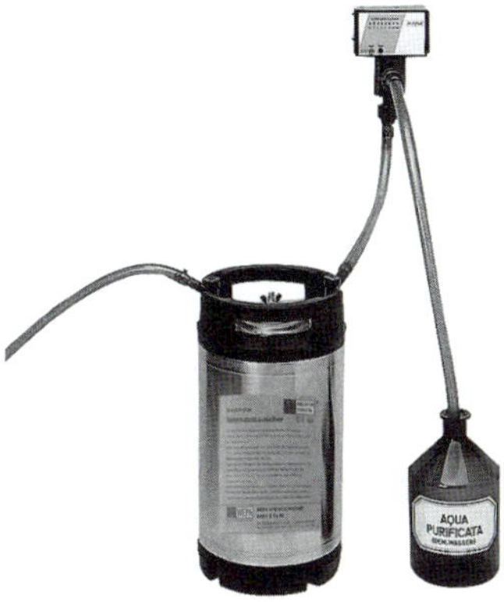

Abb. 1.9-1: Ionenaustauschgerät

MERKE

Gereinigtes Wasser muss vor der Verwendung entkeimt werden, beispielsweise durch fünf Minuten langes Sieden oder durch Filtration durch einen Bakterienfilter. Wird das Wasser in sterile Gefäße abgefüllt, kann es für 24 Stunden gelagert werden.

Wasser für Injektionszwecke – Aqua ad iniectabilia

Wasser für Injektionszwecke ist Wasser, das für die Herstellung steriler Arzneimittel zur parenteralen Anwendung oder zur Anwendung am Auge bestimmt ist. Es hat die höchste Qualität und muss grundsätzlich für alle sterilen Zubereitungen verwandt werden. Es wird durch Destillation in einer speziellen Apparatur aus Neutral-, Quarzglas oder Metall hergestellt, die verhindert, dass Wassertröpfchen beim Sieden mitgerissen werden können. Der erste Anteil des Destillats muss verworfen werden.

Man unterscheidet »Wasser für Injektionszwecke als Bulk«, das direkt weiterverarbeitet wird, und »sterilisiertes Wasser für Injektionszwecke«, das in Behältnisse, wie Ampullen, Injektions- oder Infusionsflaschen, abgefüllt, verschlossen und anschließend durch Hitze sterilisiert wird. Jedes Behältnis muss genügend Wasser enthalten, so dass immer das Nennvolumen entnommen werden kann. Wird ein Gefäß angebrochen, muss außer dem Verfallsdatum auch die Aufbrauchsfrist angebracht sein.

Wasser für Injektionszwecke muss frei von vermehrungsfähigen Keimen und von Pyrogenen sein (s. Seite 324). Nach Arzneibuch müssen Parenteralia mit Wasser für Injektionszwecke hergestellt werden. DAC/NRF schreibt es nach dem Grundsatz guten pharmazeutischen Arbeitens auch für die Herstellung von Augentropfen, Blasenspüllösungen, Lösungen zur Anwendung am Mittelohr, Wundspülungen und bestimmten Nasentropfen vor.

1.10 ■ Haltbarkeit und Konservierung

Unter der Haltbarkeit versteht man die Zeit, in der ein Arzneimittel gefahrlos angewandt werden kann und die ordnungsgemäße Qualität garantiert ist. Die Zeitspanne der Haltbarkeit von der Herstellung der Zubereitung bis zum Verfallsdatum wird als **»Laufzeit«** des Arzneimittels bezeichnet. Da in der Apotheke auch Zubereitungen auf Vorrat hergestellt werden, ist die Laufzeit von großer Bedeutung. Wird eine Zubereitung unmittelbar nach ihrer Herstellung an einen Patienten abgegeben, tritt die Laufzeit in den Hintergrund und die Haltbarkeit wird durch die **»Aufbrauchsfrist«** bestimmt. Da bei Anwendung durch den Patienten das Arzneimittel stärker belastet wird, ist die Aufbrauchsfrist im Allgemeinen kürzer als die Laufzeit. Die Verwendung bis zum Verfallsdatum ist daher in der Regel nicht möglich.

Beispiel
In der Apotheke hergestellte Atropin-Augentropfen haben eine Laufzeit von einem Jahr, d. h. sie können beispielweise noch nach neun Monaten bedenkenlos abgegeben werden. Werden sie zu diesem Zeitpunkt einem Patienten ausgehändigt, können folgende Fälle auftreten:

- Der Patient öffnet das Fläschchen nicht, dann wären die Augentropfen noch weitere drei Monate haltbar, bis das Verfallsdatum erreicht ist.
- Der Patient bricht das Gefäß an und entnimmt Tropfen, dann verkürzt sich die Haltbarkeit, denn die Aufbrauchsfrist nach Anbruch der Augentropfenflasche endet nach vier Wochen. Auf dem Etikett sind folgende Haltbarkeitsangaben zu vermerken: »Verwendbar bis zum TT.MM.JJ (1 Jahr ab Herstellungsdatum), nach Anbruch 4 Wochen haltbar.«

Für standardisierte NRF-Rezepturen können in der Tabelle I.4.-3 des DAC/NRF (Kap. I.4.3.) die Laufzeit und die Aufbrauchsfrist der jeweiligen Zubereitung nachgeschlagen werden. Für nicht standardisierte Rezepturen, die aber chemisch und physikalisch stabil sind, können der Tabelle I.4.-2 des DAC/NRF (Kap. I.4.3.) entsprechende Informationen entnommen werden. Dabei wird bei den einzelnen Darreichungsformen unterschieden, ob sie konserviert oder unkonserviert sind und in welchem Gefäß sie abgegeben werden müssen. Alle Haltbarkeitsangaben können im Anhang II dieses Buches auf Seite 425 nachgeschlagen werden.

In den Tabellen für die Rezeptur und in der Anlage J des DAC/NRF sind Empfehlungen für die Haltbarkeit fertig bezogener Dermatika-Grundlagen und weiterer Ausgangsstoffe für Rezeptur und Defektur. Angegeben werden die Laufzeit vor Anbruch und die Aufbrauchsfrist nach Anbruch des Gefäßes. So hat z. B. Wollwachsalkoholsalbe DAB vor Anbruch eine Laufzeit von drei Jahren, nach Anbruch eine Aufbrauchsfrist von zwei Jahren. Stammzubereitungen sind Halbfertigprodukte, die zur Arbeitserleichterung in der Apotheke auf Vorrat hergestellt und gelagert werden. Auch diese Rezepturkonzentrate haben Aufbrauchsfristen, die kürzer sein können als ihre Laufzeiten. Sie können in Tabelle I.4.-5 des NRF (Kap. I.4.4.2.) nachgeschlagen werden.

Da Arzneimittel gelagert werden, müssen sie den folgenden Anforderungen genügen. Sie müssen

- chemisch stabil sein, ohne Veränderungen der Bestandteile durch z. B. Oxidation oder Hydrolyse,

- physikalisch stabil sein, ohne Ausflockungen, Phasentrennungen und Verdunstungsverluste und
- dürfen mikrobiell nicht anfällig sein.

Um Arzneimittel lagerfähig zu machen, müssen sie stabilisiert und konserviert werden. Die **Stabilisierung** wird durchgeführt, um eine Zubereitung gegen chemische und physikalische Veränderungen zu schützen und die galenische Form und die Wirkstoffstabilität zu erhalten. So werden Emulsionen z. B. durch Zusätze viskoser Stoffe oder Gelbildner stabilisiert, damit sich die Phasen nicht trennen. Oxidationsempfindliche Wirkstoffe können durch Lagerung in braunen Flaschen vor Licht geschützt werden, denn Licht beschleunigt ihre Oxidation. Außerdem kann die Oxidation durch Zugabe von Antioxidantien verhindert werden. Bei der **Autoxidation** weren Substanzen durch Luftsauerstoff chemisch verändert. Diese Veränderung wird durch Licht, Wärme und Schwermetalle katalysiert. Es handelt sich um eine Kettenreaktion, die durch die Zugabe von **Antioxidantien** verhindert (präventive Antioxidantien) oder unterbrochen werden kann (kettenabbrechende Antioxidantien). Wichtige Antioxidantien sind *Tocopherole (Vitamin E)*, *Butyhydroxianisol (BHA)* und *Butylhydroxytoluol (BHT)*. Für wässrige Zubereitungen eignet sich *Ascorbinsäure (Vitamin C)*. Besonders oxidationsempfindlich sind Triglyceride, die einen hohen Anteil an ungesättigten Fettsäuren enthalten. Sie verderben schnell, was durch einen ranzigen Geruch oder unangenehmen Geschmack zu erkennen ist.
Um die Wirkung der Antioxidantien zu verstärken, können **Synergisten** zugesetzt werden. Es sind meistens Komplexbildner wie *Natrium-EDTA*, *Citronensäure* und *Weinsäure*, die aber selber keine antioxidative Wirkung haben.

Die **Konservierung** erfolgt durch Zusatz geeigneter Konservierungsmittel, die vor mikrobiellem Befall schützen. Dieser führt zu Produkten mit geminderter Qualität und kann gesundheitsschädlich sein. Die Konservierung ersetzt nicht die Herstellung unter hygienischen Bedingungen und die richtige Lagerung der Zubereitung. Konservierungsmittel sind chemische Stoffe, die in sehr niedrigen Konzentrationen Mikroorganismen im Wachstum hemmen (bakteriostatisch) oder sie abtöten (bakterizid). Da Mikroorganismen Wasser als Lebensgrundlage benötigen, ist nur die Konservierung der Zubereitungen notwendig, die Wasser enthalten.

Werden Konservierungsmittel angewandt, muss sichergestellt sein, dass sie in ausreichend hoher Konzentration zugesetzt werden, da sie unterdosiert unwirksam sind. Auch bei ausreichender Konzentration ist es möglich, dass eine Zubereitung von Mikroorganismen befallen wird. Denn Konservierungsmittel können in ihrer Konzentration reduziert werden, indem sie sich z. B. an Gefäßwandungen, Stopfen oder Tenside binden oder in die Fettphase einer Zubereitung abwandern. In der wässrigen Phase liegt dann eine ausreichende Konzentration des Konservierungsmittels nicht mehr vor und die Keime können sich vermehren.

Die pharmazeutisch verwandten Konservierungsstoffe gehören verschiedenen chemischen Stoffklassen an. Gemeinsam ist ihnen aber, dass sie Zellgifte sind, die in größeren Mengen auch für den Menschen gefährlich werden können. Bei den üblicherweise verordneten niedrigen Konzentrationen können Allergien auftreten, so dass bei jedem Rezepturarzneimittel das Konservierungsmittel auf dem Etikett angegeben werden muss. Tabelle 1.10-1 enthält eine Übersicht über die wichtigsten Konservierungsstoffe, Tabelle 1.10-2 eine Übersicht der antimikrobiell wirksamen Hilfsstoffe.

Tab. 1.10-1: Gebräuchliche Konservierungsmittel

Konservierungsmittel	Eigenschaften	Gebräuchliche Konzentration in Prozent	Anwendung
Benzalkoniumchlorid (50 %ige Lösung, Ph. Eur.)	– pH-Wirkoptimum 4 bis 8 – sehr leicht löslich in Wasser – Kombination mit Natriumedetat 0,1 % sinnvoll – grenzflächenaktiv – inkompatibel mit vielen anionischen Stoffen	0,001 bis 0,01	Nasentropfen Ophthalmika Inhalanda
Benzoesäure	– wenig löslich in kaltem Wasser – löslich in siedendem Wasser	0,1 (– 0,5)	Peroralia, Dermatika, Rectalia, Vaginalia, in der Mundhöhle
Natriumbenzoat (+ Citronensäure)	– sehr leicht löslich in Wasser – s. Kaliumsorbat	0,15 (– 1,0)	
Cetylpyridiniumchlorid	– löslich in 20 Teilen Wasser – grenzflächenaktiv – viele Unverträglichkeiten	0,001 bis 0,01	Ophthalmika Lutschtabletten Dermatika
Chlorhexidindiglu-conat (20 % Lösung Ph. Eur.)	– pH-Wirkoptimum 8 – bei pH > 8 Ausfällung der Base – löslich in Wasser – inkompatibel mit anionischen Stoffen	0,01 bis 0,1	Dermatika, Ophthalmika, in der Mundhöhle
Chlorhexidindiacetat (s. Chlorhexidindiglu-conat)	– schlechter löslich in Wasser als Chlorhexidindiglukonat	0,01 bis 0,1	Ophthalmika
4-Hydroxybenzoe-säuremethylester (Methyl-4-hydroxy-benzoat, Nipagin®)	– löslich in 500 T Wasser (20 °C) – pH-Wirkbereich 1 bis 8 – Salzbildung pH > 8 – Allergierisiko – hydrolyseempfindlich	0,075 (0,05 – 0,2)	Peroralia, Dermatika, Rectalia, Vaginalia, Inhalanda, in der Mundhöhle
4-Hydroxybenzoe-säurepropylester (Propyl-4-hydroxyben-zoat, Nipasol®)	– löslich in 2500 T Wasser (20 °C) – s. Nipagin®	0,025 (0,01 – 0,03)	
Phenylmercuriborat	– löslich in 300 T Wasser	0,001 bis 0,002	Augentropfen
Phenylmercurinitrat	– löslich in 2500 T Wasser	0,001 bis 0,002	Augentropfen
Sorbinsäure	– pH-Wirkoptimum < 5,5 – sehr schwer löslich in kaltem Wasser – löslich in heißem Wasser	0,5 (0,05 – 0,2)	Peroralia, Dermatika, Rectalia, Vaginalia, in der Mundhöhle

Tab. 1.10-1: Gebräuchliche Konservierungsmittel (*Fortsetzung*)

Konservierungsmittel	Eigenschaften	Gebräuchliche Konzentration in Prozent	Anwendung
Kaliumsorbat (+ Citronensäure)	– sehr leicht löslich in Wasser – als Salz nicht mikrobiell wirksam, deshalb pH-Korrektur < 5 durch Citronensäure; 1 Teil wasserfreie Citronensäure auf 2 Teile Kaliumsorbat	0,14 (0,07 – 0,3)	s. Sorbinsäure
Thiomersal	– sehr leicht löslich in Wasser	0,002	Ophthalmika

Tab. 1.10-2: Antimikrobiell wirksame Hilfsstoffe
(Die Stoffe der Tabelle 1.11-2 sind keine Konservierungsmittel im herkömmlichen Sinn, sie sind aber antimikrobiell wirksam.)

Hilfsstoff	Eigenschaften	Gebräuchliche Konzentration in Prozent	Anwendung
Ätherische Öle			
Ethanol (Ethylalkohol)	– pH-unabhängig wirksam – austrocknend – hautreizend	≥ 17 % (m/m) bzw. 20 % (V/V)	Dermatika, Peroralia
2-Propanol (Isopropylalkohol)	– pH-unabhängig wirksam – austrocknend – hautreizend	≥ 13 % (m/m) bzw. 15 % (V/V)	Dermatika
Propylenglykol	– pH-unabhängig wirksam – mit Wasser mischbar – schlechter Geschmack – > 20 % hautreizend	20 % (bezogen auf den Wasseranteil)	Peroralia, Dermatika, Rectalia, Vaginalia
Hohe Salzkonzentrationen Zuckersirup	– konservierende Wirkung aufgrund hohen osmotischen Drucks der konzentrierten Lösung. Es wird Wasser aus den Zellen herausgezogen.		

1.11 Plausibilitätsprüfung

Bevor ein Rezepturarzneimittel hergestellt werden kann, muss die Verordnung auf Plausibilität überprüft werden. Plausibilität bedeutet so viel wie Stimmigkeit oder Richtigkeit. Es müssen also Unklarheiten oder Fehler in der Verordnung aufgespürt und beseitigt werden. Zusätzlich muss geklärt werden, ob der Patient die Gebrauchsanweisung versteht.

Bei der Plausibilitätsprüfung werden folgende Punkte überprüft:

- Ist die Verordnung lesbar, vollständig und eindeutig?
- Enthält die Rezeptur Stoffe, deren Anwendung wegen Risiken bedenklich bzw. nicht vertretbar ist und/oder deren Verwendung sich verbietet, weil die pharmazeutische Qualität nicht sichergestellt werden kann (s. NRF Kapitel I.5.: »Obsolete bzw. umstrittene Rezepturen und unerwünschte Arzneimittelwirkungen«)?
- Ist die Dosierung der Wirkstoffe therapeutisch sinnvoll (s. NRF I.6.5.: »Obere Richtkonzentrationen dermatologischer Arzneistoffe« oder »Normdosen gebräuchlicher Arzneistoff und Drogen« oder »Pädiatrische Dosistabellen«)?
- Werden höchstens zwei Wirkstoffe in einer Zubereitung verarbeitet?
- Ist die Kombination mehrerer Wirkstoffe therapeutisch sinnvoll?
- Sind Unverträglichkeiten zwischen Rezepturbestandteilen zu erwarten (s. Seite 284)?
- Wie lange ist die Zubereitung haltbar und muss ein Konservierungsmittel zugesetzt werden (Haltbarkeit von Zubereitungen, s. Seite 54, und Tabelle der Haltbarkeiten, s. Seite 425)?
- Wie stabil ist die Zubereitung? Ist der pH-Wert für gelöste Wirkstoffe im optimalen Wirkbereich (s. NRF: »Tabellen für die Rezeptur«)?
- Sind zusätzliche Hinweise, wie z. B. bei Suspensionen »Vor Gebrauch schütteln«, notwendig (s. Seite 62)?
- Ist eine Applikations- oder Dosierhilfe erforderlich?
- Hat der Patient verstanden, wie das Präparat anzuwenden ist und wie lange er es anwenden muss?

Ein Rezepturarzneimittel darf z. B. nicht hergestellt werden, falls der Wirkstoff innerhalb des Anwendungszeitraums seine Wirksamkeit verliert oder ein Kosmetikum ohne gültiges Prüfzertifikat als Cremegrundlage eingesetzt werden soll.

Bestehen zu der Verordnung Bedenken, muss mit dem Arzt Rücksprache gehalten werden. Dabei ist es sinnvoll, für bestehende Probleme Lösungsvorschläge vorzubereiten, die dem Arzt angeboten werden können. Als Orientierungshilfe dienen die Vorschriften mit entsprechenden Wirkstoffen des NRF. Sie können als Basisvorschrift verwendet werden, die ggf. mit zusätzlichen Wirkstoffen ergänzt werden. Liegen Unverträglichkeiten zwischen Wirkstoffen vor, können diese getrennt in verschiedenen Zubereitungen verarbeitet werden. Diese werden dann zeitlich voneinander getrennt, z. B. abends und morgens oder an aufeinanderfolgenden Tagen, angewandt.

Die Prüfung auf Plausibilität bei Rezepturarzneimitteln muss dokumentiert werden (Abb. 1.11-1).

Plausibilitätsprüfung für Rezepturarzneimittel (§ 7 (1b) ApBetrO) Lfd. Nr. ______

❑ ______ Anlage(n)

Rezeptur:

❑ Rücksprache mit dem Arzt war erforderlich (siehe Rückseite)

Prüfparameter		Maßnahmen
Ist die Verordnung lesbar und sind alle (ggf. lateinischen) Angaben verständlich?	❑ ja ❑ nein	
Ist die Rezepturformel vollständig angegeben und die Verordnung ohne erkennbare Irrtümer ausgestellt?	❑ ja ❑ nein	
Dosierung, Applikationsart		
Dosierung: Sind Wirkstoffdosis/-konzentration eindeutig und therapeutisch üblich?	❑ ja ❑ nein	
Applikationsart: Sind Anwendungsart und Gebrauchsanweisung bekannt und für den Wirkstoff und die Darreichungsform plausibel?	❑ ja ❑ nein	
Art, Menge der Ausgangsstoffe und Kompatibilität untereinander		
Sind alle Ausgangsstoffe mit validem Prüfzertifikat erhältlich?	❑ ja ❑ nein	
Sind nur unbedenkliche bzw. nicht umstrittene Stoffe enthalten?	❑ ja ❑ nein	
Sind alle Bestandteile untereinander kompatibel und ausreichend stabil?	❑ ja ❑ nein	
Gleichbleibende Qualität des Rezepturarzneimittels über den Haltbarkeitszeitraum, Haltbarkeit		
Sind mikrobiologische Qualität und Stabilität ausreichend?	❑ ja ❑ nein	
Sind Laufzeit (Tag, Monat, Jahr) und Aufbrauchfrist bekannt?	❑ ja ❑ nein	
Weitere Prüfungen		

Datum, Unterschrift verantw. Apotheker(in) / zur Vertretung berechtigte Person

Literaturempfehlungen: siehe Rückseite

Abb. 1.11-1: Plausibilitätsprüfung für Rezepturarzneimittel

1.12 ■ Kennzeichnung der Rezeptur- und Defekturarzneimittel

Rezeptur

Rezepturarzneimittel sind Einzelanfertigungen eines Arzneimittels, die auf Kundenwunsch oder auf eine ärztliche Verschreibung angefertigt werden.

Rezepturetikett

Das Etikett der Rezeptur muss verantwortungsbewusst erstellt werden, da es für den Patienten wichtige Informationen enthält und der Sicherheit der Arzneimitteltherapie dient (Abb. 1.12-1). Es muss über die Zusammensetzung der Zubereitung Auskunft geben. Die Angaben auf dem Etikett müssen gut lesbar und – mit Ausnahme der wirksamen Bestandteile – in deutscher Sprache abgefasst sein und dürfen keine unverständlichen Abkürzungen enthalten. Das beschriftete Etikett wird auf das Abgabegefäß aufgebracht und mit einer schützenden Folie überklebt, damit es dauerhaft lesbar bleibt. Folgende Gesetze und Verordnungen müssen bei der Beschriftung der Rezepturetiketten beachtet werden:

- Apothekenbetriebsordnung (ApBetrO)
- Verordnung über die Verschreibungspflicht von Arzneimitteln (AMVV)
- Arzneimittel-Warnhinweisverordnung (AMWarnV)
- Arzneimittelgesetz (AMG)

Das Rezepturetikett muss nach § 14 ApBetrO folgende Angaben enthalten (Abb. 1.12-1):

- Name des Patienten
- Darreichungsform oder Name der Rezeptur mit Mengenangabe des Inhalts (Stückzahl, Gewicht, Rauminhalt), z. B. Salbe 100 g, Lösung 200 ml oder Kapseln 30 Stück
- Art der Anwendung
- Gebrauchsanweisung
- Herstellungsdatum: »Hergestellt am TT.MM.JJ«
- Hinweis auf begrenzte Haltbarkeit: »Verwendbar bis TT.MM.JJ«
- Wirkstoffe nach Art und Menge und sonstige Bestandteile nach der Art
- Name und Anschrift der Apotheke
- Sofern erforderlich: Angabe der Aufbrauchsfrist nach Öffnen des Behältnisses oder nach Herstellung der gebrauchsfertigen Zubereitung

Name des Patienten Name der Rezeptur mit Inhalt (g, ml, Stück) Gebrauchsanweisung Hergestellt am: ... Verwendbar bis: Tag, Monat, Jahr *) Besondere Hinweise Name und Anschrift der Apotheke *) Enddatum der Laufzeit	Wirksame Bestandteile nach Art und Menge Sonstige Bestandteile nach Art (ggf. auf einem Zusatzetikett bei zusammengesetzten Grundlagen)

Abb. 1.12-1: Musteretikett

- Soweit erforderlich: Hinweise auf besondere Vorsichtsmaßnahmen für die Aufbewahrung oder für die Beseitigung nicht verwendeter Arzneimittel oder um Gefahren für die Umwelt zu vermeiden

Verschreibungspflicht des Rezepturarzneimittels

Soll ein Rezepturarzneimittel auf Kundenwunsch hergestellt werden, muss überprüft werden, ob verschreibungspflichtige Substanzen enthalten sind. Deren Zubereitungen dürfen nur auf ärztliche Verschreibung abgegeben werden. Angaben über verschreibungspflichtige Stoffe findet man in der Scribas-Tabelle oder der Gelben Liste (s. S. 18).

Beispiel
Hydrocortison-haltige Salben sind nur verschreibungspflichtig, wenn die Konzentration mehr als 0,5 % Hydrocortison beträgt und die Abgabemenge 50 g übersteigt.

Einfacher ist die Einstufung der NRF-Rezepturen. In der Tabelle I.3.-2 des NRF sind alle verschreibungspflichtigen Zubereitungen und Betäubungsmittel aufgelistet. Alle nicht genannten Zubereitungen werden bei bestimmungsgemäßer Anwendung als apothekenpflichtig eingestuft.

Bezeichnung der Bestandteile

- Die vollständige Angabe aller Stoffe dient der Information des Patienten und der Arzneimittelsicherheit. Reagiert ein Patient z. B. allergisch auf ein bestimmtes Konservierungsmittel, kann er sofort erkennen, ob er die Zubereitung anwenden darf.
- Wird ein Fertigarzneimittel in eine Zubereitung überführt, wird dessen Name als wirksamer Bestandteil mit Mengenangabe angegeben. Um den Patienten über alle enthaltenen Wirk- und Hilfsstoffe zu informieren, kann ein Ausschnitt der Packungsbeilage des Fertigarzneimittels abgelichtet werden.
- Wird eine zusammengesetzte Grundlage in einer Zubereitung verarbeitet, wie z. B. Zinkpaste DAB, muss für diese Grundlage ggf. ein Zusatzetikett erstellt werden, auf dem ihre Bestandteile aufgeführt sind.

MERKE

Konservierungsmittel und Zuckeraustauschstoffe müssen auf dem Etikett deklariert werden.

Gebrauchsanweisung

Bei Rezepturarzneimitteln muss die allgemeine Anwendung der Zubereitung beschrieben werden, wie z. B. »Zum Einführen in den Darm« oder » Zur Teebereitung«, damit falsche Anwendungen vermieden werden. Bei standardisierten Zubereitungen, wie z. B. NRF-Rezepturen, werden die Gebrauchsanweisungen der Monographie übernommen. Sind verschreibungspflichtige Substanzen in der Zubereitung enthalten, muss der verschreibende Arzt eine Gebrauchsanweisung angeben, die auf das Etikett übertragen wird. Fehlt die Angabe des Arztes, muss mit ihm Rücksprache gehalten werden. Kann der Arzt nicht erreicht werden, darf der Apotheker in dringenden Fällen eine Gebrauchsanweisung erstellen. Mit Hilfe von Normdosentabellen, Dosierung von Fertigarzneimitteln oder mit Hilfe der Gebrauchsanweisungen der NRF-Rezepturen kann die Dosierung angegeben werden. Sie wird mit folgendem Wortlaut auf das Etikett aufgebracht: »Soweit nicht anders verordnet ...«.

Besondere Hinweise zur Anwendung und Lagerung

Falls erforderlich müssen noch zusätzliche Hinweise auf dem Etikett vermerkt werden, damit der Patient das Arzneimittel richtig anwendet, lagert und entsorgt:

- Vor Gebrauch schütteln«, bei instabilen Emulsionen oder Suspensionen, die einen Bodensatz bilden
- »Kühl lagern«, um die Haltbarkeit wärmeempfindlicher Zubereitungen zu verlängern
- »Stark färbend«, z. B. bei Rezepturen mit Rivanol®
- »Dicht verschlossen lagern«, bei Rezepturen mit flüchtigen Substanzen, wie z. B. ätherischen Ölen oder bei Hydrogelen, um deren Austrocknung zu vermeiden
- »Trocken lagern«, bei wasseranziehenden Substanzen, wie z. B. Trockenextrakten

Warnhinweise nach der Arzneimittel-Warnhinweisverordnung

Zubereitungen zur innerlichen Anwendung, z. B. Lösungen zur oralen Einnahme, Mund- und Rachendesinfektionsmittel (Gurgellösungen) und Lösungen zur Injektion oder Infusion, die Ethanol enthalten, müssen bei mindestens 0,05 g Ethanol in der maximalen Einzelgabe mit einem Alkohol-Warnhinweis gekennzeichnet werden: »Enthält ... Vol- % Alkohol«. Bei oralen Lösungen, die geschluckt werden, muss dem Patienten ab einer Masse von 0,5 g Alkohol in der Einzeldosis ein ausformulierter Text als Packungsbeilage mitgegeben werden, der die Nebenwirkung des Alkohols genau beschreibt.

Defekturarzneimittel

Außer auf Verordnung oder der Einzelanfertigung für den Kunden, können Arzneimittel in der Apotheke auch auf Vorrat hergestellt werden. Folgende Möglichkeiten werden unterschieden:

Defekturarzneimittel nach der 100er-Regel

Sofern ein Arzneimittel nachweislich häufig durch einen Arzt verordnet und nur in der betreffenden Apotheke abgegeben wird, kann in einer Menge im Voraus hergestellt werden, die 100 abgabefertigen Packungen pro Tag entspricht. Diese Herstellung im Voraus ist für die Apotheke eine große Zeitersparnis.

Beschriftung einer »verlängerten Rezeptur« nach § 10 Arzneimittelgesetz

- Name und Anschrift der Apotheke
- Bezeichnung des Arzneimittels, falls vorhanden
- Darreichungsform

- Inhalt nach Gewicht, Rauminhalt oder Stückzahl
- Chargenbezeichnung (Ch.-B.)
- Art der Anwendung, z. B. »Zum Auftragen auf die betroffenen Hautstellen«
- Besondere Hinweise zur Anwendung und Lagerung (s. Seite 62)
- Wirkstoffe nach Art und Menge und weitere Bestandteile nach der Art
- Verfallsdatum: »Verwendbar bis ...«
- »apothekenpflichtig« bzw. »verschreibungspflichtig«
- »Reste ordnungsgemäß entsorgen« und »Gefahren für die Umwelt vermeiden«
- »Unzugänglich für Kinder aufbewahren«

Arzneimittel nach Standardzulassung

Bei Arzneimitteln, die nach einer Standardzulassungsmonographie hergestellt werden, handelt es sich um bekannte Arzneimittel, von denen bei sachgerechter Anwendung keine Gefahren ausgehen. Die Monographie schreibt genau vor, wie das Arzneimittel hergestellt, geprüft, verpackt und gekennzeichnet werden muss. Die Gebrauchsanweisungen sind fertig ausformuliert und müssen auf das Etikett übernommen werden. Jede Apotheke darf diese Arzneimittel unter ihrem Namen herstellen und im Rahmen ihres üblichen Apothekenbetriebes abgeben, solange die Vorschriften der Monographie eingehalten werden.

Vorratshaltung von Zubereitungen im Standgefäß

Diese Zubereitungen müssen nur noch in ein Abgabegefäß gefüllt werden oder werden für die Herstellung anderer Zubereitungen benötigt (Bulkware), z. B. »Basiscreme DAC« im Standgefäß. Die Standgefäße müssen wie folgt beschriftet werden:

- Gebräuchlicher Name der Zubereitung
- Chargenbezeichnung (Ch.-B.)
- Nummer des Prüfprotokolls der Apotheke oder des Prüfprotokolls bei gekaufter Ware (Prüf-Nr.)
- Herstellungsdatum
- Angabe der Laufzeit/Weiterverarbeitungsfrist
- Einzel- und Tageshöchstgaben, falls möglich

Kennzeichnung der Ausgangsstoffe und Ausgangszubereitungen zur Abgabe sowie für die Herstellung der Rezepturen und Defekturen

- Wissenschaftlich gebräuchlicher Name des Stoffes/der Zubereitung
- Nummer des Prüfprotokolls (Prüf-Nr.)
- Angabe der Laufzeit/Weiterverarbeitungsfrist
- Einzel- und Tageshöchstgaben, falls möglich
- Gefahrenpiktogramme mit Gefahrenhinweisen und Sicherheitsratschlägen (H- und P-Sätze)

Ungefährliche Stoffe (Indifferentia) wurden mit schwarzer Schrift auf weißem Grund beschriftet, verschreibungspflichtige Stoffe oder Zubereitungen, die »vorsichtig zu lagern« sind (Separanda), mit roter Schrift auf weißem Grund. Gifte (Venena) sind unter Verschluss aufzubewahren, also »sehr vorsichtig zu lagern«. Sie wurden mit weißer

Schrift auf schwarzem Grund beschriftet. Auf Verordnung oder – im Falle nicht verschreibungspflichtiger Zubereitungen – auch auf Kundenwunsch werden diese Zubereitungen in ein Abgabegefäß gefüllt und wie eine Rezeptur gekennzeichnet. Mit der Novellierung der ApBetrO im Jahr 2012 wurde die Deklaration für Separanda (rot auf weiß) und Gift (weiß auf schwarz) aufgehoben. Es gelten nur noch die Vorschriften des Gefahrstoffrechts.

1.13 ■ Dokumentation

Durch die Änderung der Apothekenbetriebsordnung (ApBetrO) im Jahr 2012 wurden die Pflichten zur Dokumentation der Herstellung der Rezeptur- und Defekturarzneimittel erheblich erweitert. Früher konnte ein Rezepturarzneimittel hergestellt werden, ohne dass dies dokumentiert werden musste. Dies ist nicht mehr erlaubt. Die ApBetrO schreibt vor, dass der Apotheker für die Herstellung des Rezepturarzneimittels eine ***schriftliche Herstellungsanweisung*** erstellt, die er unterschreiben muss (Tab. 1.13-1, Abb. 1.13-1). Wenn es sich um standardisierte und allgemeine Herstellungsanweisungen aus den Arzneibüchern beziehungsweise dem NRF handelt, müssen sie nur auf den jeweiligen Apothekenbetrieb angepasst werden.

Tab. 1.13-1 Angaben in der Herstellungsanweisung

- Ergebnisse der Plausibilitätsprüfung (s. Seite 57)
  - Darf/kann die Zubereitung hergestellt werden?
  - Macht die Zusammensetzung Sinn?
  - Ist die Dosierung der Wirkstoffe korrekt?
  - Ist die Applikationsart richtig?
  - Sind die Ausgangsstoffe, d. h. die Wirk- und Hilfsstoffe, miteinander verträglich, so dass die Zubereitung während der Laufzeit wirksam ist?
  - Wie lange ist die Zubereitung haltbar?
- Vorbereitung des Arbeitsplatzes mit den für die Herstellung benötigten Geräten
- Verfahren der Herstellung, d. h. welche Substanz wird wie verarbeitet
- Inprozesskontrollen
- Abgabegefäß und Beschriftung
- Angaben zur Freigabe

MERKE

Das Rezepturarzneimittel muss durch einen Apotheker vor der Freigabe organoleptisch geprüft werden. Von einer analytischen Prüfung kann abgesehen werden, wenn das Herstellungsverfahren die ordnungsgemäße Qualität des Rezepturarzneimittels gewährleistet. Die Freigabe ist zu dokumentieren.

Dokumentation Rezepturarzneimittel nach § 7 ApBetrO

☐ Herstellungs**anweisung** ☐ Herstellungs**protokoll** ☐ ______ Anlagen	Lfd. Nr. QM-Handbuch (§ 2a ApBetrO)

Rezeptdoppel/-kopie (einkleben oder anheften)

Zu dokumentieren ist:

– Name des Patienten bzw. Kunden (bei Kundenanforderung)

____

– Name des verschreibenden Arztes oder Zahnarztes

____

– Tierarzneimittel: Name des Tierhalters, Tierart, Name des Tierarztes

____

Plausibilitätsprüfung

☐ Rezeptur NRF: plausibel ☐ Rezeptur ist bekannt, wurde bereits geprüft ______________

☐ Erstmals anzufertigende Rezeptur, nicht standardisiert: Plausibilitätsprüfung siehe Anlage

Das Rezepturarzneimittel ist verwendbar bis __ __.__ __.__ __ __ __

☐ Haltbarkeit nach dem Öffnen oder nach Herstellung der gebrauchsfertigen Zubereitung ____________

Herstellungsanweisung

☐ NRF Nr. _______ ☐ ________________ | **Solleinwaage und Kennzeichnung umseitig.**

Herstellungstechnik | Ausrüstungsgegenstände | Herstellungsparameter | Packmittel

____

____

Vorbereitung des Arbeitsplatzes

Der Arbeitsplatz ist gemäß Hygieneplan § 4a ApBetrO vorzubereiten.

Allgemeine Maßnahmen zur Hygiene und zum Arbeitsschutz sind zu beachten.

☐ Rezeptur enthält Gefahrstoffe: Gefährdungsbeurteilung liegt vor, Schutzmaßnahmen sind einzuhalten.

Inprozesskontrollen *soweit vorgesehen*

z.B. gleichmäßiges Aussehen, Farbe, Geruch, physikalische Stabilität, pH-Wert (vgl. NRF I.2.3.1.)

____

____

Freigabe der Herstellungsanweisung

____

Uhrzeit, Datum, Unterschrift verantw. Apotheker(in) / zur Vertretung berechtigte Person

Abb. 1.13-1: Dokumentation der Herstellung der Rezepturarzneimittel; (Quelle: Govi-Verlag)

Einwaage

❑ Einwaagekorrektur: Wirkstoffe bedürfen der Einwaagekorrektur der verordneten Menge.

	Ausgangsstoffe		Menge [g]	Korrektur-faktor	Einwaage [g] ggf. inkl. Mehransatz		Namens-zeichen
	Bezeichnung	Prüf-Nr./Ch.-B.	verordnet		Soll	Ist	
1							
2							
3							
4							
5							
6							
7							
	Packmittel		Menge				
Masse Ansatzgefäß (Tara) [g]:			Gesamtmasse (netto):				

Bemerkungen

Arbeitsschritte und Herstellungsparameter:

Inprozesskontrollen und Ergebnisse:

Sonstiges:

Kennzeichnung

Sensorische (organoleptische) Prüfung, Ergebnis

Herstellende Person (Name, Datum, Unterschrift)

Freigabe: Das angefertigte Arzneimittel entspricht dem angeforderten Rezepturarzneimittel.

❑ Von einer analytischen Prüfung kann abgesehen werden, da die Qualität des Arzneimittels durch das Herstellungsverfahren, die sensorische (organoleptische) Prüfung und, soweit vorgesehen, durch die Ergebnisse der Inprozesskontrollen gewährleistet ist.

Uhrzeit, Datum, Unterschrift verantw. Apotheker(in) / zur Vertretung berechtigte Person

Abb. 1.13-1: Dokumentation der Herstellung der Rezepturarzneimittel; (Quelle: Govi-Verlag)

Inprozesskontrollen

Besonders wichtig für die Qualität der in der Apotheke hergestellten Arzneimittel ist die Einhaltung der Herstellungsregeln. Während der einzelnen Herstellungsschritte werden Inprozesskontrollen durchgeführt, die dies belegen. Diese können z. B. sein

- Überprüfung der bereitgestellten Substanzen
- Überprüfung der richtigen Einwaage nach Art und Menge, z. B. durch Zurückwiegen von Wägegefäßen
- Überprüfung der Homogenität von Salben
- Einhaltung einer notwendigen Mischtemperatur bei der Herstellung von Emulsionen
- Kontrolle der Partikelgröße
- Bubble-point-Test nach einer Sterilfiltration

Herstellungsprotokoll

Im NRF sind bei den Herstellungsanweisungen nach jedem Herstellungsschritt die Inprozesskontrollen aufgeführt. Sie können auch als Orientierungshilfe bei der Herstellung nicht standardisierter Rezepturen verwendet werden. Zum Schluss wird die Endkontrolle durchgeführt. Sie ist Voraussetzung für die Freigabe des Rezepturarzneimittels. Die Art der Prüfung muss für jede Arzneiform festgelegt werden und beinhaltet mindestens eine visuelle Prüfung der Zubereitung (Farbe, Aussehen, Beschaffenheit). Ist die geforderte Qualität (noch) nicht erreicht, hat eine Paste z. B. noch Pulvernester, muss das Produkt weiter bearbeitet werden, bis eine homogene Paste entsteht. Gelingt der Ansatz nicht, muss er vernichtet werden. Auch diese Schritte sind im Herstellungsprotokoll zu dokumentieren (Abb. 13.1-1). In diesem muss die herstellende Person insbesondere folgende Punkte dokumentieren:

- Art und Menge der Ausgangsstoffe und deren Chargenbezeichnungen oder Prüfnummern
- Herstellungsparameter
- sofern Inprozesskontrollen vorgesehen sind, deren Ergebnisse
- Name des Patienten und des verschreibenden Arztes oder Zahnarztes oder bei Tieren: Tierhalter, Tierart, Tierarzt
- bei Rezepturarzneimitteln auf Kundenanforderung: den Namen des Kunden
- Name der herstellenden Person
- Ergebnisse der organoleptischen Prüfung vor der Freigabe und die Freigabe durch den Apotheker

Herstellungsanweisung und Herstellungsprotokoll können in einem Dokument zusammengefasst werden.

Auch bei der **Herstellung eines Defekturarzneimittels** müssen eine schriftliche Herstellungsanweisung vom Apotheker und ein Herstellungsprotokoll von der herstellenden Person angefertigt werden (Abb. 1.13-2). Die **Herstellungsanweisung** muss Folgendes festlegen:

Dokumentation Defekturarzneimittel nach § 8 Abs. 1 u. 3 ApBetrO
und defekturmäßig hergestellte Zwischenprodukte (Grundlagen, Rezepturkonzentrate)

Anweisung	Lfd. Nr.
❑ Herstellungs**anweisung** ❑ Prüf**anweisung**	Stand/Datum
❑ _______ Anlagen	QM-Handbuch (§ 2a ApBetrO)
Bezeichnung des Defekturarzneimittels	

Herstellung

Herstellungstechnik | Ausrüstungsgegenstände | Herstellungsparameter

Vorbereitung des Arbeitsplatzes; Maßnahmen gegen Kreuzkontamination und Verwechslung
Der Arbeitsplatz ist gemäß Hygieneplan § 4a ApBetrO vorzubereiten.
Allgemeine Maßnahmen zur Hygiene und zum Arbeitsschutz sind zu beachten.

❑ Enthält Gefahrstoffe: Gefährdungsbeurteilung liegt vor, Schutzmaßnahmen sind einzuhalten.

Technische u. organisatorische Maßnahmen zur Vermeidung von Kreuzkontaminationen und Verwechslungen:

Arbeitsschritte, Sollwerte, Inprozesskontrollen soweit durchführbar

Arbeitsschritte:

Inprozesskontrollen:

	Ausgangsstoffe, Bezeichnung*	Soll-Einwaage [g]
1		
2		
3		
4		
5		
6		
7		
	Packmittel*	

* Prüf-Nr. / Ch.-B. sind im Herstellungsprotokoll zu vermerken.

Kennzeichnung und Lagerung
Kennzeichnung, einschl. Angaben zu Herstellungsdatum, Verfalldatum, ggf. Nachprüfdatum und Lagerungsbedingungen/Vorsichtsmaßnahmen soweit erforderlich
❑ Muster-Etikett siehe Rückseite

Freigabe der Herstellungsanweisung: Datum, Unterschrift verantw. Apotheker(in) / z. Vertretung berechtigte Person

Abb. 1.13-2: Dokumentation der Herstellung der Defekturarzneimittel, Anweisung

Kennzeichnung: Muster-Etikett

(einkleben oder als Anlage beifügen)

Prüfung

Probennahme

Prüfmethode, Art der Prüfung

Zulässige Soll- oder Grenzwerte

Bemerkungen

Freigabe der Prüfanweisung: Datum, Unterschrift verantw. Apotheker(in) / z. Vertretung berechtigte Person

Abb. 1.13-2: Dokumentation der Herstellung der Defekturarzneimittel, Anweisung (Fortsetzung)

Dokumentation Defekturarzneimittel nach § 8 Abs. 2 u. 4 ApBetrO
und defekturmäßig hergestellte Zwischenprodukte (Grundlagen, Rezepturkonzentrate)

Protokoll ❑ Herstellungs**protokoll** ❑ Prüf**protokoll** ❑ _______ Anlagen	Lfd. Nr. Ch.-B. Verfalldatum __ __ . __ __ . __ __ __ __ ❑ Nachtestung möglich
Bezeichnung des Defekturarzneimittels	QM-Handbuch (§ 2a ApBetrO)

Herstellung gemäß Anweisung

❑ NRF Nr. _______ ❑ **Interne Anweisung Lfd. Nr.** _______ ❑ _______________

Herstellungsparameter

Arbeitsschritte, Sollwerte, Inprozesskontrollen soweit durchführbar

	Ausgangsstoffe		**Einwaage [g]**			
	Bezeichnung	**Prüf-Nr./ Ch.-B.**	**Korrektur-faktor**	**Soll**	**Ist**	**Namens-zeichen**
1						
2						
3						
4						
5						
6						
7						
	Packmittel		**Menge**			
Gesamtausbeute/Anzahl abgeteilter Darreichungsformen						

Durchgeführte Herstellungsschritte, Inprozesskontrollen, Ergebnisse

Bemerkungen:

Herstellende Person (Herstellungsdatum, Unterschrift)

Das Defekturarzneimittel wurde gemäß Herstellungsanweisung angefertigt.

Datum, Unterschrift verantw. Apotheker(in) / zur Vertretung berechtigte Person

Abb. 1.13-3: Dokumentation der Herstellung der Defekturarzneimittel, Protokolle

Prüfung gemäß Anweisung ______________________

Probennahme

Angewendete Prüfmethode, Art der Prüfung

Gemessene Werte, Ergebnisbewertung

Bemerkungen

Prüfung durchgeführt von (Name, Prüfdatum, Unterschrift)

Freigabe des Defekturarzneimittels

Datum, Unterschrift verantw. Apotheker(in) / zur Vertretung berechtigte Person

Abb. 1.13-3: Dokumentation der Herstellung der Defekturarzneimittel, Protokolle (Fortsetzung)

- Vorbereitung des Arbeitsplatzes; Maßnahmen gegen Verunreinigung mit anderen Substanzen und Verwechslungen
- Herstellungsgeräte, Herstellungstechnik und weitere Herstellungsparameter
- Genaue Arbeitsschritte, Sollwerte und Inprozesskontrollen, soweit durchführbar
- Angaben zur Kennzeichnung mit Herstellungs- und Verfallsdatum
- Angaben zur Lagerung
- Angabe zur Freigabe

Das **Herstellungsprotokoll** muss folgende Angaben enthalten:

- Herstellungsdatum und Chargenbezeichnung des Defekturarzneimittels
- Eingesetzte Ausgangsstoffe, deren Chargenbezeichnungen/Prüfnummern und deren Einwaagen
- Ergebnisse der Inprozesskontrollen
- Herstellungsparameter
- Gesamtausbeute oder die Anzahl der abgeteilten Darreichungsformen
- Verfallsdatum und Datum der Nachprüfung
- Unterschrift der herstellenden Person

Zusätzlich sind eine **Prüfanweisung** und ein **Prüfprotokoll** vorgeschrieben. Die von einem Apotheker zu unterschreibende Prüfanweisung enthält Aussagen über Probeentnahme, Prüfmethode und Angaben zur Art der Prüfung, einschließlich der zulässigen Soll- und Grenzwerte. Das **Prüfprotokoll** ist von der Person anzufertigen, die die Prüfung durchgeführt hat. Das Protokoll beinhaltet Angaben zur Prüfanweisung und den Prüfergebnissen, das Datum der Prüfung und die Freigabe durch den verantwortlichen Apotheker, der die Prüfung durchgeführt oder beaufsichtigt hat.

1.14 ■ Herstellung der Rezepturarzneimittel

Planung der Rezeptur

Die Planung der Rezeptur nach Abbildung 1.14-1 umfasst insgesamt zehn Schritte, die aufeinanderfolgend durchgeführt werden müssen, damit eine Zubereitung ordnungsgemäßer Qualität entsteht. Grundlage ist die Leitlinie der Bundesapothekerkammer »Herstellung und Prüfung der nicht zur parenteralen Anwendung bestimmten Rezeptur- und Defekturarzneimittel« (www.abda.de > Die Apotheke > Qualitätssicherung > Leitlinien).

Plausibilitätsprüfung

Immer dann, wenn sich Zweifel an der Plausibilität der Verschreibung ergeben haben, ist Rücksprache mit dem Arzt zu halten. Dabei ist es empfehlenswert, einen Lösungsvorschlag anzubieten (s. Seite 58). Weitere Erläuterungen zur Plausibilitätsprüfung s. Seite 57.

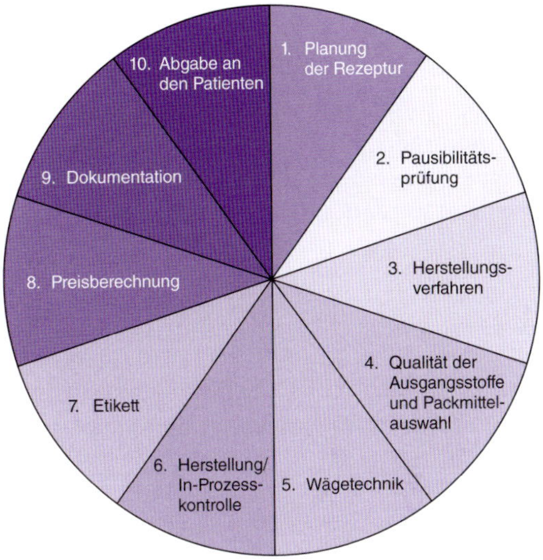

Abb. 1.14-1: Die zehn Schritte bei der Herstellung der Rezepturarzneimittel

Herstellungsverfahren

Das Herstellungsverfahren richtet sich nach der Darreichungsform des Rezepturarzneimittels und den Zielen, die mit seiner Anwendung erreicht werden sollen. Es kann den einschlägigen Kapiteln dieses Buches oder vergleichbaren Zubereitungen des Neuen Rezeptur-Formulariums (NRF) entnommen werden. Arbeitsschutzmaßnahmen für den Bearbeiter der Zubereitung, die durch die Gefährdungsbeurteilung und Betriebsanweisung nach Gefahrstoffrecht festgelegt sind, müssen beachtet werden (s. Seite 41).

Qualität der Ausgangsstoffe und Packmittel

Es dürfen nur Wirk- und Hilfsstoffe verarbeitet werden, deren Qualität der Hersteller oder Lieferant durch ein Zertifikat belegt hat und deren Identität im Apothekenlaboratorium nachgeprüft worden ist. Verpackung und ggf. Applikationshilfen müssen für die Darreichungsform der Zubereitung geeignet sein, insbesondere dürfen keine Wechselwirkungen zwischen Zubereitung und Packmittel auftreten. Es empfiehlt sich, nur Packmittel zu verwenden, deren Qualität durch ein Zertifikat belegt ist.

Wägetechnik

Wie im Abschnitt 1.6 dargelegt, ist für die Wägung der einzelnen Stoffe die geeignete Waage zu verwenden (s. Seite 23). Einwaagekorrekturen sind zu beachten.

Herstellung/Inprozesskontrolle

Die pharmazeutische Qualität des Rezepturarzneimittels kann durch standardisierte Herstellungsverfahren gesichert werden. Dazu gehört auch die laufende Sichtkontrolle der einzelnen Herstellungsschritte des Rezepturarzneimittels bis zum fertigen Produkt (Inprozesskontrolle). Bei nicht standardisierten Herstellungsverfahren können Vorschriften ähnlicher, aber standardisierter Verfahren des Neuen Rezeptur-Formulariums (NRF) hinzugezogen werden.

Etikett

Die Angaben auf dem Etikett richten sich nach den Vorschriften der Apothekenbetriebsordnung (s. Seite 60).

Preisberechnung

Vor Abgabe an den Patienten ist der Abgabepreis nach Arzneimittelpreisverordnung und Hilfstaxe zu berechnen.

Dokumentation

Nach ApBetrO ist die Herstellung der Rezepturarzneimittel zu dokumentieren. Dabei müssen mindestens bestimmte Angaben zur Prüfung der Plausibilität der Verordnung, zur Herstellung, zu Inprozesskontrollen und zur Freigabe des hergestellten Rezepturarzneimittels gemacht werden.

Abgabe an den Patienten

Bei der Abgabe der Zubereitung an den Patienten sind insbesondere die Angaben auf dem Etikett zu erläutern.

2 Wäge- und Messübungen

Übung 1
Tee abfassen

Wiegen Sie 200,0 g Erdbeerblätter ab und geben Sie sie durch Sieb 355. Durch Schwenken des geschlossenen Siebgefäßes wird der Staubanteil abgetrennt. Wiegen Sie jeweils Portionen zu 20,0 g und 30,0 g ab.

MERKE

Drogen werden nur in geschlossenen Gefäßen gesiebt, um Staubentwicklung zu vermeiden.

Übung 2
Pulver abfassen

Wiegen Sie von folgenden Substanzen je 5,0 g ab:

- Aerosil®
- Zinkoxid
- Talkum

Beschreiben Sie die Pulver.

MERKE

Als Wägepapier für pulverförmige Ausgangsstoffe eignet sich Butterbrotpapier, da es sehr glatt ist und kaum Pulverrückstände auf ihm haften.

Übung 3
Flüssigkeiten abfassen

Messen Sie folgende Flüssigkeiten in Messzylindern ab und bestimmen ihre Masse. Dafür bestimmen Sie vor dem Einfüllen die Masse der Messzylinder:

- Glycerol 85 % 100 ml
- gereinigtes Wasser 100 ml
- Isopropylalkohol 100 ml

Führen Sie diesen Vorgang dreimal aus und bestimmen Sie den Mittelwert der Massen. Sie können so auch sehr grob die Dichte der Flüssigkeiten bestimmen:

$$\text{Dichte} = \frac{\text{Masse}}{\text{Volumen}} \qquad \rho_{20} = \frac{\text{kg}}{\text{m}^3} = \frac{\text{g}}{\text{cm}^3}$$

Berechnen Sie, wie groß die Gefäße sein müssen, wenn 100 g Glycerol 85 % und 100 g Isopropylalkohol (2-Propanol) von einem Kunden verlangt werden.

MERKE

Um das richtige Abgabegefäß auszuwählen, muss bei der Einwaage der Flüssigkeiten ihre Dichte beachtet werden. Diese kann z. B. der Hilfstaxe entnommen werden.

Übung 4
Bestimmung der Dosiergenauigkeit von Löffelmaßen
Häufig werden bei Flüssigkeiten zum Einnehmen noch immer Gebrauchsanweisungen, wie »3-mal täglich 1 Esslöffel«, angegeben. Da die Volumina von Löffeln sehr unterschiedlich sein können und somit eine exakte Dosierung nicht möglich ist, sind solche Gebrauchsanweisungen ungeeignet. Die Ph. Eur. erlaubt daher Löffelmaße nicht mehr, sondern macht Angaben wie 5 ml und Mehrfache davon.

Befüllen Sie aus einer Bürette jeweils 5-mal einen Teelöffel und einen Esslöffel mit gereinigtem Wasser und Zuckersirup und notieren die jeweils benötigten Volumina. Früher wurden folgende Mengen angenommen:

Tee-/Kaffeelöffel	5 ml
Kinder-/Dessertlöffel	10 ml
Ess-/Suppenlöffel	15 ml

Zu welchem Ergebnis kommen Sie?

Übung 5
Überprüfung der Genauigkeit von Tropfgeräten
In einen kleinen Messzylinder werden mit den verschiedenen Tropfgeräten jeweils 20 Tropfen Glycerol 85 %, gereinigtes Wasser und Isopropylalkohol gegeben. Die Tropfgeschwindigkeit sollte 2 Tropfen pro Sekunde nicht überschreiten. Die Einzelmassen wiegen Sie auf der Analysenwaage aus und wiederholen jeden Versuch 5-mal. Errechnen Sie die Mittelwerte. Sehen Sie in der Tropfentabelle nach (s. Seite 421). Dort finden Sie Angaben zu der Masse der einzelnen Tropfen bzw. zur Tropfenanzahl für 1 g Flüssigkeit. Berechnen Sie die Abweichungen in Prozent von den Angaben in dieser Tabelle und bewerten Sie das Ergebnis.

MERKE

Vergleichbare Werte erhalten Sie nur, wenn Sie saubere Geräte und Flüssigkeiten gleicher Temperatur benutzen.

Übung 6
Bestimmung der Genauigkeit von Waagen
Natriumhydrogencarbonat 5,0 g

- Wiegen Sie 10 Portionen von jeweils 5,0 g Pulver auf einer Waage mit einer Stelle nach dem Komma aus und kontrollieren Sie die abgewogenen Massen auf der Analysenwaage.

- Wiegen Sie 10 Portionen von jeweils 5,0 g Pulver auf einer Rezepturwaage mit zwei Stellen nach dem Komma aus und kontrollieren Sie die abgewogenen Massen auf der Analysenwaage.

Tragen Sie die Ergebnisse in eine Tabelle ein und rechnen Sie die durchschnittlichen Massenabweichungen in Prozent aus. Mehr Informationen zur Wägegenauigkeit siehe Seite 23.

Übung 7
Bestimmung der Schüttdichte und der Rütteldichte

- Wiegen Sie einen 250-ml-Messzylinder aus und füllen Sie locker, d.h. ohne den Messzylinder zu schütteln oder zu stampfen, 50 ml leichtes Magnesiumoxid ein. Bestimmen Sie die Masse des Pulvers und errechnen Sie die Schüttdichte nach der in Übung 3 angegebenen Formel.
- Bedecken Sie den Messzylinder mit Papier und fixieren Sie es mit einem Gummiband. Bilden Sie aus Daumen und Zeigefinger einen Ring, der den Messzylinder umschließt, ohne ihn zu berühren, und lassen Sie ihn dadurch 10-mal aus etwa 10 cm Höhe auf eine weiche Unterlage fallen. Lesen Sie das Volumen ab und bestimmen Sie erneut die Dichte.
- Diesen Vorgang wiederholen Sie so oft, bis das Volumen des Pulvers konstant bleibt. Sie können jetzt die Rütteldichte ausrechnen.
- Dieser Versuch wird graphisch dargestellt (x-Achse: Anzahl der Rüttelungen; y-Achse: Dichteangaben).

Diese Bestimmung führen Sie ebenfalls mit schwerem Magnesiumoxid, Talkum und Zinkoxid durch.

3 Arzneiformen und ihre Einteilung

Arzneiformen können nach verschiedenen Kriterien eingeteilt werden:

- Beschaffenheit (Tab. 3.-1)
- Art der Dosierung (Tab. 3.-2)
- Art der Anwendung (Tab. 3.-3)
- Europäisches Arzneibuch (Tab. 3.-4)

Tab. 3.-1: Einteilung der Arzneiformen nach der Beschaffenheit

Feste Arzneiformen	Halbfeste Arzneiformen	Flüssige Arzneiformen	Gasförmige Arzneiformen
Pulver Puder Granulate Kapseln Tabletten Dragees Teegemische	Salben Cremes Gele Pasten Suppositorien	Orale oder parenterale Lösungen Augentropfen Nasentropfen	Inhalate Aerosole

Tab. 3.-2: Einteilung der Arzneiformen nach Art der Dosierung

Mehrfachdosierte, d. h. nicht abgeteilte Arzneiformen	Einzeldosierte, d. h. abgeteilte Arzneiformen
Teegemische Lösungen Salben Puder Granulate	Tabletten Kapseln Suppositorien Abgeteilte Pulver

Tab. 3.-3: Einteilung der Arzneiformen nach Art der Anwendung (Beispiele)

Äußerlich anzuwendende Arzneiformen	Innerlich anzuwendende Arzneiformen
Salben Cremes Gele Pasten Lotionen Puder Pflaster Bäder	Pulver Granulate Kapseln Tabletten Lösungen Inhalate Aerosole Suppositorien Nasentropfen

Tab. 3.-4: Einteilung der Arzneiformen nach Ph. Eur.

Orale/perorale Anwendung	Flüssige Zubereitungen zum Einnehmen (Praeparationes liquidae peroraliae) Granulate (Granulata) Kapseln (Capsulae) Pulver zum Einnehmen (Pulveres peroralia) Tabletten (Compressi, Tabulettae)
Kutane Anwendung (auf der Haut)	Flüssige Zubereitungen zur Anwendung auf der Haut (Praeparationes liquidae ad usum dermicum), z. B. Shampoos, Schäume (Musci medicati) Halbfeste Zubereitungen (Praeparationes molles ad usum dermicum), z. B. Salben (Unguenta), Cremes, Gele (Mucilagines), Pasten Transdermale Pflaster (Emplastra transcutanea) Feste Zubereitungen zur Anwendung auf der Haut, z. B. Pulver zur kutanen Anwendung (Pulveres ad usum dermicum)
Parenteralia	Parenteralia, z. B. Injektionslösungen, Infusionslösungen
Zur spezifischen Anwendung an bzw. in einem Körperteil	Zubereitungen zur Anwendung am Auge (Ophthalmica), z. B. Augentropfen, Augensalben, Augenbäder Zubereitungen zur Anwendung am Ohr (Auricularia), z. B. Ohrentropfen, Ohrenspüllösungen Zubereitungen zur nasalen Anwendung (Nasalia), z. B. Nasensprays, Nasentropfen, Nasensalben Zubereitungen zur rektalen Anwendung (Rectalia), z. B. Zäpfchen (Suppositorien), Rektaltampons, Rektalsalben Zubereitungen zur vaginalen Anwendung (Vaginalia), z. B. Vaginalzäpfchen (Globuli, Ovula), Vaginaltabletten, Vaginallösungen Zubereitungen zur Anwendung in der Mundhöhle (Praeparationes buccales), z. B. Gurgel- bzw. Spüllösungen, Lutschpastillen, Sublingual- und Buccaltabletten, Haftsalben, Mundwässer Zubereitungen zum Spülen (Praeparationes ad irrigationem), z. B. Darmspüllösungen Zubereitungen zur Inhalation (Inhalanda), z. B. Dosier-Aerosole, Pulver zur Inhalation
Zur Anwendung in der Veterinärmedizin	Flüssige Zubereitungen zur kutanen Anwendung am Tier (Praeparationes liquidae veterinariae ad usum dermicum) Zubereitungen zur intramammären Anwendung für Tiere (Praeparationes intramammariae ad usum veterinarium) Zubereitungen zur intrauterinen Anwendung für Tiere (Praeparationes intra-uterinae ad usum veterinarium)

4 Teegemische

4.1 Grundlagen

Teegemische (Species) sind eine sehr alte Arzneiform. In allen Kulturen des Altertums wurde die klassische Phytotherapie – die Behandlung und Vorbeugung von Krankheiten mit Pflanzen – angewandt. Durch das wiedererwachte Interesse an »natürlichen« Arzneimitteln erlebt die Pflanzenheilkunde derzeit eine Renaissance. Teegemische bestehen in der Regel aus getrockneten Pflanzenteilen, die der Patient mit Wasser aufbrüht. Sie kommen als lose Teemischung, in Filterbeuteln oder als Instanttees in den Handel. Vorteile der losen Teemischung sind die beliebige Zusammensetzung und die jederzeit mögliche Qualitätskontrolle. Nachteile sind die etwas aufwändige Zubereitung und die Entmischung bei der Lagerung, da schwere Pflanzenteile, wie z. B. Wurzeln und Rinden, zu Boden sinken und sich von den leichteren Blüten und Blättern trennen. Tees in Filterbeuteln sind einfach in der Handhabung, aber die Auswahl der Drogen ist begrenzt und der Verlust an ätherischem Öl kann groß sein. Instanttees liefert die Industrie als Sprühextrakte und Granulate. Sie sind einfach in der Zubereitung, allerdings haben sie einen hohen Zuckergehalt.

In der Apotheke werden »Arzneitees« mit nur einer Droge oder als Gemische abgegeben. Die Teemischung sollte höchstens aus **sieben** verschiedenen pflanzlichen Drogen bestehen, damit sich die unterschiedlichen Inhaltsstoffe nicht gegenseitig in ihrer Wirkung beeinflussen oder unterdosiert sind. In der Regel besteht eine Mischung aus

- **Basisdrogen**, die die eigentliche Wirkung haben,
- **Adjuvantia**, die die Wirkung unterstützen,
- **Ornantia**, die dem Tee als Schmuckdrogen ein hübsches Aussehen geben, und
- **Korrigentia**, die einen angenehmen Geschmack verursachen.

Handelsübliche Drogen sind meist getrocknete Schnittdrogen, die der jeweiligen Einzelmonographie und der allgemeinen Monographie »Zubereitungen aus pflanzlichen Drogen« der Ph. Eur. entsprechen müssen. Genutzt werden Pflanzen aus Pflanzenkulturen oder Wildpflanzen, die fachgerecht kultiviert, geerntet und getrocknet werden. Pflanzliche Drogen können stark verunreinigt sein. Das Arzneibuch fordert daher, dass sie frei von Staub, Schmutz, Pilzen, Insekten und anderen tierischen Verunreinigungen sein müssen.

In der Kategorie 4 der mikrobiologischen Qualität pharmazeutischer Zubereitungen aus »pflanzlichen Arzneimitteln, die lediglich aus einer pflanzlichen Droge oder aus mehreren pflanzlichen Drogen bestehen«, unterscheidet das Arzneibuch zwei Fälle mit unterschiedlich strengen Anforderungen:

- Pflanzliche Arzneimittel, denen vor der Anwendung siedendes Wasser zugesetzt wird, dürfen höchstens 10^7 Bakterien und höchstens 10^5 Pilze je Gramm oder Milliliter enthalten, davon höchstens 10^2 Escherichia coli. Durch Überbrühen werden thermolabile Mikroorganismen, wie z. B. Schimmelpilze, Hefen und viele pathogene Bakterien, abgetötet.
- Pflanzliche Arzneimittel, denen vor der Anwendung kein siedendes Wasser zugesetzt wird, dürfen nicht mehr als 10^5 Bakterien und 10^4 Pilze je Gramm oder Milliliter enthalten, davon höchstens 10^3 Enterobakterien und bestimmte andere gramnegative Bakterien. Escherichia coli und Salmonellen dürfen nicht vorhanden sein.

4.2 Rezeptanweisungen

Wichtige Rezeptanweisungen für die Herstellung der Teegemische sind in Tabelle 4.2-1 aufgelistet.

Tab. 4.2-1: Rezeptanweisungen für die Herstellung von Teegemischen

Lateinische Bezeichnung	Deutsche Bezeichnung
concisus	zerschnitten
concisus grosse	grob zerschnitten (Siebe 4000 bis 2800)
minutim concisus	fein zerschnitten (Sieb 2000)
pulveratus	gepulvert (Siebe 710 bis 180)
totus	ganz
contusus	angestoßen
M. f. spec. (misce fiat species)	mische, dass eine Teemischung entsteht
Species cholagogae	Leber-Gallen-Tee
Species pectorales	Hustentee, Brusttee
Species laxantes	Abführtee
Species nervinae/sedativae	Nerventee, Beruhigungstee, Schlaftee
Species stomachicae	Magentee
Species deflatulentes	blähungstreibender Tee
Species diureticae	Blasen-Nieren-Tee

4.3 Bezeichnung der Drogen

Die lateinische Bezeichnung der Drogen setzt sich in der Regel aus zwei Worten zusammen:

- dem verwendeten Pflanzenteil und dem Namen der Pflanze.

In den Siebzigerjahren des letzten Jahrhunderts wurde mit dem sog. »Neulatein« eine einheitliche europäische Nomenklatur eingeführt, doch viele Apotheker halten an der Tradition des »Altlateins« fest, so dass beide Varianten in den Apotheken vorkommen (Tab. 4.3-2, 4.3-3). Im Zweifel gibt das »Synonymverzeichnis« Auskunft.

Tab. 4.3-2: Bezeichnung der Drogen in Alt- und Neulatein

Sprache	Bezeichnung der Droge	Beispiel
Altlatein	1. Bezeichnung des Pflanzenteils 2. Pflanzenname im Genitiv (2. Fall)	Birkenblätter Folia Betulae (Blätter der Birke)
Neulatein	1. Pflanzenname (Genitiv, immer in der Einzahl) 2. Pflanzenteil (immer in der Einzahl)	Birkenblätter Betulae folium (der Birke Blatt)

Tab. 4.3-3: Lateinische Namen der wichtigsten Pflanzenteile

Lateinischer Name	Pflanzenteil
Cortex	Rinde
Flos (Flores)	Blüte (Blüten)
Folium (Folia)	Blatt (Blätter)
Fructus	Frucht
Herba	Kraut
Lignum	Holz
Radix	Wurzel
Rhizoma	Wurzelstock
Semen	Samen

Für die verschiedenen Pflanzen gibt es eine unüberschaubare Zahl volkstümlicher Namen. So heißen Kamillenblüten auch Kühmelle, Kummerblume oder Ganille. Daher definiert nur ihre lateinische Bezeichnung eine Droge eindeutig. Als Nachschlagewerk für die vielen umgangssprachlichen Namen der Drogen ist z. B. »Arends: Volkstümliche Namen der Arzneimittel, Drogen, Heilkräuter und Chemikalien« von Jürgen Reichling geeignet.

4.4 ■ Herstellung

Wegen der starken Staubentwicklung und der immer vorhandenen mikrobiellen Verunreinigung dürfen Teemischungen nicht am Rezepturarbeitsplatz, sondern müssen an einem separaten Arbeitsplatz hergestellt werden.

Geräte

Folgende Geräte werden üblicherweise für die Herstellung der Teegemische benötigt:

- Fantaschale
- Sieb
- Kartenblätter
- Eisenmörser mit Pistill (Abb. 4.4-1)
- Teemischdose (Abb. 4.4-2)

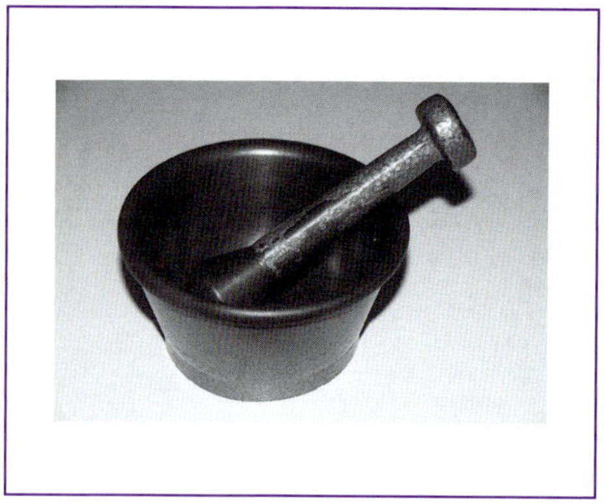

Abb. 4.4-1: Eisenmörser

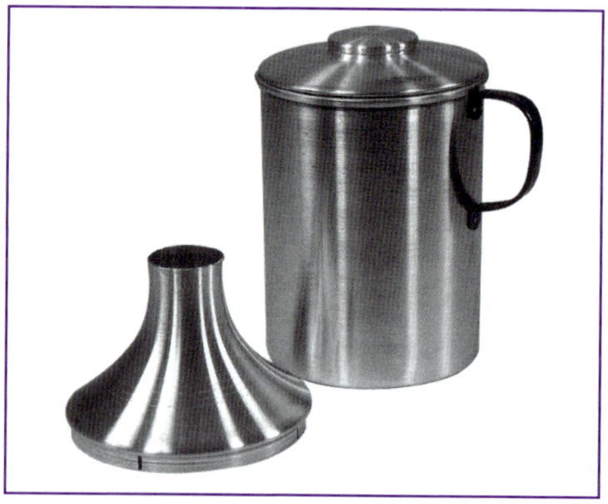

Abb. 4.4-2: Teemischdose

Herstellung

Stellen Sie alle benötigten Drogen zurecht und prüfen Sie, welche harte bzw. zerbrechliche Pflanzenteile haben. Bei der Teeherstellung ist zu beachten, dass zerbrechliche Drogen, wie Blüten und Blätter, beim Mischen nicht von harten Drogen, wie Wurzeln und Rinden, zerstört werden. Es gilt aber auch die pharmazeutische Regel, dass bei der Einwaage immer mit der kleinsten Menge begonnen werden muss, um eine gleichmäßige Durchmischung der Drogen zu erhalten. Alle weiteren Bestandteile werden in aufsteigender Menge zugemischt. Dies kann jedoch zu einem Problem führen.

So gehen Sie am besten vor:

- Besteht das Teegemisch nur aus Blättern, Blüten und Kräutern, also zerbrechlichen Drogen, beginnen Sie mit der kleinsten Masse und mischen gleich große Portionen der anderen Bestandteile zu (s. Übung 1).
- Besteht die Mischung nur aus harten Drogen, verfahren Sie entsprechend.
- Bei der Mischung zerbrechlicher mit harten Pflanzenteilen wird in der Regel mit den harten Drogen begonnen (s. Übung 4). Früchte und Samen mit ätherischen Ölen werden, falls vorgeschrieben, in einem Eisenmörser angestoßen.

MERKE

Bei gleichen Massen und einheitlich harten oder zerbrechlichen Drogen können Sie zum Mischen eine Teemischdose verwenden.

4.5 Abgabe und Kennzeichnung

Kleinere Mengen einer Teemischung werden in Flachbeutel abgefüllt. Empfehlenswert ist die Verwendung von Beuteln, die einen Klebefalz haben (Abb. 4.5-1). Vor dem Einfüllen werden die beiden unteren Ecken des Beutels nach hinten geknickt, damit sich

Pflanzenteile nicht darin »verstecken« können. Papierbeutel werden auf Vorder- und Rückseite beschriftet (Tab. 4.5-1).

Tab. 4.5-1: Beschriftung der Teebeutel

Vorderseite	Name des Patienten Name und Menge des Tees Art der Anwendung Gebrauchsanweisung Herstellungsdatum: Tag, Monat, Jahr Verwendbar bis: Tag, Monat, Jahr*) Name und Anschrift der Apotheke
Rückseite	Zusammensetzung nach Art und Menge

*) Ende der Laufzeit

Der Beutel wird *vor* der Befüllung beschriftet. Zum Verschließen des Flachbeutels werden der obere Rand zweimal nach vorne gefaltet und die Ecken nach hinten geknickt (Abb. 4.5-1). Größere Mengen einer Teemischung werden in Tee-Klotzbodenbeuteln abgegeben (Abb. 4.5-2). Zum Verschluss wird der obere Rand einmal nach vorne gefaltet, dann ein Verschlussclip eingefügt (Abb. 4.5-3). Nach nochmaligem Falten nach vorne werden die Enden des Clips nach hinten geknickt. Teemischungen, die angestoßene ätherische Öldrogen enthalten, werden in beschichtete Beutel, Cellophantüten oder in Weithalsgläser abgefasst.

MERKE

Teebeutel werden im unteren Drittel des Beutels beschriftet, damit die Beschriftung bei fortschreitender Entleerung und Zusammenfalten des Beutels sichtbar bleibt.

MERKE

Tees entmischen sich bei Transport und Lagerung, d. h. die harten Drogen sinken nach unten. Daher muss der Patient den Tee vor der Zubereitung erneut mischen.

Für die Herstellung des trinkfertigen Tees wird die entsprechende Menge Teemischung mit siedendem Wasser übergossen, etwa 10 Minuten ziehen gelassen und die Pflanzen-

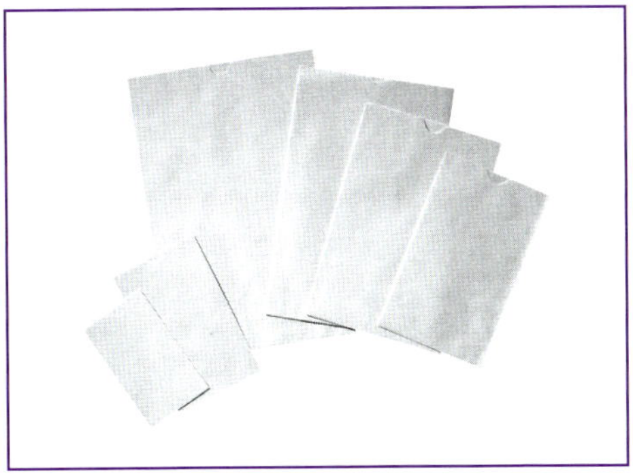

Abb. 4.5-1: Flachbeutel

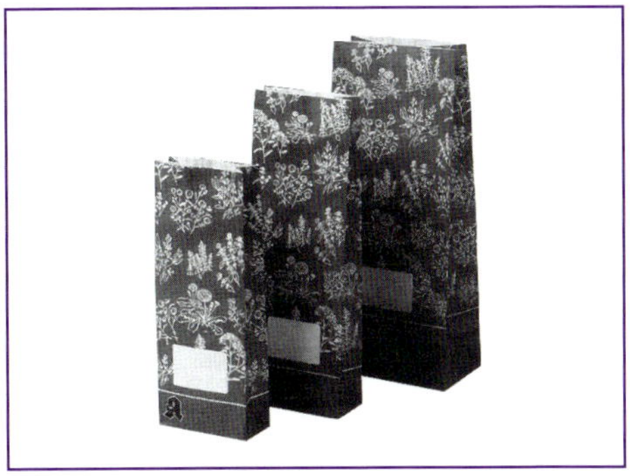

Abb. 4.5-2: Tee-Klotzbodenbeutel

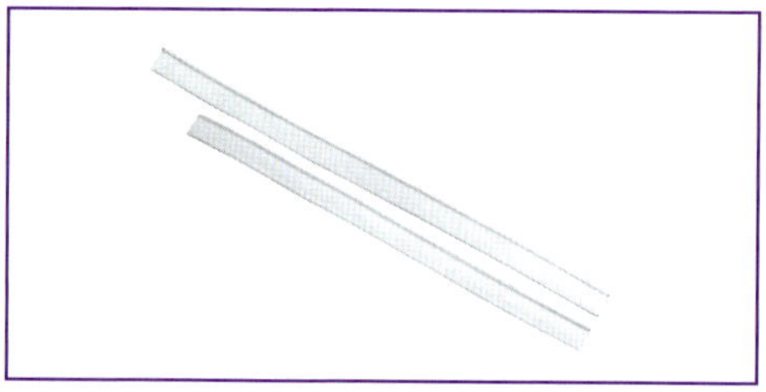

Abb. 4.5-3: Verschlussclipse

teile werden abgesiebt. In der Regel wird eine Tasse kochendes Wasser verwandt, dies entspricht ungefähr 150 ml. Wenn nichts anderes verordnet ist, werden zwei Teelöffel oder genauer dosiert 10 ml Drogenmischung für eine Tasse verwendet. Das Arzneibuch fordert keine genaue Messeinrichtung, da die meisten Teegemische als Arzneimittel eine große therapeutische Breite haben und selten überdosiert werden.

4.6 ■ Übungen

Übung 1

Herba Centaurii	
Flores Tiliae	
Flores Chamomillae	āā ad 30,0 g

Zur Herstellung dieser Teemischung können Sie die Teemischdose verwenden, da alle Drogen in gleicher Menge verarbeitet werden und ihre Bestandteile in etwa gleich schwer sind.

Übung 2
Haustee

Fructus Cynosbati sine semine	7,0 g
Flores Malvae	6,0 g
Pericarpium Aurantii	15,0 g
Folia Rubi fruticosi	22,0 g

Stoßen Sie die Hagebuttenschalen in einem rauen Porzellanmörser an und mischen die Pomeranzenschalen und Brombeerblätter hinzu. Bei dieser kleinen Teemischung werden die empfindlichen Malvenblüten zur Schonung erst am Schluss untergehoben. Dieser Tee wird für die im Abschnitt 4.7 aufgeführten Prüfungen verwandt (s. Seite 88).

Übung 3
Husten- und Bronchialtee 50,0 g (NRF 4.10.)

Bitterer Fenchel	12,5 g
Spitzwegerichkraut (4000)	12,5 g
Süßholzwurzel (4000)	12,5 g
Thymian (4000)	12,5 g
	50,0 g

Der Bittere Fenchel wird in einem Mörser angestoßen und sofort weiterverarbeitet.

Übung 4
Abführtee

Frangulae cortex	15,0 g
Sennae folium	15,0 g
Liquiritiae radix	15,0 g
Menthae piperitae folium	12,0 g
Anisi fructus contusus	2,0 g
Anisi aetheroleum	1,0 g

Die angestoßenen Anisfrüchte tränken Sie mit dem Anisöl und verarbeiten diese sofort weiter. Fügen Sie dem Abgabegefäß einen 5-ml-Dosierlöffel zu (2,5-ml-Graduierung). Der Patient darf pro Tag aus höchstens 1 ½ Dosierlöffeln Teemischung einen Tee zubereiten. Ohne ärztlichen Rat darf der Tee nicht länger als ein bis zwei Wochen angewandt werden.

TIPP

Zur besseren Verteilung kann das Anisöl auch in etwas Ethanol gelöst auf die Droge geträufelt werden. Der Alkohol verdunstet schnell.

Übung 5
Arzneitee mit kristallinem Wirkstoff – Species laxantes DAB 6

Mittelfein zerschnittene Sennesblätter	32 Teile
Holunderblüten	20 Teile
Zerquetschter Fenchel	10 Teile
Zerquetschter Anis	10 Teile
Kaliumtartrat-Hemihydrat	5 Teile
Weinsäure	3 Teile
Wasser	13 Teile
M. f. spec. 50,0 g	

MERKE

Bei der Mengenberechnung des Tees darf das Wasser nicht berücksichtigt werden.

Die zerstoßenen Früchte werden mit einer Lösung aus Kaliumtartrat in 10 Teilen Wasser gleichmäßig durchtränkt und nach halbstündigem Stehen mit der Lösung der Weinsäure in 3 Teilen Wasser durchfeuchtet. Lassen Sie die Früchte in einer größeren Schale an der Luft trocknen. Erst nach dem Trocknen fügen Sie die Holunderblüten und Sennesblätter hinzu. Aus sehr leicht löslichem Kaliumtartrat und sehr leicht löslicher Weinsäure bildet sich schwer lösliches Kaliumhydrogentartrat, das auf den Drogen fein verteilt auskristallisiert.

MERKE

Diese Teemischung darf nicht in einer Mischdose aus Metall hergestellt werden, da Lösungen der Weinsäure und ihrer Salze Metalle angreifen.

4.7 ■ Prüfungen

Identität

Führen Sie die Prüfungen mit dem Haustee der Übung 2 durch (s. Seite 86).

Die Bestandteile der Teemischung werden mit botanischen Untersuchungsmethoden geprüft. Sowohl makroskopisch mit bloßem Auge als auch mikroskopisch oder dünnschichtchromatographisch müssen sie den Anforderungen der betreffenden Monographien entsprechen.

Wiegen Sie 10,0 g des Teegemisches ab und sortieren Sie, evtl. mit der Lupe, die einzelnen für jede Droge typischen Bestandteile aus. Die charakteristischen Merkmale der einzelnen Drogen müssen makroskopisch und mikroskopisch erkennbar sein.

Dosierungsgenauigkeit und Gleichförmigkeit der Mischung

Wiegen Sie die sortierten Drogen aus. Ihre Massen dürfen um höchstens 20 % vom angegebenen Wert der Vorschrift abweichen.

4.8 ■ Wässrige Drogenauszüge

Wässrige Drogenauszüge sind eine sehr alte Arzneiform, die nur noch geringe Bedeutung hat. Sie sind nur kurz haltbar und zum sofortigen Gebrauch bestimmt. Der DAC enthält unter dem Titel »Wässrige Drogenauszüge – Ptisanae« eine Übersichtsmonographie.

Definition

Wässrige Drogenauszüge sind nach DAC Zubereitungen aus unzerkleinerten oder zerkleinerten Drogen und Trinkwasser, die zum alsbaldigen Gebrauch bestimmt sind. Je nach Herstellungsverfahren werden unterschieden:

■ Abkochungen	Decocta
■ Aufgüsse	Infusa
■ Kaltauszüge	Macerata

Herstellungsverfahren

Wässrige Drogenauszüge werden, wie im Folgenden beschrieben, als Abkochung, Aufguss oder Kaltauszug direkt vor dem Gebrauch hergestellt (Tab. 4.8-1). Hergestellt wird in einer Infundierbüchse, die in ein Wasserbad eingehängt werden kann (Abb. 4.8-1). Mit einem Koliertrichter werden Droge und Auszug voneinander getrennt (Abb. 4.8-2). Die Drogen sollten folgenden Zerkleinerungsgrad haben:

- Blätter, Blüten und Kräuter
  geschnittene Drogen (4000), d. h. die Kantenlänge der Stücke beträgt maximal 4 mm
- Früchte, Hölzer, Rinden, Samen, Wurzeln und Wurzelstöcke
  geschnittene Drogen (2800), d. h. die Kantenlänge der Stücke beträgt maximal 2,8 mm

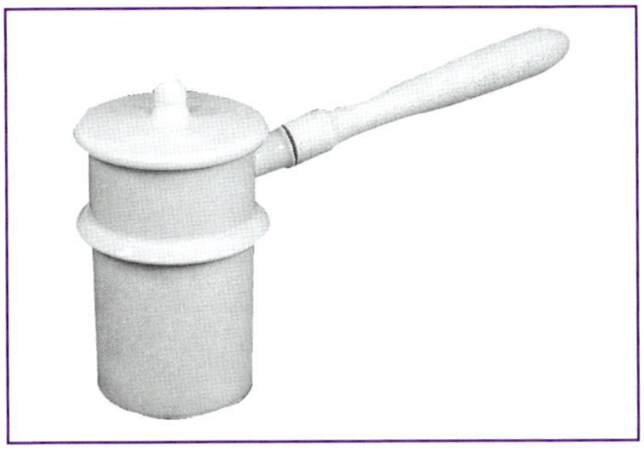

Abb. 4.8-1: Infundierbüchse

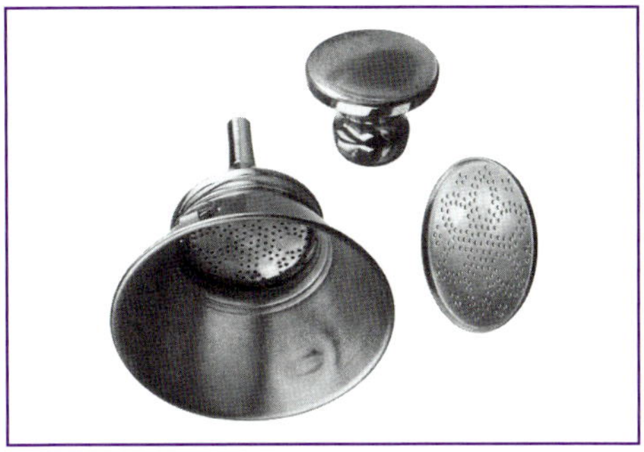

Abb. 4.8-2: Koliertrichter

Davon abweichende Herstellungsvorschriften sind in den Monographien der Drogen zu finden. Wässrige Auszüge verschreibungspflichtiger Drogen dürfen nur dann hergestellt werden, wenn in der Verschreibung das Verhältnis von Droge zu Trinkwasser angegeben ist.

Abkochungen (Decocta)

Die Droge wird mit siedendem Trinkwasser übergossen und abgedeckt 10 bis 15 Minuten lang zum schwachen Sieden erhitzt. Der siedende Ansatz wird durch ein Teesieb filtriert. Wird eine vorgeschriebene Masse oder ein bestimmtes Volumen nicht erreicht, wird der Drogenrückstand erneut mit der erforderlichen Menge siedendem Trinkwasser übergossen und schwach ausgepresst. Mit diesem Auszug wird bis zur vorgeschriebenen Menge aufgefüllt.

Aufgüsse (Infusa)

Die Droge wird mit siedendem Trinkwasser übergossen und der Ansatz bedeckt 10 bis 15 Minuten lang stehen gelassen. Anschließend wird der Ansatz durch ein Teesieb filtriert. Wird ein bestimmtes Volumen oder eine bestimmte Masse nicht erreicht, wird der Drogenrückstand mit der erforderlichen Menge siedendem Trinkwasser übergossen und schwach abgepresst. Mit diesem Auszug wird bis zur vorgeschriebenen Menge aufgefüllt.

Kaltauszüge (Mazerata)

Die Droge wird mit Trinkwasser von Raumtemperatur übergossen und unter gelegentlichem Umrühren ein bis zwei Stunden bei Raumtemperatur stehen gelassen. Anschließend wird der Ansatz durch ein Teesieb filtriert und kurz zum Sieden erhitzt. Wird ein bestimmtes Volumen oder eine bestimmte Masse nicht erreicht, wird der Drogenrückstand mit der erforderlichen Menge siedendem Trinkwasser übergossen und schwach abgepresst. Mit diesem Auszug wird bis zur vorgeschriebenen Menge aufgefüllt.

Abgabe und Kennzeichnung

Außer den in der Apothekenbetriebsordnung vorgeschriebenen Angaben müssen auf dem Etikett folgende Angaben vermerkt sein:

- Name der verwendeten Droge
- Name des Extraktionsmittels
- Ansatzverhältnis von Droge zu Extraktionsmittel
- Herstellungsverfahren
- Bei trüben Drogenauszügen: »Vor Gebrauch schütteln«

Kaltauszüge dürfen nicht gelagert werden. Abkochungen und Aufgüsse dürfen höchstens 24 Stunden bei Raumtemperatur und höchstens drei Tage bei 2 bis 8 °C gelagert werden.

Tab. 4.8-1: Auswahl wässriger Drogenauszüge nach DAC

Droge	Art der Zubereitung	Extraktionsdauer	Ansatzverhältnis Droge/Trinkwasser	Tagesdosis
Baldrianwurzel	Aufguss	10 bis 15 min	1 bis 3 g/150 ml	Erw.: Innerlich 1- bis 3-mal tägl. 150 ml 3–12 Jahre: nur unter ärztlicher Aufsicht
Bärentraubenblätter	Aufguss	10 bis 15 min	3 g/150 ml	Innerlich 1- bis 4-mal tägl. 150 ml
Chinarinde	Aufguss	10 bis 15 min	0,8 g/150 ml	Innerlich 1- bis 3-mal tägl. 150 ml
Eibischwurzel	Kaltauszug	1 bis 2 Std., anschließend ganz kurz zum Sieden erhitzen	2 g/150 ml	Innerlich 3-mal tägl. 150 ml
Eichenrinde	Aufguss	10 bis 15 min	1,5 g/150 ml	Innerlich 2-mal tägl. 150 ml
	Aufguss	10 bis 15 min	2 g/150 ml	Äußerlich zum Spülen, Gurgeln, für Umschläge
			5 g/1 l	Äußerlich für Voll- und Teilbäder

Tab. 4.8-1: Auswahl wässriger Drogenauszüge nach DAC *(Fortsetzung)*

Droge	Art der Zubereitung	Extraktions-dauer	Ansatzverhältnis Droge/Trinkwasser	Tagesdosis
Kamillen-blüten	Aufguss	5 bis 10 min	3 g/150 ml	Erw.: Innerlich 3- bis 4-mal tägl. 150 ml Kinder: Dosierung angepasst an Alter und Gewicht
	Aufguss	5 bis 10 min	10 g/100 ml	Äußerlich zum Gurgeln, Spülen, Inhalieren und für Umschläge
			50 g/10 l	Äußerlich als Badezusatz
Sennes-blätter	Aufguss	10 bis 15 min	0,6 bis 1,2 g/150 ml	Innerlich 1-mal tägl. 150 ml, möglichst zur Nacht Für Kinder unter 10 Jahren ungeeignet

5 Disperse Systeme

Ein Material, das nur aus einem chemisch einheitlichen Stoff besteht, nennt man Einstoffsystem (Abb. 5.1-1). Es wird als »Phase« bezeichnet und kann in den Aggregatzuständen fest, flüssig oder gasförmig auftreten. Zwei oder mehrere Einzelstoffe, die nicht miteinander reagieren, bilden ein Mehrstoffsystem, auch als disperses System bezeichnet. Dispers bedeutet »zerstreut« oder »fein verteilt«. In solchen Systemen liegt mindestens ein Stoff als disperse Phase in einem anderen Stoff, dem Dispersionsmittel, vor. Der fein verteilte Stoff wird die innere Phase, das Dispersionsmittel die äußere Phase genannt. Werden zwei oder mehrere Einzelstoffe miteinander gemischt, so kann ein homogenes Gemisch, wie z. B. eine Zuckerlösung, ein Gasgemisch oder Ethanol-Wasser-Gemisch, entstehen. Da die einzelnen Stoffe im Gemisch nicht mehr zu erkennen sind, bilden sie ein Einphasensystem. Sind die einzelnen Stoffe im Gemisch noch zu unterscheiden, z. B. wenn Sand in Wasser eingerührt wird, bleiben die einzelnen Phasen erhalten und es bilden sich Mehrphasensysteme.

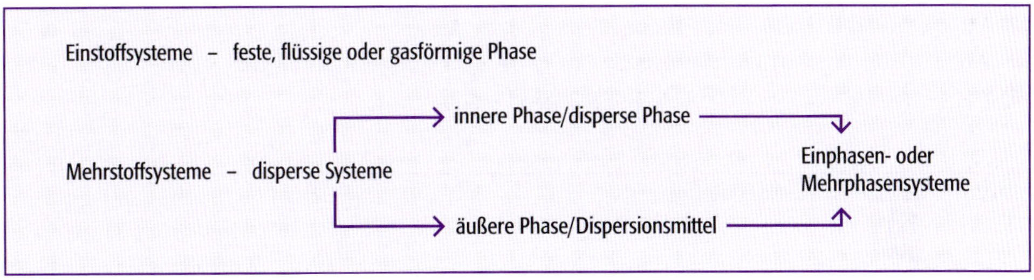

Abb. 5.1-1: Einteilung der dispersen Systeme

Die dispergierten Teilchen können sich in ihrer Form und Größe unterscheiden. Folgende Bezeichnungen sind gebräuchlich:

- Monoform
  Die Teilchen haben die gleiche Gestalt, sind z. B. kugelförmig.
- Polyform
  Die Teilchen haben unterschiedliche Gestalt.
- Monodispers
  Die Teilchen haben die gleiche Größe.
- Polydispers
  Die Teilchen haben unterschiedliche Größen.

Disperse Systeme können nach mehreren Kriterien eingeteilt werden, sie richten sich immer nach den Eigenschaften der inneren Phase. Je nach Anordnung der dispersen Teilchen zueinander werden zwei Systeme unterschieden (Abb. 5.1-2):

- Inkohärente Systeme
  Die Partikel der inneren Phase berühren sich nicht und werden nur vom Dispersionsmittel umhüllt.
- Kohärente Systeme
  Die Partikel der inneren Phase berühren sich gegenseitig und bilden zusammenhängende Netze, die von der äußeren Phase durchdrungen werden.

Werden Systeme nach der Teilchengröße der inneren Phase unterschieden, liegen molekulardisperse, kolloiddisperse oder grobdisperse Systeme vor.

Molekulardisperse Systeme
Die Teilchengröße der inneren Phase liegt unter 1 nm. Die Teilchen bestehen aus einzelnen Molekülen oder Ionen, die nicht sichtbar sind. Die Abtrennung durch Filtration ist nicht möglich. Da es zwischen den einzelnen Stoffen keine Grenzflächen gibt, sondern ein homogenes Gemisch vorhanden ist, liegt ein Einphasensystem, d.h. eine »echte Lösung« vor.

Kolloiddisperse Systeme
Die Teilchengröße der inneren Phase liegt zwischen 1 nm und etwa 500 nm. Teilchen dieser Größe werden als Kolloide bezeichnet. Sie können aus

- Makromolekülen (Molekülkolloide),
- Zusammenlagerungen kleinerer Moleküle (Assoziationskolloide) oder
- zerkleinerten Feststoffen (Dispersionskolloide)

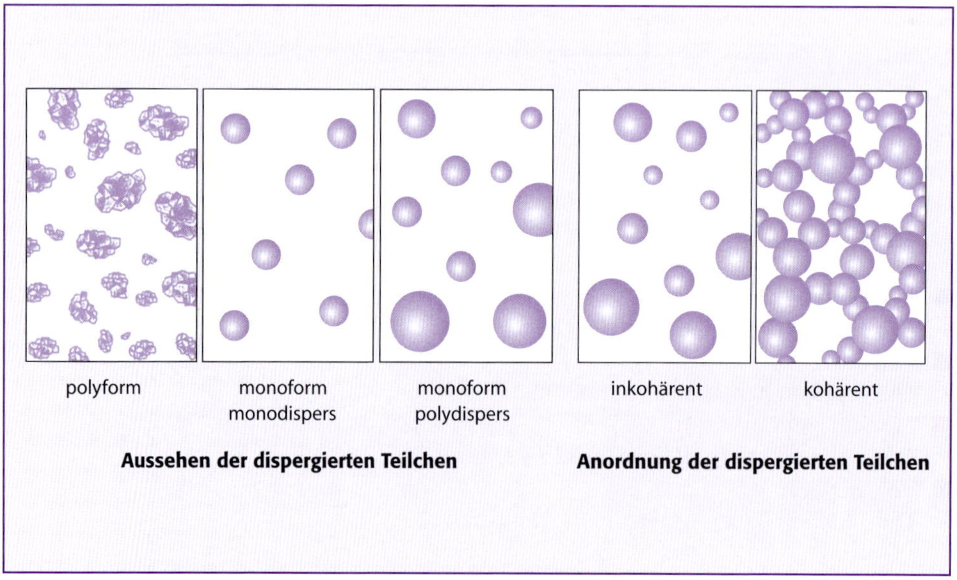

Abb. 5.1-2: Aussehen und Anordnung dispergierter Teilchen

bestehen. Charakteristisch für kolloidale Lösungen ist der »Tyndall-Effekt«. Treffen Lichtstrahlen seitlich auf eine kolloidale Lösung, sieht diese leicht trübe aus, da Licht nicht ohne Ablenkung durch die Lösung fallen kann, sondern beim Auftreffen auf die Teilchen streut. In der pharmazeutischen Praxis sind kolloidale Lösungen häufig Gele, deren innere Phasen kohärent sind (s. Seite 178).

Grobdisperse Systeme

Die Teilchen der inneren Phase sind größer als 500 nm und im Mikroskop oder mit bloßem Auge erkennbar, sie können durch Filtration vom Dispersionsmittel abgetrennt werden (Tab. 5.1-1). Diese Systeme bilden sich, wenn Stoffe nicht auf kolloidale Größe zerkleinert werden und nicht im Dispersionsmittel löslich sind. Wird ein Feststoff in einer Flüssigkeit verteilt, entsteht eine Suspension. Wird eine Flüssigkeit in einer anderen Flüssigkeit verteilt, entsteht eine Emulsion. Die meisten grobdispersen Systeme sind begrenzt haltbar, da sie sich entmischen.

Tab. 5.1-1: Einteilung grobdisperser Systeme in Abhängigkeit vom Aggregatzustand der einzelnen Phasen

Disperse Phase	Dispersionsmittel	Bezeichnung	Pharmazeutische Verwendung (Beispiele)
fest	fest	»feste« Suspensionen	Suspensionszäpfchen
flüssig	fest	»feste« Emulsionen	Emulsionszäpfchen
flüssig	fest	»halbfeste« Emulsionen	Emulsionssalben
gasförmig	fest	»feste« Schäume	Bimsstein
fest	flüssig	Suspensionen	Schüttelmixturen
flüssig	flüssig	Emulsionen	Körperlotion
gasförmig	flüssig	Schaum	Schaumbäder
fest	gasförmig	Rauch	(Staub-)Aerosole, Puderspray
flüssig	gasförmig	Nebel	Aerosole, Nasenspray

Zum Vergleich der Größen:

cm	mm	µm	nm
1	10	10^4	10^7
10^{-1}	1	10^3	10^6
10^{-4}	10^{-3}	1	10^3
10^{-7}	10^{-6}	10^{-3}	1

6 Pulver

6.1 ■ Grundlagen

Pulver sind Haufwerke fester Partikel, die sich an ihren Ecken und Kanten berühren. Da die Zwischenräume mit Luft gefüllt sind, können Pulver auch als disperse Systeme »fest in gasförmig« bezeichnet werden. Die Ph. Eur. unterscheidet Pulver nach ihrer Anwendung:

- Pulver zum Einnehmen (Pulveres perorales)
- Pulver zur kutanen Anwendung (Pulveres ad usum dermicum)

Pulver sind auch wichtige Zwischenprodukte für die Herstellung vieler anderer Arzneiformen, z. B. Suspensionen, Zäpfchen, oder Tabletten. Müssen z. B. geringe Substanzmengen in ein Arzneimittel eingearbeitet werden, wird diese Substanz mit einem neutralen Füllstoff verdünnt und eine **Stammverreibung** hergestellt. Von dieser Verreibung kann eine größere Masse eingewogen werden, was den Wägefehler verringert (siehe Eisenoxid-Stammverreibung (NRF S. 10). Außerdem können sie Ausgangszubereitungen für andere Arzneiformen sein, um deren Haltbarkeit zu verlängern (s. Seite 195).

Partikelformen
Pulverpartikel können unterschiedlich aufgebaut sein. Man unterscheidet je nach Anordnung der Moleküle kristalline von amorphen Pulvern. Kristalline Pulver haben einen hohen Ordnungszustand, der sich über alle Elemente (Atome und Moleküle) erstreckt. Die Kristalle können z. B. die Form von Würfeln oder Tetraedern haben. Sie glitzern, da sie das sichtbare Licht reflektieren, und haben einen exakten Schmelzpunkt. Amorphe Pulver bestehen aus unregelmäßig geformten Partikeln. Sie glitzern nicht und haben keinen exakten Schmelzpunkt, sondern einen Schmelzbereich.

Partikelgrößen
Ein Pulver besteht aus vielen Teilchen mit unterschiedlichen Größen. Damit die maximale Teilchengröße zu erkennen ist, lässt die Ph. Eur. den Zerkleinerungsgrad durch Siebnummern, die in Klammern hinter den Substanzen stehen, charakterisieren. Die Siebnummern bedeuten die lichte Maschenweite der Siebe in Mikrometern, durch die die Pulverteilchen passen. In der Regel wird die mittlere Korngröße oder der mittlere Durchmesser der Pulverpartikel angegeben.

Die Ph. Eur. unterscheidet 19 Siebe mit verschiedenen lichten Maschenweiten. Wird hinter einer Substanz nur eine Siebgröße angegeben, müssen 97 % des Pulvers dieses Sieb passieren können. Werden zwei Nummern in Klammern angegeben, muss das Sieb mit der größeren Nummer mindestens 95 % des Pulvers durchlassen. Das feinere

Sieb mit der kleineren Nummer darf jedoch nicht mehr als 40 % des Pulvers durchlassen. Der Rest muss als Rückstand auf dem Sieb zurückbleiben. Die früher verwandten Siebbezeichnungen sind teilweise beibehalten worden und in vielen Apotheken werden noch alte Siebe, z. B. mit der Bezeichnung des DAB 7, verwendet (8 Siebe von Größe 0 bis Größe 7). Im DAC ist daher eine Tabelle mit einer vergleichenden Aufstellung aller Siebe des DAB 7, DAB 9 und der Ph. Eur (Tab. 6.1-1).

Tab. 6.1-1: Vergleichende Aufstellung der Siebe (DAC)

DAC-Anlage D

Vergleichende Aufstellung über die Siebe verschiedener Arzneibücher

A. In der Aufstellung enthalten die Spalten A die Bezeichnungen der Siebe.
Die Bezeichnungen nach Ph. Eur. und der British Pharmacopoeia 2004 (BP 2004) entsprechen den lichten Maschenweiten in µm.
Die Bezeichnungen des Deutschen Arzneibuches, 7. Ausgabe 1968 (DAB 7), des Arzneibuches der Deutschen Demokratischen Republik 1987 (AB-DDR 87) und des Österreichischen Arzneibuches 2005 (ÖAB 2005) sind laufende Nummern, die mit abnehmender Maschenweite zunehmen.
In der Pharmacopeia of the United States of America (USP 29) aufgeführte Siebe sind durch die lichten Maschenweiten in Millimetern und Mikrometern gekennzeichnet. In Spalte C sind zusätzlich die in früheren Ausgaben der USP verwendeten US-Siebnummern angegeben.

B. Die Spalten B der Aufstellung enthalten jeweils die lichten Maschenweiten in mm. Die Gesamtaufstellung ist nach dieser Größe von oben nach unten abnehmend geordnet. Gleiche Zahlen der Kolonnen B in den einzelnen waagerechten Zeilen bedeuten gleiche lichte Maschenweiten der in den Zeilen genannten verschiedenen Siebe.

Ph. Eur.		DAB 7		AB-DDR 87		ÖAB 2005		BP 2004		USP 29		
A	B	A	B	A	B	A	B	A	B	A	B	C
11200	11,2	–	–	–	–	–	–	11200	11,2	11,20 mm	11,2	–
–	–	0	10,00	–	–	–	–	–	–	–	–	–
8000	8,00	–	–	–	–	I	8,00	8 000	8,00	8,00 mm	8,00	–
–	–		–	I	6,3	–	–	–	–	–	–	–
–	–	–	–	–	–	II	6,00	–	–	–	–	–
5600	5,60	–	–	–	–	–	–	5600	5,60	5,60 mm	5,6	–
4000	4,00	1	4,00	–	–	III	4,00	4000	4,00	4,00 mm	4,00	5
–	–	2	3,15	II	3,15	–	–	–	–	–	–	–
2800	2,80	–	–	–	–	–	–	2800	2,80	2,80 mm	2,80	7
–	–	–	–	–	–	–	–	–	–	–	2,36	8
2000	2,00	3	2,00	III	2,0	–	–	2000	2,00	2,00 mm	2,00	10
–	–	–	–	–	–	–	–	1700	1,70	–	1,70	12
–	–	–	–	IV	1,6	–	–	–	–	–	–	–
1400	1,40	–	–	–	–	–	–	1400	1,40	1,40 mm	1,40	14
–	–	–	–	–	–	–	–	–	–	–	1,18	16
1000	1,00	–	–	V	1,0	–	–	1000	1,00	1,00 mm	1,00	18
–	–	–	–	–	–	–	–	–	–	–	0,85	20
–	–	4	0,80	VI	0,8	–	–	–	–	–	–	–
–	–	–	–	–	–	IV	0,75	–	–	–	–	–
710	0,710	–	–	–	–	–	–	710	0,710	710 µm	0,71	25

Tab. 6.1-1: Vergleichende Aufstellung der Siebe (DAC) *(Fortsetzung)*

Ph. Eur.		DAB 7		AB-DDR 87		ÖAB 2005		BP 2004		USP 29		
A	B	A	B	A	B	A	B	A	B	A	B	C
–	–	–	–	–	–	–	–	–	–	–	0,60	30
500	0,500	–	–	VII	0,5	–	–	500	0,500	500 µm	0,50	35
–	–	–	–	–	–	–	–	–	–	–	0,425	40
355	0,355	–	–	–	–	–	–	355	0,355	355 µm	0,355	45
–	–	5	0,315	VIII	0,315	–	–	–	–	–	–	–
–	–	–	–	–	–	V	0,3	–	–	–	0,300	50
250	0,250	–	–	–	–	–	–	250	0,250	250 µm	0,250	60
–	–	–	–	–	–	–	–	–	–	–	0,212	70
180	0,180	–	–	–	–	–	–	180	0,180	180 µm	0,180	80
–	–	6	0,160	IX	0,16	–	–	–	–	–	–	–
–	–	–	–	–	–	VI	0,15	–	–	–	0,150	100
125	0,125	–	–	–	–	–	–	125	0,125	125 µm	0,125	120
–	–	–	–	–	–	–	–	–	–	–	0,106	140
–	–	7	0,100	–	–	–	–	–	–	–	–	–
90	0,090	–	–	–	–	–	–	90	0,090	90 µm	0,090	170
–	–	–	–	–	–	–	–	–	–	–	0,075	200
63	0,063	–	–	–	–	–	–	63	0,063	63 µm	0,063	230
–	–	–	–	–	–	–	–	–	–	–	0,053	270
–	–	–	–	X	0,05	–	–	–	–	–	–	–
45	0,045	–	–	–	–	–	–	45	0,045	45 µm	0,045	325
38	0,038	–	–	–	–	–	–	38	0,038	–	–	–

Kristallwasser

Salze können in ihrem Kristallgitter Wasser enthalten. Dieses sog. **Hydratwasser** ist fester Bestandteil der Verbindungen. Bei vielen Salzen ist die Anzahl der Wassermoleküle pro Molekül Salz immer gleich, wie z. B. bei Magnesiumsulfat (Bittersalz: $MgSO_4 \cdot 10\ H_2O$) oder Natriumtetraborat (Borax: $Na_2B_4O_7 \cdot 10\ H_2O$). Es gibt jedoch auch Verbindungen mit unterschiedlichem Gehalt an Hydratwasser. Beispiele sind Glukose (wasserfrei) und Glukose-Monohydrat, Natriummonohydrogenphosphat als Dihydrat ($Na_2HPO_4 \cdot 2\ H_2O$), Heptahydrat ($Na_2HPO_4 \cdot 7\ H_2O$) und Dodecahydrat ($Na_2HPO_4 \cdot 12\ H_2O$). In der Ph. Eur. wird nur dann die Hydratform im Titel der Verbindung angegeben, wenn mehre Hydratformen in den Monographien beschrieben werden. Die Hydratform einer Substanz ist bei ihrer Dosierung zu beachten (s. Seite 29 ff.). Um Kristallwasser zu entfernen, kann die Substanz bei mäßigen Temperaturen getrocknet werden. Die kristallwasserfreien Salze enthalten im Titel den Zusatz »siccatum«. Sie sind in der Regel hygroskopisch, d. h. sie adsorbieren Luftfeuchtigkeit. Manche anorganischen Salze verlieren einen Teil des Kristallwassers bereits bei Raumtemperatur, sie verwittern.

Kohäsions- und Adhäsionskräfte

Pulverteilchen bestehen aus einer großen Anzahl Molekülen oder Ionen, die durch verschiedene Anziehungskräfte, auch **Kohäsionskräfte** genannt, zusammengehalten werden. Dazu zählen van-der-Waal'sche Kräfte, Dipol-Dipol-Wechselwirkungen, Wasserstoffbrücken-Wechselwirkungen oder Coulomb-Kräfte. Durch sie entstehen **Aggregate**, die beispielsweise Kristallform haben. Diese wiederum können sich zu **Agglomeraten** (lockeren Zusammenballungen) zusammenlagern. Aggregate können nur durch Verreibung in einem Pulvermörser aufgebrochen werden. Agglomerate hingegen sind schon durch Sieben leicht zu zerstören, da zwischen den Teilchen nur schwache Anziehungskräfte vorhanden sind.

MERKE

Pulver dürfen nur durch Rüttelbewegungen gesiebt werden. Als Hilfsmittel sind lediglich Kartenblätter oder Bürsten erlaubt. Stärkerer Druck darf nicht ausgeübt werden.

TIPP

Aggregate zerstören Siebe, aber Siebe zerstören Agglomerate.

Als **Adhäsionskräfte** werden die Anziehungskräfte bezeichnet, die zwischen verschiedenartigen Molekülen und Ionen vorliegen, z. B. zwischen Pulvermolekülen und der Oberfläche eines Porzellanmörsers. Durch starke Verreibung wird die Adhäsion zwischen den Molekülen erhöht. Eine Folge ist, dass sehr feine Pulver an Geräten, wie Pistill und Mörser, »heraufkriechen« können. Werden durch sehr starke Verreibung die Bindungen innerhalb eines Agglomerats gebrochen, laden sich die Teilchen statisch auf und stoßen sich gegenseitig ab. Kann diese Aufladung nicht durch Metalltrichter abgeleitet werden, scheinen die feinen Pulver in der Luft zu schweben. Feinste, statisch aufgeladene Pulver können daher nicht mit einem Glastrichter abgefüllt werden, da Glas im Gegensatz zu Metall ein schlechter Leiter ist.

Adsorption, hygroskopische Verbindungen

Im Inneren eines Feststoffes gleichen sich alle Kräfte zwischen den Partikeln aus. An der Oberfläche sind jedoch freie Kräfte vorhanden, die nach außen wirken können. So können Feststoffe Gase oder gelöste Stoffe an ihrer Oberfläche anlagern, bis die ganze Oberfläche mit einer einmolekularen Schicht belegt ist. Diese Fähigkeit wird »Adsorption« genannt. Adsorptionsmittel sind daher Feststoffe mit einer sehr großen Oberfläche. Sie werden angewandt, um Fremdstoffe aus Flüssigkeiten und Gasen zu entfernen: Aktivkohle dient z. B. als Adsorptionsmittel bei Vergiftungen und Durchfall, Aluminiumhydroxid zur Bindung der Toxoide bei Adsorbat-Impfstoffen.

Sehr viele Feststoffe adsorbieren an ihrer Oberfläche Feuchtigkeit aus der Luft. Substanzen, die Luftfeuchtigkeit aufnehmen, werden »hygroskopisch« genannt. Dabei wird Wasser nicht nur an der Oberfläche gebunden, sondern es dringt durch Poren und Kanäle des Kristalls auch in das Innere des Feststoffs ein. Ist der Feststoff wasserlöslich, bilden sich hochkonzentrierte Lösungen, der Stoff zerfließt. Hygroskopische Substanzen müssen daher in dicht schließenden Gefäßen aufbewahrt werden, die ein Trocknungsmittel enthalten. Dieses ist selbst stark hygroskopisch und bindet die Luftfeuchtigkeit schneller als die Substanz im Gefäß.

Oberfläche

Werden Pulver durch Verreibung in einem Porzellanmörser zerkleinert, vergrößert sich ihre Oberfläche sehr stark und ihr Volumen nimmt zu. Sie können erneut Agglomerate bilden. Manche Stoffe, z. B. Schwefel, laden sich statisch auf und »springen« aus der Reibschale. Die starke Zerkleinerung einer Substanz kann daher problematisch sein.

Fließverhalten

Rieselt ein Pulver leicht aus einem Gefäß, hat es ein gutes Fließverhalten, klumpt oder klebt es, ist sein Fließverhalten schlecht. Großen Einfluss auf das Fließverhalten hat die Form der Pulverpartikel. Je ungleichmäßiger die Partikel geformt sind, desto schlechter fließt das Pulver, da sie sich ineinander verhaken und nicht gut aneinander vorbeigleiten können. Es entstehen große Reibungskräfte, die den Pulverfluss hemmen. Außerdem sind für das Fließverhalten Haftkräfte verantwortlich. Diese können Adsorptions- und Kohäsionskräfte, elektrostatische Aufladungen oder Kapillarkräfte sein. Sie führen zur Bildung von Agglomeraten. Pulver mit schlechten Fließeigenschaften lassen sich nicht gut verarbeiten und sind beispielsweise zur Anwendung als Puder für die Haut nicht geeignet. Fließregulierungsmittel, wie z. B. Aerosil®, können das Fließverhalten des Pulvers verbessern, indem sie raue Oberflächen der Feststoffpartikel ebnen oder Feuchtigkeit binden.

Schüttgewicht und Schüttvolumen

Zur Bestimmung des **Schüttgewichts** (Schüttdichte) eines Pulvers wird eine bestimmte Masse vorsichtig in einen Messzylinder überführt und das Volumen abgelesen. Das Schüttgewicht errechnet sich aus dem Verhältnis seiner Masse zu seinem Volumen. Die Ermittlung des Schüttgewichts ist im Prinzip eine Dichtebestimmung und hat die Einheit g/ml. Wird das Pulver im Messzylinder gerüttelt bzw. gestampft, rutschen die Partikel näher aneinander und sein Volumen nimmt ab. Das Ergebnis wird verfälscht, da die Dichte zunimmt. Die Ph. Eur. lässt neben dem Schüttgewicht das Stampfvolumen in einer speziellen Apparatur bestimmen, in der das Pulver unter genau festgelegten Bedingungen gerüttelt wird. Das dann ermittelte Volumen wird zur Berechnung des Stampfgewichts verwendet.

Das **Schüttvolumen** eines Pulvers gibt das Volumen in ml an, das 1 g Substanz hat. Anorganische Substanzen, wie Aluminiumhydroxid, Magnesiumoxid und -carbonat oder Aerosil®, sind als leichte und schwere Sorten im Handel. Sie werden im Arzneibuch über ihr Schüttvolumen definiert.

MERKE

Es ist zweckmäßig, auf Standgefäßen Füllmassen anzugeben, um falsche Bestellmengen zu vermeiden.

6.2 Herstellung

Geräte

Porzellanmörser und Porzellanpistill
Wägegläschen (Abb. 6.2-1)
Siebe
Pulverschiffchen (Abb. 6.2-2)
Pulverkapseln (Abb. 6.2-3)
Pulverschere (Abb. 6.2-4)
Pulvermischdose (Abb. 6.2-5)

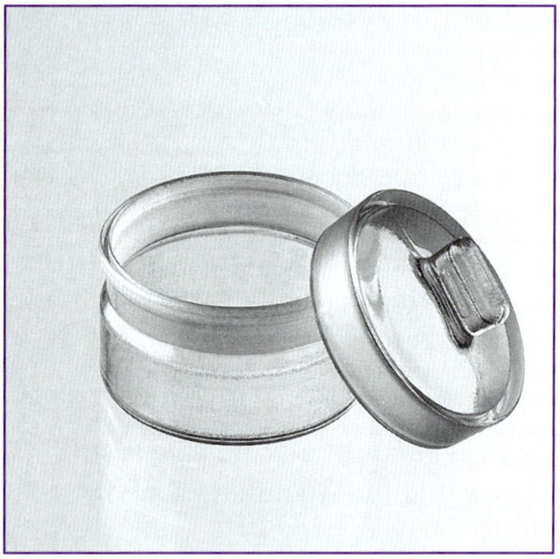

Abb. 6.2-1: Wägegläschen

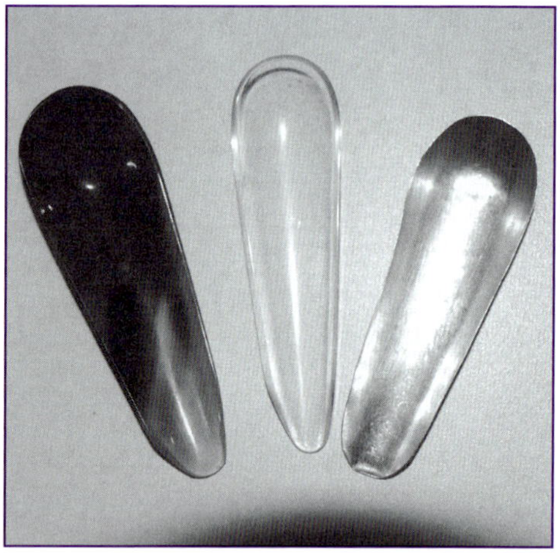

Abb. 6.2-2: Pulverschiffchen

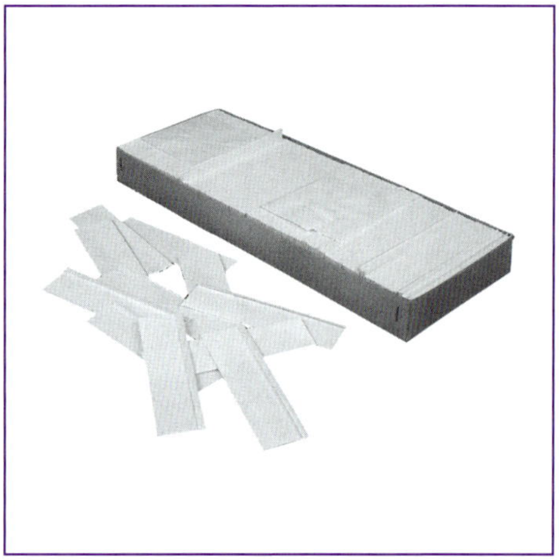

Abb. 6.2-3: Pulverkapseln

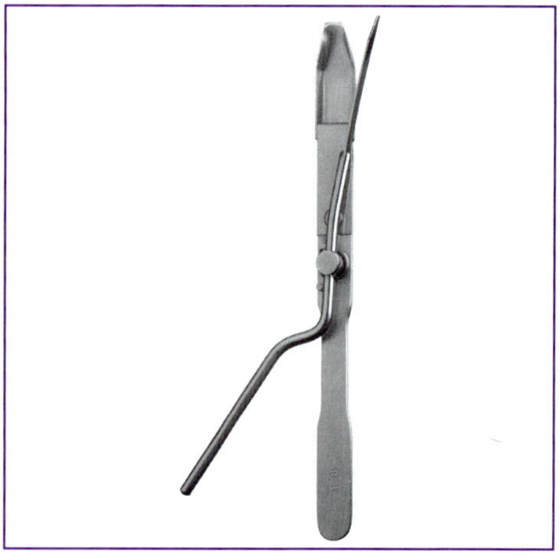

Abb. 6.2-4: Pulverschere

Allgemeine Hinweise zur Herstellung von Pulvermischungen

Gleichmäßige Pulvermischungen können nur mit Stoffen gleicher Korngröße erhalten werden. Daher muss vor der Herstellung die Partikelgröße aller Ausgangsstoffe überprüft werden. Kristalline Substanzen werden durch Verreibung in einem rauen Porzellanmörser zerkleinert. Da dieser Poren hat, die den Wirkstoff aufnehmen können, müssen die Poren vorher mit einem indifferenten Stoff, z. B. Milchzucker, verschlossen werden. Reste des Milchzuckers werden entfernt und verworfen. Anschließend kann die Substanz verrieben werden. Das entstandene Pulver wird durch Sieb 710 gesiebt und genau abgewogen. Substanzen, die als feine Pulver bezogen worden sind, können ohne Verreibung im Porzellanmörser weiterverarbeitet werden.

MERKE

Der Mörser muss groß genug sein, damit kräftig verrieben werden kann.

Auch vor der Herstellung der eigentlichen Pulvermischung müssen die Poren des Porzellanmörsers verschlossen werden. Enthält eine Rezeptur einen indifferenten Stoff, so kann dieser dazu benutzt werden. Ist in der Rezeptur kein indifferenter Stoff enthalten, werden die Poren durch Verreibung mit z. B. Milchzucker verschlossen. Der Überschuss wird sorgfältig abgeschabt und verworfen, bevor das eigentliche Pulver verrieben wird.

Eine gleichmäßige Mischung zweier fester Stoffe lässt sich durch Verreibung im Verhältnis 1 : 1 erzielen. Es wird mit der kleinsten Menge der Rezepturbestandteile begonnen. Die zweite, pulverförmige Substanz wird in optisch etwa gleichen Mengen zugegeben. Anschließend wird sorgfältig verrieben und Mörser und Pistill häufig abgeschabt. Die anderen Bestandteile werden wieder in optisch etwa gleichen Mengen zugegeben. Wird die Pulvermischung gesiebt, um Pulvernester zu zerstören, muss anschließend nochmals verrieben werden, da durch das Sieben die Mischung entmischt sein kann. Sind sehr kleine Arzneistoffmengen verordnet, sollten Stammverreibungen dieser Substanzen eingewogen werden, um die Wägegenauigkeit zu erhöhen und eine Fehldosierung zu vermeiden.

Kleine Pulvermengen können in einer Pulvermischdose staubfrei gemischt werden. Es handelt sich um eine runde Metalldose mit drei Metallkugeln. Sie kann mit einem Metallbügel sicher verschlossen werden. Die Pulver werden durch Kreisen der Kugeln in der Dose gemischt (Abb. 6.2-5). Eine Zerkleinerung findet nicht statt.

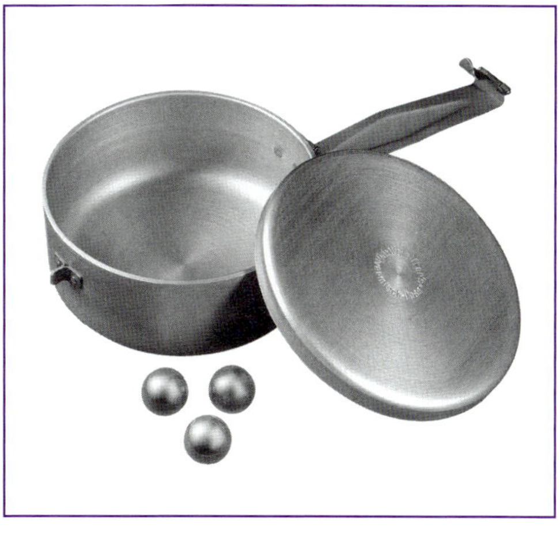

Abb. 6.2-5: Pulvermischdose

6.3 Pulver zum Einnehmen

Pulver zum Einnehmen sind Zubereitungen aus festen, losen, trockenen und mehr oder weniger feinen Teilchen. Sie können aus einem Wirkstoff (einfaches Pulver) oder mehreren Wirkstoffen (zusammengesetztes Pulver) bestehen, denen, falls notwendig, Hilfsstoffe zugesetzt sein können. Der Zusatz von Farbstoffen und Geschmackskorrigenzien ist erlaubt. Pulver werden als Einzeldosen oder in Mehrdosenbehältnissen mit Dosierhilfe abgegeben. Pulver zum Einnehmen werden in der Regel in Wasser oder einer anderen geeigneten Flüssigkeit aufgelöst oder dispergiert eingenommen. Brausepulver enthalten saure Substanzen und Carbonate oder Hydrogencarbonate, die in Wasser mit der Säure schnell Kohlendioxid freisetzen. Sie werden vor Einnahme ebenfalls in Wasser gelöst oder dispergiert.

Dosierung

Bei der Dosierung muss unterschieden werden, ob es sich um nicht abgeteilte Pulver in Mehrdosenbehältnissen oder um einzeldosierte Pulver handelt.

Nicht abgeteilte Pulver

Beispiele für nicht abgeteilte Pulver sind Lactose- oder Vitamin C-Pulver. Die Wirkstoffe haben eine große therapeutische Breite, so dass die jeweils anzuwendende Menge mit einem Dosierlöffel oder -becher dem Primärgefäß entnommen werden kann. Der Dosierlöffel wird dazu befüllt und mit einem Messerrücken oder dem Verschlussdeckelrand waagerecht abgestreift. Die Einzeldosen müssen der Arzneibuch-Prüfung 2.9.27 auf »Gleichförmigkeit der Masse der abgegebenen Dosen aus Mehrdosenbehältnissen« entsprechen.

Beispiel

Citrullin-Pulver 0,25 g
200 Stück (das entspricht 50 g Citrullin)
Der Dosierlöffel hat ein Volumen von 1,7 ml.

Citrullin wird mit 0,5 % Aerosil® verrieben (WS-Aerosil®-Verreibung). Um dieses Gemisch weiter verdünnen zu können, wird ein Füllmittel (F_M) aus Mikrokristalliner Cellulose mit 0,5 % Aerosil® hergestellt und dessen Schüttdichte (D_{FM}) bestimmt. Folgende Schritte werden durchgeführt, um das Wirkstoff-Aerosil®-Gemisch auf die genaue Masse zu verdünnen.

- Die WS-Aerosil®-Verreibung in eine Schale füllen und die Masse notieren (M_{WSV}).
- Den Dosierlöffel mit WS-Aerosil®-Verreibung befüllen und die Masse notieren (M_{DL}); das Pulver wird wieder in die Schale zurück gegeben.
- Die Schüttdichte der WS-Aerosil®-Verreibung berechnen (D_{WSV}).
- Die Masse X an Füllmittel berechnen, mit der weiter verdünnt werden soll:

$$X = (1{,}7\ \text{ml} - 0{,}25\ \text{g} / D_{WSV}) \cdot D_{FM}$$

- Ungefähr 60 % der berechneten Masse werden zu dem Konzentrat gegeben und gemischt.

- Die Masse des gesamten Pulvers wird ausgewogen
- Der Dosierlöffel wird wieder befüllt und die Masse des enthaltenen Pulvers bestimmt.
- Die Wirkstoffmenge Y, die in einem Dosierlöffel enthalten ist, wird berechnet:

$$Y = \text{Masse des Pulvers im Dosierlöffel} \cdot 0{,}25\ g \ / \ \text{Masse des gesamten Pulvers}$$

- So lange der errechnete Wert über der gewünschten Einzeldosis liegt, muss weiter wie oben beschrieben verdünnt werden

Im Folgenden wird eine vereinfachte Methode zur Herstellung nicht abgeteilter Pulver vorgestellt: Der Wirkstoff wird mit 0,5 % Aerosil® verrieben und mit einem geeigneten Füllstoff in einem Messzylinder auf das errechnete Gesamtvolumen aufgefüllt und abgefüllt.

Beispiel
Vitamin C Pulver 200 mg
100 Einzeldosen sollen in einem Gefäß enthalten sein.
Volumen des Dosierlöffels: 1,7 ml

Gesamtvolumen:	100 x 1,7 ml	= 170 ml
Wirkstoffmasse:	100 x 0,2 g	= 20,0 g

20,0 g Vitamin C-Pulver werden in einem Mörser mit 0,5 % Aerosil® (0,1 g) verrieben und die Mischung in einen Messzylinder gegeben. Mit Kapselfüllstoff wird auf 170 ml aufgefüllt. Nach erneutem sorgfältigem Mischen kann das Pulver abgefüllt werden.

Abgeteilte Pulver
Die *einzeldosierten* Pulver werden auf Pulverschiffchen einzeln ausgewogen und in Pulverbriefchen (Pulverkapseln) abgefüllt (Abb. 6.2-2, 6.2-3). Diese bestehen aus Papier, das bei Abfüllung hygroskopischer Substanzen innen mit Wachs beschichtet sein muss.

- Jedes Briefchen wird zu 1/3 scharf nach hinten geknickt. Bis zu 12 Briefchen werden aufeinandergelegt. Die Pulverbriefchen werden mit einem Spatel oder einem Fön oben geöffnet und dann befüllt. Aufpusten ist aus hygienischen Gründen nicht gestattet. Damit das Pulver nicht herausrieseln kann, werden die Enden der Briefchen ineinandergeschoben. Nach dem Verschließen werden die Ränder der Briefchen glatt gestrichen. Alle Briefchen müssen die gleiche Länge haben.
- Jeweils drei Briefchen werden über Kreuz ineinandergesteckt und in eine beschriftete Papiertüte oder Pulverschachtel verpackt.

Größere Mengen einzeldosierter Pulver können mit einer Pulverschere hergestellt werden (Abb. 6.2-4). Sie muss mit einem Schieber auf die verordnete Menge eingestellt sein (s. Übung 3).

MERKE

Die Einzeldosis eines Pulvers sollte zwischen 200 und 500 mg liegen. Bei zu geringen Mengen ist die Zugabe eines Füllstoffs, wie z. B. Milchzucker, erforderlich.

Übung 1
Einstellung der Pulverschere
Es sollen Pulver zu je 0,5 g abgeteilt werden.

Befüllen Sie die Spitze (a) der Pulverschere dreimal mit Pulver und wiegen die Massen anschließend jeweils aus (Abb 6.3-1). Aus den drei Werten ermitteln Sie den Mittelwert. Anschließend befüllen Sie die gesamte Scherenöffnung (Spitze a und Grund b) und bilden aus drei Wägungen ebenfalls den Mittelwert. Berechnen Sie die Masse des Pulvers, die in den Grund der Schere passt.

Folgende Werte sind in diesem Beispiel ermittelt worden:
Die Spitze fasst 0,2 g, die gesamte Scherenöffnung 1,2 g. Daraus folgt, dass der Grund 1,0 g fasst. Der Grund lässt sich mit dem Schieber in 10 Teilmengen (c) einteilen. Je Teilstrich entspricht das in unserem Beispiel 0,1 g. Sollen 0,5 g Pulver abgeteilt werden, benötigen Sie zu der Menge der Spitze (0,2 g) noch 0,3 g aus dem Scherengrund: Das entspricht 3 Teilstrichen (Abb. 6.3-1).

Unverträglichkeiten
Pulverzubereitungen sind relativ stabil. Zu Unverträglichkeiten kann es jedoch durch Stoffe mit niedrigem Schmelzpunkt kommen (Campher, Menthol). Mischt man diese, entsteht eine Schmelzpunktdepression. Das Gemisch wird flüssig. Hygroskopische Stoffe können durch Wasseraufnahme aus der Luft leicht verklumpen, daher müssen sie vor Verarbeitung mit indifferenten Substanzen verrieben oder dürfen nur mit kristallwasserfreien Substanzen verarbeitet werden.

Abgabe und Kennzeichnung
Nicht abgeteilte Pulver bestehen aus gering wirksamen Substanzen und werden in einem Flachbeutel, einer Schachtel oder einem Weithalsglas abgegeben. Eine Dosierhilfe, wie z. B. ein Messlöffel, muss beigefügt werden.

Abgeteilte Pulver werden in Pulverbriefchen gefüllt, zusammengesteckt und in einer beschrifteten Tüte oder Pulverschachtel abgegeben (Abb. 6.3-2). Deren Vorder- bzw. Oberseite ist mit dem Namen des Patienten, der Art und Menge des Pulvers, der Gebrauchsanweisung, dem Herstellungsdatum, der Aufbrauchsfrist und dem Namen der Apotheke mit Adresse zu kennzeichnen. Auf der Rück- bzw. Unterseite wird die Zusammensetzung des Pulvers nach Art und Menge angegeben. Da Pulver feuchtigkeitsempfindlich sind, muss der Hinweis »Trocken lagern« angebracht werden.

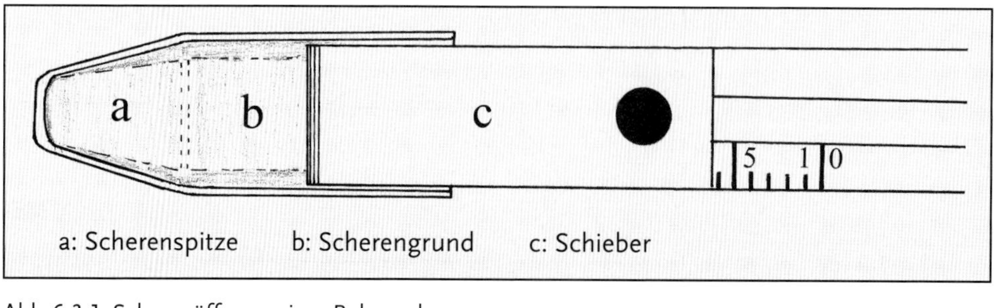

Abb. 6.3-1: Scherenöffnung einer Pulverschere

Falttechnik der Flachbeutel

Damit Pulverreste nicht in den Ecken der Tüte hängen bleiben, werden die unteren Ecken nach hinten umgeknickt. Anschließend wird die Tüte im unteren Drittel beschriftet, damit alle Informationen auch bei fortschreitender Entleerung noch gelesen werden können. Nachdem das Pulver abgefüllt worden ist, wird der obere Rand des Beutels zweimalig nach vorne gefaltet. Die Ecken werden nach hinten umgeklappt (Abb. 6.3-2).

Übung 2
Abfassen eines einfachen Pulvers zum Einnehmen

Ascorbinsäure	50,0 g

S. Täglich 1 Messlöffel (0,5 g) in 1 Glas Wasser lösen und trinken.

In der Regel kommt Ascorbinsäure gepulvert in den Handel, so dass Zerkleinerung und Sieben der Substanz entfallen können. Die Partikelgröße spielt bei einfachen Pulvern, die vor Gebrauch in Wasser gelöst werden, keine entscheidende Rolle. Wiegen Sie das Pulver daher direkt in das Abgabebehältnis. Führen Sie mit diesem Pulver die Prüfung auf Gleichförmigkeit der Masse durch (s. Seite 114).

Übung 3
Glukose-Elektrolyt-Mischung ORS 60 (NRF 6.5.) (Orales Rehydration-Salz)

Natriumchlorid	8,75 g
Kaliumchlorid	7,50 g
Natriumcitrat (Trinatriumsalz, Dihydrat)	14,50 g
Wasserfreie Glukose	ad 130,00 g

Herzustellen sind 5 Einzeldosen (à 26,0 g), abgepackt in 5 Flachbeuteln.

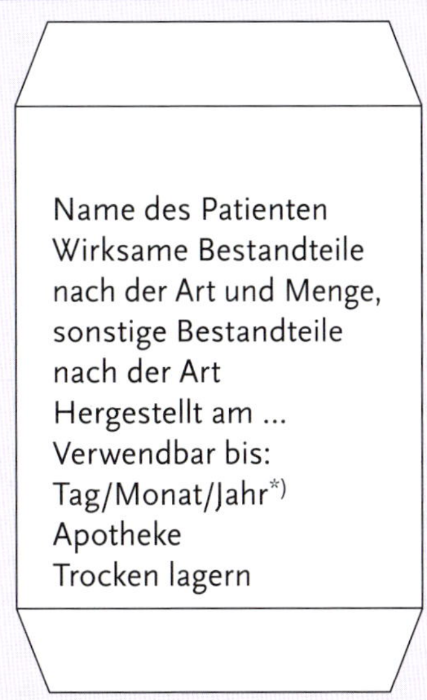

*) Enddatum der Laufzeit

Abb. 6.3-2: Flachbeutel

Steht wasserfreie Glukose nicht zur Verfügung, kann Glukose-Monohydrat verwendet werden. Die Mengen müssen anhand der Molmassen umgerechnet werden (s. Seite 99). Verreiben Sie die Salze in einem Porzellanmörser, dessen Poren mit einem indifferenten Stoff ausgekleidet sind, und überführen die Verreibung in eine Pulvermischdose. Fügen Sie die fein gepulverte Glukose hinzu, verschließen die Dose und schwenken diese. Wird keine Pulvermischdose verwendet, kann Glukose auch anteilsmäßig im Porzellanmörser mit den verriebenen Salzen versetzt werden. Dabei ist auf die angemessene Größe des Porzellanmörsers zu achten. Der Mörser sollte nur zu einem Drittel gefüllt sein, damit mit Kraft verrieben werden kann.

MERKE

Da ein Porzellanmörser für eine Präzisionswaage viel zu schwer ist, müssen die Substanzen auf Uhrgläsern oder Wägegläschen/-papier abgewogen werden.

Die Glukose-Elektrolyt-Mischung dient der Behandlung von Durchfallerkrankungen mit großem Verlust an Wasser und Elektrolyten. Die Gebrauchsanweisung lautet: »Den Inhalt eines Beutels in 1 Liter abgekochtem Trinkwasser oder Tee lösen.« Je nach Alter des Patienten wird folgendermaßen dosiert:

Kinder unter 1 Jahr:	600 bis 1000 ml
Kinder bis zu 4 Jahren:	1 bis 2 Liter
Ältere Kinder und Erwachsene:	bis zu 4 Liter Lösung

Übung 4
Kaliumchlorid-Pulver

Kaliumchlorid	0,75 g

M. f. pulv.
D. tal. dos. Nr. XXX
S. 3-mal täglich den Inhalt einer Pulverkapsel in Wasser oder Bouillon gelöst einnehmen.
Benutzen Sie zur Abteilung eine Pulverschere.

Übung 5
Schmerzpulver

Coffein	0,05 g
Acidum acetylosalicylicum	0,2 g

M. f. pulv.
D. tal. dos. Nr. X
S. Bei Bedarf 1 Pulver mit Flüssigkeit einnehmen.

Schließen Sie die Poren des Porzellanmörsers mit etwas Milchzucker, schaben sorgfältig ab und verwerfen den überschüssigen Milchzucker. Wiegen Sie die Substanzen auf Uhrgläsern ab. Da Sie anschließend sieben sollen, ist mit Substanzverlust zu rechnen. Wiegen Sie deshalb von beiden Wirkstoffen als so genannten »Siebverlust« 5 % mehr ab. Nach Verreibung, Sieben und nochmaliger Mischung werden 10 Einzelportionen zu je 0,25 g in Pulverbriefchen abgefasst.

MERKE

Genau eingewogen wird nach dem Sieben!

Übung 6
Calcium-Brausepulver

Calciumlactat-Pentahydrat	67,5	g
Wasserfreie Citronensäure	15,0	g
Natriumhydrogencarbonat	15,0	g
Hochdisperses Siliciumdioxid	0,25	g
Orangentrockenaroma	2,5	g
Sorbitol	25,0	g

Verschließen Sie die Poren des Porzellanmörsers mit Sorbitol. Geben Sie hochdisperses Siliciumdioxid und das Trockenaroma hinzu. Verreiben Sie alles sorgfältig und mischen den Wirkstoff, wasserfreie Citronensäure und Natriumhydrogencarbonat dazu.

Übung 7
Mannitol-Siliciumdioxid-Füllmittel (NRF S. 38)

100 g Zubereitung enthalten:

Mannitol (gepulvert)	99,5	g
Hochdisperses Siliciumdioxid (200 m^2/g)	0,5	g

Beide Substanzen werden in einer ausreichend großen Reibschale so lange verrieben, bis das Pulver der folgenden Inprozessprüfung entspricht:

Bestimmung der Schüttdichte

Die Schüttdichte ist ein Maß für die gute Verreibung von Mannitol und Aerosil®. Sind große Klumpen in der Mischung, ergibt sich eine zu hohe Schüttdichte.

10 ml Füllstoff werden in einem Messzylinder (10 ml) abgemessen und gewogen. Es wird die Dichte bestimmt: Dichte = Masse : Volumen.

Das NRF schreibt eine Schüttdichte von 0,475 bis 0,525 g/ml vor. Entspricht die ermittelte Schüttdichte nicht den Anforderungen, muss erneut verrieben und gemessen werden.

6.4 Pulver zur kutanen Anwendung

Pulver zur kutanen Anwendung (Puder oder Streupuder) bestehen aus feinen Pulvern, die keine tastbaren Teilchen enthalten dürfen. Die Partikel dürfen höchstens 100 µm groß sein. Viele Streupuder bestehen ausschließlich aus Pudergrundlagen und sollen eine abdeckende, kühlende oder trocknende Wirkung haben. Puder mit Arzneistoffen sind relativ selten. Sie enthalten neben den Pudergrundlagen noch juckreizstillende, desinfizierende und adstringierende Wirkstoffe oder Antibiotika. Falls notwendig, können Farbstoffe zugesetzt werden. Puder werden auf der Haut, den Schleimhäuten oder auf

Wunden angewandt. Ist die Haut stark beschädigt oder ist der Puder zur Anwendung auf großen Wunden bestimmt, muss er steril sein.

Pudergrundlagen

Puder bestehen aus den Grundlagen (Puderbasen), Hilfsstoffen und/oder Arzneistoffen. Pudergrundlagen sollen gute Fließeigenschaften haben, d. h. gut aufzustreuen sein, gut auf der Haut haften und reizlos sein.

Anorganische Pudergrundlagen

Anorganische Pudergrundlagen sind unbegrenzt haltbar und gut zu sterilisieren. Da sie nicht resorbiert werden, verbietet sich ihre Anwendung auf großflächigen Wunden oder stark geschädigter Haut. Sie werden meist auf intakter Haut angewandt, wie z. B. als Babypflegeartikel oder Körperpuder.

Talkum

Talkum besteht vornehmlich aus Magnesiumsilikat, das sich leicht fettig anfühlt und wegen seiner Schichtstruktur gute Gleiteigenschaften hat. Deshalb wird es als Gleitmittel u. a. auch für Gummihandschuhe genutzt. Talkum erhöht die Haftfähigkeit eines Puders auf der Haut, hat allerdings keine aufsaugenden Eigenschaften. Da Talkum stark mit Bakterien besiedelt sein kann, muss es, falls die Anforderungen der Ph. Eur. bezüglich der Kennzahl nicht erfüllt werden, vor Verarbeitung hitzesterilisiert werden (s. Seite 196, Übung 1). Wegen möglicher Geschwulstbildung (Granulome) darf es nicht auf offenen Wunden angewandt werden.

Zinkoxid

Zinkoxid ist nicht gut aufzustreuen, es neigt zur Klumpenbildung. Auch ist seine Haftfähigkeit auf der Haut gering, so dass die Kombination mit Talkum vorteilhaft ist. Zinkoxid deckt gut ab und ist nicht nur reiner Trägerstoff, sondern wirkt auch desinfizierend und adstringierend. Es bindet die bei der Schweißzersetzung entstehenden Säuren und wirkt so als Deodorant.

Titandioxid

Titandioxid hat als Weißpigment eine besonders hohe Deckkraft und wird in Sonnenschutzmitteln zur Reflexion der schädlichen UV-Strahlung genutzt. Das weiße Pulver ist chemisch indifferent. Seine Streufähigkeit und Haftung auf der Haut sind befriedigend, es wird daher in vielen Pudern als Ersatz für Zinkoxid verwendet.

Ton

Ton ist ein natürliches wasserhaltiges Aluminiumsilikat. Im Handel sind weißer Ton (Bolus alba) und eisenhaltiger, roter Ton (Bolus rubra), der wegen seiner rotbraunen Farbe für hautfarbene Puder verwandt wird. Ton nimmt Wasser auf, so dass er auf der Haut austrocknend wirkt.

Leichtes Magnesiumoxid und leichtes basisches Magnesiumcarbonat

Beide Substanzen haben ein hohes Schüttvolumen, sind also lockere und voluminöse Pulver, die sich gut aufstreuen lassen. Ihr Saug- und Haftvermögen ist gut.

Organische Pudergrundlagen

Organische Pudergrundlagen sind physiologisch gut verträglich und auch für die Behandlung offener Wunden geeignet, da sie resorbiert werden können. Sie sind gute Nährböden für Bakterien und wenig hitzeresistent; ihre Entkeimung, z. B. durch Sterilisation, ist problematisch.

Stärken

Meist werden Mais- und Weizenstärke, weniger grobkörnige Kartoffelstärke verwendet. Sie verkleistern mit Wasser und können nicht mit feuchter Hitze sterilisiert werden. Die Verwendung auf offenen Wunden ist daher ungünstig. Sie werden resorbiert, sind reizlos, lassen sich gut streuen und haften gut. Da Stärkekörner leicht verklumpen, ist es empfehlenswert, sie vor der Verarbeitung bei etwa 40 °C im Trockenschrank zu trocknen.

Stärkederivate

Stärkederivate werden durch Veresterung oder Veretherung der Stärke gewonnen. Sie verkleistern nicht und können sterilisiert werden. Eine Pudergrundlage mit sehr guter Gleit- und Haftfähigkeit ist z. B. Amylum non mucilaginosum (ANM-Pudergrundlage®)[*)].

Lactose und Glukose

Milchzucker und Traubenzucker sind besonders gut verträglich und werden vollständig resorbiert. Ihre Haft- und Adsoptionsfähigkeit ist allerdings so gering, dass sie wenig angewandt werden. In Pudern wird wasserfreie Glukose verwendet.

Hilfsstoffe

Hilfsstoffe sollen das Haftvermögen und die Fließeigenschaften eines Puders verbessern oder ihn tönen.

Hochdisperses Siliciumdioxid

Siliciumdioxid (Aerosil®) wird Pudern in einer Konzentration von 0,5 bis 3 % zugesetzt, um ihre Streufähigkeit zu erhöhen. Das Adsorptionsvermögen für Wasser und Öl ist groß, so dass auch die Saugfähigkeit des Puders verbessert wird. Als Pudergrundlage ist Siliciumdioxid aufgrund seines extrem großen Schüttvolumens nicht geeignet.

Metallseifen

Angewandt werden z. B. Aluminium- Magnesium- und Zinkstearat, die als 5 %iger Zusatz die Fließ- und Hafteigenschaften des Puders erhöhen. Zusätzlich wirken sie auf der Haut kühlend.

Farbpigmente

Zur Herstellung hautfarbener Puder werden gelbes, rotes und schwarzes Eisenoxid in feinster Korngröße verwendet. Durch Kombination der Farbstoffe lassen sich individuelle Tönungen herstellen.

---

*) MAIZE NS, Fa. AGRANA, Josef-Reiter-Str. 21, A-3430 Tulln.

Herstellung

Puder zur kutanen Anwendung werden wie Pulver zur innerlichen Einnahme hergestellt. Zu beachten ist, dass die Partikelgröße in diesem Fall unter 100 µm liegen muss, um die Haut nicht zu reizen.

Abgabe

Puder zur kutanen Anwendung werden in Streudosen, die leicht nachgefüllt werden können, abgegeben (Abb. 6.4-1). Als Nachfüllpackungen können Papierbeutel verwendet werden.

Übung 1
Harnstoff-Glukose-Puder

Harnstoff	25,0 g
Wasserfreie Glukose	zu 50,0 g

Harnstoff wird mit Aceton unter dem Abzug mikronisiert und nach dem Trockenreiben in zwei Teilschritten mit Glukose verrieben (s. Seite 138). Der Puder hat antimikrobielle Eigenschaften und wirkt durch Osmose stark wasserziehend. Er wird bei Dekubitus angewandt.

Übung 2
Eisenoxid-Stammverreibung, mittel, 10,0 g (NRF S. 10)

Rotes Eisenoxid	20,0 g
Gelbes Eisenoxid	70,0 g
Schwarzes Eisenoxid	10,0 g

Die Eisenoxide werden im Porzellanmörser fein verrieben und gesiebt (Sieb 180).

Übung 3
Zinkoxid-Talkum-Puder 50%, hautfarben (NRF 11.60.)

Zinkoxid	50,0 g
Eisenoxid-Stammverreibung, mittel (NRF S. 10)	3,0 g
Talkum	47,0 g

Abgabe des Puders in einer Streudose aus Kunststoff.

Übung 4
Fettpuder

Weizenstärke	45,0 g
Talkum	50,0 g
Wollwachs	2,5 g
Gelbes Vaselin	2,5 g

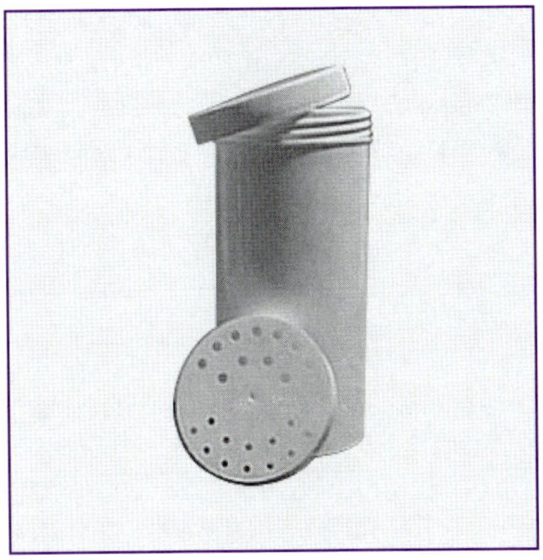

Abb. 6.4-1: Puderstreudose

Schmelzen Sie die Fettbestandteile auf dem Wasserbad und reiben damit das Talkum an. Geben Sie Weizenstärke in Anteilen dazu und sieben die homogene Mischung durch Sieb 180.

Übung 5
Ichthyol®-Schwefel-Puder

Ammoniumbituminosulfonat	3,0 g
Feinverteilter Schwefel	5,0 g
Zinkoxid	
Weizenstärke āā ad	50,0 g

Reiben Sie Ammoniumbituminosulfonat (Ichthyol®) mit der optisch in etwa gleichen Menge Rizinusöl an. Nehmen Sie die Mischung mit Aerosil® auf und fügen die übrigen Bestandteile hinzu. Der fertige Puder muss gesiebt werden (Sieb 180).

6.5 Prüfungen

Bestimmung der Teilchengröße

Mit einem Lichtmikroskop lassen sich Pulverpartikel in einem Größenbereich von 5 bis 1000 µm vermessen. Dazu muss ein Okularmikrometer mit Skala verwendet und gegen ein Objektmikrometer geeicht werden. Das Objektmikrometer besteht aus einer 1 Millimeter langen Skala, die in 100 Teilstriche unterteilt ist. Sie bestimmen nun nach folgender Formel für jede Vergrößerung des Mikroskops, wie viele Mikrometer einem Teilstrich der Okularskala entsprechen. Die erhaltenen Werte werden vermerkt und für alle folgenden Messungen bei gleicher Vergrößerung genutzt.

$$\frac{\text{x Teilstriche des Objektmikrometers} \cdot 10}{\text{y Teilstriche des Okularmikrometers}} = \mu\text{m}$$

Geben Sie etwas Weizenstärke (etwa 10 µg) auf einen Objektträger und vermischen sie mit zwei Tropfen Wasser. Legen Sie ein Deckglas auf die Suspension und betrachten die Stärke bei 100-facher Vergrößerung. Das Stärkekorn misst 20 Teilstriche auf der Skala. Wenn, wie in diesem Beispiel angenommen, ein Teilstrich 9,5 µm entspricht, ist die Größe des Stärkekorns 190 µm.

Bestimmung des Schüttvolumens und Schüttgewichts

Sieben Sie 50,0 g Calciumcarbonat durch Sieb 710 und füllen das Pulver durch einen Trichter locker in einen 250-ml-Messzylinder. Die Oberfläche wird mit einem Pinsel glatt gestrichen. Lesen Sie das Schüttvolumen ab und errechnen das Schüttgewicht (s. Seite 101). Wie verändert sich das Volumen nach mehrmaligem Aufstampfen des Messzylinders auf einer weichen Unterlage?

Prüfung des Adsorptionsverhaltens medizinischer Kohle nach DAB 7

Getrocknete Kohle	0,200	g
Methylenblau-Lösung 15 % (m/V)	40,0	ml

Die Kohle wird in einem Glaszylinder mit Schliffstopfen mit der Methylenblau-Lösung versetzt und geschüttelt. Nach fünf Minuten muss die Lösung entfärbt sein. Beobachten Sie den Schaum. Er sollte am schnellsten farblos werden.

MERKE

Glasstopfen beim Schütteln festhalten. Nach dem Schütteln kurz den Stopfen öffnen, um Druckausgleich mit der Atmosphäre herzustellen.

Prüfung auf Gleichförmigkeit der Masse der angegebenen Dosen aus Mehrdosenbehältnissen (Ph. Eur. 2.9.27)

Entnehmen Sie 20 Einzeldosen Ascorbinsäure aus Übung 2 in Abschnitt 6.3 (S. 107) nacheinander mit dem vorgeschriebenen Messlöffel, wiegen sie einzeln aus und ermitteln die Durchschnittsmasse der Einzeldosen (Mittelwert = Summe aller Wägungen dividiert durch 20). Höchstens zwei der Einzelmassen dürfen um mehr als 10 % vom Durchschnittswert, keine Einzelmasse darf um mehr als 20 % abweichen.

7 Granulate

7.1 Grundlagen

Die Bezeichnung »Granulat« leitet sich von Granulum, das Körnchen, ab. Granulate (Granulata) sind körnige Haufwerke, deren einzelne Partikel aus Agglomeraten bestehen, die stäbchenförmig, zylindrisch oder kugelförmig sein können. Kugelförmige Partikel werden auch »Pellets« genannt. Granulate sind eine eigenständige Arzneiform, haben jedoch als Zwischenprodukt der Tablettenherstellung oder als Füllgut von Kapseln eine wesentlich größere Bedeutung, denn die Granulation wird vorgenommen, um Pulver besser verarbeiten oder dosieren zu können. Als eigenständige Arzneiform werden Granulate oral eingenommen, d. h. sie werden geschluckt, gekaut oder vor der Einnahme in Wasser oder einer anderen Flüssigkeit gelöst oder dispergiert. Sie enthalten einen oder mehrere Wirkstoffe, denen Hilfsstoffe wie Füllmittel, Farbstoffe und Geschmackskorrigenzien zugesetzt sein können.

Vorteile der Granulate im Vergleich zu Pulvern

- Sie entmischen sich nicht, da Teilchen unterschiedlicher Dichte und unterschiedlicher Korngröße miteinander verbunden werden.
- Es entwickelt sich kaum Staub, da auch kleinste Pulverpartikel gebunden vorliegen.
- Sie fließen gut und gleichmäßig, da alle Partikel etwa gleich groß sind.
- Sie bilden keine Agglomerate, da ihre Oberfläche stark verkleinert ist.
- Sie haben ein geringes Schüttvolumen.
- Wirkstoffgranulate können durch Überzüge unterschiedliches Freisetzungsverhalten haben, so dass bei Überführung in eine Darreichungsform, z. B. eine Kapsel, ein Teil des Wirkstoffes schnell, der andere Teil verzögert freigesetzt wird. Auf diese Weise können auch Wirkstoffe in einer Arzneiform verarbeitet werden, die miteinander nicht kompatibel sind.
- Sie lassen sich besser zu Tabletten verpressen, da sich Granulatkörner ineinander verzahnen können. Je nach Herstellungsmethode sind Körner mit unterschiedlicher Form und Größe möglich.
- Durch die Granulierung wird die Benetzbarkeit der Wirkstoffe erhöht und sie lösen sich schneller auf.

Nachteil der Granulate im Vergleich zu Pulvern

- Die Herstellung ist zeit- und kostenaufwändig.

Die Ph. Eur. beschreibt Granulate als Arzneiform, die aus festen und trockenen Körnern besteht. Jedes Korn setzt sich aus Pulverpartikeln zusammen, die ein festes Agglomerat bilden. Sie werden unterschieden in Brausegranulate, überzogene Granulate, Granulate mit veränderter Wirkstofffreisetzung und magensaftresistente Granulate.

Brausegranulate
Sie sind nicht überzogene Granulate, die Carbonate oder Hydrogencarbonate in Kombination mit sauren Substanzen enthalten, die in Wasser Kohlendioxid freisetzen. Sie werden vor der Einnahme in Wasser gelöst oder dispergiert.

Überzogene Granulate
Sie haben einen ein- oder mehrschichtigen Überzug aus verschiedenen Hilfsstoffen.

Granulate mit veränderter Wirkstofffreisetzung
Sie bestehen aus überzogenen oder nicht überzogenen Granulaten, bei denen spezielle Hilfsstoffe gezielt den Ort, den Zeitpunkt und die Geschwindigkeit der Wirkstofffreisetzung bestimmen. Zu dieser Gruppe gehören auch Retardgranulate, die ihre Wirkstoffe über einen bestimmten Zeitraum verzögert freisetzen.

Magensaftresistente Granulate
Sie werden mit magensaftresistenten Schichten überzogen oder durch besondere Verfahren hergestellt, so dass sie im Magensaft beständig sind und erst im Dünndarm zerfallen. Die Überzüge bestehen aus Celluloseacetatphthalat, anionischen Copolymeren der Methacrylsäure und deren Ester, die dünndarmlöslich sind.

7.2 Herstellung

Bei den Herstellungsverfahren wird unterschieden zwischen Pulvern, die direkt zu feinen Aggregaten aufgebaut werden (Aufbaugranulation), und Pulvern, aus denen grobe Granulatkörner oder Presslinge hergestellt werden, die zu feinen Granulaten abgebaut werden (Abbaugranulation). Für die Granulierung gibt es verschiedene Techniken, mit denen der Zusammenhalt der Pulverpartikel und damit die mechanische Stabilität erreicht werden können.

Trockengranulierung
Bei der Trockengranulierung wird aus einem Pulvergemisch ein Granulat hergestellt, ohne dass Flüssigkeit zugesetzt werden muss. Entweder verbindet man die Pulverpartikel durch hohen Druck oder das Pulver wird erwärmt. Bei 50 bis 80 °C schmelzen bzw. erweichen die dem Pulver zugesetzten wasser- und lösungsmittelfreien Bindemittel, wie z. B. verdauliche Wachse, Fette, pflanzliche Öle oder Macrogole. Bei der anschließenden Abkühlung erstarren sie wieder. Diese Herstellungsart wird **Schmelzerstarrungsgranulierung** genannt.

Mit der Trockengranulierung ist es nicht möglich, die geforderte Korngröße direkt zu erreichen. Daher werden zuerst größere Komprimate (Briketts) in Tablettenpressen oder Kompaktierwalzen hergestellt und anschließend auf die gewünschte Korngröße gebrochen. Bei diesem Zerkleinerungsprozess entsteht auch ein Feinanteil, der anschließend durch Sieben entfernt und erneut verpresst wird. Mit diesem Verfahren können je nach Methode feuchtigkeits- und temperaturempfindliche Stoffe schonend verarbeitet werden.

Feuchtgranulierung

Bei der Feuchtgranulierung wird dem Pulvergemisch im Gegensatz zur Trockengranulierung eine Flüssigkeit zugesetzt, die für den Zusammenhalt der Pulverpartikel sorgt. Anschließend wird durch Abbau- oder Aufbaugranulierung die gewünschte Korngröße hergestellt. Die benötigte Flüssigkeitsmenge richtet sich nach Teilchengröße und Zusammensetzung der Feststoffe. Wird die Masse zu feucht, zerfließt sie und kann nicht granuliert werden. Ist sie zu trocken, ist der Staubanteil zu hoch. Man unterscheidet Klebstoff- und Krustengranulate, Wirbelschichtgranulate und Pellets.

Bei der Herstellung der **Klebstoffgranulate** werden Pulver mit einer Klebstofflösung angefeuchtet, die nach der Trocknung durch elastische Bindung der Partikel zu stabilen Granulaten führt. Die Bindemittel sind synthetische Polymere, wie z. B. Celluloseether oder Po(ly)vidon, Gelatine, Stärkekleister, Alginate oder Arabisches Gummi.

Bei der Herstellung der **Krustengranulate** werden Pulver mit einer Flüssigkeit, z. B. Wasser oder Ethanol, angefeuchtet, in der sich die Feststoffe teilweise lösen. Nach Entfernung des Lösungsmittels entstehen Krusten, die die Partikel zusammenhalten. Ein anschauliches Beispiel sind Lutschtabletten aus Saccharose. Wird der Pulvermischung genügend Wasser zugesetzt, löst sich ein Teil der Saccharose und bildet einen hochviskosen Zuckersirup, der bei der anschließenden Trocknung auskristallisiert und ungelöste Saccharosepartikel bindet.

Um Zeit und Granulierflüssigkeit zu sparen, kann das in Mischern nur leicht angefeuchtete Pulver in sog. »Extrudern«, die einem Fleischwolf ähnlich sind, durch Lochscheiben oder Lochwalzen gepresst werden. Es entstehen spaghettiähnliche Gebilde, von denen kleine Stücke durch Messer abgetrennt werden. Bei dieser Herstellung wird weniger Flüssigkeit benötigt, da sich die Partikel durch den Druck im Extruder verbinden.

Die **Wirbelschichtgranulierung** ist ein aufbauendes Verfahren, bei dem das Pulver durch einen Luftstrom in der Schwebe gehalten und mit einer Granulierflüssigkeit, die auch Wirkstoffe enthalten kann, besprüht wird. Man beginnt mit einem Granulatkeim, wie z. B. einem Zuckerkristall, an den sich die Partikel anheften. Soll das Granulat trocknen, wird der Luftstrom erwärmt. Nachdem die gewünschte Korngröße erreicht ist, werden die Granulatkörner aus dem System entfernt. Es handelt sich um ein sehr rationelles Verfahren, da alle Schritte der Granulatherstellung (Mischen, Granulierung, Trocknung, Sichtung) in einem Gerät stattfinden können. Es eignet sich besonders zur Herstellung von Instantprodukten, wie z. B. Instanttees und Trockensäften, die sich schnell auflösen müssen.

Pellets (kugelförmige Granulate) werden in Pelletieranlagen hergestellt (Abb. 7.2-1). Sie bestehen aus einem Lochwalzenkompaktor, der zylindrische Granulatkörner presst, die auf einer rotierenden Bodenscheibe zu Kügelchen abgerundet werden. Pellets werden häufig in Hartgelatinekapseln abgefüllt, die sich im Magen-Darm-Bereich auflösen. Die Pellets werden freigesetzt und verteilen sich in einem großen Abschnitt des Darms.

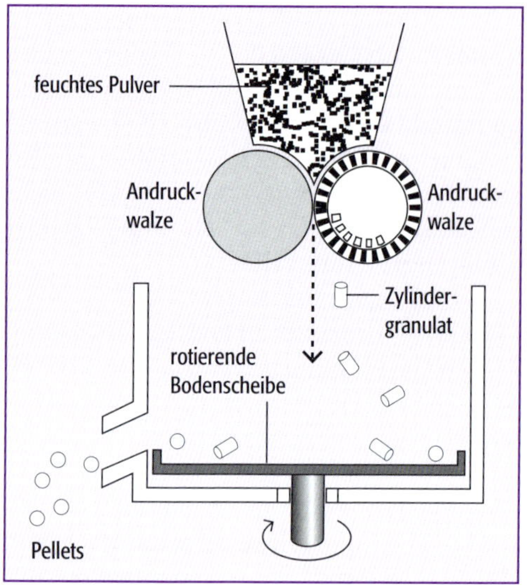

Abb. 7.2-1: Pelletieranlage

Granulattrocknung

Granulate können im Trockenschrank bei 30 bis 40 °C oder durch Wirbelschichttrockner getrocknet werden. Damit Granulate weiterverarbeitet werden können, müssen sie eine gewisse Restfeuchte haben, da sie in Pulver zerfallen würden und nicht mehr zu Tabletten verpresst werden können. Eine zu hohe Restfeuchte jedoch verschlechtert die Haltbarkeit.

Egalisierung

Durch grobe Siebe werden zuerst lockere Zusammenballungen im Granulat zerstört. Anschließend wird der Pulveranteil durch feine Siebe entfernt.

7.3 Kennzeichnung und Abgabe

Die Kennzeichnung regelt die Apothekenbetriebsordnung. Zu beachten ist, dass bei Klebstoffgranulaten die zurückbleibenden Bestandteile der Granulierflüssigkeit auf dem Etikett angegeben werden müssen. Granulate sind vor Feuchtigkeit zu schützen und deshalb in dicht schließenden Gefäßen, z. B. Weithalsgläsern mit Schraubverschluss, abzugeben. Zur Entnahme einer Einzeldosis müssen den Patienten geeignete Messvorrichtungen mitgegeben werden. Einzeldosen werden in kleine Beutel (Sachets) abgefüllt, die z. B. aus Alufolie gefaltet werden können.

7.4 Übungen

Übung 1
Vitamin-C-Brausegranulat

Ascorbinsäure	2,0 g
Natriumhydrogencarbonat	25,0 g
Weinsäure	23,0 g
Saccharose	50,0 g
2-Propanol	q. s.

Das Pressgranulat wird in folgenden Schritten hergestellt:

- **Pulverisieren und Mischen**
  Verreiben Sie die kristallinen Feststoffe in einem Porzellanmörser. Mischen Sie die Bestandteile, indem Sie die Substanz mit der geringsten Masse vorlegen und die Substanz mit der nächstgrößeren Masse jeweils im Verhältnis 1:1 zufügen. Fahren Sie fort, bis alle Substanzen vermischt sind.

- **Anteigen**
  Das Gemisch wird in eine Fantaschale überführt. Tropfen Sie aus einer Pipette 2-Propanol (Isopropylalkohol) auf das Pulver und mischen Sie mit dem Pistill gründlich durch. Dieser Vorgang wird so lange wiederholt, bis eine Masse entsteht, die die Konsistenz eines »Schneeballs« hat und am Pistill kleben bleibt.

- **Dispergieren**
  Mit einem Kartenblatt drücken Sie die Masse durch Sieb 2000 oder 4000 auf eine Unterlage.

- **Trocknen**
  Trocknen Sie das Granulat in dünner Schicht bei 40 °C im Trockenschrank.

- **Egalisieren**
  Zerkleinern Sie grobe Partikel und entfernen den Staubanteil durch ein feines Sieb.

MERKE

Es müssen runde Granulatkörner entstehen. Sind sie würstchenartig, war Ihre Masse zu feucht. Hat das Granulat einen großen Staubanteil, haben Sie zu wenig Flüssigkeit zugesetzt.

Übung 2
Traubenzuckergranulat

I. *Innere Phase*

Kakaopulver	80,0 g
Aerosil®	4,0 g
Sorbitol	20,0 g
Traubenzucker	1836,9 g

II. *Äußere Phase*

Kakaopulver	12,0 g
Calciumarachinat	6,0 g
Aerosil®	6,0 g
Talkum	36,0 g

7.5 ■ Prüfungen

Übung 1
Gleichförmigkeit der Masse abgegebener Dosen aus Mehrdosenbehältnissen (Ph. Eur. 2.9.27)

Mit einer Dosierhilfe werden 20 Einzeldosen nach dem Zufallsprinzip entnommen, die Einzelmassen bestimmt und die Durchschnittsmasse ermittelt. Höchstens zwei Einzelmassen dürfen vom Mittelwert um 10% abweichen, keine um mehr als 20%.

Übung 2
Prüfung der Zerfallszeit von Brausegranulat (Ph. Eur. Granulate)

Sechs Einzeldosen des Brausegranulats müssen sich innerhalb von fünf Minuten in jeweils 200 ml Wasser (15 bis 25 °C) unter Sprudeln auflösen.

8 Kapseln

8.1 ■ Definition

Kapseln (Capsulae) sind feste, einzeldosierte Arzneizubereitungen unterschiedlicher Form und Größe mit einer harten oder weichen Hülle. Sie werden mit viel Wasser geschluckt und lösen sich, sofern sie keinen magensaftresistenten Überzug haben, im Magen rasch auf. Der Inhalt besteht meistens aus Pulver, Mikropellets oder Mikrotabletten. Selten ist er flüssig oder pastenförmig.

Das Arzneibuch unterscheidet

- Hartgelatinekapseln,
- Weichgelatinekapseln,
- Kapseln mit veränderter Wirkstofffreigabe,
- magensaftresistente Kapseln und
- Oblatenkapseln.

MERKE

Kapseln dürfen nie mit Wasser in Kontakt kommen und auch nicht mit wässrigen Zubereitungen befüllt werden, da sie sofort quellen und sich auflösen würden.

8.2 ■ Grundlagen

Die größte Bedeutung für die Herstellung in der Apotheke haben Hartgelatinekapseln. Sie bestehen aus zwei dünnen, vorgefertigten Hälften, die ineinander gesteckt werden. Es gibt sie in verschiedenen Größen mit unterschiedlichen Füllvolumina (Abb 8.2-1). In der Apotheke sind meist weiß-opake Hartgelatine-Kapseln üblich. Sie werden in der Kapselmaschine geöffnet, mit dem Gemisch aus Wirk- und Füllstoff befüllt und anschließend mit der Maschine verschlossen. Hartgelatinekapseln werden in der Regel oral verabreicht, jedoch ist auch die rektale und vaginale Anwendung möglich.

TIPP

Beim Schlucken der Kapsel muss der Kopf nach vorne gebeugt werden, um zu vermeiden, dass die Kapsel im Rachenraum festklebt.

Hartgelatinekapseln

Kapseln der Größe 00 und 000 sind zu groß, um geschluckt werden zu können. Sie dienen daher nur als Verpackung einzeldosierter Pulver. Vor Gebrauch wird die Kapsel geöffnet, der Inhalt mit Flüssigkeit verrührt und eingenommen.

DAC-Anlage G

Angaben zur Füllung von Hartgelatine-Steckkapseln

Die Füllung erfolgt mit einem handelsüblichen Kapselfüllgerät in Hartgelatine-Steckkapseln nach der Messzylindermethode. Für Rezepturzwecke eignen sich vorzugsweise die Kapselgrößen 0, 1 und 2.

Volumen (ml)	1,37	0,95	0,68	0,50	0,37	0,30	0,21	0,13

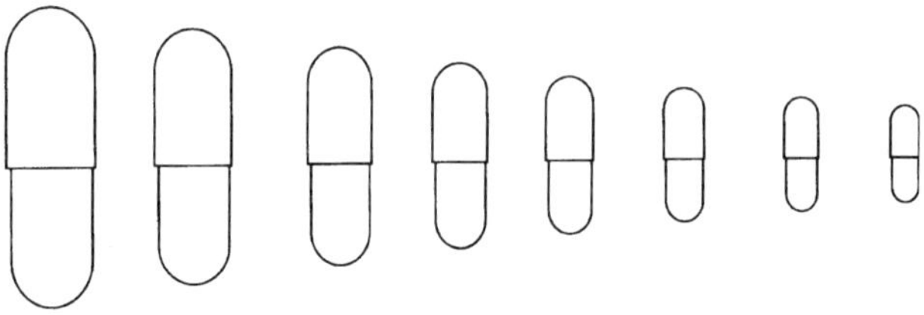

Kapselgröße	000	00	0	1	2	3	4	5

Handelsübliche Hartgelatine-Steckkapseln (annähernd natürliche Größe).

Abb. 8.2-1: Handelsübliche Kapselgrößen

Weichgelatinekapseln

Weichgelatinekapseln können nur industriell, z. B. nach dem »Scherer«-Verfahren, hergestellt werden. Dabei laufen warme Gelatinebänder über warme Formwalzen. Die Gelatine passt sich den Ausbuchtungen der Walze an und die Kapseln können in einem Schritt geformt, befüllt und geschlossen werden.

Kapseln mit veränderter Wirkstofffreisetzung

Bei Kapseln mit veränderter Wirkstofffreisetzung soll der Wirkstoff nicht sofort im Magen freigesetzt werden, sondern Ort, Zeitpunkt und Geschwindigkeit der Freisetzung werden gezielt festgelegt. So kann beispielsweise eine Depotwirkung erreicht werden, wenn die Kapseln mit Mikropellets, Mikrokapseln oder Mikrotabletten, die als Retardzubereitungen hergestellt sind, befüllt werden.

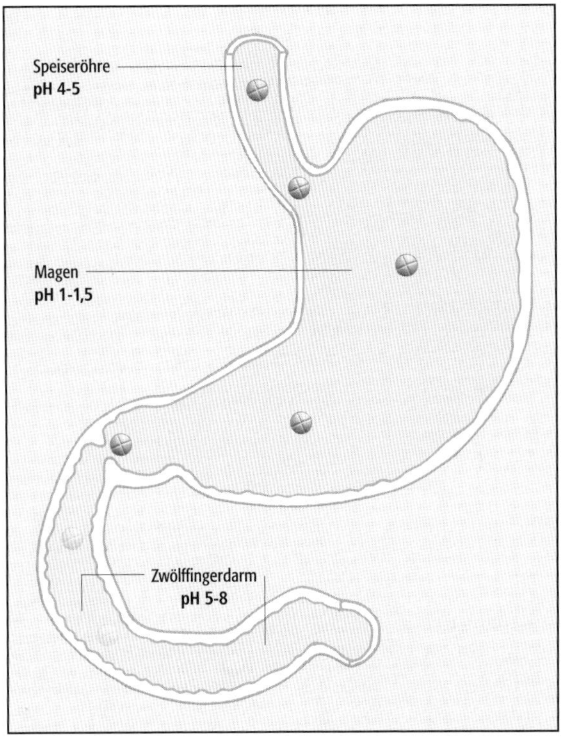

Abb. 8.2-2: Magensaftresistente Arzneiformen

Magensaftresistente Kapseln haben entsprechende Überzüge. Der Überzug ist im sauren pH-Bereich des Magens beständig, löst sich jedoch im basischen pH-Bereich des Darms auf (Abb. 8.2-2). Solche Kapselhüllen können über den Großhandel bezogen werden und müssen nach Befüllung mit einer Siegelflüssigkeit an der Nahtstelle zwischen Kapselunterteil und Kapseloberteil bestrichen werden. Magensaftresistente Darreichungsformen werden hergestellt, um säureempfindliche Wirkstoffe zu schützen, Wirkstoffe erst im Dünndarm freizusetzen oder den Magen vor schleimhautreizenden Stoffen zu schützen, wie z. B. vor ätherischen Ölen, hoch dosierten Eisen- und Magnesiumsalzen, Bisacodyl oder Diclofenac.

Oblatenkapseln

Oblatenkapseln bestehen aus Stärke, in der Regel Reismehl. Sie werden insbesondere wegen ihrer Empfindlichkeit gegenüber Feuchtigkeit nur selten verwendet. Sie können nur mit Pulvern gefüllt werden, die nicht wasseranziehend (hygroskopisch) sind. Die fertigen Kapseln müssen vor der Einnahme einige Sekunden in Wasser getaucht, dann auf die Zunge gelegt und mit Wasser geschluckt werden.

8.3 ■ Herstellung

Zur Herstellung von Kapseln in der Apotheke gehören die Anfertigung des Wirkstoff-Füllstoffgemisches, die Befüllung und das anschließende Verschließen der Hartgelatinekapseln (Abb. 8.3-1).

Geräte

Aponorm®-Kapselfüllgerät
Messzylinder mit 0,5-ml-Einteilung
Porzellanmörser und Porzellanpistill
Pulvertrichter
Sieb 180
Kartenblatt
Aponorm®-Kapseln

Füllstoffe

Der Standardfüllstoff für Hartgelatinekapseln ist eine Mischung aus 99,5 % Mannitol mit 0,5 % Aerosil® (hochdisperses Siliciumdioxid), die gute Fließfähigkeit hat und gegenüber den meisten Arzneistoffen indifferent ist (NRF S. 38). Häufig wird auch Lactose als Füllstoff verwendet, die allerdings abführend wirken kann. Leidet der Patient unter Lactoseintoleranz oder reagiert der Arzneistoff mit dieser, kann sie nicht verwendet werden. Andere Füllmittel sind wasserfreie Glukose, Cellulosepulver, Saccharose oder Maisstärke. Anstelle von Aerosil® als Fließregulierungsmittel wird auch Magnesiumstearat verwandt.

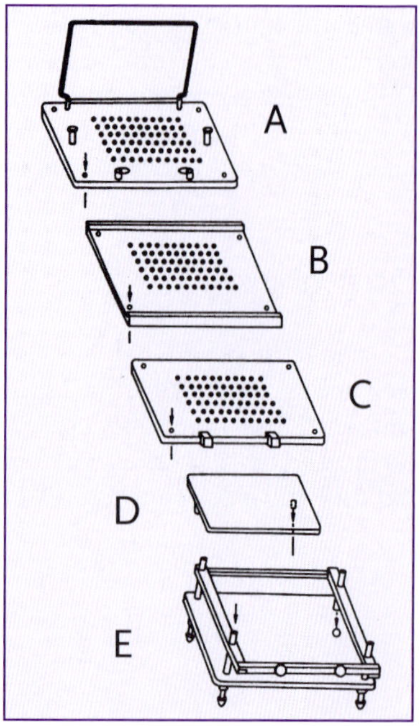

Abb. 8.3-1: Schematischer Aufbau des Aponorm®-Kapselfüllgerätes

A	Deckelplatte zum Abheben der Kapseloberteile
B/C	Lochplatten
D	Druckplatte
E	Rahmenteil zur Aufnahme der Platten A bis D

Vorbereitende Übungen

Übung 1
Befüllung der Kapseln
Füllen Sie 30 Kapseln mit Kapselfüllstoff (Mannitol-Siliciumdioxid Füllmittel, NRF S. 38) und verschließen sie diese.

Für 30 Kapseln der Größe 1 benötigen Sie ungefähr 15 g Füllstoff. Vor der Herstellung überprüfen Sie die richtige Montage des Kapselfüllgerätes. Die rechts auf den Platten eingestanzten Zahlen müssen übereinanderliegen. Werden die Platten seitenverkehrt eingelegt, sind die Bohrungen gegeneinander verschoben. Anschließend werden die Kapseln geöffnet. Dazu füllen Sie 30 locker zusammengesteckte Kapseln in die offene Deckelplatte des Gerätes, verschließen den Plexiglasdeckel und drehen die an der Vorderseite der Kapselmaschine befindliche Schraube fest. Dadurch werden die Platten der Kapselmaschine fixiert und gleichzeitig die Kapselunterhälften in der Kapselmaschine fest eingeklemmt. Die Deckelplatte der Kapselmaschine kann nun zusammen mit den Kapseloberhälften abgenommen werden. Dazu legen Sie die beiden Daumen auf die Metallstifte und heben die Deckelplatte mit den Fingern ab. Legen Sie diese mit den Öffnungen nach unten auf ein sauberes Blatt Papier, damit keine Verunreinigungen hineingeraten können. Durch anschließendes Öffnen der Feststellschraube fallen die Kapselböden auf die Druckplatte; ihre Ränder schließen mit der Lochplatte bündig ab. Manchmal müssen Sie die Kapselböden mit einem Kartenblatt vorsichtig nach unten drücken, so dass sie plan mit der obersten Lochplatte abschließen.

MERKE

Bei der Arbeit mit Gelatinekapseln ist jeder Kontakt mit Wasser zu vermeiden. Selbst Hautschweiß kann die Quellung der Gelatinekapseln verursachen. Daher müssen die Hände vor jedem Kontakt gewaschen, desinfiziert und gut getrocknet werden. Eine Alternative ist, Zwirnhandschuhe zu tragen.

Das Pulver wird in die Kapselunterhälften gefüllt, indem es gitterförmig auf die Stege zwischen den Bohrungen aufgeschichtet und mit der geraden Seite eines Kartenblattes in die Öffnungen geschoben wird. So werden die Kapselböden gleichmäßig gefüllt. Überschüssiges Füllgut wird in diesem Falle entfernt, weil es sich um eine vorbereitende Übung handelt. Schließen Sie die Kapseln, indem Sie die Deckelplatte mit den Kapseloberteilen auflegen und alle Platten gefühlvoll zusammen drücken. Per Hand wird das Einrasten des Snap-fit®-Verschlusses überprüft, das durch leichtes »Knacken« erkannt werden kann (Abb. 8.3-2).

TIPP

Die Kapselmaschine sollte auf ein sauberes Blatt Papier gestellt werden, damit heruntergefallene Substanz wieder der Herstellung zugeführt werden kann.

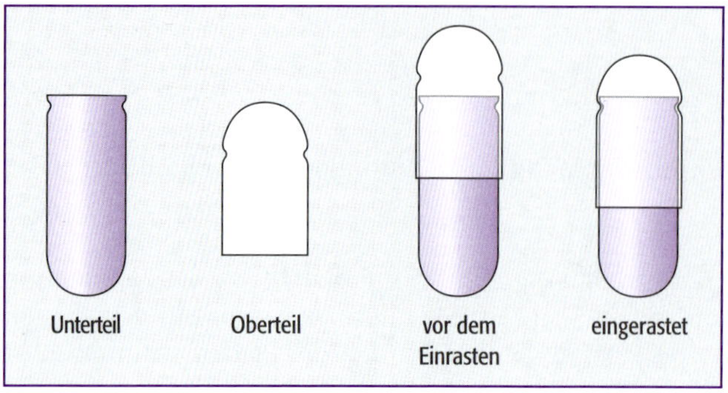

Abb. 8.3-2: Sicherheitsverschluss des Snap-fit®-Systems

Übung 2
Bestimmung des persönlichen Kalibriervolumens von 30 Kapseln der Größe 1

Mit dieser Bestimmung ermitteln Sie das Volumen Ihres für 30 Kapseln benötigten Füllstoffs. Dazu werden 30 Kapselunterhälften mit Füllstoff befüllt. Vor dem Ausleeren des Füllstoffs in einen Mörser müssen die Kapselunterhälften durch Festdrehen der Feststellschraube arretiert sein, da sie andernfalls aus der Maschine herausfallen würden. Der Füllstoff wird mit einem Pulvertrichter in einen Messzylinder überführt. Der Messzylinder darf maximal das 2,5-fache Volumen des Kalibriervolumens haben und muss in 0,5-ml-Abschnitte eingeteilt sein. Bei 30 Kapseln der Größe 1 ist das theoretische Kalibriervolumen 0,5 ml · 30 = 15 ml. Der Messzylinder darf höchstens ein Volumen von 37,5 ml haben. Zum Ablesen des Kalibriervolumens wird die Oberfläche des Pulvers vorsichtig mit einem Glasstab geglättet. So hat jeder Bearbeiter sein »persönliches« Füllvolumen.

MERKE

Der Messzylinder darf nicht gerüttelt oder auf den Labortisch geklopft werden, da das Pulver zusammenfallen würde (s. Seite 101).

Übung 3
Bestimmung der benötigten Kapselgröße

Welche Kapselgröße wählen Sie für die Rezeptur, wenn Ihnen verschiedene Größen zur Verfügung stehen?

Als Faustregel gilt: In einer Kapsel sollte das Füllvolumen von Wirkstoff und Füllstoff in einem Verhältnis von zwei zu eins stehen, das entspricht zwei Dritteln Wirkstoff und einem Drittel Füllstoff.

Das Volumen des fein verriebenen und gesiebten Wirkstoffs wird in einem Messzylinder bestimmt und es wird rechnerisch ein Drittel Füllstoff addiert. Die Gesamtmilliliter dividiert man durch die Anzahl der Kapseln und erhält so das benötigte Volumen einer Kapsel.

Beispiel

Sie sollen 30 Kapseln mit je 300 mg Wirkstoff herstellen.

9,0 g (30 · 300 mg) Wirkstoff werden im Mörser fein verrieben, gesiebt, nachgewogen und ggf. durch verriebenen und gesiebten Wirkstoff ergänzt. Im Messzylinder nehmen diese 9,0 g Wirkstoff ein Volumen von 12,4 ml ein. Rein rechnerisch benötigen Sie zusätzlich 6,2 ml Füllstoff.

$$12{,}4\ \text{ml} = 2\ \text{Teile}$$
$$x = 1\ \text{Teil}$$

$$\frac{12{,}4\ \text{ml}}{2\ \text{T}} = \frac{x}{1\ \text{T}} \qquad x = 6{,}2\ \text{ml}$$

30 Kapseln haben ein Gesamtvolumen von 18,6 ml, eine Kapsel demnach 0,62 ml. Die benötigte Kapselgröße muss die Größe 0 mit einem Fassungsvermögen von 0,68 ml haben (s. Seite 122).

Meistens haben die Verreibungen der Arzneistoffe mit Mannitol/Aerosil® ein Volumen von 2,0 ml pro g. Deshalb gilt als vereinfachte Regel:

Wirkstoffgehalte bis 200 mg je Kapsel	Kapselgröße 1 (0,5 ml)
Wirkstoffgehalte über 200 mg je Kapsel	Kapselgröße 0 (0,68 ml)

Ist die Wirkstoffmenge für die Ihnen zur Verfügung stehende Kapselgröße zu groß, muss die Wirkstoffmenge pro Kapsel halbiert und die Anzahl der Kapseln, die jeweils eingenommen werden sollen, verdoppelt werden. Dies muss auch in der Gebrauchsanweisung vermerkt werden.

Beispiel
30 Kapseln Ascorbinsäure mit je 600 mg
S. 1-mal täglich 1 Kapsel einnehmen.

Sie stellen 60 Kapseln mit je 300 mg Ascorbinsäure her und ändern die Gebrauchsanweisung auf »1-mal täglich 2 Kapseln einnehmen« ab.

Dosierungsverfahren für Kapseln

Kapseln werden nach Volumen dosiert, der Wirkstoff wird aber nach g bzw. mg verordnet. Da Volumen und Masse je nach Dichte der Substanz sehr unterschiedlich sein können, wurden verschiedene Verfahren entwickelt, um eine möglichst hohe Dosierungsgenauigkeit zu gewährleisten. Das Dosierungsverfahren nach DAC orientiert sich an der Wirkstoffmenge je Kapsel. Eine andere Möglichkeit ist das Volumendosierverfahren nach der Ergänzungsmethode.

Methoden nach DAC, Band 1, Anlage G

Im DAC sind zwei Verfahren beschrieben, die je nach Menge des Wirkstoffs pro Kapsel angewandt werden. Ist die Wirkstoffmenge so groß, dass sie fast das persönliche Kalibriervolumen erreicht, so wird nach Methode A verfahren. Enthalten die Kapseln jedoch nur eine geringe Menge Wirkstoff, wird nach Methode B verfahren. Sie gewährleistet, dass auch geringe Wirkstoffmengen homogen im Pulver verteilt werden. Voraussetzung für beide Methoden ist die Bestimmung des persönlichen Kalibriervolumens (s. Seite 126).

Methode A für große Wirkstoffmengen

Eine raue Reibschale wird mit etwa 1 g Füllmittel ausgerieben, sorgfältig ausgeschabt und vollständig entleert. Die zur Herstellung der vorgesehenen Anzahl Kapseln erforderliche Einwaage Arzneistoff wird mit 0,5 Prozent (m/m) hochdispersem Siliciumdioxid versetzt, in der Reibschale verrieben und anschließend locker in den Messzylinder eingefüllt. Durch Zusatz des Füllmittels wird auf das zuvor bestimmte Kalibriervolumen aufgefüllt. Das gesamte Pulver wird in die Reibschale überführt, sorgfältig gemischt und gleichmäßig auf die vorgesehene Anzahl Kapseln verteilt (Abb. 8.3-3).

Methode B für kleine Wirkstoffmengen

Eine raue Reibschale wird mit etwa 1 g Füllstoff ausgerieben, sorgfältig ausgeschabt und vollständig entleert. Die zur Herstellung der vorgesehenen Anzahl Kapseln erforderliche Einwaage Arzneistoff wird anteilig mit so viel Füllstoff versetzt, dass etwa 80 % des Kalibriervolumens erreicht werden.

Dazu ist es notwendig, die erforderliche Menge an Füllmittel ungefähr zu errechnen. Man geht davon aus, dass 1 g eines Arzneistoffs im Gemisch mit Kapselfüllstoff 2 ml einnehmen. Das Arzneistoff-Füllstoff-Volumen wird berechnet und von den 80 % des Kalibriervolumens subtrahiert. Mit dieser Menge wird der Arzneistoff angerieben.

Beispiel

Persönliches Kalibriervolumen für 30 Kapseln der Größe 0:	20 ml
80 % dieses Kalibriervolumens :	16 ml
Gesamte Arzneistoffmasse für 30 Kapseln:	1,2 g
Arzneistoff-Füllstoff-Volumen (1,2 g · 2 = 2,4 ml):	2,4 ml
Berechnung des benötigten Volumens an Kapselfüllstoff:	16 ml – 2,4 ml = 13,6 ml

Die Arzneistoff-Füllstoff-Mischung wird in den Messzylinder eingefüllt. Durch Zusatz weiteren Füllmittels wird auf das zuvor bestimmte Kalibriervolumen aufgefüllt. Das gesamte Pulver wird in die Reibschale überführt, sorgfältig gemischt und gleichmäßig auf die vorgesehene Anzahl Kapseln verteilt (Abb. 8.3-3).

MERKE

Die erste Verreibung im Porzellanmörser muss mit kräftigem Druck auf das Pistill vorgenommen werden. Das letzte Mischen vor Einfüllung in die Kapselmaschine ist ohne Druck auszuführen, da sich durch erneutes kräftiges Reiben das Volumen vergrößern würde. Das zuvor ermittelte Kalibriervolumen wäre dann verfälscht.

Volumendosierverfahren nach der Ergänzungsmethode

Dieses Verfahren kommt ohne persönliches Kalibriervolumen aus und ist bei ständig wechselnder Zusammensetzung der Rezepturformeln und der Kapselanzahl zu empfehlen.

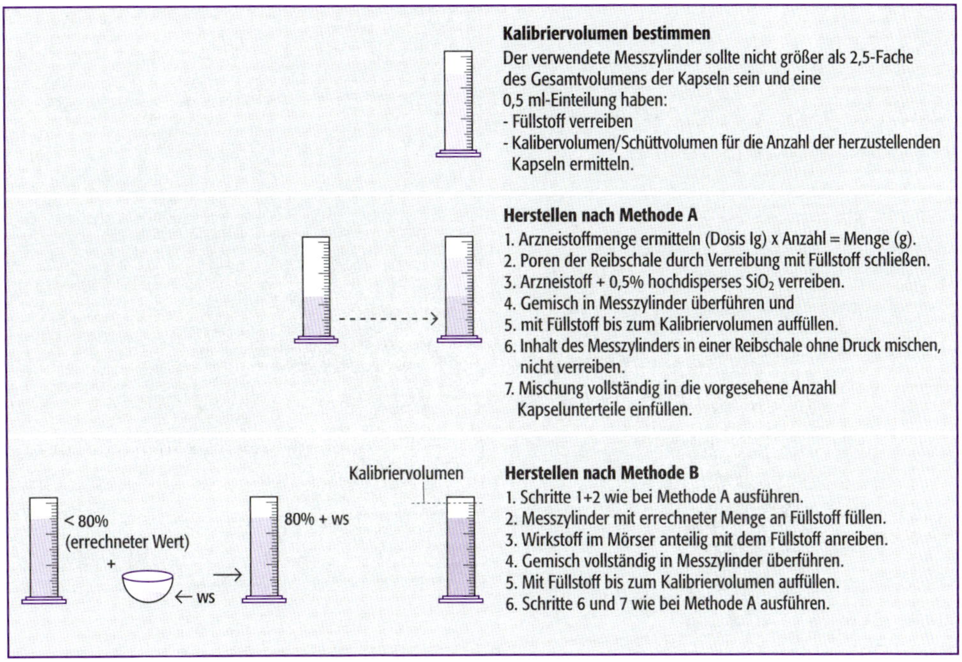

Abb. 8.3-3: Volumendosierverfahren nach der Messzylindermethode
(Quelle: Acta Pharm. Technol., Beilage Pharmazie in der Praxis, Nr. 2 (1986), 3)

In dem mit Füllstoff ausgekleideten und anschließend vollständig entleerten Mörser wird der Wirkstoff verrieben und anschließend mit etwas Füllstoff zu einem Konzentrat verarbeitet, das in die vorgegebene Anzahl Kapselunterhälften gleichmäßig verteilt wird. Da die Kapselunterhälften nicht vollständig gefüllt sind, werden sie mit Kapselfüllstoff aufgefüllt. Nun sind die Kapselunterhälften zwar voll, aber der Wirkstoff ist nicht gleichmäßig verteilt. Um dies zu erreichen, wird der Inhalt aller Kapseln in einen Mörser überführt, vorsichtig gemischt und **vollständig** in die Kapselunterhälften verteilt.

MERKE

Diese Methode eignet sich nicht für Rezepturen mit stark wirksamen Arzneistoffen und für Säuglings- und Kinderkapseln, da im ersten Herstellungsabschnitt der Wirkstoff in den Kapseln hängen bleiben kann.

8.4 Abgabe und Kennzeichnung

Kapseln sollen in dicht schließende Gefäße mit Schraubdeckel abgefasst werden (Weithalsglas, Kruke). Als Service werden in manchen Apotheken die Kapseln einzeln versiegelt (verblistert), um ihre hygienische Entnahme zu gewährleisten (Abb. 8.4-1).

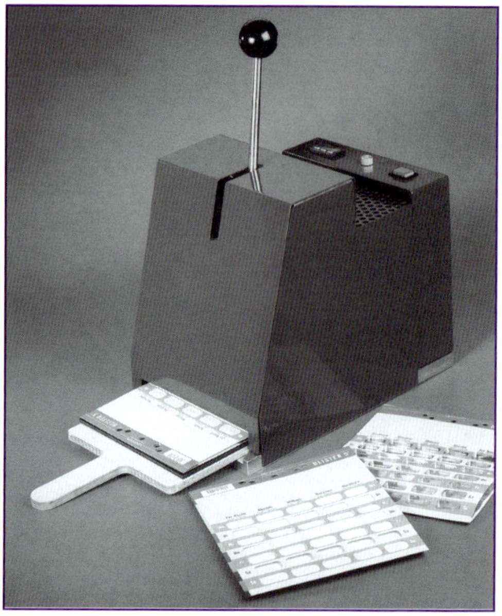

Abb. 8.4-1: Gerät zur Herstellung von Blistern

Das Etikett muss nach ApBetrO folgende Angaben enthalten (Abb. 8.4-2):

Frau Henriette Muster

Diphenhydramin-Kapseln 20 mg
20 Stück
Morgens und abends 1 Kapsel mit Wasser einnehmen
Hergestellt am: ....
Verwendbar bis: Tag, Monat, Jahr*)
Trocken lagern
Kapsel-Apotheke

Eine Kapsel enthält:
Diphenhydramin 20 mg
Kapselfüllstoff: nach Bedarf
(Füllstoff: Mannitol 99,5 T, Aerosil® 0,5 T)

*) Enddatum der Laufzeit.

Abb. 8.4-2: Musteretikett

8.5 Übungen

Übung 1
Kapseln mit hohem Wirkstoffgehalt (DAC, Band 1, Anlage G, Methode A)

Ammonium chloratum	0,32 g
Füllstoff	q. s.
M. f. caps. gel.	
D. tal. dos. Nr. XXX	

In einem mit Kapselfüllstoff ausgekleideten, vollständig entleerten Porzellanmörser verreiben Sie 9,6 g Ammoniumchlorid mit 0,5 % Aerosil® (48 mg). Die Mischung wird in einen 25-ml-Messzylinder überführt und mit Kapselfüllstoff auf das persönliche Kalibriervolumen aufgefüllt. Geben Sie das Gemisch in den Porzellanmörser zurück, mischen es nochmals sorgfältig und füllen es vollständig in die Kapselunterhälften.

$$\frac{9{,}6\,\text{g}}{100\,\%} = \frac{x}{0{,}5\,\%} \qquad x = 0{,}048\ \text{g Aerosil}^{\circledR}$$

Übung 2
Kapseln mit niedrigem Wirkstoffgehalt (DAC, Band 1, Anlage G, Methode B)

Codeinphosphat	30 mg
Kapselfüllstoff	q. s.
M. f. caps. gel.	
D. tal. Dos. Nr. XX	

Versetzen Sie in einem mit Kapselfüllstoff ausgekleideten, vollständig entleerten Porzellanmörser 600 mg des verriebenen und gesiebten Wirkstoffs anteilig mit so viel Kapselfüllstoff, dass Sie etwa 80 % Ihres persönlichen Kalibriervolumens erhalten. Diese Mischung geben Sie in einen 25-ml-Messzylinder und füllen mit Kapselfüllstoff auf das Kalibriervolumen auf. Der Inhalt des Messzylinders wird erneut im Porzellanmörser gemischt und in die Kapselunterhälften gefüllt.

Übung 3
Volumendosierverfahren nach der Ergänzungsmethode

Natrium chloratum	0,2 g
Kapselfüllstoff	q. s.
M. f. caps. gel.	
D. tal. Dos. Nr. XXX	

In einem mit Füllstoff ausgekleideten und anschließend vollständig entleerten Porzellanmörser verreiben Sie 6,0 g Natriumchlorid mit etwas Kapselfüllstoff zu einem Konzentrat. Verteilen Sie dieses Konzentrat gleichmäßig in die Kapselunterhälften und füllen mit reinem Füllstoff auf. Der Inhalt wird in den Mörser überführt, nochmals gut gemischt und vollständig in die Kapseln eingefüllt.

Häufig auftretende Probleme

- Bei Methode A oder B sind die Kapseln nicht vollständig bzw. nicht gleichmäßig befüllt.

In diesem Fall füllen Sie die Kapseln mit Kapselfüllstoff auf. Entleeren Sie den Inhalt aller Kapselunterhälften in einen Mörser, mischen ihn vorsichtig und befüllen die Kapselunterhälften erneut.

- Die Kapseln sind befüllt, es befindet sich jedoch noch Wirkstoff-Füllstoff-Gemisch im Mörser oder auf der Kapselmaschine.

In diesem Fall muss auch der Rest vollständig in die Kapseln gefüllt werden, da sie andernfalls mit Wirkstoff unterdosiert wären. Es muss durch vorsichtiges Klopfen an der Kapselmaschine Platz geschaffen werden. Ursache für dieses Problem könnte sein, dass die letzte Verreibung mit zuviel Druck ausgeführt wurde. Haben Sie durch zu starkes Klopfen zu viel Platz geschaffen, d.h. einige Kapselunterhälften sind nicht mehr vollständig gefüllt, müssen die Kapseln in die Reibschale entleert werden. Nach leichtem Mischen ohne Druck wird das Gemisch erneut in die Kapselunterhälften gefüllt.

Kapselrezepturen aus Fertigarzneimitteln

Viele Wirkstoffe stehen für Neugeborene, Säuglinge und Kleinkinder nicht als Fertigarzneimittel zur Verfügung. Auf ärztliche Verordnung stellt man daher in der Apotheke für die kleinen Patienten niedrig dosierte Arzneimittel her. Wenn der Wirkstoff nicht als Reinsubstanz erhältlich ist, werden Fertigarzneimittel verwandt. Die Dosierung liegt in der Verantwortung des Arztes und ist häufig problematisch, da für diese niedrigen Dosierungen keine Zulassungen vorliegen und oft klinische Studien fehlen. Schwerwiegende Erkrankungen zwingen Ärzte jedoch, solche Wirkstoffe selbst schon für Säuglinge zu verordnen, da es keine Alternativen gibt. Die Herstellung solcher Rezepturarzneimittel aus Fertigarzneimitteln ist anspruchsvoll und darf nur unter Aufsicht eines Apothekers durchgeführt werden. Das Volumendosierverfahren nach der Ergänzungsmethode ist für Kapseln, die bei Kindern angewandt werden, nicht geeignet.

Am häufigsten werden niedrig dosierte Kapseln aus Tabletten hergestellt. Die Tabletten werden verrieben. Das entstandene Pulver wird gesiebt, die berechnete Masse abgewogen und mit der erforderlichen Menge an Kapselfüllstoff versetzt und die homogene Mischung in die Kapseln gefüllt. Sie werden vor der Einnahme geöffnet und der Inhalt wird mit Brei oder Flüssigkeit verabreicht. Die Kapseln sind also abgeteilte Pulver zur Einnahme.

Nur Tabletten lassen sich problemlos pulverisieren und verarbeiten. Dragees und Filmtabletten haben harte Überzüge, die sich nicht zerkleinern lassen. Magensaftresistente Tabletten verlieren ihren Schutz gegen Magensäure, Depottabletten ihre Depotwirkung.

Bei der Auswahl des Fertigarzneimittels ist auf eine Dosierung zu achten, die zu einer Pulvermenge führt, die mit den zur Verfügung stehenden Waagen zuverlässig gewogen werden kann. Außerdem ist es wichtig, nicht nur ein oder zwei Tabletten zu verreiben, sondern den Inhalt der gesamten Packung, um zulässige Gehaltsschwankungen der Wirkstoffe in den einzelnen Tabletten auszugleichen. Die Wahrscheinlichkeit einer unbemerkten Über- oder Unterdosierung wird so verringert.

Die in den folgenden Rezepturen verwandten Wirkstoffe dienen nur dazu, die Berechnungen und den handwerklichen Umgang bei der Herstellung zu erlernen. Praxisrelevante Wirkstoffe sind z. B. Spironolacton, Hydrochlorothiazid und Furosemid, Captopril oder Theophyllin.

Es gibt die klare Empfehlung, Kindern bis zu einem Alter von zwei Jahren orale Liquida, wie Tropfen, Säfte und Suspensionen, zu verabreichen. Die einfache Applikation und die freie Anpassung der zu verabreichenden Dosis machen die flüssigen Arzneiformen zur Darreichungsform der Wahl und es sollte, wenn möglich, immer auf flüssige Zubereitungen zurückgegriffen werden.

Kennzeichnung
Außer den nach ApBetrO vorgeschriebenen Angaben muss das Etikett folgende zusätzliche Angaben enthalten (Abb. 8.5-1):

- Name des verwendeten Fertigarzneimittels und aller enthaltenen Hilfsstoffe
- Chargennummer des Fertigarzneimittels

Kind Torsten Muster

Hydrochlorothiazid-Kapseln 5 mg 30 Stück
Hergestellt aus HCT-Generikum 25 mg Tbl.
Ch.-B. 12345
2x täglich eine Kapsel
Kapselinhalt ausfüllen und mit Flüssigkeit oder Nahrung verabreichen.
Trocken lagern
Hergestellt am: ...
Verwendbar bis: Tag, Monat, Jahr*)
Kapsel-Apotheke

Eine Kapsel enthält:
Hydrochlorothiazid: 5 mg
Füllstoff: nach Bedarf
(Füllstoff: Mannitol mit 0,5 % Aerosil®)

Weitere Bestandteile: Carboxymethylstärke-Natrium, Cellulose, Lactose · 1 H_2O, Magnesiumstearat, Maisstärke, hochdisp. Siliciumdioxid

*) Enddatum der Laufzeit

Abb. 8.5-1: Musteretikett

MERKE

Die Aufbrauchsfrist für Kapseln beträgt laut NRF ein Jahr. Verfällt das Fertigarzneimittel zu einem früheren Zeitpunkt, reduziert sich die Aufbrauchsfrist auf dieses Verfallsdatum.

Übung 1
30 Kapseln mit je 4 mg Ambroxolhydrochlorid aus Ambroxol-Generikum-Hustenlöser-Tabletten
Ambroxolhydrochlorid ist mit 30 oder 60 mg Wirkstoff je Tablette im Handel. Sie verwenden die niedrig dosierten Tabletten (20 Stück) und ermitteln das Durchschnittsgewicht aller Tabletten. Die Masse sei 8,640 g. Damit wiegt eine Tablette im Durchschnitt 0,432 g. Wie viel Wirkstoff Ambroxolhydrochlorid benötigen Sie?

30 Kapseln · 4 mg = 120 mg

Wie viele Tabletten werden rein rechnerisch benötigt?

120 mg : 30 mg = 4 Tabletten

Welche Masse der verriebenen Tabletten müssen Sie auf der Analysenwaage abwiegen?

0,4320 g · 4 = 1,728 g

Herstellung nach DAC, Band 1, Anlage G, Methode B
Kleiden Sie den Porzellanmörser mit Füllstoff aus und entleeren Sie ihn vollständig. Der Inhalt der kleinsten Packung Tabletten wird auf der Analysenwaage ausgewogen und die Durchschnittsmasse einer Tablette wird ermittelt. Zerstoßen und verreiben Sie die Tabletten sorgfältig und sieben das Pulver durch Sieb 180. Die erforderliche Masse des Pulvers wird abgewogen und mit so viel Füllstoff verrieben, dass 80 % des persönlichen Kalibriervolumens erreicht werden. Ergänzen Sie Füllstoff bis zum Kalibriervolumen, verreiben das Pulver erneut im Mörser und füllen die Mischung vollständig in die Kapselunterhälften.

MERKE

Da Ambroxolhydrochlorid auch als flüssige Zubereitung, wie z. B. Mucosolvan® Kindersaft oder Ambroxol-ratiopharm® Hustensaft, im Handel ist, müsste bei dieser Verordnung unbedingt Rücksprache mit dem Arzt gehalten werden, um die Medikation evtl. auf die Einnahme einer flüssigen Darreichungsform umzustellen.

Übung 2
30 Kapseln Furosemid mit je 5 mg aus Furosemid 40 mg Tabletten
Wie viel Wirkstoff Furosemid benötigen Sie?

30 Kapseln · 5 mg = 150 mg

Wie viele Tabletten werden rein rechnerisch benötigt?

150 mg : 40 mg = 3,75 Tabletten

Wiegen Sie die gesamten 20 Tabletten auf der Analysenwaage aus und berechnen Sie die Durchschnittsmasse. Die Durchschnittsmasse sei 285,1 mg.

Welche Masse der verriebenen Tabletten müssen Sie auf der Analysenwaage abwiegen?

285,1 mg · 3,75 = 1069,1 mg

oder

$$\frac{40\text{ mg}}{285{,}1\text{ mg}} = \frac{150\text{ mg}}{x\text{ mg}} \qquad x = \frac{150\text{ mg} \cdot 285{,}1\text{ mg}}{40\text{ mg}} = 1069{,}1\text{ mg}$$

Sie wiegen 1,0691 g von den verriebenen und gesiebten Tabletten ab. Die weitere Herstellung erfolgt wie in Übung 1 beschrieben.

MERKE

Lasix® liquidum ist zugelassen für Kinder mit Dosisangaben für die Indikation Ödeme bei Erkrankungen des Herzens, der Leber oder der Nieren.

Übung 3
20 Kapseln mit je 17 mg Diphenhydramin aus Betadorm®-D 50 Tabletten
Herstellung nach DAC, Band 1, Anlage G, Methode A mit Kapseln der Größe 0

Wie viele Tabletten benötigen Sie?
Wie viel g Aerosil® ist notwendig?

Übung 4
60 Kapseln mit je 5 mg Hydrochlorothiazid aus HCT-Generikum 25 mg Tabletten

MERKE

Im Handel sind auch HCT-Generikum 12,5 mg Tabletten. Es sollten jedoch die höher dosierten Tabletten verwendet werden, um nicht so viel unerwünschte Hilfsstoffe verarbeiten zu müssen.

TIPP

Es gibt eine Monographie im NRF für die Herstellung von Hydrochlorothiazid-Kapseln aus Reinsubstanz.

Kapseln mit flüssigen Wirkstoffen

In Gelatinekapseln können nur ölige Flüssigkeiten verarbeitet werden, da Wasser die Gelatine der Hartkapseln sofort zur Quellung bringen würde. Ölige Flüssigkeiten lassen jedoch den Füllstoff zusammenfallen. Es kommt also zu einer Volumenkontraktion. Daher wird mehr Füllstoff benötigt, als aufgrund des Kalibriervolumens zu erwarten wäre.

Übung 5
30 Kapseln mit je 40 mg Dimeticon

Dimeticon 350	1,2 g
Hochdisperses Siliciumdioxid	0,15 g
Leichtes Magnesiumoxid (350)	nach Bedarf

Die Kapseln sollen nach DAC, Band 1, Anlage G, Methode B, mit leichtem Magnesiumoxid als Füllstoff hergestellt werden. Das flüssige Dimeticon wird mit Aerosil® und 2,5 g Magnesiumoxid verrieben. Bei Verreibung der Flüssigkeit mit dem Füllstoff findet eine Volumenkontraktion statt. Das zuvor ermittelte Kalibriervolumen wird nicht mehr erreicht, daher benötigen Sie mehr Magnesiumoxid. Nehmen Sie an, das Kalibriervolumen sei 19 ml. Nach Verreibung des Dimeticon mit hochdispersem Siliciumdioxid und 2,5 g leichtem Magnesiumoxid wird der Ansatz in einen Messzylinder überführt. Sie lesen ein Volumen von beispielsweise 15 ml ab. Es fehlen Ihnen also 4 ml bis zum Kalibriervolumen. Wegen der Volumenkontraktion soll mit dem Doppelten der fehlenden Menge ($2 \cdot 4$ ml = 8 ml) ergänzt werden, so dass sich das Kalibriervolumen auf 23 ml erhöht. Durch die anschließende Verreibung sinkt das Volumen auf 19 ml.

Herstellung kleiner Stückzahlen

Benötigt man weniger als 30 Kapseln, werden die nicht benötigten Öffnungen der Kapselmaschine mit einem Klebestreifen verschlossen. Nach der Herstellung wird der Klebestreifen entfernt. Klebstoffreste werden mit Benzin beseitigt.

Herstellung großer Stückzahlen

In der Apotheke sind Kapselmaschinen für die Befüllung von 30 oder 60 Kapseln üblich. Wie geht man nun bei der Herstellung von 100, 150, 200 Kapseln oder einer anderen Anzahl Kapseln vor? An dieser Stelle wird Ihnen ein Beispiel nach DAC, Band 1, Anlage G, Methode A, angegeben. Das Volumendosierverfahren nach der Ergänzungsmethode ist nicht zu empfehlen.

Herstellung von 100 Kapseln
Bestimmen Sie Ihr persönliches Kalibriervolumen von 20 Kapseln und rechnen diesen Wert auf 100 Kapseln um. Wiegen Sie die Wirkstoffe einzeln grob ab und verreiben diese im ausgekleideten Mörser. Nach dem Sieben des Pulvers wiegen Sie die genaue Wirkstoffmenge ein, verreiben diese mit 0,5 % Aerosil® und überführen das Gemisch in einen Messzylinder (Größe!). Füllen Sie mit Kapselfüllstoff auf das berechnete Kalibriervolumen auf. Geben Sie das Gemisch zurück in den Mörser und mischen alles nochmals gut durch. Ermitteln Sie die Gesamtmasse des Pulvers und wiegen fünf gleiche Teile aus. Sie erhalten fünf Portionen, die jeweils in 20 Kapseln gefüllt werden.

MERKE

Eine große Stückzahl an Kapseln stellen Sie in einer Charge her, um Fehlerquellen zu minimieren.

Herstellung des Füllstoffs für eine große Kapselmenge

Benötigen Sie Füllstoff für eine große Zahl Kapseln, empfiehlt es sich, den Füllstoff frisch herzustellen und nicht aus dem Standgefäß zu entnehmen. Bei der Herstellung von 100 Kapseln der Größe 1 benötigen Sie zur Kapselfüllung 50 ml Pulver (100 · 0,5 ml). Um eine ausreichende Menge herzustellen, gehen Sie von 50 ml Mannitol aus und vernachlässigen das Volumen des Wirkstoffs und des zuzusetzenden Aerosil®. Sie füllen den Messzylinder mit verriebenem Mannitol auf 50 ml, wiegen diese 50 ml auf einer Waage aus und errechnen die notwendige Menge Aerosil®.

Beispiel
50 ml Mannitol wiegen 23,7 g. Sie benötigen 0,119 g Aerosil® und verreiben es anteilsmäßig mit dem Mannitol (Herstellung s. NRF S. 38).

23,7 g Mannitol entsprechen 99,5 %, somit entsprechen x g Aerosil® 0,5 %.

$$\frac{23{,}7\,g}{99{,}5\,\%} = \frac{x}{0{,}5\,\%} \qquad x = 0{,}119\ g$$

Herstellung von Hartgelatinekapseln mit einer Fettschmelze

Übung 6
Dronabinol-Kapseln 5 mg 30 Stück (NRF 22.7.)
Ansatz für 30 Dronabinol-Kapseln mit 10 % Überschuss der Schmelze (s. Seite 335: Suppositorien)

Dronabinol (BtM!)	0,165 g
Palmitoylascorbinsäurehaltiges Hartfett (Vorschrift NRF S. 44)	14,025 g
Hartgelatinekapseln Größe 1	30 Stück

Dronabinol wird im Vorratsgefäß im Trockenschrank bei 70 °C für 5 Minuten erwärmt, damit es flüssig genug und gut zu dosieren ist. In einem Becherglas wird etwas mehr Palmitoylascorbinsäure-haltiges Hartfett als für den Ansatz benötigt geschmolzen. Jetzt werden die genauen Einwaagen beider geschmolzener Bestandteile in ein tariertes Becherglas gewogen. Das Dronabinol wird unter Rühren mit dem Glasstab gelöst. Die Temperatur der Schmelze sollte bei 35 bis 45 °C gehalten werden. Zur Befüllung der Kapseln werden auf eine 1-ml-Spritze eine weitlumige Kanüle aufgesteckt und 1 ml Schmelze aufgezogen. Sofort werden zwei Kapselunterteile befüllt. Die Flüssigkeitsoberfläche muss in der Kapsel plan oder leicht nach innen gewölbt sein. So wird weiter verfahren, bis alle Kapseln befüllt sind. Leerräume, die während des Abkühlens der Schmelze entstehen, dürfen nicht aufgefüllt werden. Nach Erstarrung der Schmelze werden die Kapseln verschlossen und in ein Behältnis mit kindersicherem Verschluss abgefüllt.

Dronabinol wird oral schlecht resorbiert. Die Resorption kann in Verbindung mit Fett erhöht werden, deshalb wird der Wirkstoff in dieser Rezeptur in einer Fettschmelze verarbeitet.

MERKE

Zu Übungszwecken wird eine in Palmitoylascorbinsäure-haltigem Hartfett lösliche Austauschsubstanz verwendet, die nicht unter das Betäubungsmittelrecht fällt.

Bindung des Wirkstoffs an das Füllmittel

Übung 7
Hydrochlorothiazid-Kapseln 0,5 mg (NRF 26.3.)
Es sollen 60 Kapseln mit je 0,5 mg Wirkstoff hergestellt werden. Die Kapseln werden anschließend für die Prüfung auf Gleichförmigkeit der Masse verwendet (s. Seite 120, 139).

Angaben für 1 Kapsel:

Hydrochlorothiazid	0,0005 g
Füllmittel (Schritt 1)	0,1 g
Füllmittel (Schritt 2)	0,1 g
Füllmittel (Schritt 3)	nach Bedarf
Aceton	nach Bedarf

Kapselgröße 1
Kapselmaschine für 30 Kapseln

Der Wirkstoff wird nach der Lösemethode verarbeitet, d. h. er wird in einem Lösungsmittel gelöst und der Füllstoff mit dieser Lösung imprägniert. Untersuchungen haben gezeigt, dass diese Methode Vorteile gegenüber der Verreibung hat. Die Dosierungsgenauigkeit ist größer; weitere Vorteile sind die Zeitersparnis und die geringere Staubentwicklung (Quelle: Lein, A.: NRF-Laboratorium). Außerdem liegt Hydrochlorothiazid als Rekristallisat sehr gleichmäßig verteilt auf den Mannitolpartikeln vor.

Für 60 Kapseln der Größe 1 wird mit dem Füllmittel das persönliche Kalibriervolumen nach DAC, Band 1, Anlage G bestimmt. Verwenden Sie dazu einen 50-ml-Messzylinder. Lösen Sie 300 mg Wirkstoff unter Rühren in 10 ml Aceton. Benutzen Sie eine Metallschale mit Pistill und arbeiten unter dem Abzug. Verreiben Sie die Lösung mit der ersten Portion Füllmittel (6,0 g) ohne starken Druck, entfernen das Gemisch aus der Schale, wenn kein Acetongeruch mehr wahrgenommen werden kann, und bewahren es separat auf. Die Menge an Aceton muss ausreichend sein, um den Wirkstoff zu lösen und die ausreichende Benetzung des Füllmittels zu gewährleisten. Um Reste des Wirkstoffs aufzunehmen, werden Schale und Pistill mit etwas Aceton gespült und die zweite Portion Füllmittel (6,0 g) wird unter Rühren ohne Druck eingearbeitet. Der Geruch nach Aceton muss verschwunden sein.

Mischen Sie vorsichtig Ansätze 1 und 2 miteinander und füllen die homogene Mischung vollständig in den Messzylinder. Das Pulvervolumen sollte jetzt mindestens 80 % Ihres persönlichen Kalibriervolumens betragen. Füllen Sie mit Füllmittel auf Ihr Kalibriervolumen auf und mischen erneut. Wiegen Sie die Mischung aus und teilen die Masse in zwei gleiche Teile. Jetzt können zweimal jeweils 30 Kapselunterhälften gefüllt und verschlossen werden.

8.6 ■ Prüfungen

Prüfung auf Gleichförmigkeit der Masse einzeldosierter Arzneiformen nach Ph. Eur. 2.9.5

Mit dieser Prüfung wird festgestellt, wie gleichmäßig Sie die Kapseln befüllt haben. Eine gleichmäßige Masse ist Grundvoraussetzung für die gleichmäßige Verteilung des Wirkstoffes in den Kapseln. Dazu werden 20 Kapseln nach dem Zufallsprinzip ausgewählt und die Durchschnittsmasse ihres Inhalts ermittelt:

$$\text{Durchschnittsmasse des Inhalts} = \frac{\text{Masse (20 gefüllte Kapseln – Masse 20 Leerkapseln)}}{20}$$

Anschließend werden alle Kapseln einzeln analytisch ausgewogen. Sie dürfen vom errechneten Durchschnittswert wie folgt abweichen:

Bei Kapseln mit *weniger* als 300 mg Durchschnittsmasse:
2 Proben dürfen um mehr als 10 % von der Durchschnittsmasse, aber keine um mehr als 20 % abweichen.

Bei Kapseln mit einer Durchschnittsmasse *gleich oder größer* als 300 mg:
2 Proben dürfen um mehr als 7,5 % von der Durchschnittsmasse, aber keine um mehr als 15 % abweichen.

Beispiel
20 Kapseln werden ausgewogen; die Durchschnittsmasse des Kapselinhalts beträgt 280 mg. 10 % Abweichung umfasst den Bereich zwischen 252 mg und 308 mg (280 ± 28). Die Massen von 18 Kapseln müssen sich innerhalb dieser Werte befinden. Die Massen von maximal 2 Kapseln dürfen außerhalb dieses Bereiches liegen. Ihre Abweichung darf jedoch nicht größer als 20 % sein, d. h. ihre Werte müssen zwischen 224 mg und 336 mg liegen. Sind diese Anforderungen erfüllt, entsprechen die Kapseln der Vorschrift.

Vereinfachte Prüfung auf Gleichförmigkeit der Masse nach NRF

Die Prüfung auf Gleichförmigkeit der Masse kann nach dem Europäischen Arzneibuch nicht ohne Öffnung der Kapseln durchgeführt werden, deshalb beschreibt das NRF ein Verfahren, bei dem die Kapseln intakt bleiben.

Durchführung
20 Kapseln werden nach dem Zufallsprinzip entnommen, zusammen gewogen und die Durchschnittsmasse wird errechnet. Die eigentliche Prüfung wird nur mit 5 Kapseln durchgeführt, die einzeln gewogen werden. Die Einzelmassen dürfen vom ermittelten Durchschnittswert der 20 Kapseln in folgender Weise abweichen:

- Keine Kapsel darf um mehr als ± 15 % abweichen, 2 Kapseln dürfen maximal um ± 10 % abweichen (Kriterium 1).

- Werden diese Anforderungen nicht erfüllt, muss eine weitere Überprüfung stattfinden (Kriterium 2).

Dazu werden die restlichen 15 Kapseln auch einzeln gewogen. Keine Kapsel der insgesamt 20 Kapseln darf um mehr als ± 20 % von der Durchschnittsmasse abweichen. Ist die Abweichung zu groß, muss die Charge verworfen werden. Befinden sich die Massen der Kapseln im erlaubten Bereich, muss die »relative Standardabweichung« (s_{rel} % oder RSD) berechnet werden. Der Wert der relativen Standardabweichung darf höchstens 5 % betragen.

$$s = \sqrt{\frac{\sum (x - \overline{x})^2}{(n-1)}}$$

s: Standardabweichung
x: Einzelmasse einer Kapsel
$\overline{x}$: Durchschnittsmasse der 20 Kapseln
n: Anzahl der Stichproben (20)
S_{rel}: relative Standardabweichung

$$s_{rel}\% = \frac{s}{\overline{x}} \cdot 100$$

Beispiel
20 volle Kapseln wiegen zusammen 16,6923 g (Tab. 8.6-1, 8.6-2). Daraus ergibt sich ein Mittelwert von 0,8346 g.

Überprüfung Kriterium 1
5 Kapseln werden einzeln gewogen (Tab. 8.6-1, 8.6-2).

Eine Kapsel weicht um mehr als ± 15 % von der Durchschnittsmasse ab (0,7090 g bis 0,9592 g). Die Masse der Kapsel Nr. 4 hat eine Abweichung von ≈ 16 %. Kriterium 1 ist daher nicht erfüllt und die Kapseln müssen einer weiteren Prüfung unterzogen werden (Tab. 8.6-2).

Tab. 8.6-1: Bestimmung der Masse von 5 Kapseln

	x	$x-\overline{x}$	$(x-\overline{x})^2$
1	0,7993 g	– 0,0348	$12{,}11 \cdot 10^{-4}$
2	0,8364 g	0,0023	$0{,}0529 \cdot 10^{-4}$
3	0,8914 g	0,0573	$32{,}83 \cdot 10^{-4}$
4	0,7060 g	– 0,1281	$164{,}09 \cdot 10^{-4}$
5	0,8588 g	0,0247	$6{,}10 \cdot 10^{-4}$

Überprüfung Kriterium 2
Die Massen der restlichen Kapseln liegen im Abweichungsbereich von 20 % (0,6673 g bis 1,0009 g).

Tab. 8.6-2: Massen der restlichen 15 Kapseln

	x	$x-\bar{x}$	$(x-\bar{x})^2$
6	0,8491 g	0,015	$2{,}25 \cdot 10^{-4}$
7	0,8143 g	– 0,0198	$3{,}92 \cdot 10^{-4}$
8	0,8403 g	0,0062	$0{,}384 \cdot 10^{-4}$
9	0,8222 g	– 0,0119	$1{,}42 \cdot 10^{-4}$
10	0,8416 g	0,0075	$0{,}563 \cdot 10^{-4}$
11	0,8305 g	– 0,0036	$0{,}13 \cdot 10^{-4}$
12	0,8288 g	– 0,0053	$0{,}281 \cdot 10^{-4}$
13	0,8481 g	– 0,014	$1{,}96 \cdot 10^{-4}$
14	0,8630 g	0,0289	$8{,}35 \cdot 10^{-4}$
15	0,8591 g	0,025	$6{,}25 \cdot 10^{-4}$
16	0,8592 g	0,0251	$6{,}3 \cdot 10^{-4}$
17	0,8294 g	– 0,0047	$0{,}221 \cdot 10^{-4}$
18	0,8411 g	0,007	$0{,}49 \cdot 10^{-4}$
19	0,8425 g	0,0084	$0{,}706 \cdot 10^{-4}$
20	0,8212 g	0,0129	$1{,}664 \cdot 10^{-4}$

Keine Kapsel weicht um mehr als ± 20 % vom Mittelwert ab (0,6673 g bis 1,0009 g), also muss die Charge noch nicht verworfen werden. Es wird jetzt die relative Standardabweichung berechnet:

$$s = \sqrt{\frac{\sum (x-\bar{x})^2}{19}} = \sqrt{\frac{250{,}07 \cdot 10^{-4}}{19}} = 0{,}03718$$

$$s = 0{,}03628$$

$$s_{rel}\,\% = \frac{0{,}03628 \cdot 100}{0{,}8341} = 4{,}35\%$$

Die relative Standardabweichung beträgt 4,46 % und entspricht damit den Anforderungen. Die Kapseln dürfen abgegeben werden.

Prüfung auf Gleichförmigkeit des Gehaltes nach Ph. Eur. 2.9.6

Mit dieser Prüfung wird festgestellt, ob der Wirkstoffgehalt einer Kapsel innerhalb der festgesetzten Grenzen liegt. Diese Prüfung muss durchgeführt werden, wenn Kapseln weniger als 2 mg oder weniger als 2 % Wirkstoff, bezogen auf die Füllmasse, enthalten. Es werden 10 Kapseln nach dem Zufallsprinzip entnommen, der Gehalt an Wirkstoff wird mit einer geeigneten Methode bestimmt und der Durchschnittswert ermittelt. Die Zubereitung entspricht der Prüfung, wenn nur eine Kapsel um höchstens 15 % vom Durchschnittsgehalt abweicht und keine um 25 %. Weicht eine Kapsel in ihrem Gehalt um mehr als 25 % ab, muss die Charge verworfen werden. Weichen höchstens drei Kapseln in ihrem Gehalt um mehr als 15 % ab, kann weitergeprüft werden. Dazu werden 20 andere Kapseln ausgewählt und der Wirkstoffgehalt wird bestimmt. Insgesamt dürfen drei von 30 Kapseln in ihrem Gehalt um mehr als 15 % und weniger als 25 % abweichen. Bei Wirkstoffgemischen muss die Prüfung für jeden einzelnen gering dosierten Wirkstoff durchgeführt werden. Ist diese Prüfung für alle Wirkstoffe einer Kapsel vorgeschrieben, entfällt die Prüfung auf Gleichförmigkeit der Masse.

Prüfung auf Gleichförmigkeit einzeln dosierter Arzneiformen nach Ph. Eur. 2.9.40

Um die Gleichförmigkeit einzeldosierter Arzneiformen sicherzustellen, sollte jede Einheit einer Charge einen Wirkstoffgehalt haben, der innerhalb eines engen Bereichs um den in der Beschriftung angegebenen Gehalt liegt.

Prüfung auf Gleichförmigkeit des Gehalts

Diese Prüfung kann immer durchgeführt werden. Dazu werden 30 Kapseln nach dem Zufallsprinzip ausgewählt und von 10 Kapseln wird der Einzelgehalt mit einer geeigneten Methode bestimmt. Der Akzeptanzwert wird berechnet.

$$AV = \left| M - \overline{X} \right| + k \cdot s$$

AV = Akzeptanzwert (Acceptance Value)
M = Referenzwert (deklarierter Gehalt)
$\overline{X}$ = Mittelwert der Einzelgehalte, angegeben in % vom deklarierten Gehalt
k = Akzeptanzkonstante; für n = 10 beträgt sie 2,4, für n = 30 beträgt sie 3,0.
s = Standardabweichung der Probe

$$s = \sqrt{\frac{\sum (x - \overline{x})^2}{(n-1)}}$$

s: Standardabweichung
x : Einzelinhalt einer Kapsel
$\overline{x}$: Durchschnittsgehalt der Kapseln
n : Anzahl der Stichproben

Bei der Berechnung wird unterschieden, ob bei der Herstellung ein Verlustzuschlag von ≤ 1,5 % oder > 1,5 % verwandt wurde.

Verlustzuschlag ≤ 1,5 %: Liegt der ermittelte Gehalt an Wirkstoff in einem Bereich von 98,5 bis 101,5 %, vereinfacht sich die Formel auf $AV = k \cdot s$, da $M = \overline{X}$

Verlustzuschlag > 1,5 %:

T = festgelegter Gehalt zum Zeitpunkt der Herstellung, wie z. B. 105 %.

Die Anforderungen der Ph. Eur. an die Gleichförmigkeit einzeldosierter Arzneiformen sind erfüllt, wenn der Akzeptanzwert ≤ 15,0 ist. (Der größte zulässige Akzeptanzwert wird mit L 1 = 15,0 bezeichnet.) Ist der Akzeptanzwert größer als 15,0, müssen weitere 20 Einheiten untersucht und die Akzeptanzwerte neu berechnet werden. Die Anforderungen sind erfüllt, wenn der endgültige Akzeptanzwert der dann insgesamt 30 Kapseln ≤ 15,0 ist und kein Einzelgehalt um mehr als 25 % vom Mittelwert abweicht. (Der größte zulässige Bereich jeder geprüften Einheit vom berechneten Referenzwert M wird mit L 2 = 25,0 beschrieben.)

Um den deklarierten Wirkstoffgehalt im Endprodukt tatsächlich zu erreichen, wird bei industrieller Fertigung die Einwaage der Wirkstoffe häufig um einen festgelegten Prozentsatz erhöht. Diesen zum Zeitpunkt der Herstellung festgelegten erhöhten Gehalt bezeichnet das Arzneibuch mit »T«. Nach diesem Wert richtet sich der Referenzwert M (s. Tabelle Ph. Eur. 2.9.40).

Prüfung auf Gleichförmigkeit der Masse

Diese Prüfung kann durchgeführt werden, wenn in einer Kapsel mindestens 25 mg Wirkstoff enthalten sind und der gesamte Kapselinhalt aus mindestens 25 % Wirkstoff besteht. Liegt der Gehalt unter 25 mg oder unter 25 %, muss die Prüfung auf Gleichförmigkeit des Gehalts durchgeführt werden. Ausnahme: Ist das Herstellungsverfahren validiert und liegt die relative Standardabweichung der Konzentration des Wirkstoffs in den fertigen Kapseln unter 2 %, reicht die Prüfung auf Gleichförmigkeit der Masse. 10 Kapseln werden entnommen, durchnummeriert und der Inhalt wird gewogen.

Prüfung der Zerfallszeit nach DAC, Band 1, Probe 13

6 Erlenmeyerkolben (100 ml) werden mit jeweils 50 ml Wasser befüllt und auf 37 ± 2 °C temperiert. In die Kolben wird jeweils eine Kapsel gegeben. Pro Minute werden die Erlenmeyerkolben einmal schwach umgeschwenkt. Die Kapseln müssen das Füllgut innerhalb von 15 Minuten freigeben. Bei negativem Ergebnis ist die Hauptprüfung nach Ph. Eur. 2.9.1 (Zerfallszeit von Tabletten und Kapseln) durchzuführen.

8.7 ■ Blick in die Zukunft

Kapselfüllstoffe

Bei der Kapselherstellung ist durch die intensive Verreibung der Wirkstoffe mit dem Kapselfüllstoff die Entwicklung von Staub nicht zu vermeiden. Wirk- und Hilfsstoffe werden von den Bearbeitern eingeatmet und können gefährlich werden. Säuglinge, für die Rezepturarzneimittel mit Mannitol als Hilfsstoff hergestellt werden, können dadurch Durchfall bekommen. Außerdem wurde festgestellt, dass bei der Verreibung mit dem Gemisch Mannitol/Aerosil® ein Wirkstoffverlust von 5 bis 10 % auftritt, so dass der Standardfüllstoff für Kapseln nicht unumstritten ist.

In Diskussion ist, Mannitol durch mikrokristalline Cellulose zu ersetzen, da sie weniger staubt, gut rieselt und keine Nebenwirkungen wie Mannitol hat. Außerdem soll das Füllgut nicht mehr in einer rauen Reibschale, sondern in einer glatten verrieben werden, um die Entwicklung von Staub zu verringern.

Wirkstoffverluste

Um den möglichen Wirkstoffverlust auszugleichen, wird die Zugabe eines Rezepturzuschlags diskutiert. So soll bei 30 Kapseln ein Zuschlag von + 10 % und bei 60 Kapseln von + 5 % verarbeitet werden. Bei mehr als 60 Kapseln entfällt der Zuschlag.

Dosierungsgenauigkeit

Die Ph. Eur. lässt die »Gleichförmigkeit des Gehaltes« und die »Gleichförmigkeit der Masse« bestimmen. Um die gleichmäßige Dosierung zu gewährleisten, wird die Prüfung auf Gleichförmigkeit der Masse einzeldosierter Arzneimittel verschärft. Bei allen Kapseln muss in Zukunft eine Standardabweichung errechnet werden, die kleiner als 5 % sein muss. Ein Maximalwert von 2 % wird angestrebt. Die Berechnung kann zukünftig von Rechenprogrammen übernommen und an dem oben aufgeführten Beispiel nachvollzogen werden (s. Seite 142).

9 Lösungen

Lösungen sind homogene Mischungen aus mehreren Flüssigkeiten oder aus Feststoffen, die in Flüssigkeiten gelöst werden. Sie gehören zu den dispersen Systemen. Man unterscheidet echte (molekulardisperse) Lösungen, deren gelöste Teilchen eine Größe von weniger als 1 nm haben, und kolloiddisperse (kolloidale) Lösungen mit einem Teilchendurchmesser von etwa 10 bis 100 nm. Die Abgrenzung ist jedoch umstritten.

In der Ph. Eur. gibt es keine Einzelmonographie für Lösungen. Je nach Art der Anwendung werden sie in vier Monographien beschrieben:

- Flüssige Zubereitungen zum Einnehmen
- Flüssige Zubereitungen zur kutanen Anwendung
- Zubereitungen zur Anwendung am Ohr
- Zubereitungen zur nasalen Anwendung

9.1 Echte Lösungen

Echte Lösungen (**Solutiones**) sind homogene Mischungen, in denen der gelöste Stoff mit dem Lösungsmittel eine einheitliche Phase bildet und beide nicht mehr voneinander zu unterscheiden sind. Solche Lösungen werden auch *molekulardisperse Lösungen* genannt. Der gelöste Stoff besteht aus Ionen oder Molekülen (< 1 nm), die weder mit bloßem Auge noch unter dem Lichtmikroskop zu erkennen sind. Die Lösungen sind klar und der gelöste Stoff kann selbst durch einen Bakterienfilter (0,2 µm Porengröße) nicht vom Lösungsmittel abgetrennt werden.

Innere Phase (disperse/dispergierte Phase)

Die disperse Phase, d.h. der gelöste Stoff, kann gasförmig, flüssig oder fest sein (Tab. 9.1-1).

Tab. 9.1-1: Disperse Phase in Lösungen

Gasförmig	**Beispiele** Löst man Ammoniakgas (NH_3) in Wasser, entsteht Salmiakgeist. Löst man Chlorwasserstoff in Wasser, entsteht Salzsäure.
Flüssig	**Beispiele** Ethanol ist in jedem Verhältnis mit Wasser mischbar. Ether ist nur bis zu einer bestimmten Menge mit Wasser mischbar. Lösungen vom System flüssig/flüssig werden auch Mischungen genannt.
Fest	**Beispiele** Stoffe, wie Citronensäure, Salze und Zucker: Ihre Löslichkeit ist unterschiedlich und sie können im Lösungsmittel sehr leicht bis praktisch unlöslich sein.

Äußere Phase (Dispersionsmittel/Lösungsmittel)

Äußere Phasen sind üblicherweise Wasser, fette Öle oder Alkohole. Wenn nichts anderes angegeben wird, ist immer gereinigtes Wasser (Aqua purificata) zu verwenden, das vor Gebrauch fünf Minuten lang sprudelnd abgekocht werden muss. Es darf maximal 24 Stunden lang in geschlossenen, zuvor sterilisierten Glasgefäßen gelagert werden.

Löslichkeit

Die Löslichkeit eines Stoffes gibt die Höchstkonzentration an, mit der er sich in einem bestimmten Volumen eines Lösungsmittels lösen kann (*gesättigte Lösung*). Sie ist eine temperaturabhängige Stoffkonstante, die für die Substanz charakteristisch ist. Grundsätzlich gilt für jeden Lösungsvorgang, dass sich **Gleiches in Gleichem** löst. Ein polarer Stoff (hydrophil) löst sich gut in polaren Lösungsmitteln, wie z. B. Wasser, während sich ein unpolarer (hydrophober) Stoff nur in unpolaren Lösungsmitteln, wie z. B. Ölen, gut löst. Die Löslichkeit nimmt bei den meisten Feststoffen mit steigender Temperatur zu und kann sogar überschritten werden. Es entsteht dann eine *übersättigte Lösung*, aus der der gelöste Stoff beim Erkalten teilweise wieder auskristallisiert. Gase lösen sich im Gegensatz zu Festsubstanzen besser in kalten Lösungsmitteln und werden bei zunehmender Temperatur unlöslicher. Durch die Energiezufuhr nimmt die Eigenbewegung der Gasmoleküle zu, die Anziehungskräfte zu den Molekülen des Lösungsmittels werden schwächer, das Gas steigt auf. Die Löslichkeit eines Stoffes in verschiedenen Lösungsmitteln kann in der entsprechenden Monographie des Arzneibuches unter Eigenschaften des Stoffes nachgeschlagen werden (Tab. 9.1-2).

MERKE

Die Angaben zur Löslichkeit eines Ausgangsstoffes beziehen sich auf Raumtemperatur (15 bis 25 °C).

Tab. 9.1-2: Löslichkeitsangaben der Ph. Eur.

Bezeichnung	Anzahl Volumenteile Lösungsmittel für 1 Masseteil Substanz
Sehr leicht löslich	Weniger als 1 Teil
Leicht löslich	Von 1 Teil bis 10 Teile
Löslich	Über 10 Teile bis 30 Teile
Wenig löslich	Über 30 Teile bis 100 Teile
Schwer löslich	Über 100 Teile bis 1.000 Teile
Sehr schwer löslich	Über 1.000 Teile bis 10.000 Teile
Praktisch unlöslich	Mehr als 10.000 Teile

Beispiele
- Saccharose ist laut Arzneibuchmonographie sehr leicht löslich in Wasser, schwer löslich in Ethanol 96 % und praktisch unlöslich in wasserfreiem Ethanol. 1 g Saccharose löst sich demnach bei Raumtemperatur in weniger als 1 ml Wasser.
- Natriumchlorid ist leicht löslich in Wasser. 1 g Natriumchlorid löst sich unabhängig von der Temperatur in 1 bis 10 ml Wasser.

Die Löslichkeit aller Arznei- und Hilfsstoffe muss vor Herstellung einer Lösung bekannt sein.

Verbesserung der Löslichkeit
Die schlechte Löslichkeit von Wirkstoffen in Wasser ist bei der Herstellung flüssiger Zubereitungen häufig ein Problem. Um die Löslichkeit eines Stoffes zu verbessern, kann man entweder

- den Wirkstoff chemisch verändern oder
- Lösungsvermittler zugeben.

Chemische Veränderung der Wirkstoffe
Die einfachste Möglichkeit zur Verbesserung der Löslichkeit ist die **Salzbildung**. Sie verändert die pharmakologische Wirkung der Substanz nicht, ist jedoch nur bei Basen und Säuren möglich.

Beispiele
- Codein ist als stickstoffhaltige Base schlecht wasserlöslich, Codeinphosphat als Salz der Phosphorsäure ist hingegen gut wasserlöslich.
- Sorbinsäure wird häufig als Konservierungsmittel verwandt und muss in siedendem Wasser gelöst werden. Kaliumsorbat löst sich dagegen gut in kaltem Wasser.
- Salicylsäure ist schlecht, Natriumsalicylat jedoch gut wasserlöslich.

Wird die schlecht lösliche Substanz gegen ihr leicht lösliches Salz ausgetauscht, muss die entsprechende Masse des Salzes (äquimolare Masse) stets über die relative Molekülmasse (M_r) errechnet werden. Auf diese Weise wird die Dosierung des Wirkstoffs nicht verändert.

Beispiel
Eine Rezeptur soll 1 g Salicylsäure enthalten. Verwendet man wegen der besseren Löslichkeit Natriumsalicylat, müssen davon 1,16 g eingewogen werden.

M_r (Salicylsäure) = 138,1; M_r (Natriumsalicylat) = 160,1

$$\frac{1\,g}{138{,}1\,g} = \frac{x}{160{,}1\,g} \qquad x = \frac{160{,}1\,g}{138{,}1\,g} \qquad x = 1{,}16\text{ g Natriumsalicylat}$$

Eine andere Möglichkeit der chemischen Veränderung ist der **Einbau polarer Gruppen** in das Wirkstoffmolekül. Dadurch kann seine pharmakologische Wirkung jedoch verändert werden.

Zugabe von Lösungsvermittlern
Lösungsvermittler sind Hilfsstoffe, die die Wasserlöslichkeit des Arzneistoffes verbessern. Sie erhöhen die Polarität des Wirkstoffs, ohne die chemische Struktur zu verändern. Lösungsvermittler müssen chemisch indifferent sein und dürfen keine eigene pharmakologische Wirkung haben.

Hydrotrope Verbindungen
Wassermoleküle liegen in einer Lösung nicht einzeln, sondern in kristallähnlich aufgebauten Gruppen von etwa 300 Molekülen vor. Diese Gruppen werden »**Cluster**« genannt. Ständig spalten sich Einzelmoleküle ab und lagern sich an einen anderen Cluster an. Hydrotrope Verbindungen sind stark polare Stoffe, die im Cluster Fehlstellen entstehen lassen. Sie wirken als »Strukturbrecher« des Wassers und verbessern über Wasserstoffbrückenbindungen die Löslichkeit schwer löslicher Substanzen. Beispiele für hydrotrope

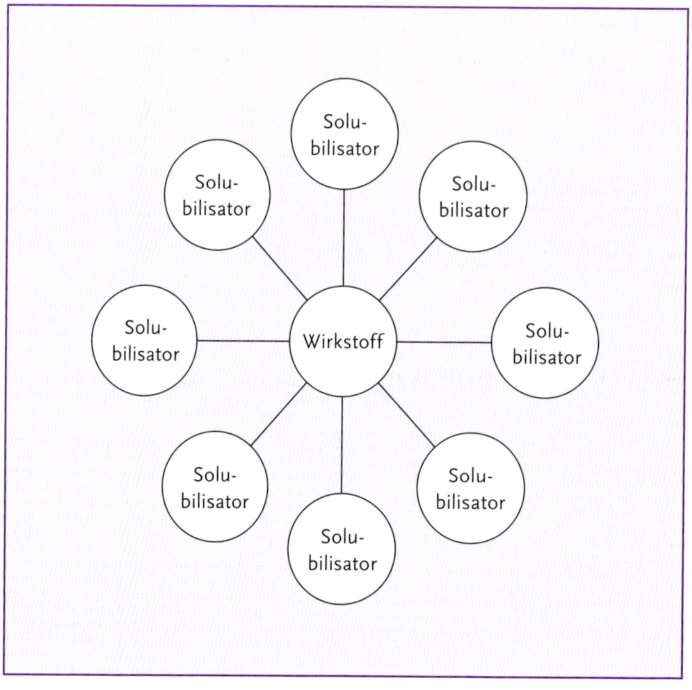

Abb. 9.1-1: Mizelle mit eingelagertem Wirkstoff

Verbindungen sind Substanzen mit vielen OH-Gruppen, wie z. B. einwertige Alkohole (Ethanol, Isopropylalkohol), mehrwertige Alkohole (Glycerol, Sorbitol), verschiedene Zucker oder Ester, Ether und Stickstoff-Verbindungen (Harnstoff).

Solubilisatoren
Solubilisatoren sind amphiphile Verbindungen, die sowohl einen hydrophilen als auch einen lipophilen Molekülanteil haben (s. Seite 197: Emulgatoren). Sie bilden »Mizellen«, die die wasserabweisenden Wirkstoffe in sich aufnehmen und so im Wasser verteilen (Abb. 9.1-1). Je nach Größe der Mizellen bilden sich klare oder leicht trübe (kolloidale) Lösungen. Die Verwendung der Solubilisatoren ist wegen ihres schlechten Geschmacks und der möglichen Beeinflussung der Arzneistoffwirkung beschränkt. Beispiele für Solubilisatoren sind Macrogolfettsäureester und Polysorbate (Tween®).

Komplexbildner
Die Verwendung von Komplexbildnern ist nur bei einigen Wirkstoffen möglich. Zur Herstellung einer Iodlösung wird z. B. dem Iod Kaliumiodid zugesetzt, das mit ihm einen wasserlöslichen Komplex bildet (s. Seite 159). Andere Komplexbildner sind Citronensäure, Weinsäure oder Natriumethylendiamintetraacetat (Na-EDTA).

Lösungsgeschwindigkeit

Die Lösungsgeschwindigkeit gibt an, wie schnell sich eine bestimmte Substanzmenge in einem Lösungsmittel löst. Sie wird als Konzentrationszunahme pro Zeiteinheit definiert. Die Lösungsgeschwindigkeit ist von der Löslichkeit eines Stoffes unabhängig und lässt sich beeinflussen. Löst man einen Teelöffel Zucker in einer Tasse Tee, läuft der Lösungsvorgang in drei Phasen ab:

- Das Kristallgitter, in dem die einzelnen Zuckermoleküle angeordnet sind, löst sich.
- Die einzelnen Zuckermoleküle umgeben sich mit Wassermolekülen **(Hydratation)**.
- Die Zuckermoleküle verteilen sich gleichmäßig in der Flüssigkeit **(Diffusion)**.

Die erste Phase kann durch Zerkleinerung der Substanz beschleunigt werden. Vergleicht man die Lösungsgeschwindigkeit von Kandis- und Kristallzucker, so wird deutlich, dass sie von der Teilchengröße abhängig ist. Je feiner ein Stoff zerteilt ist, desto mehr Moleküle kommen wegen der größeren Oberfläche mit dem Lösungsmittel in Kontakt und lösen sich aus dem Kristallgitter heraus.

Die zweite Phase (Hydratation) läuft sehr schnell ab. Ihre Geschwindigkeit kann nicht beeinflusst werden.

Die dritte Phase (Diffusion) ist ein sehr langsamer Vorgang, der allerdings stark beschleunigt werden kann. Lösen sich Zuckerkristalle in Wasser, entsteht um sie herum eine gesättigte Zuckerlösung, die die weitere Auflösung behindert. Durch Umrühren werden die Zuckerkristalle wieder von frischem Lösungsmittel umspült. Das Konzentrationsgefälle bleibt erhalten. Je niedriger also die Konzentration des gelösten Stoffes im Lösungsmittel, desto höher ist die Lösungsgeschwindigkeit. Auch die Erhöhung der

Temperatur beschleunigt den Lösungsvorgang, da sich die Moleküle wegen der Energiezufuhr schneller bewegen und verteilen.

Dichte

Flüssigkeiten unterscheiden sich in der Regel in ihren Dichten. Öl schwimmt auf Wasser, hat also eine geringere Dichte als Wasser. Um die unterschiedlichen Dichten der Flüssigkeiten angeben zu können, gibt es mehrere Möglichkeiten. Übliche Angaben sind:

- *absolute* Dichte ρ_{20}: Sie ist laut Ph. Eur. das Verhältnis zwischen der Masse einer Substanz und ihrem Volumen bei 20 °C.

  $$\text{Dichte} = \frac{\text{Masse}}{\text{Volumen}} \qquad \text{Dichte } \rho_{20} = 1\ \text{kg} \cdot \text{m}^{-3} = 1\ \text{g} \cdot \text{cm}^{-3}$$

- *relative* Dichte d_{20}^{20}: Die Massen von einem Liter einer Flüssigkeit und einem Liter Wasser werden bei 20 °C miteinander verglichen. Da der Quotient aus zwei Dichten gebildet wird, ist die relative Dichte dimensionslos.

  $$\text{Relative Dichte} = \frac{\text{Masse von 1 Liter Substanz}}{\text{Masse von 1 Liter Wasser}}$$

Der Unterschied zwischen absoluter und relativer Dichte ist sehr gering und kann bei einfachen Bestimmungen vernachlässigt werden. Durch Multiplikation der absoluten Dichte mit dem Faktor 1,0018 wird die relative Dichte erhalten: $d_{20}^{20} = 1{,}0018 \cdot \rho_{20}$.

Vorbereitende Übungen

Übung 1
Löslichkeit
Versuchen Sie, folgende Substanzen in jeweils 10,0 g gereinigtem Wasser zu lösen:

- 1,0 g Natriumchlorid
- 1,0 g Sorbinsäure
- 1,0 g Zinkoxid

Welche Substanz löst sich leicht, welche gar nicht und welche nur unter Erwärmung?

Übung 2
Lösungsgeschwindigkeit
Geben Sie in zwei Erlenmeyerkolben je 50 ml gereinigtes Wasser und einige Kristalle Kaliumpermanganat. Einen Erlenmeyerkolben schwenken Sie leicht um, den anderen Erlenmeyerkolben lassen Sie unberührt stehen. Was beobachten Sie?

Viskosität

Flüssigkeiten sind im Gegensatz zu Feststoffen fließfähige Systeme, d. h. unter dem Einfluss äußerer Kräfte verändern sie ihre Form. Diesen Kräften setzen sie einen Widerstand entgegen, der »innere Reibung« genannt wird. Der spezifische, für eine Flüssigkeit charakteristische Wert wird auch als ihre Zähigkeit oder »Viskosität« bezeichnet. Sie nimmt in der Regel mit steigender Temperatur durch geringer werdende Kohäsionskräfte ab. Öl wird beim Erwärmen dünnflüssiger und beim Abkühlen zähflüssiger, d. h. viskoser. Deshalb lassen sich warme Flüssigkeiten besser filtrieren als kalte.

Eine Flüssigkeit kann mit einem Stapel Kartenblätter verglichen werden, die gegeneinander verschoben werden. Um die Schichten von Flüssigkeiten (Kartenblätter) gegeneinander zu verschieben, ist Kraft notwendig. Diese Kraft ist umso größer, je schneller die Schichten gegeneinander verschoben werden sollen, je größer die Flächen sind und je geringer der Abstand zwischen den Schichten ist.

pH-Wert

In geeigneten Lösungsmitteln, wie z. B. Wasser, können Elektrolyte Protonen abgeben (Säuren) oder Protonen binden (Basen). Wasser selbst zerfällt geringfügig in H^+-Ionen und OH^-Ionen und kann so elektrischen Strom leiten.

$$2\,H_2O \rightleftarrows H_30^+ + OH^-$$

Vereinfacht $$H_2O \rightleftarrows H^+ + OH^-$$

Wasser und seine Ionen stehen miteinander im Gleichgewicht und folgen dem Massenwirkungsgesetz, d. h. das Verhältnis von Wasser zu seinen Ionen ist konstant.

$$K = \frac{[H^+] \cdot [OH^-]}{[H_2O]}$$

Der Wert für K ist sehr klein ($3{,}26 \cdot 10^{-18}$). Bei einer Temperatur von 25 °C hat ein Liter Wasser die Masse 997 g. Der Quotient aus dieser Masse und der Molekülmasse des Wassers (18) ist 55,3. In einem Liter Wasser sind somit 55,3 Mol Wasser enthalten. Da die Wasserkonzentration praktisch konstant ist, schreibt man für $K \cdot [H_2O]$ die neue Konstante K_W. Sie wird als Produkt der Ionenkonzentration oder abgekürzt als »Ionenprodukt des Wassers« bezeichnet und hat bei 25 °C einen Wert von 10^{-14}. Daraus ergibt sich, dass die Konzentration der beiden Ionenarten je 10^{-7} Gramm-Ion/Liter beträgt.

$$[H^+] \cdot [OH^-] = K \cdot [H_2O] = 10^{-14} = K_w$$

$K_w = 10^{-7} \cdot 10^{-7} = 10^{-14}$ = **Ionenprodukt des Wassers**

Da der Wert dieses Ionenproduktes immer konstant ist, muss die Konzentration an H^+-Ionen abnehmen, wenn die Konzentration der OH^--Ionen zunimmt. Auch bei wässrigen Lösungen von Säuren, Basen oder Salzen beträgt das Ionenprodukt des Wassers bei 25 °C stets 10^{-14}. Ein mit Säure versetztes Wasser hat also eine erhöhte H^+-Konzentration und als Folge eine verminderte OH^--Konzentration.

Beispiele

$[H^+] = 10^{-4}$ entspricht $[OH^-] = 10^{-10}$

Wird Wasser eine Base zugesetzt, erhöht sich die OH^--Konzentration und entsprechend verringert sich die H^+-Konzentration.

$[OH^-] = 10^{-2}$ entspricht $[H^+] = 10^{-12}$

Die Konzentration einer basischen Lösung kann also auch als Wasserstoffionenkonzentration angegeben werden.

Zur Vereinfachung wurde der Begriff »**pH-Wert**« eingeführt. So wird statt der molaren H^+-Ionenkonzentration der negative dekadische Logarithmus der Wasserstoffionenkonzentration angegeben (pH-Wert ist die Hochzahl [Exponent] ohne Minuszeichen).

Beispiel

statt $[H^+] = 10^{-4}$ pH = 4

oder $[OH^-] = 10^{-3}$ entspricht $[H^+] = 10^{-11}$ pH = 11

Eine neutrale Lösung mit 10^{-7} H^+-Ionen hat also den pH-Wert 7. Eine sauer reagierende Lösung hat stets einen pH-Wert kleiner 7, eine alkalisch reagierende einen pH-Wert größer 7. Im Allgemeinen bezeichnet man die Säurestärke als Acidität, die Stärke einer Base als Basizität oder Alkalität einer Lösung.

Puffersysteme

Puffersysteme halten den pH-Wert innerhalb gewisser Grenzen trotz Zusatz einer Säure oder Base konstant. Sie fangen H^+- oder OH^--Ionen unter Bildung schwacher Säuren oder Basen ab. Ein Puffersystem besteht in der Regel aus dem Salz einer schwachen Säure, gelöst in dieser Säure. Als Beispiel dient hier der Acetatpuffer, eine Mischung aus Essigsäure und Natriumacetat:

$$\underset{\text{Essigsäure}}{CH_3 \cdot COOH} \rightleftharpoons \underset{\text{Acetat-Ion}}{CH_3 \cdot COO^-} + \underset{\text{Wasserstoff-Ion}}{H^+}$$

$$CH_3 \cdot COONa \rightleftharpoons CH_3 \cdot COO^- + Na^+$$

Alle Bestandteile stehen miteinander in einem Gleichgewicht. Wird eine Säure, wie z. B. Salzsäure, der Pufferlösung hinzugegeben, erhöht sich die H^+-Ionenkonzentration und verschiebt das Gleichgewicht nach links, d. h. aus einem Acetat-Ion und einem H^+-Ion entsteht undissoziierte Essigsäure. In dem Maß, wie Acetat-Ionen verbraucht werden, zerfällt Natriumacetat in seine Ionen und setzt weitere Acetat-Ionen frei, die H^+-Ionen binden können. Der pH-Wert bleibt stabil.

$$CH_3 \cdot COOH + CH_3 \cdot COONa + HCl \rightarrow 2\,CH_3 \cdot COOH + NaCl$$

Wird dem Acetatpuffer eine Base, wie z. B. Natronlauge, zugesetzt, reagieren die OH^--Ionen der Base mit H^+-Ionen zu Wasser. Gleichzeitig entsteht Natriumacetat.

$$CH_3 \cdot COOH + CH_3 \cdot COONa + NaOH \rightarrow 2\,CH_3 \cdot COONa + H_2O$$

Beispiele für andere Puffersysteme:

- Borsäure und Natriumborat
- Citronensäure und Natriumcitrat
- Kohlensäure und Hydrogencarbonat
- Natriumdihydrogenphosphat und Dinatriumhydrogenphosphat

Physiologisch hat das Säure-Basen-Gleichgewicht große Bedeutung. Blut, Lymphe und Gewebe haben Puffersysteme, die den pH-Wert trotz Aufnahme unterschiedlicher Stoffe konstant halten. Auch zur Herstellung von Arzneimitteln werden Pufferlösungen verwendet, da die Wirksamkeit, Verträglichkeit und Haltbarkeit der Arzneistoffe oft vom pH-Wert abhängig sind.

Tonizität

In einem Lösungsmittel schwirren die gelösten Teilchen eines Stoffes mit großer Geschwindigkeit scheinbar regellos umher. Sie verhalten sich wie frei bewegliche Gasmoleküle und sind bestrebt, sich gleichmäßig in der Lösung zu verteilen. Diese Erscheinung heißt **Diffusion**. Gibt man diese Lösung in ein Gefäß mit einer semipermeablen Membran, die nur für das Lösungsmittel, nicht aber für die Teilchen durchlässig ist, so üben die Teilchen auf diese Membran einen Druck aus. Dieser Druck wird »osmotischer Druck« genannt.

Der osmotische Druck einer bestimmten Substanzmenge in einem Kilogramm Lösung wird als »Osmolalität« bezeichnet und in osmol angegeben. Sie lässt sich am einfachsten über die Gefrierpunktserniedrigung bestimmen. Für undissoziierte Stoffe gilt:

1-molare Lösung = 1-osmolale Lösung

Lösungen der Elektrolyte haben andere osmotische Werte, da sie in ihre Ionen zerfallen und sich damit die Anzahl der Teilchen erhöht, die den osmotischen Druck bestimmen.

Lösungen mit gleichem osmotischem Druck werden »isotonisch« genannt. Ist der Druck niedriger, nennt man dies »hypotonisch«, ist er höher, »hypertonisch«.

Die Verträglichkeit einer Arzneistofflösung ist vom osmotischen Druck der Lösung abhängig. Die Zellwände der Blutkörperchen verhalten sich wie semipermeable Membranen. Werden größere Mengen einer hypertonen Lösung zu schnell injiziert, tritt aus den Blutkörperchen Wasser aus, um die Lösung zu verdünnen. Die Zellen schrumpfen (Plasmolyse). Umgekehrt dringt bei hypotonen Lösungen Wasser in die Blutkörperchen ein, die Zellwände platzen (Hämolyse) und der rote Blutfarbstoff tritt aus. Der osmotische Druck des Blutes entspricht dem einer 0,9 %igen Natriumchlorid-Lösung.

Herstellung molekulardisperser Lösungen

Geräte

Becherglas mit Glasstab
Wärmequelle
Normaltropfenzähler (s. Seite 20)
Tropfhaken (Abb. 9.1-2)
Glastrichter und Filtrierpapier (s. Seite 22, 156)

Allgemeine Herstellungshinweise

Lösungen werden meistens durch Einwaage der Substanzen in ein passendes Becherglas hergestellt. In dem Becherglas ist der größte Teil des Lösungsmittels vorgelegt. Dadurch wird verhindert, dass Festsubstanzen am Boden des Herstellungsgefäßes festkleben. Vor der Herstellung muss die Löslichkeit jedes Feststoffs nachgeschlagen werden. Jeder Feststoff wird in dem für ihn optimalen Lösungsmittel gelöst, sofern die Rezepturvorschrift unterschiedliche Lösungsmittel enthält. Anschließend werden die Lösungen vorsichtig vereint; dabei werden alkoholische Lösungen meistens in die wässrigen gegeben. Schwer lösliche Stoffe werden im Mörser fein verrieben, um die Lösungsgeschwindigkeit zu erhöhen. Wirkstoffe sollten in der Regel einzeln und nicht als Mischung gelöst werden. Dabei wird mit der kleinsten Masse begonnen. Flüchtige und stark riechende Stoffe werden am Ende der Herstellung eingewogen, um Substanzverluste so gering wie möglich zu halten und andere Substanzen durch aufsteigende Dämpfe nicht zu verunreinigen. Farbstoffe oder ihre Lösungen werden ganz zum Schluss eingewogen, damit man feststellen kann, ob sich alle Substanzen klar gelöst haben. Die fertige Mischung muss klar sein. Sind Schwebstoffe vorhanden, wird die Lösung filtriert (s. Seite 156).

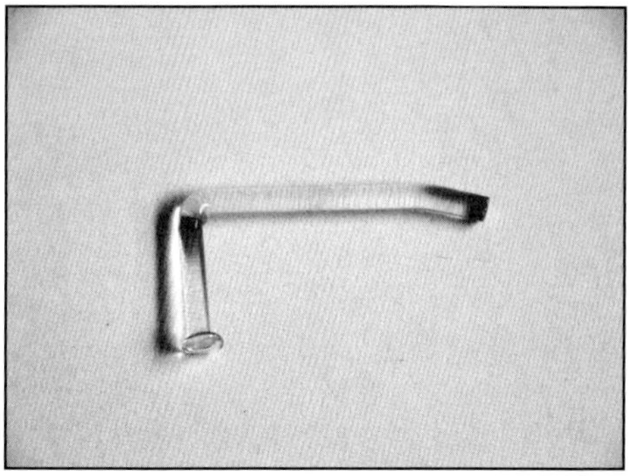

Abb. 9.1-2: Tropfhaken

MERKE

Fehlen in einer Rezepturvorschrift die Einheiten, sollte man nicht davon ausgehen, dass es sich immer um Massenangaben handelt. Besonders bei oralen Liquida, wie Säften und Tropfen, können auch Volumenangaben gemeint sein. Es ist z. B. plausibel, dass bei einer Gebrauchsanweisung wie »10 Tage lang täglich 3-mal 5 ml einnehmen« 150 ml und nicht 150 g hergestellt werden sollen, da ansonsten die Masse für die Therapiedauer nicht ausreicht.

Stammlösungen

Müssen sehr geringe Feststoffmassen eingewogen werden, sind von ihnen Stammlösungen herzustellen, um die genaue Einwaage zu gewährleisten. Von diesen so vorbereiteten Lösungen kann dann eine exakte Menge zur Herstellung der Zubereitung eingewogen werden. Im NRF sind in dem Kapitel »Stammzubereitungen« viele Beispiele für solche Lösungen aufgeführt.

Normaltropfenzähler

Kleine Mengen Flüssigkeiten werden nicht eingewogen, sondern mit einem Normaltropfenzähler[1] in die Lösung getropft (s. Seite 20). Die Umrechnung von Gramm auf die Anzahl der Tropfen erfolgt nach der Tropfentabelle im Anhang I, Seite 421.

MERKE

Der Normaltropfenzähler hat eine Tropföffnung, deren Durchmesser von der Ph. Eur. vorgegeben ist. Zur korrekten Handhabung muss er senkrecht gehalten werden und einen Tropfen pro Sekunde abtropfen.

Konzentrationsangaben

Konzentrationsangaben der Wirkstoffe können in Prozent (m/V) oder in Prozent (m/m) angegeben werden. Wird die Wirkstoffkonzentration in Prozent (m/m) angegeben, können alle Substanzen eingewogen werden. Wird die Wirkstoffkonzentration in Prozent (m/V) angegeben, muss das Volumen der Zubereitung mit Hilfe der Dichte in Masse umgerechnet werden, damit die Zubereitung durch Wägung hergestellt werden kann (s. Seite 156). Fehlt die Angabe der Dichte, wird die Lösung im Messzylinder hergestellt. Die Einzelsubstanzen werden eingewogen und anschließend mit dem Lösungsmittel auf das erforderliche Volumen aufgefüllt. Die Gebrauchsanweisung des Arztes kann z. B. lauten:

- »3-mal täglich 5 ml« oder
- »3-mal täglich 10 mg Wirkstoff«.
  Bei dieser Gebrauchsanweisung muss das Volumen der Einzelgabe durch die Apotheke ermittelt werden.

---

1 Normaltropfenzähler Ph. Eur. 2.1.1.
Andere Tropfenzähler können verwendet werden, wenn sie der folgenden Prüfung entsprechen: 20 Tropfen Wasser R von 20 ± 1 °C wiegen 1,000 ± 0,050 g, wenn sie aus einem senkrecht gehaltenen Normaltropfenzähler mit einer Abtropfgeschwindigkeit von einem Tropfen je Sekunde frei fallen gelassen werden. Der Normaltropfenzähler muss vor Gebrauch sorgfältig gereinigt werden. Mit demselben Tropfenzähler sind drei Bestimmungen durchzuführen, deren Werte höchstens um 5 Prozent vom Mittelwert der drei Bestimmungen abweichen dürfen.

Filtration

Feste Stoffe können von Flüssigkeiten durch Zentrifugieren, Dekantieren oder Filtration getrennt werden. Unter **»Dekantieren«** versteht man das Abgießen der Flüssigkeit, die über dem sedimentierten Bodensatz steht. Beim **»Zentrifugieren«** wird zur Trennung die unterschiedliche Fliehkraft der Stoffe genutzt. Sie entsteht durch die unterschiedlichen Dichten der Stoffe. Die **»Filtration«** durch poröse Materialien trennt das Ausgangsprodukt, die »Trübe«, in feste und flüssige Bestandteile. Die Filter sind für die Flüssigkeit durchgängig, halten jedoch die festen Anteile zurück. Der Rückstand heißt Filterkuchen, die feststofffreie Flüssigkeit wird Filtrat genannt. Je nach Zweck der Filtration unterscheidet man

- die »Trennfiltration« zur Gewinnung des Feststoffes,
- die »Klärfiltration« zur Erzielung eines klaren Filtrats und
- die »Scheidefiltration«, bei der Feststoff und Filtrat gewonnen werden sollen.

Sind Schwebeteilchen in einer Lösung vorhanden, müssen diese abfiltriert werden. Die einfachste Filtration wird mit Glastrichter und Filtrierpapier durchgeführt.

Das glatte oder gefaltete Papier wird als Tüte in den Trichter gelegt, der groß genug sein muss, um den gesamten Feststoff aufnehmen zu können. Das Filtrierpapier muss so bemessen sein, dass ein Zentimeter Abstand zum Trichterrand besteht. Es wird trocken in den Trichter gelegt und dann mit wenig Lösungsmittel befeuchtet. Die Trübe wird am Rand des Filters entlang gegossen und darf niemals über den Filterrand steigen. *Rundfilter* zur Trennfiltration müssen fest am Trichter anliegen, da sich im Ablaufrohr eine Flüssigkeitssäule bildet, die durch ihr Eigengewicht saugend auf die Flüssigkeit im Filter wirkt. So wird die Filtrationsgeschwindigkeit erhöht. Nur feuchte Filter saugen sich am Trichter fest. Zur Klärfiltration werden *Faltenfilter* bevorzugt. Sie haben eine wesentlich größere Oberfläche und deswegen eine höhere Filterleistung. Für die Filtration stehen Filtrierpapiere mit verschiedenen Porengrößen zur Verfügung. Je feiner die Poren sind, desto langsamer läuft das Filtrat durch.

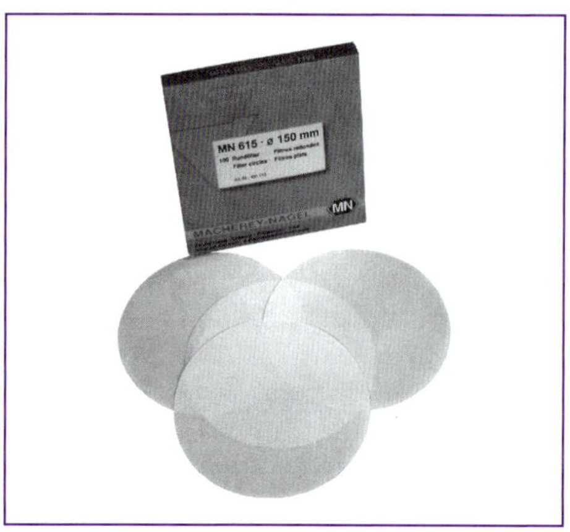

Abb. 9.1-3: Rundfilter

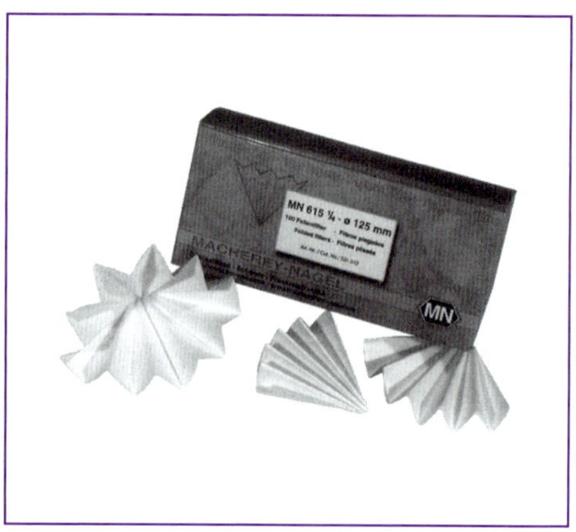

Abb. 9.1-4: Faltenfilter

Arzneistofflösungen können meistens direkt in das Abgabegefäß filtriert werden. Falls eine mehrfache Filtration notwendig ist, wird das gleiche Filtrierpapier erneut verwendet, da die Poren bereits durch Feststoffe und Papierfasern weitgehend abgedichtet wurden und so auch kleinere Partikel abgefangen werden können.

Konservierung

Mikrobiell anfällige Rezepturarzneimittel sind grundsätzlich zu konservieren. Nicht konserviert werden sollen z. B. Zubereitungen zur Anwendung bei Säuglingen oder großvolumig angewendete Zubereitungen (Rehydratations- oder Darmspüllösungen). Nach NRF beträgt die Aufbrauchsfrist **un**konservierter Lösungen, wie z. B. Mundspülungen, Lösungen zur Einnahme und Lösungen zur kutanen, rektalen und vaginalen Anwendung, nur eine Woche (s. Seite 54). Übliche Konservierungsmittel sind:

Parabene[1]	0,1 %
Sorbinsäure und -salze	0,1 % bis 0,2 %
Benzoesäure und -salze	0,1 % bis 0,2 %

Lösungen, die mehr als 15 % Ethanol oder Isopropylalkohol oder mehr als 20 % Propylenglykol enthalten, brauchen nicht zusätzlich konserviert zu werden. Das Gleiche gilt für Lösungen, die einen antimikrobiell wirksamen Inhaltsstoff oder hohe Salzkonzentrationen enthalten.

Flüssige Zubereitungen zum Einnehmen

Flüssige Zubereitungen zum Einnehmen sind in der Regel Lösungen, Emulsionen oder Suspensionen. Sie dürfen Hilfsstoffe, wie Konservierungsmittel, Antioxidanzien, Lösungsvermittler, Puffersubstanzen, Stabilisatoren, Verdickungsmittel, Geschmacks- und Geruchskorrigenzien, enthalten.

TIPP

Flüssige Bestandteile für Mischungen dürfen direkt in das Abgabegefäß gewogen werden. Verschlüsse werden zusammen mit den Behältnissen tariert, damit die Mischung während des Herstellungsvorganges umgeschüttelt werden kann.

Arzneimittel-Warnhinweisverordnung

Flüssige Zubereitungen zur oralen Anwendung, Mund- und Rachendesinfektionsmittel, aber auch Injektions- und Infusionslösungen, die Ethanol enthalten, müssen mit einem Alkoholwarnhinweis beschriftet werden, der auf die Gefahren des Alkohols hinweist. Dies betrifft aber nur Arzneimittel mit einem Ethanolgehalt von mehr als 0,05 g pro Einzeldosis. Bei Lösungen, die geschluckt werden, wird der Gehalt in Volumenprozent an Ethanol je maximaler Einzelgabe auf dem Abgabebehältnis und der Umhüllung folgendermaßen angebracht:

1 Methyl-, Ethyl- oder Propyl-4-Hydroxybenzoesäureester und deren Natriumsalze.

0,05 g bis 0,5 g	»Enthält ... Vol.-% Alkohol.«
0,5 g bis 3 g Ethanol	»Warnhinweis: Dieses Arzneimittel enthält ... Vol.-% Alkohol. Bei Beachtung der Dosierungsanleitung werden bei jeder Einnahme (... Messlöffel bzw. ... Tropfen) bis zu ... g Alkohol zugeführt. Ein gesundheitliches Risiko besteht u. a. bei Leberkranken, Alkoholkranken, Epileptikern, Hirngeschädigten, Schwangeren und Kindern. Die Wirkung anderer Arzneimittel kann beeinträchtigt oder verstärkt werden.«
Über 3 g Ethanol	»Warnhinweis: Dieses Arzneimittel enthält ... Vol.-% Alkohol. Bei Beachtung der Dosierungsanleitung werden bei jeder Einnahme (... Messlöffel bzw. ... Tropfen) bis zu ... g Alkohol zugeführt. Vorsicht ist geboten. Dieses Arzneimittel darf nicht angewendet werden bei Leberkranken, Alkoholkranken, Epileptikern, Hirngeschädigten, Schwangeren und Kindern. Die Wirkung anderer Arzneimittel kann beeinträchtigt oder verstärkt werden. Im Straßenverkehr und bei der Bedienung von Maschinen kann das Reaktionsvermögen beeinträchtigt werden.«
Bei Mund- und Rachendesinfektionsmitteln (Gurgellösungen) sowie Injektions- und Infusionslösungen reicht die Angabe: »Enthält ... Vol.-% Alkohol.«	

Rechenbeispiel
Es sind 200,0 g eines Beruhigungssaftes verordnet worden, der 30,0 g Baldriantinktur enthält.
Gebrauchsanweisung: Abends vor dem Schlafengehen einen Messlöffel (15 ml) einnehmen.

- *Berechnung des Alkoholgehaltes der Zubereitung:*

  Laut Prüfprotokoll beträgt der Ethanolgehalt der Baldriantinktur 68 % (V/V), das entspricht 60,3 % (m/m) (s. Seite 433). In 30 g Tinktur sind somit 18,09 g reiner Ethanol enthalten.

  $$\frac{60{,}3\ \text{g}}{100\ \text{g}} = \frac{x}{30\ \text{g}} \qquad x = \frac{30\ \text{g} \cdot 60{,}3\ \text{g}}{100\ \text{g}} \qquad x = 18{,}09\ \text{g Ethanol}$$

  Diese 18,09 g Ethanol werden durch die anderen Bestandteile der Zubereitung auf 200 g verdünnt, d.h. 18,09 g Ethanol sind in 200 g Zubereitung enthalten. Damit eine Prozentangabe möglich ist, muss die Ethanolmenge auf 100 g Zubereitung umgerechnet werden (18,09 : 2 = 9,045 ≈ 9). 9 % (m/m) entsprechen 11,3 % (V/V).

- *Berechnung der maximalen Alkoholmenge pro Einzeldosis (15 ml):*

  Ein Messlöffel Saft (15 ml) wird ausgewogen. Die Masse beträgt 14,3 g.
  In 200 g Zubereitung sind 18,09 g Ethanol, in einem Messlöffel somit 1,3 g.

  $$\frac{18{,}09\ \text{g}}{200\ \text{g}} = \frac{x}{14{,}3\ \text{g}} \qquad x = \frac{18{,}09\ \text{g} \cdot 14{,}3\ \text{g}}{200\ \text{g}} \qquad x = 1{,}293\ \text{g Ethanol}$$

Es werden je Einzeldosis 1,3 g Ethanol eingenommen, daher muss der Warnhinweis für Mengen von 0,5 bis 3 g Alkohol angegeben werden.

MERKE

Auch Flüssig- und Dickextrakte enthalten Ethanol.

Abgabe, Kennzeichnung und Dosierung

Säfte

Säfte (Mixturen) werden in der Regel in braunen Medizinflaschen (Medizinalglasflaschen) abgegeben (Abb. 9.1-5). Durch ihre braune Farbe schützen sie den Inhalt vor dem Einfluss des Lichts. Für die Flaschen sind unterschiedliche Verschlüsse im Handel, wie z. B. Schraubverschlüsse, kindergesicherte Verschlüsse, die sich nur mit Druck und durch gleichzeitiges Drehen öffnen lassen, Becher-Schraubverschlüsse, die gleichzeitig eine Dosierskala von 5 ml und 10 ml enthalten (Aponorm®-Medizinflaschen), Gummistopfen mit einer Öffnung zum Einsetzen einer Dosierspritze. Medizinflaschen werden nicht randvoll gefüllt, sondern maximal bis zu Beginn der Flaschenhalsverengung.

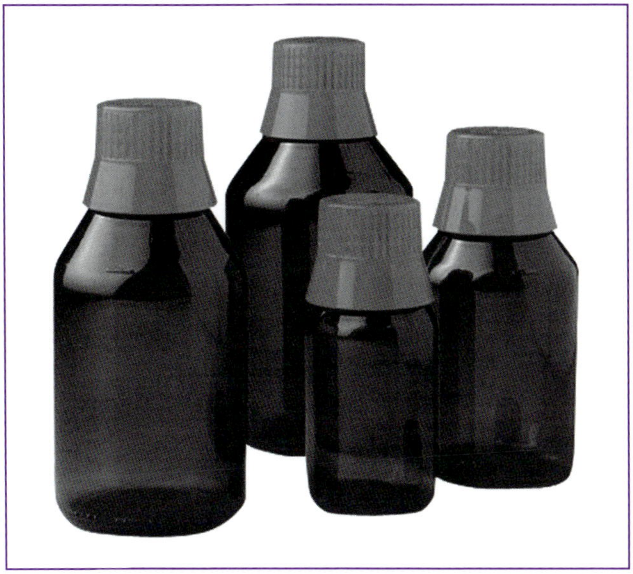

Abb. 9.1-5: Medizinflaschen

MERKE

Bei gleichen Massen haben alkoholische Flüssigkeiten wegen ihrer geringeren Dichte ein größeres Volumen als Wasser.

Die früher übliche Dosierung mit Esslöffeln (15 ml), Kinderlöffeln (10 ml) und Teelöffeln (5 ml) ist ungenau und nicht mehr zulässig. Dem Patienten müssen Dosierhilfen mitgegeben werden, die das Volumen exakt abmessen, wie z. B.

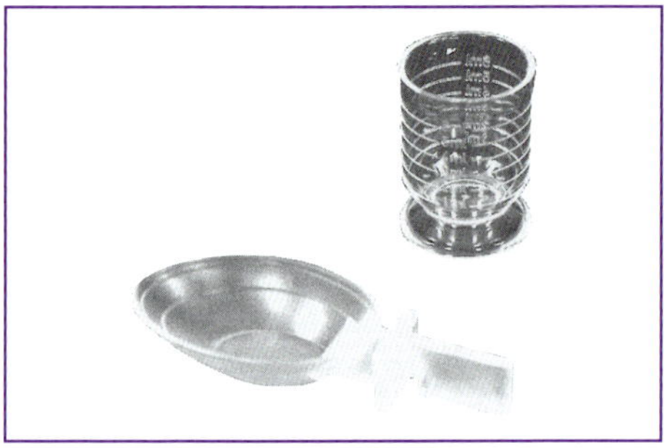

Abb. 9.1-6: Messlöffel und Messbecher

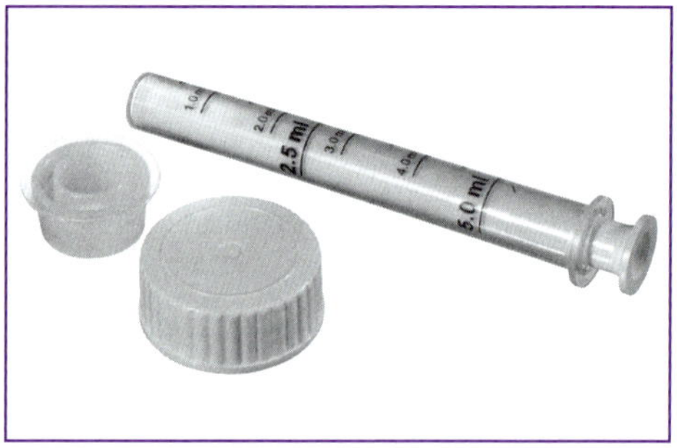

Abb. 9.1-7: Messkappe, Kolbendosierspritze

- Messkappe (Abb. 9.1-7),
- Messlöffel und Messbecher (Abb. 9.1-6),
- Dosierpipette oder
- Kolbendosierspritze (Abb. 9.1-7).

Tropfen

Tropfen (Guttae) werden in braunen Flaschen mit einer Tropfeinrichtung abgegeben. Als Tropfeinrichtung sind z. B. üblich:

- Senkrechttropfer (Zentraltropfer)
- Waagerechttropfer (Randtropfer)
- Tropferpipetten
- Kunststoffquetschflaschen mit Tropfolive

Im Folgenden wird nur auf die Handhabung der häufig verwendeten Senkrechttropfer und Waagerechttropfer eingegangen (Abb. 9.1-8).

Senkrechttropfer (Zentraltropfer) lassen die Tropfen selbstständig aus der Mitte der Öffnung fallen. Die Flaschen müssen kopfüber gehalten werden. Hält man sie schräg, entstehen kleinere Tropfen, so dass unterdosiert wird. Die Tropfenbildung ist auch von der Viskosität und von der Temperatur der Flüssigkeit abhängig. Daher sind im Handel verschiedene Senkrechttropfer mit unterschiedlicher Tropföffnung erhältlich:

- weiße Tropfmonturen für wässrige Lösungen und ethanolhaltige Lösungen bis zu 15 % (V/V)
- blaue Tropfmonturen für viskose wässrige oder niedrig viskose ölige Lösungen
- elfenbeinfarbene Tropfmonturen für mittelviskose Öle
- rote Tropfmonturen für dünnflüssige ätherische Öle und als Gießhilfe für ethanolhaltige Lösungen

Allgemein gilt: Die Tropfgeschwindigkeit darf zwei Tropfen pro Sekunde nicht überschreiten. Da der Druck der Flüssigkeitssäule in der Flasche bei fortschreitender Entleerung des Gefäßes sinkt, werden die Tropfen stetig kleiner. Daher sollen für Tropfenlösungen nur Flaschen bis 30 ml Volumen verwendet werden. Flaschen mit einem Volumen von 30 bis 50 ml werden als nur bedingt verwendbar beurteilt. Ab 50 ml sind sie nicht mehr geeignet.

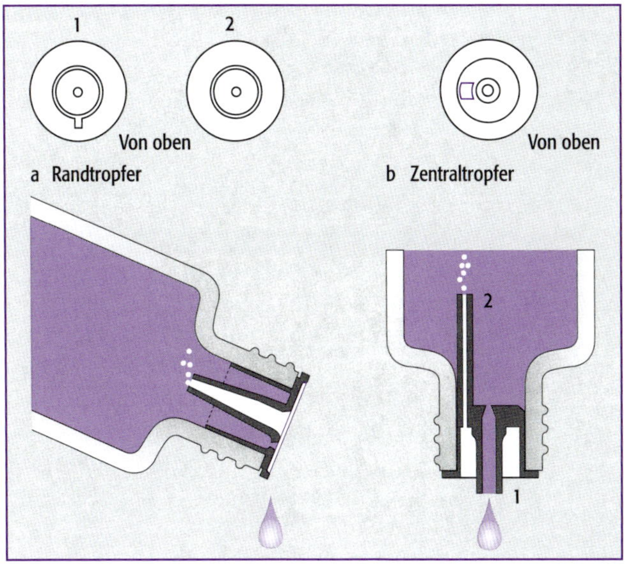

Abb. 9.1-8: Tropfertypen
a Randtropfer mit 1 oder ohne Abtropfrille 2.
b Zentraltropfer mit Flüssigkeitsaustrittsröhre 1 und Lüftungskanal 2.

Waagerechttropfer werden auch Randtropfer genannt. Die Tropfflasche muss waagerecht gehalten werden, und die Tropfen fallen seitlich aus der Öffnung heraus. Sie werden bei Flaschengrößen von 50 ml bis 100 ml verwendet. Ihre Dosierung ist ungenau und sie werden meist als Gießhilfe für ethanolische Zubereitungen verwendet, die mit einem Löffel eingenommen werden sollen.

Es ist nun leicht zu verstehen, dass bei der Gebrauchsanweisung durch den Arzt die alleinige Angabe der Tropfenzahl pro Einzeldosis zu ungenau ist. Nach Ph. Eur. muss daher zusätzlich angegeben werden, wie viele Tropfen 1 g oder 1 ml der Zubereitung entsprechen.

Kennzeichnung
Außer den in der ApBetrO vorgeschriebenen Angaben muss das Etikett folgende zusätzliche Angaben enthalten (Abb. 9.1-9):

Für Frau Mustermann
Gurgellösung 250 g

Nach dem Essen mit 10 ml unverdünnter Lösung den Mund ausspülen oder gurgeln
Hergestellt am: ...
Verwendbar bis: Tag, Monat, Jahr*)
Enthält 11 % V/V Alkohol.
Beispielapotheke

Chlorhexidinacetat	0,17 g
Pfefferminzöl	0,08 g
Krauseminzöl	0,04 g
Polysorbat 80	0,5 g
Ethanol 90 % V/V	25,0 g
Wasser	zu 250,0 g

*) Enddatum der Laufzeit.

Abb. 9.1-9: Musteretikett

- Alkoholwarnhinweis bei ethanolhaltigen Zubereitungen zur innerlichen Anwendung (s. Seite 157)
- bei Tropflösungen Anzahl der Tropfen je Milliliter der Zubereitung oder Anzahl der Tropfen je Gramm der Zubereitung

Haltbarkeit

Konservierte Lösungen zur Einnahme und Mundspülungen sind in der Regel sechs Monate haltbar. Unkonservierte Lösungen verfallen nach einer Woche.

Übungen

Übung 1
Ethanol-Wasser-Gemisch

Stellen Sie 100,0 g Ethanol 90 % (V/V) aus Ethanol 96 % (V/V) her.

Berechnung nach der Ethanoltabelle der Ph. Eur.:
Ethanol 96 % (V/V) = Ethanol 93,84 % (m/m)
Ethanol 90 % (V/V) = Ethanol 85,66 % (m/m)

$$\frac{93{,}84\,g}{100\,g} = \frac{85{,}66\,g}{x} \qquad x = \frac{85{,}66\,g \cdot 100\,g}{93{,}84\,g} \qquad x = 91{,}3\,g$$

Wiegen Sie 91,3 g Ethanol 96 % (V/V) in einem Becherglas ab und füllen Sie mit gereinigtem Wasser zu 100,0 g auf. Vermischen Sie die Flüssigkeiten sorgfältig und überprüfen Sie die relative Dichte Ihrer Mischung bei 20 °C.

Bei Verdünnung von Ethanol mit Wasser tritt eine Verminderung des Volumens auf (Volumenkontraktion). Ethanolmoleküle zerstören die Clusterstruktur des Wassers (s. Seite 148). Die in den Clustern eingeschlossene Luft entweicht und das Volumen nimmt ab. Da die Volumenkontraktion nicht linear verläuft, kann sie rechnerisch nicht ermittelt werden.

MERKE

Ethanol-Wasser-Mischungen sind stets durch Wägung herzustellen. Die einzuwiegenden Massen dürfen nicht mit % (V/V) berechnet werden.

Die vollständige Ethanoltabelle finden Sie im »Allgemeinen Teil« der Ph. Eur., einen Auszug dieser Tabelle im Anhang IV dieses Buches (s. Seite 433). Er dient als Orientierungshilfe für die Beziehung % (V/V) zu % (m/m) und die entsprechende Dichte des Ethanol-Wasser-Gemisches. Die Herstellungsvorschriften der wichtigsten Ethanol-Wasser-Gemische können Sie ebenfalls dem Anhang V dieses Buches, den Tabellen für die Rezeptur (NRF) und den entsprechenden Monographien der Ph. Eur. entnehmen.

TIPP

Auch die Herstellungsanweisungen für die wichtigsten Isopropylalkohol(= 2-Propanol)-Wasser-Gemische finden Sie im Anhang IV (s. Seite 437).

Übung 2
150 ml Ethanol 70% V/V aus Ethanol 90% V/V
Zuerst muss berechnet werden, wie viel g Ethanol in 150 ml Endprodukt enthalten sind. Dazu müssen Sie das Volumen über die Dichte in die Masse umrechnen.

Ethanol 90% (V/V) = Ethanol 85,7% (m/m)
Ethanol 70% (V/V) = Ethanol 62,4% (m/m) $\rho_{20} = 0{,}8855$

Dichte = Masse : Volumen
Masse = Dichte · Volumen = 0,8855 g/ml · 150 ml = 132,83 g

Berechnung der benötigten Masse Ethanol:

$$\frac{85{,}7\,g}{132{,}83\,g} = \frac{62{,}4\,g}{x} \qquad x = \frac{62{,}4\,g \cdot 132{,}83\,g}{85{,}7\,g} \qquad x = 96{,}72\,g \text{ Ethanol 90 \% V/V}$$

96,72 g Ethanol 90% V/V müssen mit gereinigtem Wasser auf 132,83 g aufgefüllt werden.

Übung 3
Anisölhaltige Ammoniak-Lösung DAC – Liquor Ammonii anisatus

Anisöl	3,3 g
Ammoniak-Lösung 10%	16,7 g
Ethanol 90% (V/V)	80,0 g

S. Mehrmals täglich 25 Tropfen in Flüssigkeit einnehmen.

Lösen Sie Anisöl in Ethanol 90% (V/V) und geben vorsichtig die Ammoniak-Lösung 10% hinzu. Berechnen Sie die Konzentration des Ethanols für den Warnhinweis. Wiegen Sie dazu 25 Tropfen der Lösung ab, um die Masse der maximalen Einzeldosis zu erhalten. Bestimmen Sie durch Wägung, wie viele Tropfen 1 g der Rezeptur ergeben.

Vergleichen Sie Ihr Ergebnis mit der Angabe der Tropfentabelle des NRF: 1 g Zubereitung entspricht 57 Tropfen.

Berechnung des Ethanolgehaltes der Gesamtrezeptur:

Ethanol 90% (V/V) = Ethanol 85,7% (m/m)
In 80,0 g Ethanol 90% (V/V) sind 68,56 g reines Ethanol erhalten.

$$\frac{85{,}7\,g}{100\,g} = \frac{x}{80\,g} \qquad x = \frac{85{,}7\,g \cdot 80{,}0\,g}{100\,g} \qquad x = 68{,}56\,g$$

In 100 g Zubereitung sind also 68,56% (m/m) reines Ethanol, das entspricht laut Ethanoltabelle 75,7% (V/V).

Berechnung des Ethanolgehaltes der Einzeldosis:

1 g Zubereitung entspricht 57 Tropfen

$$\frac{1\,g}{57} = \frac{x}{25} \qquad x = \frac{1\,g \cdot 25}{57} \qquad x = 0{,}4385\,g \approx 0{,}44\,g$$

25 Tropfen entsprechen 0,44 g Zubereitung.

In 100 g Zubereitung sind 68,56 g Ethanol, in 0,44 g sind x g Ethanol enthalten.

$$\frac{100\,g}{68{,}56\,g} = \frac{0{,}44\,g}{x} \qquad x = \frac{0{,}44\,g \cdot 68{,}56\,g}{100\,g} \qquad x = 0{,}3\,g$$

Nach Arzneimittel-Warnhinweisverordnung reicht der Hinweis »Enthält 76 Vol.-% Alkohol« auf dem Etikett (s. Seite 151).

Übung 4
Stammlösung »Konserviertes Wasser« (NRF S. 6.)

		800,0 g		100,0 g
Propyl-4-hydroxybenzoat (Nipasol®)		0,2 g		0,025 g
Methyl-4-hydroxybenzoat (Nipagin®)		0,6 g		0,075 g
Gereinigtes Wasser	zu	800,0 g	zu	100,0 g

Topfmethode
Erhitzen Sie in einem zusammen mit einem Glasstab tarierten Becherglas 80 g gereinigtes Wasser zum Sieden und lösen die Feststoffe unter kräftigem Rühren. Der siedend heiße Ansatz wird vorsichtig mit kaltem Wasser auf 800 g ergänzt, gerührt und sofort abgefüllt. Bei Bedarf wird die Lösung filtriert. Dabei werden mindestens 20 ml des konservierten Wassers durch ein Papierfilter gegeben und als Vorlauf verworfen. Die restliche Lösung filtrieren Sie durch das gleiche Papierfilter in eine Flasche aus Braunglas.

Hier wird das schwerlösliche Propyl-4-hydroxybenzoat in siedendem Wasser gelöst. Wird konserviertes Wasser unter 15 °C gelagert, fällt Propyl-4-hydroxybenzoat aus. Es kann nur durch Erwärmung wieder in Lösung gebracht werden.

TIPP

Bei kleinen Ansatzmengen werden die Konservierungsstoffe in der Gesamtmenge siedenden Wassers gelöst. Nach dem Erkalten wird das verdunstete Wasser ergänzt und die Lösung durch ein mit Wasser befeuchtetes Papierfilter gegeben. Ein Vorlauf ist nicht erforderlich.

Flaschenmethode
Wiegen Sie einen Überschuss an Konservierungsmittel ab; dabei muss das Mischungsverhältnis stimmen. Verreiben Sie dazu 1,0 g Nipasol® und 3,0 g Nipagin® im Mörser und wiegen Sie von der Verreibung 0,8 g ab. Durch die Verreibung erniedrigen sich die Schmelzpunkte der Feststoffe (Schmelzpunktdepression). Das Gemisch schmilzt bereits bei etwa 85 °C und lässt sich viel besser in heißem Wasser lösen, als die einzelnen Bestandteile einzeln zu verarbeiten (Schmelzpunkt Nipagin® ≈ 126 °C; Schmelzpunkt Nipasol® ≈ 96 °C).

Tarieren Sie eine 1000-ml-Gewindeflasche aus Braunglas, spülen sie mit 50 ml siedendem gereinigtem Wasser aus, wiegen 799,2 g siedendes gereinigtes Wasser ein und fügen die Verreibung zu. Verschließen Sie die Flasche und schütteln sie kräftig. Da Sie bei dieser Methode das konservierte Wasser direkt in der Vorratsflasche herstellen, kann Wasser nicht verdunsten und muss somit nicht ergänzt werden. Vorsicht, die Flasche ist heiß! Werden beschädigte oder ungeeignete Flaschen verwendet, können sie, da Überdruck entsteht, platzen.

Herstellung mit leicht wasserlöslichen Natriumsalzen
Stellen Sie 100,0 g konserviertes Wasser mit den sehr leicht wasserlöslichen Natriumsalzen des Methyl- und des Propyl-4-hydroxybenzoats her. Die Umrechnung der äquimolaren Massen darf nicht vergessen werden.

Übung 5
Paracetamol-Saft

Paracetamol		8,0 g
Propylenglykol		117,0 g
Sorbitol-Lösung 70 %		20,2 g
Saccharin-Natrium		0,5 g
Aristarom Orange		0,5 g
Gereinigtes Wasser	zu	200,0 ml

M. D. S. 3-mal täglich 400 mg Paracetamol einnehmen.

Wiegen Sie Paracetamol, Saccharin-Natrium, etwa 40 g gereinigtes Wasser, Sorbitol-Lösung 70 % und Propylenglykol in ein zusammen mit einem Glasstab tariertes Becherglas ein. Es dauert lange, bis sich Paracetamol gelöst hat. Sie können die Mischung vorsichtig auf dem Wasserbad bei 40 °C erwärmen, um den Vorgang zu beschleunigen. Überführen Sie die abgekühlte Lösung in einen Messzylinder. Geben Sie nach dem Erkalten der Mischung das Orangenaroma hinzu und ergänzen mit Wasser auf 200 ml. Spülen Sie mit diesem Wasser vorher das Becherglas aus.

Propylenglykol und Sorbitol sind als hydrotrope Substanzen Lösungsvermittler für Paracetamol. Saccharin-Natrium und Aristarom Orange sollen den bitteren Geschmack des Paracetamols überdecken.

MERKE

Bei zu starker Erwärmung wird die Lösung rosa. Es bilden sich Oxidationsprodukte, die zu Farbstoffen polymerisieren.

Geben Sie in der Gebrauchsanweisung die anzuwendende Menge Paracetamol-Saft in ml an.

8 g Paracetamol = 8.000 mg Paracetamol

$$\frac{8.000\,\text{mg}}{200\,\text{ml}} = \frac{400\,\text{mg}}{x} \qquad x = \frac{400\,\text{mg} \cdot 200\,\text{ml}}{8.000\,\text{mg}} \qquad x = 10\,\text{ml}$$

In 10 ml Saft sind 400 mg Paracetamol enthalten.

Übung 6
Chlorhexidinacetat-Gurgellösung

Chlorhexidinacetat	0,17 g
Pfefferminzöl	0,08 g
Krauseminzöl	0,04 g
Polysorbat 80	0,5 g
Ethanol 90 % (V/V)	25,0 g
Gereinigtes Wasser zu	250,0 g

S. Nach dem Essen den Mund mit 10 ml unverdünnter Lösung ausspülen oder gurgeln.

Rechnen Sie die Einwaagen der ätherischen Öle mit der Tropfentabelle in Tropfen um (s. Seite 421). Verrühren Sie den Lösungsvermittler Polysorbat mit Wasser und lösen Chlorhexidinacetat und die ätherischen Öle in Ethanol. Vermischen Sie beide Flüssigkeiten unter Rühren. Ermitteln Sie, welcher Warnhinweis für Alkohol erforderlich ist (s. Seite 157).

Die Vorschrift NRF 7.2. verwendet das wasserlösliche Chlorhexidinglukonat und kann daher auf einen Lösungsvermittler verzichten. Allerdings liegt Chlorhexidinglukonat nur als 20 % (m/V) wässrige Lösung vor, die in % (m/m) umgerechnet werden muss (s. S. 30).

Flüssige Zubereitungen zur kutanen Anwendung

Übung 7
Ethacridinlactat-Monohydrat-Lösung 1‰

Ethacridinlactat-Monohydrat		0,1 g
Gereinigtes Wasser	zu	100,0 g

S. Zur Kühlung bei Mückenstichen

Umhüllen Sie ein Becherglas mit Aluminiumfolie, fügen einen Glasstab hinzu und tarieren beide gemeinsam. Wiegen Sie Ethacridinlactat-Monohydrat ein und lösen die Substanz in heißem Wasser. Lassen Sie die Mischung abkühlen und ergänzen verdunstetes Wasser.

Ethacridinlactat-Monohydrat löst sich langsam, aber gut in kaltem Wasser. Um die Lösungsgeschwindigkeit zu erhöhen, wird heißes Wasser verwendet.

Die Substanz wird unter dem Warenzeichen Rivanol® gehandelt. Sie wirkt antiseptisch und sollte als Wunddesinfiziens nur mit Wasser für Injektionszwecke hergestellt und als sterile Lösung abgegeben werden (s. NRF 11.61.). Die fertige Lösung wird in ein Abgabegefäß mit Aluminiumkappe gefüllt und im Autoklaven bei 121 °C sterilisiert (Durchführung s. Seite 330).

MERKE

Ethacridinlactat ist sehr lichtempfindlich und stark färbend. Arbeiten Sie daher zügig und schützen Sie die Arbeitsfläche mit einem Blatt Papier. Informieren Sie den Patienten, dass die Lösung stark färbt.

Übung 8
Povidon-Iod-Lösung 10%

Povidon-Iod nach Bedarf	etwa	10,0 g
Natriummonohydrogenphosphat-Dodecahydrat		3,2 g
Wasserfreie Citronensäure		0,8 g
Gereinigtes Wasser	zu	100,0 g

Da Povidon-Iod (Polyvidon-Iod) sehr hygroskopisch ist, muss die Einwaage korrigiert werden, wenn es zu viel Wasser aufgenommen hat. Der Wassergehalt wird durch den Trocknungsverlust angegeben. Von der Qualität des Produkts (P) ist die Einwaage (e) des Povidon-Iods abhängig. Mit den Angaben des Prüfzertifikats zum Trocknungsverlust in Prozent (t) und dem Gehalt an verfügbarem Iod in Prozent (G) berechnen Sie die Qualität des Produkts (P):

$$P = G \cdot (100 - t)$$

für	$P \geq 1050$	ist die Einwaage e = 10,0 g
für	$1000 \leq P < 1050$	ist die Einwaage e = 10,5 g
für	$950 \leq P < 1000$	ist die Einwaage e = 11,0 g

Beispiel
Dem Prüfzertifikat entnehmen Sie für Povidon-Iod einen Trocknungsverlust von 10% (t) und einen Gehalt an verfügbarem Iod von 11,5% (G), bezogen auf die getrocknete Substanz.

$P = 11{,}5 \cdot (100 - 10)$
$P = 1035$

Die Einwaage beträgt 10,5 g.

Lösen Sie Natriummonohydrogenphosphat-Dodecahydrat und wasserfreie Citronensäure in etwa 80 g Wasser. Überprüfen Sie, ob die Substanzen klar gelöst sind. Die Lösung soll einen pH-Wert von etwa 5 haben. Natriummonohydrogenphosphat-Dodecahydrat und die wasserfreie Citronensäure sind Puffer, die die stark saure Povidon-Iod-Lösung auf einen pH-Wert von 4,5 einstellen. Überprüfen Sie daher den pH-Wert mit Indikatorpapier. Rühren Sie 10,5 g Povidon-Iod in die Lösung ein. Es dauert lange, bis sich die Substanz gelöst hat. Povidon-Iod ist thermolabil, daher darf die Lösungsgeschwindigkeit nicht durch Erwärmung erhöht werden. Liegt eine klare, rotbraune Lösung vor, ergänzen Sie das fehlende Wasser unter Rühren der Lösung.

Übung 9
Wässrige Iodlösung 5% (NRF 13.7.)

Iod	1,50 g
Kaliumiodid	3,0 g
Gereinigtes Wasser	25,5 g

Tarieren Sie auf der Waage ein kleines Becherglas und einen Glasstab. Lösen Sie die angegebene Menge Kaliumiodid in etwa 3 g gereinigtem Wasser, fügen Iod hinzu und rühren die Mischung, bis das Iod klar gelöst ist. Es muss eine dunkelbraune Flüssigkeit entstehen, in der keine ungelösten Rückstände zu erkennen sein dürfen. Ergänzen Sie mit Wasser auf das vorgeschriebene Endgewicht und rühren sorgfältig um.

Iod ist in Wasser schwer löslich. Durch Zugabe von Kaliumiodid bildet sich ein wasserlöslicher Komplex. Dieser Komplex entsteht jedoch nur in konzentrierten Lösungen.

$$I_2 + KI \rightarrow K[I_3]$$

Die wässrige Iodlösung 5 % wird als **Lugol'sche Lösung** bezeichnet und dient als Antiseptikum oder wird verdünnt zur Gram-Färbung von Bakterien verwendet.

MERKE

Iod reagiert mit Metallen unter Salzbildung. Es darf daher nicht mit metallhaltigen Gegenständen, z. B. einem Metalllöffel, in Berührung kommen.

TIPP

Iod-Flecke auf Haut und Textilien können mit Natriumthiosulfat-Lösung leicht entfärbt und ausgewaschen werden.

Übung 10

2-Propanol-haltige Aluminiumchlorid-Hexahydrat-Lösung 15 % (NRF 11.1.)

Aluminiumchlorid-Hexahydrat		15,0 g
Gereinigtes Wasser		15,0 g
2-Propanol (Isopropylalkohol)	zu	100,0 g

Standardabgabemenge: 50,0 g

Formulieren Sie eine geeignete Herstellungsvorschrift.

MERKE

Aluminiumchlorid-Hexahydrat reagiert mit Metallen. Verwenden Sie keine metallhaltigen Gegenstände.

Übung 11

Aluminiumacetat-tartrat-Lösung DAB 10 (essigsaure Tonerde)

Die Vorschrift ergibt eine theoretische Ausbeute von 185 g essigsaurer Tonerde.

Pulverisieren Sie	30	Teile $Al_2(SO_4)_3 \cdot 18\ H_2O$ und lösen es in einem großen Becherglas in
	135	Teilen Wasser.
Geben Sie	13,5	Teile Calciumcarbonat hinzu und warten Sie die Gasentwicklung ab.
Mischen Sie	10,9	Teile Essigsäure mit
	25	Teilen Wasser und gießen Sie es in die Mischung mit dem Aluminiumsulfat. Das Gemisch wird 3 Tage unter häufigem Umrühren stehen

		gelassen, bis die Gasentwicklung beendet ist und sich ein Niederschlag abgesetzt hat. Dieser wird anschließend abfiltriert.
Zu je	100	Teilen Filtrat geben Sie
	3,5 g	Weinsäure und lösen diese auf.

$$Al_2(SO_4)_3 \cdot 18\ H_2O + 3\ CaCO_3 \rightarrow Al_2(OH)_4CO_3 + 3\ CaSO_4 \cdot 2\ H_2O + 2\ CO_2 + 10\ H_2O$$

$$Al_2(OH)_4CO_3 + 4\ CH_3 \cdot COOH \rightarrow 2\ Al(OH)(CH_3 \cdot COO)_2 + CO_2 + 3\ H_2O$$

Weinsäure wirkt als Lösungsvermittler und verhindert die Bildung stärker basischer Aluminiumacetate [$Al(OH)_2(CH_3 \cdot COO)$], die wegen ihrer schlechten Löslichkeit ausfallen würden.

Für kühlende Umschläge wird ein Esslöffel essigsaure Tonerde auf 250 ml Wasser verdünnt.

Übung 12
Methadonhydrochlorid-Lösung 1 % (m/V) (NRF 29.1.)

MERKE

Zu Übungszwecken wird eine Substanz verwendet, die nicht unter das Betäubungsmittelrecht fällt.

100 ml (110 g) Zubereitung enthalten:

Methadonhydrochlorid (BtM!)	1,0 g
Gereinigtes Wasser	28,5 g
Aroma-Farbmittel-Konzentrat	0,5 g
»Gelb« (Vorschrift NRF S. 23.)	
Viskose Grundlösung (NRF S. 20.)	80,0 g

Tarieren Sie ein Becherglas zusammen mit einem Glasstab. Methadonhydrochlorid wird unter Erwärmen in gereinigtem Wasser gelöst. Ergänzen Sie das verdunstete Wasser. Die Lösung wird mit Aroma-Farbmittel-Konzentrat und der viskosen Grundlösung versetzt.

Die Zubereitung wird in Einzeldosisbehältnissen mit Sicherheitsverschluss abgegeben (Abb. 9.1-10, 9.1-11). Kennzeichnung s. NRF.

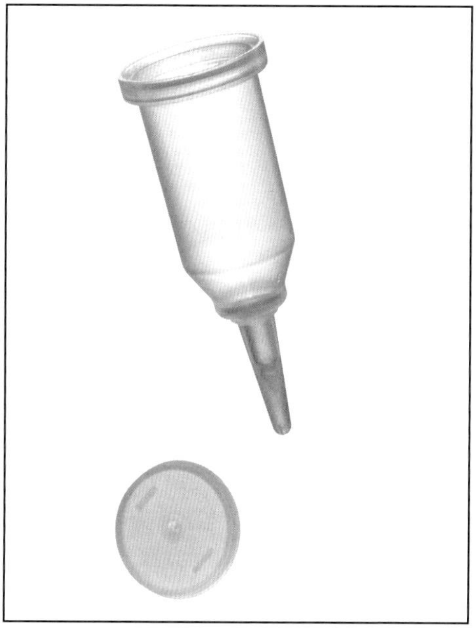

Abb. 9.1-10: Methadon-Trinkampulle

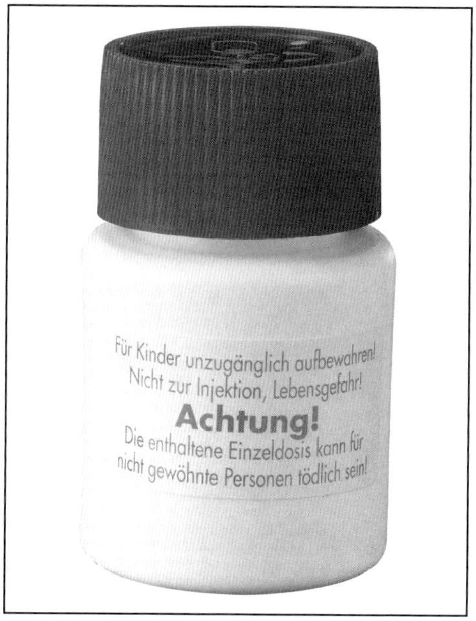

Abb. 9.1-11: Methadon-Flasche

Prüfungen

Da molekulardisperse Lösungen nicht als eigene Monographie in der Ph. Eur. aufgeführt sind, wurden die folgenden Prüfungen der Monographie »Flüssige Zubereitungen zum Einnehmen« entnommen.

Dosierung und Gleichförmigkeit der Dosierung von Tropfen zum Einnehmen
Die üblicherweise für eine Dosis vorgeschriebene Anzahl Tropfen Flüssigkeit werden in einen Messzylinder getropft. Die Tropfgeschwindigkeit darf zwei Tropfen pro Sekunde nicht überschreiten. Die abgetropfte Flüssigkeit wird auf der Analysenwaage gewogen. Der Versuch wird 9-mal wiederholt. Zum Schluss wird die Gesamtmasse der Flüssigkeit bestimmt und der Mittelwert errechnet. Von diesem Mittelwert darf keine Einzeldosis um mehr als 10 % abweichen. Die errechnete Masse von 10 Dosen darf um höchstens 15 % von der angegebenen Masse der 10 Dosen abweichen.

Gleichförmigkeit der Masse der abgegebenen Dosis aus Mehrdosenbehältnissen
Aus einem Behältnis werden mit der Dosiervorrichtung 20 Einzeldosen entnommen, einzeln auf der Analysenwaage gewogen und der Mittelwert bestimmt. Von diesem Mittelwert dürfen höchstens 2 Einzeldosen um mehr als 10 % und keine um mehr als 20 % abweichen.

Nasentropfen

Grundlagen

Nasentropfen (Rhinoguttae) werden in der Ph. Eur. unter der Monographie »Zubereitungen zur nasalen Anwendung (Nasalia)« beschrieben. Es sind wässrige oder ölige Flüssigkeiten, die lokal auf der Nasenschleimhaut wirken sollen. Wässrige Nasentropfen sollen annähernd isotonisch sein und einen pH-Wert zwischen 6,8 und 8,3 haben. Werden sie in Mehrdosenbehältnissen abgegeben, müssen sie konserviert werden. Als Konservierungsmittel wird häufig 0,01 % Benzalkoniumchlorid verwendet, obwohl dieses wegen seiner negativen Wirkung auf die Nasenschleimhaut umstritten ist.

Ölige Nasentropfen sind aus mehreren Gründen problematisch. Bei ihrer Applikation besteht die Möglichkeit, dass ölige Flüssigkeiten eingeatmet werden, sich in der Lunge ablagern und so entzündliche Reaktionen entstehen können. Daher verbietet das NRF ölige Nasentropfen als Spray. Auch von der Verwendung als Tropfen oder dünnflüssiger Nasenemulsion wird, insbesondere bei Kindern, abgeraten. Werden Nasenöle verordnet, deren Wirkstoffe sich nicht lösen, sedimentieren diese schnell und können schlecht aufgeschüttelt werden. Ölige Nasentropfen müssen nicht konserviert werden.

Übung 13
Natriumchlorid-Nasentropfen 0,9 % (NRF 8.2.)
Stellen Sie die Standardabgabemenge 10,0 g her.

Natriumchlorid	0,9 g
Edetathaltige Benzalkoniumchlorid-Stammlösung 0,1 % (NRF S. 18.)	10,0 g
Natriummonohydrogenphosphat-Dodecahydrat	0,25 g
Gereinigtes Wasser	88,85 g

In einem zusammen mit einem Glasstab tarierten kleinen Becherglas lösen Sie Natriumchlorid und Natriummonohydrogenphospat-Dodecahydrat unter Rühren in ungefähr 7 g gereinigtem Wasser. Geben Sie das Konservierungsmittel hinzu und ergänzen die Mischung mit Wasser auf 10,0 g. Die Lösung schäumt bei kräftigem Rühren, da Benzalkoniumchlorid oberflächenaktive Eigenschaften hat. Durch Natriummonohydrogenphosphat-Dodecahydrat hat die Lösung einen pH-Wert von etwa 7.

Diese Zubereitung dient zur Befeuchtung der Nasenschleimhaut bei Schnupfen und Krustenbildung in der Nase.

Abgabe

Wässrige Nasentropfen werden in braunen Glasflaschen mit Pipettenaufsatz oder Quetschflaschen abgegeben. Die Abgabemenge beträgt in der Regel 10 ml oder 10 g. Durch Einbringen der Lösung in die Nase kann die Zubereitung massiv mit Keimen belastet werden, daher ist die Haltbarkeit konservierter Nasentropfen auf zwei Wochen beschränkt. Hygienischer ist die Verwendung von Flaschen mit Druckzerstäubern (Dosiersprays). Das Behältnis ist mit einer entsprechenden Montur versehen (Abb. 9.1-12). Bei Verwendung von Druckzerstäubern verlängert sich die Haltbarkeit auf sechs Wochen, da die Luftansaugöffnung nicht mit der Austrittsöffnung identisch ist.

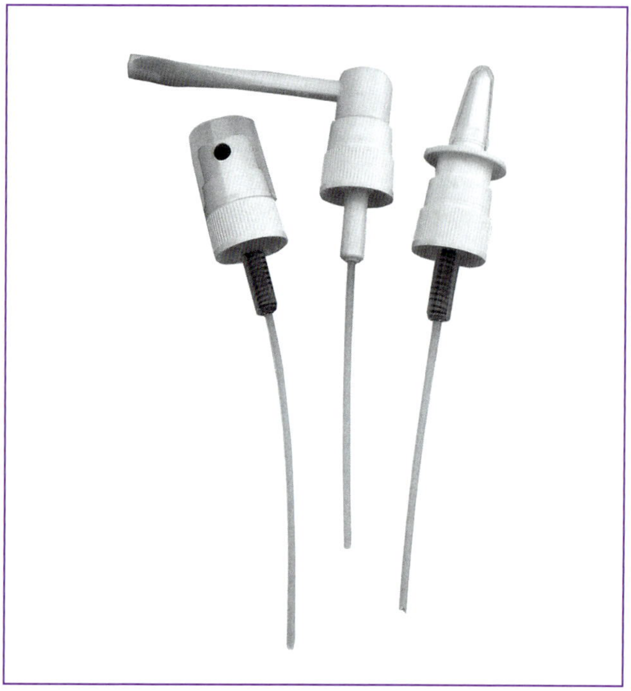

Abb. 9.1-12: Zerstäubermonturen

Bei dem im Handel befindlichen COMOD®-System befindet sich die Arzneistofflösung in einem Polyethylenbeutel, der durch die angesaugte Luft zusammengedrückt wird. Die Lösung kommt nicht mit Luft in Berührung und braucht daher auch nicht konserviert zu werden. Die Aufbrauchsfristen betragen mindestens drei Monate.

Ölige Nasentropfen können nicht ohne weiteres in Glasflaschen mit Pipettenverschluss abgegeben werden, da sich fette Öle und Paraffinkohlenwasserstoffe mit den Elastomeren der Pipettensauger nicht vertragen. Es müssen daher ölfeste Pipettensauger verwendet werden. Ölige Nasentropfen lassen sich kaum sachgerecht abfüllen. Weitere Angaben s. Seite 171.

Unkonservierte Nasentropfen in Abgabegefäßen mit Pipette als Applikationshilfe sind zum sofortigen Verbrauch bestimmt und dürfen nur 24 Stunden verwendet werden.

Ohrentropfen

Grundlagen

Ohrentropfen (Otoguttae) werden in der Ph. Eur. unter der Monographie »Zubereitungen zur Anwendung am Ohr« (Auricularia) beschrieben. Bei Ohrentropfen muss streng unterschieden werden, unter welchen Bedingungen sie angewendet werden sollen:

- am oder im Gehörgang mit intaktem Trommelfell
- am oder im Gehörgang mit defektem oder möglicherweise defektem Trommelfell
- im Mittelohr mit defektem Trommelfell

Wässrige Ohrentropfen

Wässrige Ohrentropfen sind für die Anwendung im äußeren Gehörgang bei intaktem Trommelfell geeignet, begünstigen aber durch Quellung der Haut das Bakterien- und Pilzwachstum. Sie werden im Gegensatz zu wasserfreien hydrophilen Ohrentropfen zur lokalen Behandlung des Gehörganges nur bei stark geschädigter Haut empfohlen. Die Konservierung ist erlaubt, die Aufbrauchsfrist beträgt dann vier Wochen. Wässrige Ohrentropfen werden in Flaschen mit Pipettenverschluss, Kunststoffquetschflaschen oder Glasflaschen mit Tropfmontur abgegeben. Ist das Trommelfell defekt oder besteht Verdacht auf Verletzung, sind wässrige Ohrentropfen die einzige Zubereitung, die verwendet werden darf. An sie werden besondere Anforderungen gestellt. Sie müssen

- isotonisch,
- pH-neutral,
- frei von Konservierungsmitteln und
- steril sein sowie
- in Einzeldosisbehältnissen abgefüllt werden.

Sie werden in der Regel durch Sterilfiltration entkeimt, wie dies bei Augentropfen beschrieben ist (s. Seite 308f.). Angebrochene Einzeldosisbehältnisse müssen innerhalb 24 Stunden verbraucht oder verworfen werden.

Weitgehend wasserfreie hydrophile Ohrentropfen

Diese Ohrentropfen dürfen nur im äußeren Gehörgang bei intaktem Trommelfell angewandt werden. Als Grundlagen werden im Wesentlichen Flüssigkeiten, wie Glycerol wasserfrei, Propylenglykol oder Macrogole, verwendet. Sie lassen die Haut im Ohr nicht quellen, sondern wirken selbst entquellend und leicht desinfizierend. Die Abgabegefäße entsprechen denen der wässerigen Augentropfen.

Ölige Ohrentropfen

Sie dürfen nur bei intaktem Trommelfell angewandt werden und enthalten in der Regel Erdnussöl als Grundlage. Die Konservierung ist nicht erforderlich. Doch können beim Eintropfen in den Gehörgang Keime in die Lösung gelangen, die dann nicht abgetötet werden.

Übung 14

Ölige Clotrimazol-Ohrentropfen 1 % (NRF 16.4.)

Clotrimazol		0,1 g
Erdnussöl	zu	10,0 g

Lösen Sie Clotrimazol in einem zusammen mit einem Glasstab tarierten Becherglas unter leichter Erwärmung in Erdnussöl.

Clotrimazol wird zur lokalen Behandlung von Pilzerkrankungen im äußeren Gehörgang angewendet. Eine gute Applikationsart sind Ohrtamponaden, bei denen sterile Gaze mit Clotrimazol-Ohrentropfen getränkt wird.

Abgabe

Ölige Ohrentropfen sollen nicht in normale Pipettenflaschen gefüllt werden, da sie mit dem Elastomer des Pipettensaugers unverträglich sind. Das Packmittel der Wahl sind Quetschflaschen oder Augentropfenflaschen.

MERKE

Ohrentropfen müssen körperwarm angewendet werden, müssen also vor der Anwendung in der Hand oder im Wasserbad erwärmt werden.

Sirupe

Grundlagen

Sirupe sind süße, dickflüssige Zubereitungen, die meist als Geschmacksverbesserer zugesetzt werden oder aber auch Wirkstoffe enthalten können. Besonders in der Kinderheilkunde werden Sirupe häufig in Fieber- oder Hustensäften verwandt. Die süßen, wässrigen Lösungen werden aus Monosacchariden, wie z. B. Glukose, oder aus Disacchariden, wie z. B. Saccharose, hergestellt. Für Diabetiker werden als Zuckeraustauschstoffe Sorbit oder Fructose verwendet. Physiologisch unbedenkliche Süßstoffe, wie z. B. Saccharin oder Cyclamat, Aromatisierungs- und Farbstoffe sowie Konservierungsmittel sind als Zusätze zugelassen.

Hochkonzentrierte Zuckerlösungen wirken durch ihren osmotischen Druck konservierend. Verdünnte Zuckerlösungen sind dagegen gute Nährböden für Mikroorganismen.

Übung 15
Sirupus simplex – Zuckersirup DAB

Saccharose	64 Teile
Gereinigtes Wasser	36 Teile

Erwärmen Sie das Wasser auf 50 °C und rühren den Zucker ein. Die Mischung wird unter Umrühren aufgekocht, bis sich der Zucker klar gelöst hat. Ergänzen Sie das verdunstete Wasser mit siedendem Wasser und geben die Mischung heiß durch ein Tuch in das Vorratsgefäß (kolieren). Das Koliertuch wird dazu locker, also nicht gespannt, auf einen Kolierrahmen (Tentakel) aufgesteckt (Abb. 9.1-13). Schütteln Sie das Gefäß so lange, bis eine homogene Mischung entstanden ist und keine Schlieren mehr zu sehen sind.

MERKE

Wird Zuckersirup in Vorratsgefäße abgefüllt, müssen diese regelmäßig umgeschüttelt werden, da Wasser aus dem Sirup verdunstet und an der Gefäßwand kondensiert. Es läuft zurück in den Sirup und verdünnt ihn an der Oberfläche. Der verdünnte Zuckersirup ist für Mikroorganismen der perfekte Nährboden. Im unteren Teil des Gefäßes wird hingegen die Löslichkeit überschritten und Zucker kristallisiert aus.

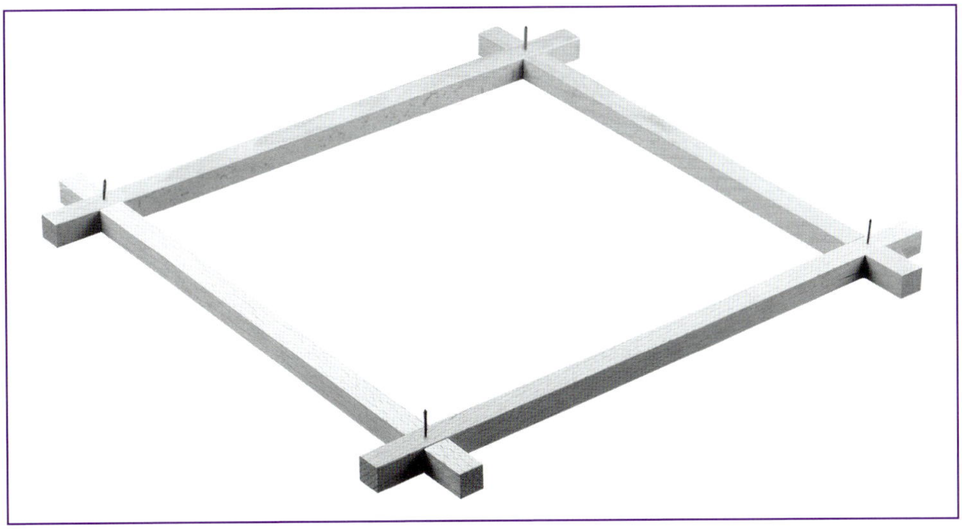

Abb. 9.1-13: Kolierrahmen

MERKE

Zubereitungen mit Zuckersirup für Diabetiker müssen mit einem Vermerk versehen sein, aus dem die Anzahl der Broteinheiten (BE) je Dosiereinheit hervorgeht. 12 g Saccharose ≙ 1 BE.

Übung 16

Eibischsirup DAC (Sirupus Althaeae) 200,0 g

I.	Grob zerschnittene Eibischwurzel (4000–2800)		20	Teile
	Wasser			q. s.
	Saccharose			q. s.
II.	Propyl-4-hydroxybenzoat (Propylparabene)		0,25	Teile
	Methyl-4-hydroxybenzoat (Methylparabene)		0,75	Teile
	Ethanol 90 % (V/V)	zu	10,0	Teilen

Die abgespülten Eibischwurzeln werden mit 450 Teilen Wasser übergossen und unter häufigem Umrühren 2 Stunden mazeriert. Die Zubereitung wird koliert und der Rückstand abgepresst. Im Mazerat wird die 1,78-fache Menge an Saccharose bei 50 °C gelöst, kurz aufgekocht, heiß koliert und das verdunstete Wasser ergänzt. Je 99,0 g des heißen Sirups werden mit 1,0 g der Lösung II versetzt und heiß in saubere, trockene Flaschen abgefüllt.

Die Vorschrift gibt die einzuwiegenden Massen für 1.000,0 g Eibischsirup an. Parabene werden als 0,1 %ige Lösung verwendet, so dass mit der in II. angegebenen Masse von 1,0 g eine Zubereitung von 1.000,0 g konserviert werden kann.

Im ersten Schritt wird das Eibischmazerat hergestellt. Sie benötigen für 200 g Sirup 4,0 g Eibischwurzel und 90,0 g gereinigtes Wasser (20 g Wurzel und 450 g Wasser für 1.000,0 g Mazerat).

Im zweiten Schritt wird der Sirup hergestellt. Es wird hierzu ein Sirup ähnlich dem Zuckersirup bereitet, in dem statt gereinigten Wassers das Eibischmazerat verwandt wird. Zuckersirup wird im Verhältnis 64 Teile Zucker und 36 Teile Wasser = 1,78 : 1 hergestellt. Um 200,0 g Eibischsirup zu erhalten, müssen 128,0 g Zucker und 72,0 g Mazerat eingewogen werden.

$$\frac{64\,\mathrm{T}}{36\,\mathrm{T}} = \frac{x}{1\,\mathrm{T}} \qquad x = 1{,}78\,\mathrm{T}$$

Bei der Berechnung wird Lösung II vernachlässigt. Ethanol 90 % (V/V) verdunstet in der heißen Lösung sofort.

Übung 17
Brecherregender Sirup (NRF 19.1.)

Eingestellter Ipecacuanhafluidextrakt	5,5 g
Glycerol 85 %	10,0 g
Methyl-4-hydroxybenzoat (PHB-Ester)	0,075 g
Propyl-4-hydroxybenzoat (PHB-Ester)	0,025 g
Saccharose	54,0 g
Gereinigtes Wasser	30,4 g

Lösen Sie die PHB-Ester unter Erwärmung in Glycerol 85 %. Fügen Sie Saccharose und Wasser hinzu und erwärmen das Gemisch unter häufigem Umrühren, bis sich der Zucker vollständig gelöst hat. Nach dem Erkalten wird der Ipecacuanhafluidextrakt zugegeben und verdunstetes Wasser ergänzt. Der Sirup ist braun, viskos und getrübt.

Übung 18
Zuckerfreier »künstlicher« Sirup

Saccharin-Natrium	0,125 g
Carmellose-Natrium	0,75 g
Glycerol 85 %	1,25 g
Gereinigtes Wasser	ad 50,0 g

Reiben Sie Carmellose-Natrium mit Glycerol an. Lösen Sie Saccharin-Natrium in frisch aufgekochtem und wieder abgekühltem Wasser und versetzen das Carmellose-Glycerol-Gemisch mit dieser Lösung. Lassen Sie alles 30 Minuten quellen.

Aromatische Wässer

Grundlagen

Aromatische Wässer (Aquae aromaticae) sind Lösungen ätherischer Öle in Wasser. Da ätherische Öle in Wasser nur wenig löslich sind, können nur hochverdünnte Zubereitungen hergestellt werden, die als Aromatisierungsmittel genutzt werden. Sie sind mikrobiell anfällig und müssen bei Bedarf frisch hergestellt und im Kühlschrank gelagert werden. Ihre pharmazeutische Verwendung ist selten, da sie durch Konzentrate aus natürlichen und synthetischen Aromastoffen ersetzt worden sind. Sie werden hier beschrieben, da ihre Zubereitung galenisch interessant ist.

Übung 19
Fenchelwasser 100 g – Aqua Foeniculi

- *Herstellung nach DAB 6*

Fenchelöl	1 Teil
Talkum	10 Teile
Wasser von 35 bis 40 °C	999 Teile

Tropfen Sie das ätherische Öl mit dem Normaltropfenzähler auf Talkum auf. Verreiben Sie die Substanzen und dispergieren das Gemisch in dem abgekochten und auf etwa 40 °C abgekühlten Wasser. Nach einigen Tagen wird filtriert.

Durch die Anreibung des ätherischen Öls mit Talkum wird die Oberfläche vergrößert und seine Löslichkeit erhöht. Durch die Erwärmung des Wassers nimmt die Löslichkeit des Öls ebenfalls zu.

- *Herstellung mit Lösungsvermittler*

Fenchelöl		1,0 ml
Tween® 20		11,5 ml
Gereinigtes Wasser	zu	1.000,0 ml

Lösen Sie Fenchelöl in Tween® 20 und versetzen die Mischung langsam unter ständigem Rühren mit 80 % des Wassers. Nach einigen Minuten fügen Sie den Rest des Wassers hinzu.

Tween® 20 ist ein Lösungsvermittler und ergibt haltbare, klare Lösungen.

- *Herstellung nach DAC 1986*

Fenchelöl	1,0 g
Ethanol 90 % (V/V)	5,0 g
Konserviertes Wasser	994,0 g

Lösen Sie Fenchelöl in Ethanol 90 % (V/V) und schütteln Sie die Lösung mit frisch zubereitetem, konserviertem 35 bis 40 °C warmem Wasser einige Minuten. Nach mehrtägigem Stehen filtrieren Sie die Zubereitung durch ein angefeuchtetes Filtrierpapier.

Durch die Herstellung einer echten Lösung 1 + 5 in Ethanol wird die feine Verteilung des ätherischen Öls erreicht und bei der anschließenden Verdünnung wird seine Löslichkeit durch erwärmtes Wasser erhöht.

Vergleichen Sie den Geschmack der unterschiedlich gewonnenen aromatischen Wässer.

9.2 ■ Kolloidale Lösungen

Kolloiddisperse Lösungen nehmen eine Mittelstellung zwischen molekulardispersen und grobdispersen Systemen ein. Die Teilchen der inneren Phase haben eine Größe zwischen 1 nm und 1 µm und werden als **Kolloide** bezeichnet. Kolloidale Systeme, deren Teilchengröße kleiner als die Wellenlänge des Lichts ist, zeigen den **Tyndall-Effekt**. Wird die Probe seitlich beleuchtet, streut sie das Licht und erscheint trüb. Unter dem Lichtmikroskop sind die Teilchen jedoch nicht zu erkennen. Kolloide können durch Membranfilter, nicht aber durch normale Papierfilter von der äußeren Phase abgetrennt werden. So werden bei der Dialyse (Blutwäsche) molekulardispers gelöste Gifte aus dem Blut entfernt, ohne die kolloidal gelösten lebenswichtigen Eiweißstoffe abzuscheiden.

Bewegen sich die Kolloide frei im Dispersionsmittel, entsteht ein **Sol**. Sind die Kolloide jedoch **kohärent** und bilden ein netz- oder wabenförmiges Gerüst, verlieren sie ihre Beweglichkeit. Das kolloiddisperse System wird viskoser und kann in einen plastischen Zustand übergehen. Es entsteht ein **Gel**. Durch die Einwirkung von Kraft oder Wärme entsteht aus einem Gel wieder ein Sol, da dem System Energie zugeführt wird. Lässt man das Sol eine gewisse Zeit ruhen oder kühlt es ab, entsteht erneut ein Gel, da sich wieder ein Gerüst aufbauen kann. Der Übergang vom Sol zum Gel ist also reversibel.

Beispiel
Gelatine hat als Festsubstanz Gelstruktur. Man bezeichnet sie auch als »Xerogel«, da das Gelatinegerüst trocken, also ohne Wasser, vorliegt. Suspendiert man Gelatine in einer Konzentration von 2 % in kaltem Wasser, quillt sie, d. h. Wasser verdrängt die Luft und bindet sich an die Makromoleküle. Wird das Gemisch erwärmt, lösen sich die Gelatinemoleküle voneinander und das Gerüst wird zerstört. Es entsteht ein Sol. Bei Abkühlung vernetzen die Moleküle der Gelatine wieder und es entsteht erneut ein Gel.

Schleime sind hochviskose Sole. Im Gegensatz zu Gelen vernetzen die Teilchen der inneren Phase nicht zu einem Gerüst, sondern sind inkohärent.

Einteilung der Kolloide
Kolloide können in ihrem chemischen und strukturellen Aufbau unterschiedlich sein. Betrachtet man den strukturellen Aufbau, können folgende Typen unterschieden werden:

- Molekülkolloide
- Assoziationskolloide
- Dispersionskolloide

Molekülkolloide
Die dispergierten Teilchen sind große Moleküle mit mindestens 1.000 Atomen. Molekülkolloide können nach ihrer Herkunft unterteilt werden in natürliche, halbsynthetische oder synthetische Makromoleküle. Typische Beispiele sind Gelatine und Stärke, Celluloseester und natürliche Schleimbildner, wie z. B. Agar und Tragant. Eine Aufstellung der Substanzen und ihrer Eigenschaften ist in Tabelle 9.2-1 auf Seite 180 zu finden.

Assoziationskolloide
Assoziationskolloide bestehen in der Regel aus amphiphilen Verbindungen (Tensiden), die sich zu Mizellen zusammenballen und damit Kolloidgröße erreichen. Ein Beispiel für Assoziationskolloide sind Liposome. Ihre wasserlösliche Hülle aus Phospholipiden besteht aus einer ein- bis mehrschichtigen Lamelle. Liposome können mit Wirkstoffen beladen werden, die sie ohne Veränderung an den Ort ihrer Wirkung transportieren.

Dispersionskolloide
Dispersionskolloide entstehen durch Zerteilung einer meist festen Phase. Dies kann durch Einwirkung äußerer Kräfte, wie z. B. Kolloidmühlen oder Ultraschall, geschehen. Beispiele für Dispersionskolloide sind kolloidaler Schwefel und kolloidales Siliciumdioxid. Sole aus Dispersionskolloiden, die pharmazeutisch genutzt werden, sind Silber-, Gold- und Kupfersole.

Herstellung

Eine für alle kolloidalen Lösungen gültige Herstellungsanweisung gibt es nicht, da die Eigenschaften der Gelbildner zu unterschiedlich sind. Die Herstellung richtet sich nach den jeweiligen Merkmalen der verwendeten Verbindungen. Sie können der Tabelle 9.2-1 auf Seite 180 entnommen werden.

Um ein klumpenfreies Gel herzustellen, müssen viele makromolekulare Substanzen zunächst mit einer Flüssigkeit, in der sie nicht oder nur langsam quellen, angerieben und damit benetzt werden. Die Oberflächen der Pulverpartikel sind dann von einer Flüssigkeitshülle umgeben, die sie vor weiteren Pulverpartikeln abschirmt. Wird erst im Anschluss daran die Quellungsflüssigkeit zugesetzt, können die Partikel nicht mehr miteinander verkleben und Pulvernester bilden.

Einige Gelbildner haben in kaltem und heißem Wasser ein unterschiedliches Quellungsverhalten. Quellen sie schlecht in heißem Wasser, können sie darin dispergiert werden. Die Quellung setzt mit Abkühlung der Zubereitung ein.

Die Herstellung von Solen ist mit der Herstellung molekulardisperser Lösungen vergleichbar (s. Seite 154).

MERKE

Kolloidale Lösungen werden nicht durch ein Papierfilter filtriert, sondern durch Mull koliert.

Geräte
Fantaschale mit Pistill
Becherglas mit Glasstab
Mikrowelle, falls Gelbildner gut in Hitze dispergiert werden können

Tab. 9.2-1: Gelbildner

Bezeichnung	Zusammensetzung	Handelsname/ andere Bezeichnung	Lösungseigenschaften	Verarbeitung	Unverträglichkeiten	Anwendungsbeispiele und Hinweise
Natürliche Quellstoffe						
Agar	Polysaccharide aus Algen gewonnen **anionisch**	Agar-Agar	Quillt in Wasser auch in geringer Konzentration zum Gel: bildet Sole > 80 °C; und Gele < 50 °C	In kaltem Wasser quellen lassen oder heiß zu kolloidaler Lösung verarbeiten	Quartäre Ammoniumbasen	Nährboden in der Mikrobiologie, Dickungsmittel
Alginsäure und Alginate	Meist Natriumalginat **anionisch**		Säure und Ca-Salze wasserunlöslich, Na- und Mg-Salze wasserlöslich	Anreiben mit 3-facher Menge Ethanol oder Glycerol. Lösungstemperatur nicht > 70 °C. pH-Wert der Schleime bei 6	Verschiebung des pH-Wertes, langes Erhitzen, kationische Konservierungsstoffe	Quasiemulgator für Emulsionen, Zerfallsmittel bei Tablettierung
Arabisches Gummi, Sprühgetrocknetes Arabisches Gummi	K-, Mg-, Ca-Salze verschiedener Polyarabinsäuren **anionisch**	Acaciae gummi, Gummi arabicum, Acaciae gummi dispersione desiccatum	Sehr langsam in Wasser löslich, bildet Sole	Anreiben mit Paraffinöl, in Wasser quellen lassen. Sprühgetrocknetes Arabisches Gummi ist besser wasserlöslich	Seifen	Anionenaktiver Emulgator (O/W) in Emulsionen, Klebstoff
Bentonit	Aluminiumsilicat **anionisch**	Veegum®	Quellfähig in Wasser und anderen polaren Flüssigkeiten, ausgeprägte Thixotropie	Aufstreuen auf heißes Wasser	Säuren, kationische Stoffe	Stabilisator in Suspensionen, in Hydrogelen 5 bis 10%
Gelatine	Eiweiß, aus Tierknorpel gewonnen **amphoter**		In kaltem Wasser quellend, in warmem Wasser löslich, > 1% Sole	Vorquellen in kaltem Wasser, Lösen im Wasserbad bei 80 °C	Bei Erwärmung Depolymerisation, Koagulation bei Zugabe größerer Mengen Salz und Gerbstoffe	Vaginalzäpfchen, Suppositorien, Zinkleim, Kapseln, Tablettierhilfsstoff
Hochdisperses Siliciumdioxid	Hochdisperse Kieselsäure **nichtionisch**	Aerosil®	Bildet sowohl Hydrogele (10 bis 15%) als auch Oleogele (4 bis 8%)	Mit Wasser bzw. Öl anreiben. Bildet thixotrope Gele; in polarem Medium deutlich weniger viskos.		Fließregulierungsmittel für hygroskopische Substanzen, Zerfallsbeschleuniger in Tabletten, in Hydrogelen und Oleogelen
Stärke	Polysaccharid aus Glukose, Amylose und Amylopektin **nichtionisch**	Amylum Solani, Amylum Maydis, Amylum Oryzae, Amylum Tritici	In heißem Wasser Gelbildung	Anreiben mit kaltem Wasser, kurz aufkochen	Langes Kochen	Schleime, Salbengele, Tablettierhilfsstoff

Tab. 9.2-1: Gelbildner *(Fortsetzung)*

Bezeichnung	Zusammensetzung	Handelsname/ andere Bezeichnung	Lösungseigenschaften	Verarbeitung	Unverträglichkeiten	Anwendungsbeispiele und Hinweise
Natürliche Quellstoffe						
Tragant	Gummi von Astragalus gummifer, Pflanzenzucker **anionisch**	Tragacantha (Bassorin und Tragacanthin)	1 bis 2% viskose Gele	Mit doppelter Menge Ethanol oder Glycerol anreiben, Wasser in einem Guss dazu	Bismutsalze, Säuren, Laugen, Ethanol	Stabilisator für Suspensionen und Emulsionen, Laxans
Halbsynthetische Makromoleküle						
Methylcellulose	Mono-, Di- und Trimethylether der Cellulose	MC Methocel®	Kolloidal löslich in kaltem Wasser, unlöslich in heißem Wasser, Schaumbildung 5 bis 10%: plastische und thixotrope Gele	Auf kaltes Wasser aufstreuen und dispergieren oder in heißes Wasser einrühren und kaltes Wasser zurühren und kaltes Wasser (1/2) zurühren. Alternativ mit Glycerol anreiben, Wasser anteilsweise zusetzen. Vollständige Quellung in der Kälte (Kühlschrank, Eiswasser)	Gerbstoffe, PHB-Ester und andere Phenole	Hydrogelsalben, in viskosen wässrigen Augentropfen, Tablettierhilfsstoff, Filmbildner in Sprays und Salben
Methylhydroxyethylcellulose	Partiell methylierte und hydroxyethylierte Cellulose **nichtionisch**	MHEC	Unlöslich in Wasser > 50 °C, kolloidal löslich in kaltem Wasser	Auf kaltes Wasser unter intensivem Rühren aufstreuen oder in heißem Wasser dispergieren	Empfindlich gegenüber höheren Elektrolytkonzentrationen	Filmdragierung, Verdickungsmittel in Augentropfen, Bindemittel für die Tablettierung, Viskositätserhöhung von Suspensionen und Lösungen
Methylhydroxypropylcellulose	Partiell methylierte und hydroxypropylierte Cellulose **nichtionisch**	Hypromellose MHPC,	Kolloidal löslich in Wasser bis 60 °C, unlöslich in heißem Wasser	s. o.	s. o.	s. o. Hypromellose-Haftpaste 40% NRF 7.8.
Hydroxyethylcellulose	Hydroxyethylether der Cellulose **nichtionisch**	HEC, z. B. HEC 400, Natrosol®.	Je nach Konzentration bildet es mit Wasser Gele oder Sole	Aufstreuen auf Wasser unter intensivem Rühren oder Anreiben mit heißem Wasser, Herstellung in der Mikrowelle möglich	Phenolische Stoffe, Gerbstoffe	Verdickungsmittel Hydroxyethylcellulose-Gel DAB
Hydroxypropylcellulose	Hydroxypropylether der Cellulose **nichtionisch**	Hyprolose HPC	Löslich in Wasser < 40 °C, unlöslich in heißem Wasser	s. o.	Hohe Konzentration an Elektrolyten	Verdickungsmittel in Augentropfen, s.o.

Tab. 9.2-1: Gelbildner *(Fortsetzung)*

Bezeichnung	Zusammensetzung	Handelsname/ andere Bezeichnung	Lösungseigenschaften	Verarbeitung	Unverträglichkeiten	Anwendungsbeispiele und Hinweise
Carboxymethyl-cellulose-Natrium	Na-Salz des Cellulose-Glykol-säureethers **anionisch**	CMC-Na Carmellose-Natrium, z. B. Carmellose-Na 400, Blanose®	In heißem oder kaltem Wasser löslich	Mit Glycerol anreiben, dann mit Wasser anteilsweise verdünnen oder in heißem Wasser unter intensivem Rühren dispergieren	Mehrwertige Metallkationen, Wirkstoffkationen, wie z. B. Chlorhexidindiglukonat, Ethacridinlactat, Netzmittel	Suspensionsstabilisator, Hydrogele, die zu einem dünnen Film auf der Haut trocknen, Carmellose-Natrium-Gel DAB
Synthetische Makromoleküle						
Polyacrylsäure	Polyacrylsäure und -salze **anionisch**	Carbopol® 980 (Carbomer 50000 zur äußerlichen Anwendung), Carbopol® 974 P (Carbomer 35000 zur kutanen, oralen, rektalen Anwendung und zur Anwendung am Auge)	Löslich in Wasser mit saurer Reaktion. Wird nach Zugabe einer Base ein hochviskoses und glasklares Gel. Gelbildung auch mit alkoholischen Lösungen	Mit wenigen Tropfen Wasser anreiben, langsam verdünnen und alkalisieren	Basische Wirkstoffkationen, Metallionen, zu hoher alkalischer pH-Wert: Das Gel verflüssigt sich	Transparente, wasserhaltige und isopropylalkoholhaltige Gele, 0,5–1 %, ziehen rückstandslos in die Haut ein. In Haarsprays, als Verdickungsmittel in Emulsionen und Suspensionen. Wasserhaltiges Carbomergel DAB. 2-Propanol-haltiges Carbomergel DAB
Paraffingele	Industriell aus dickflüssigem Paraffin und Polyethylen		Vaselinähnlich, aber weicher, durchscheinender	Hydrophob, nicht über 50 °C erhitzen, Abbau der Gelstruktur		Hydrophobes Basisgel DAC
Poloxamere	Polymertensid aus Polyethylen und Polypropylen		Sehr leicht löslich in Wasser, Verflüssigung in der Kälte	pH-Wert 5–7,5		Gut hautverträglich, nicht austrocknend, hohes Lösungsvermögen für Arzneimittel. In Dermatika, zur Wundbehandlung, in Augengelen

Tab. 9.2-1: Gelbildner *(Fortsetzung)*

Erläuterungen zur Tabelle

Elektrolyt

Elektrolyte sind Stoffe, z. B. Säuren, Basen und Salze, die in wässriger Lösung Ionen bilden und den elektrischen Strom leiten. Viele Gelbildner können bei Zugabe von Elektrolyten ausflocken und Schleime verlieren ihre Viskosität.

Nichtionisch, anionisch, kationisch, amphoter

Nichtionische Substanzen sind ungeladen und zerfallen in Wasser nicht in Ionen. Ionische Verbindungen zerfallen in Wasser in Ionen. Anionische Verbindungen sind negativ geladen, kationische positiv. Sie sind unverträglich mit einem gegensinnig aufgeladenen Ion, indem Salze gebildet werden. Amphotere Verbindungen haben sowohl negativ als auch positiv geladene Molekülteile, leiten also den elektrischen Strom nicht, da sich ihre Ladungen gegenseitig neutralisieren.

Viskosität

s. Seiten 151, 194.

Thixotropie

Der Begriff Thixotropie beschreibt ein besonderes Fließverhalten der Zubereitungen. Thixotrope Gele verflüssigen sich unter dem Einfluss einer Schub- oder Scherspannung, wie sie z. B. beim Schütteln oder Rühren auftritt. Wirkt keine Scherspannung mehr, werden die Zubereitungen wieder fest, ihre Viskosität steigt. Ein solches Fließverhalten ist bei Zubereitungen erwünscht, die auf der Haut verteilt werden müssen. Sie sind gut im Abgabegefäß zu lagern, ohne auszulaufen, lassen sich aber leicht auf der Haut verteilen, da ihre Viskosität durch die Scherung sinkt. Ein Bespiel für ein thixotropes Gel, das Sie sicher kennen, ist Ketschup.

Abgabe und Kennzeichnung

Sole werden je nach Anwendung in Medizinalglasflaschen oder Tropfflaschen abgegeben. Schleime und Gele werden fast ausschließlich äußerlich angewandt und in Aluminiumtuben mit Innenschutzlackierung oder Spenderdosen abgefasst.

Auf dem Etikett muss auch der Lagerungshinweis »Kühl lagern« vermerkt sein.

MERKE

Wässrige, unkonservierte Gele sind in Tuben nur eine Woche haltbar. Alle weiteren Haltbarkeitsangaben siehe Anhang II, Seite 425.

Übungen

Übung 20
Aerosil®-Hydrogel und -Oleogel

Stellen Sie mit Aerosil® (hochdisperses Siliciumdioxid) ein Hydrogel und ein Oleogel her. Vergleichen Sie die Konsistenz der beiden Gele. Welches Gel lässt sich angenehmer auf die Haut auftragen?

Hochdisperses Siliciumdioxid		4,0 g
Rizinusöl	zu	50,0 g

Hochdisperses Siliciumdioxid		4,0 g
Gereinigtes Wasser	zu	50,0 g

Geben Sie die Flüssigkeiten vorsichtig zum Aerosil®, ohne Staub aufzuwirbeln. Die sehr kleinen Partikel des Aerosil® dürfen nicht eingeatmet werden (Mundschutz).

Übung 21
Glycerin-Gel

Gelatina alba		1,0 g
Glycerol 85 %		12,5 g
Aqua conservata	ad	50,0 g

Tarieren Sie Fantaschale und Glasstab. Lassen Sie die Gelatine in kaltem konservierten Wasser quellen, nach Zugabe von Glycerol 85 % wird auf dem Wasserbad erwärmt. Gelatine löst sich in Wärme (max. 60 °C). Mischen Sie vorsichtig, um die Bildung von Luftblasen zu vermeiden. Nehmen Sie die Fantaschale vom Wasserbad, ergänzen das verdunstete Wasser mit Aqua purificata und stellen die Rezeptur nach Abkühlung auf Raumtemperatur in den Kühlschrank.

Übung 22
Diaphragmagel

Amylum Tritici	4,0 g
Aqua purificata	5,5 g
Glycerol 85 %	38,0 g
Tragacantha	2,0 g
Acidum citricum monohydricum	0,5 g

Tarieren Sie eine Fantaschale mit Pistill. Reiben Sie Tragant mit Glycerol 85 % an. So wird verhindert, dass Tragant beim Quellen Klumpen bildet. Lösen Sie Citronensäure in Wasser und reiben in einer zweiten Fantaschale Weizenstärke mit der Lösung an. Diese Verreibung geben Sie zur Tragant-Dispersion und stellen die Mischung auf ein Wasserbad. Stärke quillt ab 70 °C. Sie erhalten ein dickflüssiges weißes Gel.

Tragant verklumpt schnell mit Wasser, daher ist vorheriges Dispergieren in Ethanol oder Glycerol sinnvoll.

Übung 23
Hydroxyethylcellulosegel DAD (nichtionisch)

Hydroxyethylcellulose 10 000	2,5 Teile
Glycerin 85 %	10,0 Teile
Gereinigtes Wasser	87,5 Teile

Das Gel kann mit 0,1 % Sorbinsäure und 0,5 % Kaliumsorbat konserviert werden.

Reiben Sie Hydroxyethylcellulose mit Glycerol an und geben das frisch aufgekochte und wieder abgekühlte Wasser zu. Lassen Sie die Mischung unter gelegentlichem Umrühren 1 Stunde lang quellen.

Übung 24
Viskose Grundlösung (NRF S. 20.)

	100 ml	100 Massenteile
Hydroxyethylcellulose 400	0,713 g	0,625 Teile
Glycerol 85 %	28,5 g	25,0 Teile
Saccharose	21,66 g	19,0 Teile
Wasserfreie Citronensäure	0,091 g	0,08 Teile
Kaliumsorbat	0,157 g	0,14 Teile
Gereinigtes Wasser	zu 114,0 g	zu 100,0 Teilen

Tarieren Sie ein Becherglas zusammen mit einem Glasstab und wiegen etwa 30 g gereinigtes Wasser und Glycerol 85 % ein. Lösen Sie nacheinander unter sorgfältigem Umrühren Kaliumsorbat, wasserfreie Citronensäure und Saccharose in dem Wasser. Wiegen Sie Hydroxyethylcellulose 400 auf einem Kartenblatt ab und streuen diese unter kräftigem Umrühren auf die Lösung. Es sollen möglichst keine Pulvernester entstehen. Rühren Sie 2 Minuten kräftig, lassen den Ansatz 30 Minuten stehen, ergänzen mit gereinigtem Wasser auf die vorgeschriebene Masse und rühren erneut um. Es muss eine klare, viskose Flüssigkeit ohne Klumpen entstehen.

Alternative Herstellung

Tarieren Sie Fantaschale und Pistill und wiegen Hydroxyethylcellulose 400 ein. In einem Becherglas mit Glasstab werden die restlichen Bestandteile in heißem Wasser gelöst. Mit der heißen Lösung wird der Quellstoff intensiv angerieben und verdünnt. Eventuelle Pulvernester müssen mit dem Pistill zerquetscht werden. Nach Abkühlung auf Raumtemperatur ergänzen Sie das verdunstete Wasser und rühren erneut um, ohne Luft einzuarbeiten.

Übung 25

Hydrophiles Diltiazemhydrochlorid-Gel 2% (NRF 5.6.)

Diltiazemhydrochlorid		1,0 g
Hydroxyethylcellulosegel DAB, vorkonserviert mit Kaliumsorbat 0,1% und Sorbinsäure 0,1% (s. Übung 23)	zu	50,0 g

Wiegen Sie Diltiazemhydrochlorid in eine Fantaschale ein und geben das Hydroxyethylcellulosegel DAB anteilig unter Rühren hinzu. Der Wirkstoff muss sich vollständig in dem Gel lösen (Herstellung Hydroxyethylcellulosegel DAB, s. Übung 23).

MERKE

Alternativ kann Diltiazemhydrochlorid auch in Basiscreme DAC oder anderen hydrophilen, nichtionischen Cremegrundlagen verarbeitet werden.

Übung 26

Arnika-essigsaure-Tonerde-Gel

Aluminiumacetat-tartrat-Lösung		12,0 g
Arnikatinktur		5,0 g
Bentonit-Gel	zu	100,0 g

Bentonit-Gel:

Bentonit		15,0 g
Glycerol		20,0 g
Konserviertes Wasser	zu	100,0 g

Berechnen Sie zuerst die Mengen der Bestandteile des Bentonit-Gels. Streuen Sie Bentonit auf heißes konserviertes Wasser auf und lassen die Mischung quellen. Geben Sie anschließend Glycerol, Aluminiumacetat-tartrat-Lösung und Arnikatinktur hinzu. Nach Abkühlung wird mit gereinigtem Wasser auf das Endgewicht ergänzt.

MERKE

Bei Verarbeitung flüchtiger Substanzgemische können Verdunstungsverluste nicht ausgeglichen werden, da Sie den Bestandteilen des Gemisches nicht zugeordnet werden können. Arbeiten Sie daher schnell und bei Raumtemperatur.

Übung 27
Carmellose-Natrium-Gel DAB (anionisch)

Carmellose-Natrium	5,0 g
Glycerol 85 %	10,0 g
Gereinigtes Wasser	85,0 g

Tarieren Sie eine Fantaschale mit Pistill. Reiben Sie Carmellose-Natrium mit Glycerol 85 % gut an und rühren das abgekochte Wasser ein. Sie können kaltes oder heißes Wasser verwenden. Bei Verwendung von heißem Wasser muss nach Abkühlung auf Raumtemperatur verdunstetes Wasser ergänzt werden.

Alternative Herstellung
Tarieren Sie Becherglas und Glasstab. Wiegen Sie den Gelbildner ein und verrühren ihn mit Glycerol 85 %. Nach Zugabe von heißem gereinigtem Wasser wird die Zubereitung in der Mikrowelle erhitzt. Stellen Sie das Becherglas in die Mitte des Gerätes und schalten auf 650 Watt Leistung und 1 Minute Laufzeit. Sollte die Gelbildung nach dieser Zeit nicht vollständig sein, können Sie die Erwärmungszeit verlängern. Ergänzen Sie das verdunstete Wasser.

TIPP

Beobachten Sie Ihre Rezeptur. Die Lösung wird schäumen. Droht sie überzuschäumen, muss die Mikrowelle sofort ausgeschaltet werden.

Übung 28
Wasserhaltiges Carbomergel DAB 100,0 g (anionisch)

Carbomer 50.000 mPa·s (Polyacrylsäure)	0,5 Teile
Natriumhydroxid-Lösung (50 g · l^{-1})	3,0 Teile
Gereinigtes Wasser	96,3 Teile
Sorbinsäure	0,1 Teile
Kaliumsorbat	0,1 Teile

Lösen Sie die Konservierungsstoffe in der gesamten Menge heißen, abgekochten Wassers. Es muss eine klare Lösung entstehen. Falls die schwer lösliche Sorbinsäure noch nicht vollständig gelöst ist, müssen Sie den Ansatz erneut erhitzen.

Tarieren Sie Fantaschale und Pistill. Reiben Sie die Polyacrylsäure mit einigen Tropfen Konservierungslösung an. Die Lösung kann kalt oder heiß zugegeben werden. Lassen Sie den Ansatz ein paar Minuten quellen, bevor Sie weiter unter vorsichtigem Rühren verdünnen. Es sollte eine klare Dispersion ohne Pulvernester oder Quellkörper entstehen. Messen Sie den pH-Wert mit Indikatorpapier. Er liegt um pH 3. Geben Sie die frisch hergestellte Natronlauge in kleinen Anteilen dazu und verrühren kräftig, möglichst ohne Luft einzuarbeiten. Durch Zugabe der Natronlauge und Neutralisation des Ansatzes entsteht ein glasklares Gel mit einem pH-Wert von 5 bis 7.

Herstellung der Natronlauge
Sie benötigen eine 5 %ige Natronlauge (m/V). Dazu wiegen Sie ein Natriumhydroxid-Plätzchen genau ab und verdünnen entsprechend mit gereinigtem Wasser.

Rechenbeispiel:

Ein NaOH-Plätzchen wiegt 0,245 g.

$$\frac{5\,g}{100\,ml} = \frac{0{,}245\,g}{x} \qquad x = 4{,}9\,ml$$

Sie lösen das Natriumhydroxid-Plätzchen in Wasser zu 4,9 ml. Von dieser Lösung verwenden Sie für die Rezeptur die benötigten 3,0 g.

MERKE

Carbomer/Polyacrylsäure bildet glasklare, feste Gele, die gegenüber Alkoholen und Elektrolytzusätzen wesentlich beständiger sind als andere wasserlösliche Polymere. Flocken oder klumpen Carbomergele aus, sollte der pH-Wert des Gels mit pH-Papier überprüft werden. Er muss annähernd neutral sein.

Übung 29
2-Propanol-haltiges Carbomergel DAB 50,0 g (anionisch)

Carbomer 50.000 mPa·s	0,5 g
Natriumhydroxid-Lösung (50 g · l^{-1})	1,0 g
2-Propanol	25,0 g
Gereinigtes Wasser	73,5 g

Reiben Sie Carbomer mit einer kleinen Wassermenge an. Fügen Sie das restliche Wasser hinzu und rühren die Mischung, bis sie klumpenfrei ist. Arbeiten Sie den leicht flüchtigen Isopropylalkohol zügig ein und neutralisieren die Mischung mit der frisch hergestellten Natronlauge. Isopropylalkohol wirkt konservierend, deshalb entfällt die Zugabe der Sorbinsäure und des Kaliumsorbats.

Übung 30
Vaginalgel

Milchsäureverdünnung 4,5 %		1,0 g
Natriumlactat-Lösung 50 %		1,0 g
Hydroxyethylcellulose 400		2,5 g
Sorbitol-Lösung 70 %		2,5 g
Natriumbenzoat		0,06 g
Gereinigtes Wasser	zu	50,0 g

Tarieren Sie Becherglas und Glasstab. Lösen Sie Natriumbenzoat in etwa 40 g Wasser und fügen die restlichen Lösungen hinzu. Hydroxyethylcellulose wird unter Rühren vorsichtig aufgestreut und unter gelegentlichem Umrühren 15 Minuten quellen gelassen. Geben Sie das restliche Wasser hinzu.

MERKE

Hydroxyethylcellulose wird bei einem Trocknungsverlust über 5 % mit einem Zuschlag von 10 % eingewogen.

Alternative Herstellung

Reiben Sie Hydroxyethylcellulose in einer Fantaschale mit der angefertigten Lösung an. Zerquetschen Sie mit dem Pistill Pulvernester und Quellagglomerate und verdünnen den Ansatz unter kräftigem Rühren mit kleinen Anteilen der Lösung.

MERKE

Die Zahl hinter halbsynthetischen und vollsynthetischen Gelbildnern gibt die Viskosität einer 2 %igen Lösung in mPa·s (Millipascalsekunde) an. Je größer diese Zahl ist, desto viskoser ist das Gel.

Übung 31

Ethanolhaltiges Salicylsäure-Gel 6 % (NRF 11.54.)

Salicylsäure	6,0 g
Natriumdihydrogenphosphat-Dihydrat	0,1 g
Ethanol 96 % (V/V)	16,0 g
Hypromellose 2000	2,0 g
Propylenglykol	60,0 g
Gereinigtes Wasser	15,9 g

Tarieren Sie Becherglas und Glasstab. Lösen Sie Natriumdihydrogenphosphat-Dihydrat in einer kleinen Menge Wasser, fügen Propylenglykol und Ethanol 96 % (V/V) hinzu. In diesem Ansatz wird die Salicylsäure gelöst. Streuen Sie Hypromellose auf die Flüssigkeitsoberfläche und dispergieren diese. Unter gelegentlichem Umrühren wird die Mischung mindestens 15 Minuten zum Quellen stehen gelassen. Verdunstungsverluste werden mit Ethanol 96 % (V/V) ergänzt. Rühren Sie erneut um.
Hypromellose wird in der Mischung aus überwiegend Ethanol 96 % (V/V) und Propylenglykol verteilt. Die Quellung erfolgt erst bei Zugabe des Wassers. Es entsteht ein dünnflüssiges Gel, das sofort abgefüllt werden muss, damit Ethanolverluste vermieden werden. Es quillt im Abgabegefäß noch nach, wird also viskoser. Das Gel braucht nicht zusätzlich konserviert zu werden, da Salicylsäure, Ethanol und Propylenglykol antimikrobiell wirksam sind.
Hypromellose kann auch gut in heißem Wasser verarbeitet werden, da es in diesem unlöslich ist und gut verteilt werden kann, bevor die Quellung beginnt.

Übung 32

Benzoylperoxid-Gel 5 %

Benzoylperoxid 75 %	nach Bedarf
Polyacrylsäure	0,5 g
Propylenglykol	6,0 g
Natriumhydroxid-Lösung 1 %	4,0 g
Gereinigtes Wasser	zu 50,0 g

Tarieren Sie Fantaschale und Pistill. Stellen Sie zuerst das Carbomergel her, wie in Übung 28 beschrieben. Die errechnete Menge Benzoylperoxid wird mit Propylenglykol gut angerieben, mit dem fertigen Gel in Anteilen versetzt und mehrfach durch eine Salbenmühle gegeben.
Benzoylperoxid ist eine feste, weiße Substanz, die in trockenem Zustand explosiv ist. Deshalb ist sie mit 25 % Wasser versetzt im Handel. Es sollte wegen des flüchtigen Wasseranteils nur begrenzte Zeit gelagert werden.

Berechnung der einzuwiegenden Menge Benzoylperoxid:

Für die Herstellung von 50,0 g eines 5 %igen Benzoylperoxid-Gels benötigen Sie 2,5 g Reinsubstanz. Ihnen steht eine 75 %ige Lösung zur Verfügung.

$$2{,}5\,\text{g} \mathrel{\widehat{=}} 100\,\% \qquad x = 2{,}5\,\text{g} \cdot \frac{100\,\%}{75\,\%} \qquad x = 3{,}3\,\text{g}$$
$$x \mathrel{\widehat{=}} 75\,\%$$

Es sind 3,3 g Benzoylperoxid-Zubereitung 75 % zu verarbeiten.

Zubereitungen mit Benzoylperoxid werden äußerlich zur Behandlung der Akne angewandt. Da Benzoylperoxid Textilien und Haare bleicht, sollte der Patient darauf hingewiesen werden, dass sich Bettwäsche, Kleidung, Augenbrauen oder Bart entfärben können.

Übung 33
Erkältungsgel

Campher		8,0 g
Menthol		2,0 g
Eucalyptusöl		8,0 g
Kiefernnadelöl		10,0 g
Hydrophobes Basisgel DAC	ad	100,0 g

Lösen Sie Campher und Menthol in der Mischung der ätherischen Öle und arbeiten die Lösung zügig in die Grundlage ein. Dieses Erkältungsgel ist für Erwachsene und Kinder ab 6 Jahren geeignet.

10 Suspensionen

Suspensionen sind grobdisperse Systeme, in denen Feststoffe in einer Flüssigkeit fein verteilt vorliegen. Voraussetzung ist, dass die Feststoffe in der Flüssigkeit, dem Dispersionsmittel, unlöslich sind. Der Feststoffanteil einer Suspension beträgt bei oralen Arzneiformen in der Regel bis zu 5 %, bei kutanen Arzneiformen bis zu 40 %. Die Teilchengröße liegt zwischen 1 und 100 µm.

In der Ph. Eur. ist eine Einzelmonographie über Suspensionen nicht vorhanden, sondern diese werden nach der Art der Anwendung in Einzelmonographien beschrieben:

- Flüssige Zubereitungen zum Einnehmen
- Flüssige Zubereitungen zur kutanen Anwendung
- Halbfeste Zubereitungen zur kutanen Anwendung (Pasten)
- Parenteralia (Pulver zur Herstellung von Injektionslösungen)
- Zubereitungen zur rektalen und vaginalen Anwendung
- Zubereitungen zur nasalen Anwendung
- Zubereitungen zur Anwendung am Auge oder im Ohr
- Zubereitungen zur Anwendung in der Mundhöhle

In diesem Kapitel werden Suspensionen als flüssige Zubereitungen zum Einnehmen und zur kutanen Anwendung behandelt.

10.1 Grundlagen

Die Größe der Teilchen der dispersen Phase, ihre Benetzbarkeit, die Differenz der Dichten zwischen innerer und äußerer Phase sowie die Fließeigenschaften des Dispersionsmittels sind Faktoren, die die Stabilität der Suspensionen beeinflussen.
Die Teilchen der inneren Phase einer Suspension sinken in der Regel wegen der Erdanziehung ab, sie sedimentieren. Es bildet sich ein Bodensatz, das **Sediment**. Füllen kleine Partikel die Poren des Sedimentes aus, verfestigt sich der Bodensatz. Man spricht dann von **Kuchenbildung** (caking). Ist die Verhärtung so ausgeprägt, dass der Bodensatz nicht mehr aufgeschüttelt werden kann und die Phasen irreversibel getrennt sind, ist die **Zementation** des Sediments entstanden. Es sind prinzipiell zwei Arten der Sedimentation zu unterscheiden (Abb. 10.1-1):

- Bei der **aufsteigenden** Sedimentation sammeln sich am Boden des Gefäßes zuerst die größten Partikel. Die folgenden Partikel lagern sich nach abnehmender Größe

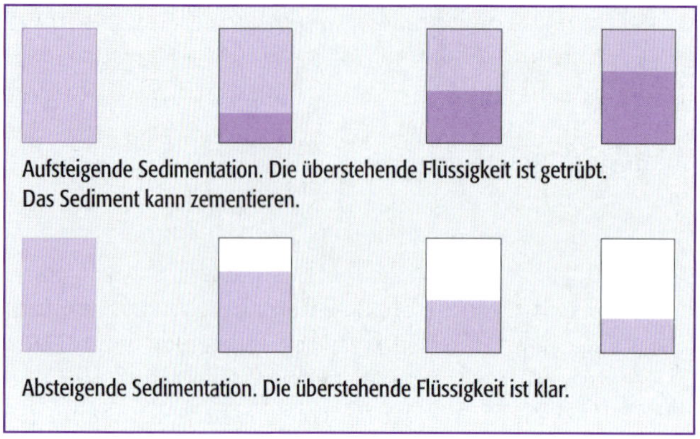

Abb. 10.1-1: Aufsteigende und absteigende Sedimentation

darauf ab. Das Volumen des Sediments nimmt zu. Die überstehende Flüssigkeit klärt sich nicht vollständig.

- Die **absteigende** Sedimentation kommt bei sehr fein verteilten Suspensionen vor. Die kleinen Partikel lagern sich zusammen und bilden voluminöse Flocken. Diese leichten Agglomerate schweben langsam zu Boden und bilden ein sehr lockeres Sediment, das sich durch den Druck der nachfolgenden Partikel verdichtet. Bereits zu Beginn der absteigenden Sedimentation ist die überstehende Flüssigkeit klar. Während der weiteren Sedimentation verschiebt sich die Grenze zwischen Sediment und klarem Überstand langsam nach unten. Diese Suspensionen können leicht aufgeschüttelt werden.

Das Arzneibuch lässt die Bildung eines Sediments zu, solange der Bodensatz aufgeschüttelt werden kann und die Suspension für die Dauer der Entnahme einer Einzeldosis stabil ist. Suspensionen mit stark wirksamen Substanzen und Suspensionen zur oralen Anwendung sollten durch den Zusatz von Hilfsstoffen stabilisiert werden. Um Suspensionen zu stabilisieren, sind Kenntnisse über das Verhalten der suspendierten Partikel notwendig.

10.2 Benetzbarkeit

Wichtig für die Herstellung stabiler Suspensionen ist die Benetzbarkeit der Feststoffpartikel, d. h. ihre Eigenschaft, Flüssigkeiten an ihrer Oberfläche zu binden und sich mit einer Flüssigkeitshülle **(Solvathülle)** zu umgeben. Lassen sich die Teilchen der inneren Phase gut von der Flüssigkeit benetzen, sind sie **lyophil**. Da die Solvathüllen die Teilchen gegeneinander abschirmen, verklumpen sie nicht und verteilen sich gut in der Flüssigkeit (Tab. 10.2-1).

Lyophobe Substanzen hingegen sind schlecht benetzbar. Sie bilden Pulvernester und sind nur mühsam durch Reiben und Schütteln zu verteilen. Sie schließen Luft ein und steigen in der Zubereitung nach oben auf (**Flotation**). Zur Verarbeitung lyophober Feststoffe werden Hilfsstoffe benötigt, die **Netzmittel** oder **Suspensionsvermittler** genannt werden. Es handelt sich um grenzflächenaktive Substanzen (Tenside), die die Feststoffe einhüllen und damit benetzbar machen. Als Netzmittel eignen sich Tenside, wie z. B. Polysorbate, Lecithin, Natriumsalze höherer Fettsäuren und oberflächenaktive Celluloseether, wie z. B. Methylcellulose. Eine andere Möglichkeit ist die Zugabe von Elektrolytlösungen (**Peptisatoren**). Ihre Ionen werden an die Feststoffoberfläche gebunden, so dass alle Partikel gleichsinnig aufgeladen werden. Gleiche Ladungen stoßen sich ab und deshalb ist die klumpenfreie Verteilung des Feststoffs möglich.

Ob ein Stoff gut oder schlecht benetzbar ist, hängt von seiner chemischen Zusammensetzung ab. Sauerstoffhaltige anorganische Feststoffe, wie z. B. Oxide, Carbonate oder Sulfate, können wegen ihrer Polarität gut mit Wasser und anderen hydrophilen Flüssigkeiten benetzt werden. Sauerstofffreie Substanzen, wie z. B. Schwefel, können von Wasser nicht benetzt werden und verklumpen zu Agglomeraten. Verklumpungen sind in einer Suspension aber unerwünscht, da sich die Zubereitung schlecht auf der Haut verstreichen lässt oder es bei Zubereitungen zur inneren Anwendung zu Fehldosierungen kommen kann.

Tab. 10.2-1: Benetzbarkeit einiger Substanzen mit verschiedenen Dispersionsmitteln

Benetzbarkeit durch Wasser, einwertige niedrige und mehrwertige Alkohole		**Benetzbarkeit durch fette Öle, Paraffin, organische Lösungsmittel**	
Lyophil	Lyophob	Lyophil	Lyophob
Basische Bismutsalze Bariumsulfat Calciumcarbonat Magnesiumoxid Talkum Titandioxid Zinkoxid	Magnesiumstearat Medizinische Kohle Schwefel	Magnesiumstearat Medizinische Kohle Schwefel	Bariumsulfat Basische Bismutsalze Calciumcarbonat Magnesiumoxid Talkum Titandioxid Zinkoxid

Teilchengröße

Auch die Teilchengröße und die Größenverteilung der Feststoffpartikel spielen für die Stabilität der Suspensionen eine große Rolle. Feststoffe sollen als feine Pulver verarbeitet werden, da die Absinkgeschwindigkeit der Teilchen mit ihrer Größe steigt. Viele Substanzen kommen daher bereits mikronisiert, d. h. mit einer Teilchengröße kleiner als 90 µm, in den Handel. Feine Pulverpartikel haben zudem eine große Oberfläche, mit der sie entsprechend mehr Flüssigkeitsmoleküle binden und daher besser dispergiert werden können.

Definitionsgemäß darf sich der Feststoff einer Suspension nicht im Dispersionsmittel lösen. Normalerweise ist aber der Feststoff nicht vollkommen unlöslich, sondern im Dispersionsmittel schlecht, also doch ein wenig löslich. So können sich kleine Partikel der Feststoffe im Dispersionsmittel auflösen und größere Partikel anlösen. Problematisch ist, dass gelöste Moleküle nicht in Lösung bleiben, sondern an größeren Kristallen wieder auskristallisieren **(Rekristallisation)**. Große Kristalle wachsen also auf Kosten der kleinen. Die Feststoffteilchen sollten daher möglichst alle die gleiche Größe haben, um die Rekristallisation so weit wie möglich zu vermeiden. Da die Löslichkeit der Substanzen meist mit steigender Temperatur zunimmt und mit sinkender abnimmt, wird die Rekristallisation durch Wärme begünstigt. Daher ist bei der Herstellung von Suspensionen Wärme zu vermeiden.

Mikronisierung

Dabei werden kristalline Substanzen in leicht flüchtigen Lösungsmitteln gelöst und anschließend intensiv verrührt, bis das Lösungsmittel verdunstet ist. Wird jedoch unzureichend verrieben, können nadelförmige Kristalle entstehen, die die Qualität der Suspension beeinträchtigen. So löst sich z. B. Harnstoff in Aceton. Er wird verrieben, bis der Acetongeruch nicht mehr wahrgenommen werden kann. Sobald das Lösungsmittel verdunstet, fällt Harnstoff durch kräftiges Verreiben als feines Pulver wieder aus. Das gleiche Prinzip wird bei Campher angewandt, den man kurz vor der Verarbeitung unter Zugabe von Ether oder Ethanol 96 % (V/V) verreibt.

Dichtedifferenz der Phasen

Feststoffteilchen sinken in einer Lösung langsamer ab, wenn die Dichte der Flüssigkeit der Dichte des Feststoffs ähnlich ist. Daher verzögern Stoffe, die die Dichte der Flüssigkeit erhöhen und damit die Dichtedifferenz zwischen fester und flüssiger Phase verringern, die Sedimentationsgeschwindigkeit. Deshalb werden Suspensionen beispielsweise Glycerol oder Zuckerlösungen zugesetzt.

Viskosität des Dispersionsmittels

Feststoffteilchen können in einer dünnflüssigen Flüssigkeit wesentlich schneller absinken als in einer viskosen. Durch die Erhöhung der Viskosität der äußeren Phase wird das Absinken der Feststoffe verlangsamt oder verhindert. Soll die Viskosität einer wässrigen Flüssigkeit erhöht werden, können Gelbildner zugesetzt werden, wie Bentonit, Aerosil® oder halbsynthetische Makromoleküle, z. B. Celluloseether.

10.3 ■ Herstellung

Geräte
Porzellanmörser und Porzellanpistill
Rezeptursiebe
Fantaschale mit Pistill
Kartenblätter, Spatelschlitten
Salbenmühle
Glasstab

Vor der Herstellung der Suspension müssen alle kristallinen Feststoffe im Porzellanmörser mit einem Pistill zerkleinert und anschließend durch die Siebe 90 bis 180 gegeben werden. Da beim Sieben mit Substanzverlust gerechnet werden muss, werden die Feststoffe jeweils mit einem Zuschlag auf die Einwaage eingewogen (Grobeinwaage). Anschließend werden die Pulver gesiebt und die benötigten Massen jeweils genau abgewogen. Feinverteilte Pulver, insbesondere mikronisierte, können direkt verarbeitet werden.

Um die Suspension herzustellen, werden alle Feststoffe vorgelegt und mit einem kleinen Anteil der vorgeschriebenen Flüssigkeit angerieben. Es entsteht eine Paste, die bei größeren Ansätzen eventuell in der Salbenmühle homogenisiert werden muss. Die restliche Flüssigkeit wird dann in kleinen Anteilen und unter kräftigem Rühren und häufigem Abschaben hinzugegeben. Sind mehrere Flüssigkeiten einzuarbeiten, wird mit der Flüssigkeit begonnen, die die jeweils höhere Viskosität hat. Sind Schleime als Stabilisatoren in der Vorschrift enthalten, reibt man diese am besten mit den Feststoffen an und gibt anschließend die übrigen Flüssigkeiten hinzu.

Suspensionen können auch in elektrischen Mixern, wie z. B. dem Ultra-Turrax®, hergestellt werden. Bei ihrer Verwendung wird nicht wie oben beschrieben vorgegangen, sondern die Flüssigkeit wird vorgelegt und der Feststoff wird unter Rühren eingestreut. Da der Rührstab sehr schnell rotierende Messer hat, werden die Feststoffe nicht nur homogen verteilt, sondern auch zerkleinert.

10.4 ■ Abgabe und Kennzeichnung

Suspensionen zur inneren Anwendung werden in Medizinalflaschen abgegeben, denen eine geeignete Dosiervorrichtung beigefügt ist. Übliche Vorrichtungen sind Dosierlöffel, Messbecher oder Kappenverschlüsse mit ml-Skala.

Suspensionen zur äußeren Anwendung werden in Weithalsflaschen abgegeben, denen eine Applikationshilfe, wie z. B. ein Holzspatel oder ein Pinsel, beigelegt wird.

Auf dem Etikett darf nicht vergessen werden, den Hinweis »Vor Gebrauch schütteln« aufzubringen.

Hinweise zu Trockensäften

In der Apotheke werden häufig antibiotikahaltige Trockensäfte abgegeben, in denen das Antibiotikum als Pulver oder feines Granulat vorliegt. Um die Laufzeit der Zubereitung zu verlängern, wird die Suspension erst kurz vor der Anwendung mit Trinkwasser hergestellt. Als Trockensubstanz sind Antibiotika bis zu drei Jahre haltbar, als wässrige Suspension selbst bei einer Lagerung im Kühlschrank in der Regel nur 14 Tage. Auf Wunsch des Patienten wird der Saft in der Apotheke zubereitet. Dabei ist Folgendes zu beachten:

Das Pulver wird zuerst aufgeschüttelt. Nachdem es sich abgesetzt hat, wird die Flasche bis zur Markierung mit Trinkwasser aufgefüllt und gut geschüttelt. Häufig entsteht dabei Schaum. Erst wenn der Schaum zusammengefallen ist, wird nochmals mit Trinkwasser bis zur Markierung aufgefüllt und erneut geschüttelt. Die Flasche wird verschlossen und mit dem Aufbrauchsdatum und dem Hinweis »Vor Gebrauch schütteln« und ggf. »im Kühlschrank aufbewahren« beschriftet.

10.5 Übungen

Übung 1
Zinkoxidschüttelmixtur DAC (NRF 11.22.) – Zinci oxidi lotio

Zinkoxid	20,0 g
Talkum	20,0 g
Glycerol 85 %	30,0 g
Gereinigtes Wasser	30,0 g

Sterilisieren Sie Talkum oder die Mischung aus Talkum und Zinkoxid eine Stunde bei 180 °C im Trockenschrank. Die Pulver müssen dazu in einer dünnen Schicht auf einer hitzebeständigen Unterlage ausgebreitet werden. Reiben Sie die sterilisierten Pulver mit etwas Glycerol 85 % pastenartig an und versetzen die Mischung anschließend mit dem restlichen Glycerol 85 % und dem auf 80 °C erwärmten Wasser. Eine hautfarbene Lotion kann durch den Zusatz von Eisenoxid-Stammverreibung (NRF S. 10.) hergestellt werden.

Die Zubereitung wird zur Bestimmung der Sedimentationsgeschwindigkeit benötigt (s. Seite 200).

MERKE

Talkum erfüllt mittlerweise oft die Anforderungen der Ph. Eur. bezüglich der Keimzahl und muss daher nicht mehr in jedem Fall sterilisiert werden.

Übung 2
Ethanolhaltige Zinkoxidschüttelmixtur 25 % SR – Lotio Zinci oxidati ethanolica SR (NRF 11.110.)

Zinkoxid		12,5 g
Glycerol 85 %		2,5 g
Ethanol 90 % (V/V)		12,5 g
Gereinigtes Wasser	zu	50,0 g

Herstellungsvariante 1
Reiben Sie das Zinkoxid mit dem Gemisch aus Glycerol 85 % und gereinigtem Wasser in einer zusammen mit einem Pistill tarierten Fantaschale an. Geben Sie nur so wenig Flüssigkeit zum Feststoff hinzu, dass eine Paste entsteht. Diese wird anschließend mit kleinen Anteilen der Flüssigkeiten verdünnt. Die Mischung wird mit Ethanol 90 % (V/V) bis auf 50,0 g ergänzt. Schaben Sie Fantaschale und Pistill mehrmals sorgfältig mit einem Kartenblatt ab.

Herstellungsvariante 2 nach NRF 11.110.
Fantaschale und Pistill werden tariert und Glycerol 85 % und gereinigtes Wasser eingewogen und gemischt. Zu dieser Lösung wird Zinkoxid gegeben und verrührt. Die Mischung wird mit Ethanol 90 % (V/V) zu der vorgeschriebenen Masse ergänzt. Der Ansatz wird unter häufigem Abschaben mit einem Kartenblatt von der Schalenwandung und vom Pistill bis zur gleichmäßigen Beschaffenheit gerührt.

Übung 3
Zinkoxidöl DAC (NRF 11.20.) – Zinci oxidi oleum

Zinkoxid	50,0 g
Olivenöl	50,0 g

Reiben Sie das Zinkoxid mit einer kleinen Menge Olivenöl an und verdünnen die Zubereitung mit kleinen Anteilen des Olivenöls. Fette Öle benetzen Zinkoxid schlecht, daher entstehen schnell Pulvernester. Eine Alternative ist die Verwendung eines Mixstabes.

Übung 4
Zinkoxid-Neutralöl 50 % (NRF 11.113.)

Zinkoxid		50,0 g
Magnesiumstearat		0,5 g
Mittelkettige Triglyceride	zu	100,0 g

Tarieren Sie eine Fantaschale zusammen mit einem Pistill und legen die mittelkettigen Triglyceride vor. Dann fügen Sie Magnesiumstearat und Zinkoxid hinzu und rühren unter häufigem Abschaben der Zubereitung von Schalenwandung und Pistill bis zur gleichmäßigen Beschaffenheit.
Magnesiumstearat ist eine Metallseife, die der Zubereitung weiche Konsistenz und gute Streichfähigkeit verleiht. Ohne diesen Hilfsstoff wäre die Zubereitung hart und würde sich erst nach mehrtägiger Lagerung verflüssigen. Es wird vermutet, dass durch langsame Hydrolyse der Triglyceride freie Fettsäuren enstehen, die mit dem Zinkoxid zu Zinkseifen reagieren.

Übung 5
Ethanolhaltige hydrophile Zinkoxid-Paste 18 % (NRF 11.49.)

Zinkoxid		18,0 g
Talkum (sterilisiert)		18,0 g
Emulgierender Cetylstearylalkohol Typ A		3,0 g
Glycerol 85 %		18,0 g
Ethanol 70 % (V/V)		18,0 g
Gereinigtes Wasser	zu	100,0 g

Breiten Sie eine ausreichende Menge Talkum in dünner Schicht auf einer hitzebeständigen Unterlage aus und sterilisieren Sie das Pulver im Trockenschrank (1 Stunde, 180 °C). Erwärmen Sie emulgierenden Cetylstearylalkohol, Glycerol 85 % und gereinigtes Wasser auf dem Wasserbad auf etwa 70 °C. Arbeiten Sie Zinkoxid und Talkum in die klare Schmelze ein und rühren die Mischung bis auf Raumtemperatur kalt. Ergänzen Sie verdunstetes Wasser, fügen Ethanol 70 % (V/V) in Anteilen hinzu und rühren sorgfältig.

Diese Zubereitung heißt auch »18er-Lotio«, da vier Bestandteile der Rezeptur in 18 %iger Konzentration vorliegen. Durch den anionischen Emulgatorkomplex wird die Suspension physikalisch stabilisiert. Es entsteht eine weiche Paste, die nicht mehr aufgeschüttelt werden kann. Daher ist die Bezeichnung Schüttelmixtur irreführend. Die 18er-Lotio wird in einer Tube oder in einer Weithalsflasche abgegeben. Als Applikationshilfe sollte ein Spatel beigefügt werden.

TIPP

Die Schmelztemperatur muss unbedingt eingehalten werden. Kontrollieren Sie die Temperatur mit einem Thermometer.

Übung 6

Zinkoxid-Neutralöl 50% mit Nystatin 70.000 I. E./g (NRF 11.114.)

Nystatin nach Bedarf	etwa 1,4 g
Zinkoxid	50,0 g
Magnesiumstearat	0,5 g
Mittelkettige Triglyceride	etwa 48,1 g

Die einzuwiegende Masse Nystatin richtet sich nach den Angaben auf dem Prüfzertifikat (s. Seite 31). Die ölige Suspension dient zur Behandlung von Infektionen mit Hefepilzen.

Übung 7

Zinkleim DAB

Zinkoxid (250)	10 Teile
Glycerol 85 %	40 Teile
Gelatine	15 Teile
Gereinigtes Wasser	35 Teile

Lassen Sie die Gelatine in frisch aufgekochtem und wieder abgekühltem gereinigtem Wasser quellen. Nach etwa 10 Minuten wird sie auf dem Wasserbad vorsichtig bei einer Temperatur von maximal 60 °C gelöst. Reiben Sie in einer zweiten Fantaschale das gesiebte Zinkoxid mit Glycerol 85% an und stellen auch diese Fantaschale zum leichten Anwärmen auf das Wasserbad. Geben Sie die Zinkoxid-Anreibung zur Gelatinelösung und vermischen diese vorsichtig, ohne Luft einzuarbeiten. Ergänzen Sie verdunstetes Wasser und füllen den Zinkleim umgehend ab. Zinkleim muss homogen und einheitlich weiß aussehen. Gelatineknubbel oder Luftblasen im Leim sind zu vermeiden. Luftblasen auf der Oberfläche sind erlaubt. Zinkleim wird zur Herstellung von Zinkleimverbänden verwendet.

Übung 8

Lotio Zinci mit Aerosil®

Zinkoxid	20,0 g
Talkum	20,0 g
Aerosil®	1,5 g
Glycerol 85 %	
Gereinigtes Wasser $\overline{aa}$ ad	100,0 g

Reiben Sie Aerosil® mit Wasser an, lassen es kurz quellen und versetzen es mit dem restlichen Wasser. Sieben Sie Zinkoxid und reiben es mit Glycerol 85 % an. Verrühren Sie die Mischung mit dem restlichen Glycerol und dem Aerosil®-Schleim.

Die Zubereitung wird zur Bestimmung der Sedimentationsgeschwindigkeit benötigt (s. Seite 200).

10.6 ■ Prüfungen

Bestimmung der Rekristallisation bzw. des Dispersitätsgrades von Salicylvaselin 5 %

Der Dispersitätsgrad beschreibt den Zerteilungsgrad und gibt an, wie gut die disperse Phase im Dispersionsmittel verteilt ist (s. Seite 93). Gemessen werden Teilchengröße und Teilchendurchmesser. Stellen Sie je 10,0 g Zubereitung nach den folgenden Methoden her, bestimmen die Teilchengröße unter dem Mikroskop und dokumentieren diese.

- Kristalline Salicylsäure in einem Pulvermörser fein verreiben, sieben (125) und in einer Salbenschale mit Vaselin verarbeiten.
- Kristalline Salicylsäure in einem Pulvermörser fein verreiben, sieben (125) und in einer Salbenschale mit geschmolzenem Vaselin verarbeiten.
- Kristalline Salicylsäure unter dem Abzug in einigen Tropfen Ether lösen, Vaselin dazugeben und so lange rühren, bis der Ether verdunstet ist (laevigieren = fein verreiben, glätten).
- Kristalline Salicylsäure in einem Pulvermörser fein verreiben, sieben (125) und mit der doppelten Menge Rizinusöl verreiben, dann mit Vaselin verarbeiten.
- Kristalline Salicylsäure in einem Pulvermörser fein verreiben, sieben (125) und mit der doppelten Menge dickflüssigem Paraffin verreiben, dann mit Vaselin verarbeiten.
- Kristalline Salicylsäure im Verhältnis 1 + 1 mit Vaselin anreiben und fünfmal durch die Salbenmühle geben. Nach jedem Durchgang Proben entnehmen. Das Konzentrat anschließend mit Vaselin auf die geforderte Konzentration verdünnen.
- Kristalline Salicylsäure in 1 g Macrogollaurylether und 4 g Octyldodecanol auf dem Wasserbad bei etwa 95 °C lösen und mit Vaselin mischen (analog NRF 11.85.).

Die Zubereitungen und das Salicylsäurekonzentrat werden mindestens vier Wochen aufbewahrt und nochmals unter dem Mikroskop miteinander verglichen. Sie werden deutlich erkennen, welche Methoden zu guten und haltbaren Ergebnissen geführt haben. Beurteilen Sie die verschiedenen Herstellungsarten und begründen Sie Ihre Ergebnisse.

MERKE

Wirkstoffkonzentrate, wie z. B. Salicylvaselin 50 %, neigen wegen ihrer hohen Wirkstoffkonzentration zur Rekristallisation. Die Teilchengröße muss daher mindestens jährlich überprüft werden (max. 100 µm).

Bestimmung der Sedimentationsgeschwindigkeit

Stellen Sie die folgenden Zubereitungen her und bestimmen in einer Arbeitsgruppe die Sedimentationsgeschwindigkeit. Füllen Sie dazu die Zubereitungen jeweils in einen 100-ml-Messzylinder und schütteln diese 5 Minuten. Lesen Sie das Volumen der Sedimente nach 30 Minuten, 1 Stunde, 2 Stunden, 3 Stunden, 6 und 24 Stunden ab. Stellen Sie das Ergebnis graphisch dar.

- **Zinkoxidschüttelmixtur DAC** (Vorschrift s. Übung 1)

Zinkoxid		20,0 g
Talkum		20,0 g
Glycerol 85 %		30,0 g
Gereinigtes Wasser		30,0 g

Verdünnen Sie die Zubereitung im Verhältnis 1:4 mit gereinigtem Wasser.

- **Lotio Zinci mit Aerosil®** (Vorschrift s. Übung 8)

Zinkoxid		5,0 g
Talkum		5,0 g
Aerosil®		1,5 g
Glycerol 85 %		
Gereinigtes Wasser	āā ad	100,0 g

- **Lotio Zinci mit HEC**

Zinkoxid		5,0 g
Talkum		5,0 g
Hydroxyethylcellulose 400		1,5 g
Glycerol 85 %		3,0 g
Gereinigtes Wasser	ad	100,0 g

- **Lotio Zinci mit Sorbitol-Lösung**

Zinkoxid		5,0 g
Talkum		5,0 g
Sorbitol-Lösung 70 %		25,0 g
Gereinigtes Wasser	ad	100,0 g

- **Lotio Zinci mit Bentonit und Sorbitol**

Zinkoxid		5,0 g
Talkum		5,0 g
Bentonit		2,4 g
Sorbitol		4,6 g
Gereinigtes Wasser	ad	100,0 g

11 Emulsionen

Emulsionen sind grob- oder kolloiddisperse Systeme »flüssig in flüssig«, bei denen eine Flüssigkeit in einer anderen verteilt ist. Sie entstehen, wenn nicht miteinander mischbare Flüssigkeiten, wie z. B. Wasser und Öl, in einer Zubereitung verarbeitet werden. Die innere (disperse) Phase liegt als kugelförmige Teilchen (monoform) in der äußeren Phase (Dispersionsmittel) verteilt vor. Die Teilchen haben unterschiedliche Größen mit einem Durchmesser von 1 bis 50 µm. Als Folge der unterschiedlichen Lichtbrechung der Phasen erscheint eine Emulsion als weiße, milchige Flüssigkeit. Nur in Sonderfällen, wenn beide Flüssigkeiten den gleichen Brechungsindex haben, sind Emulsionen transparent. Voraussetzung für die Bildung und Haltbarkeit der Emulsionen sind Hilfsstoffe, die als Emulgatoren bezeichnet werden. Aus diesem Grund werden Emulsionen auch als innige Mischung dreier Komponenten definiert: einer lipophilen und einer hydrophilen Phase und eines Emulgators.

In der Ph. Eur. haben Emulsionen keine eigenständige Monographie, werden jedoch in vielen Monographien als Unterpunkte erwähnt:

- Flüssige Zubereitungen zum Einnehmen
- Flüssige Zubereitungen zur kutanen Anwendung
- Parenteralia, Injektionen und Infusionen
- Zubereitungen zur rektalen Anwendung
- Zubereitungen zur vaginalen Anwendung
- Zubereitungen zur Anwendung am Ohr
- Zubereitungen zur Anwendung in der Mundhöhle
- Zubereitungen zur nasalen Anwendung
- Zubereitungen in Druckbehältnissen und zur Inhalation

11.1 Grundlagen

Emulsionen können innerlich und äußerlich angewandt werden. Werden Emulsionen geschluckt, bestimmt die äußere Phase ihren Geschmack. So werden in der Kinderheilkunde oder wenn schlecht schmeckende Stoffe eingenommen werden sollen, meistens O/W-Emulsionen verwendet, deren Wasserphase ein wohlschmeckendes Aroma enthält.

Zur äußerlichen Anwendung werden Emulsionen mit unterschiedlichem Fett- oder Feuchtigkeitsgehalt als Milchen, Lotionen oder Cremes angewandt. Als **Linimente** werden dickflüssigere Emulsionen mit Seifen als Emulgator zur äußerlichen Anwendung bezeichnet.

Emulsionstypen

Nach der klassischen Einteilung können zwei unterschiedliche Emulsionstypen gebildet werden:

- Hydrophile Emulsionen = Öl-in-Wasser-Emulsionen (O/W)
  Ihre innere Phase besteht aus einer lipophilen Flüssigkeit, die in einer hydrophilen Phase, meistens Wasser, dispergiert ist (Abb. 11.1-1). Diese Emulsionen lassen sich mit Wasser beliebig verdünnen und sind leicht mit Wasser abwaschbar. Beispiele: Milch, Sahne, Mayonnaise

- Lipophile Emulsionen = Wasser-in-Öl-Emulsionen (W/O)
  Ihre innere Phase besteht aus Wasser oder einer anderen hydrophilen Flüssigkeit, die in einer lipophilen Flüssigkeit verteilt ist (Abb. 11.1-1). Dieser Emulsionstyp lässt sich gut mit Ölen mischen und ist schlecht mit Wasser abwaschbar. Beispiel: Butter

Außerdem werden noch andere Emulsionstypen als Sonderformen beschrieben, die jedoch keine Emulsionen im klassischen Sinne sind:

- Mischemulsionen
  Als Mischemulsionen bezeichnet man so genannte »amphiphile« oder »ambiphile« Emulsionen, deren Phasen nicht eindeutig in eine innere und äußere unterschieden werden können (Abb. 11.1-1). Sie bestehen aus fast gleichen Anteilen Wasser und Öl und sind sowohl mit hydrophilen als auch mit lipophilen Flüssigkeiten mischbar. Ihr Aufbau ähnelt einer Wabenstruktur, bei der manche Kammern mit Wasser und andere mit Öl gefüllt sind. Beispiel: Basiscreme DAC

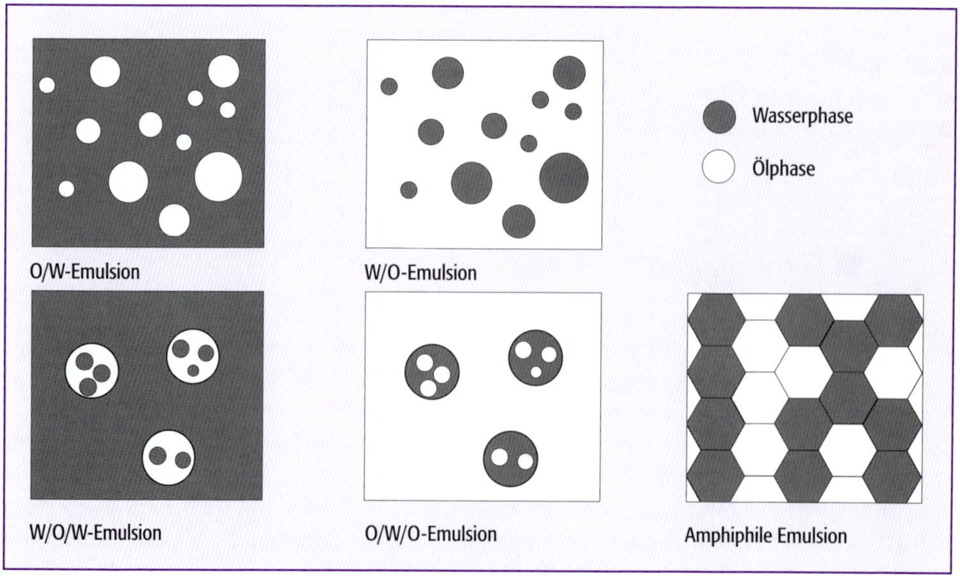

Abb. 11.1-1: Emulsionstypen

- Doppelte Emulsionen
  Befinden sich in den Tröpfchen der inneren Phase weitere Einschlüsse der jeweils äußeren Phase, liegen doppelte Emulsionen vor. Es entstehen je nach Anordnung W/O/W- oder O/W/O-Emulsionen.

- Mikroemulsionen
  Häufig wird im Zusammenhang mit Emulsionen auch der Begriff der »Mikroemulsion« erwähnt. Mikroemulsionen haben jedoch eine so fein verteilte innere Phase mit Teilchengrößen zwischen 10 bis 200 nm, dass sie nicht zu den Emulsionen als grobdisperses System, sondern zu den kolloidalen Lösungen gehören. Die Teilchen der inneren Phase sind aufgrund ihrer geringen Größe nicht sichtbar und die Lösung ist daher transparent. Der Begriff der »Mikroemulsion« ist also irreführend.

Grenzflächenspannung

Wird Öl in Wasser gegossen, mischen sich die beiden Flüssigkeiten nicht freiwillig miteinander, sondern das Öl schwimmt wegen seiner geringeren Dichte auf dem Wasser. Die Fläche, an der sich die Flüssigkeiten berühren, wird **Grenzfläche** genannt. Hier herrschen ähnliche Kräfte wie an den Oberflächen von Flüssigkeiten, z. B. von Wasser. Durch die nach Innen gerichteten Kohäsionskräfte der Wassermoleküle entsteht ein »unsichtbares Häutchen«, auf dem z. B. eine Büroklammer schwimmen kann. Diese Eigenschaft wird als **Oberflächenspannung** bezeichnet. Die gleichen Kräfte treten auch zwischen nicht mischbaren Flüssigkeiten auf und heißen in diesem Fall **Grenzflächenspannung**.

Soll eine Flüssigkeit in einer anderen verteilt werden, ist dies nur möglich, indem man dem System durch Rühren oder Schütteln Energie zuführt. Durch die aufgenommene Energie verteilt sich eine Flüssigkeit kugelförmig in der anderen, die Grenzflächen zwischen Öl und Wasser vergrößern sich. Die Flüssigkeitsteilchen nehmen Kugelform an, da diese Form das größte Volumen mit der kleinsten Oberfläche hat und somit energetisch günstig ist. Bei einem Durchmesser kleiner als 5 µm werden sie durch die Brown'sche Molekularbewegung in Bewegung gehalten. Treffen zwei Kügelchen jedoch aufeinander, bildet sich eine doppelt so große Kugel mit kleinerer Grenzfläche und geringerer Grenzflächenenergie. Dieser Vorgang kann sich so lange wiederholen, bis die Flüssigkeiten wieder vollständig entmischt sind. Die Trennung von äußerer und innerer Phase wird **»Brechen«** der Emulsion bzw. **»Koaleszenz«** genannt. Eine stabile Emulsion kann also nur durch Zusatz von Emulgatoren entstehen.

Aufbau der Emulgatoren

Emulgatoren gehören zur Gruppe der Tenside und sind Substanzen, die einen lipophilen und einen hydrophilen Molekülanteil haben (Abb. 11.1-2).

Wird Wasser mit einem Emulgator versetzt, reichern sich die Emulgatormoleküle zuerst vornehmlich an der Oberfläche der Flüssigkeit an, bis die gesamte Oberfläche besetzt ist. Es bildet sich ein »Bürstensaum« (Abb. 11.1-3). Wird die Konzentration weiter ge-

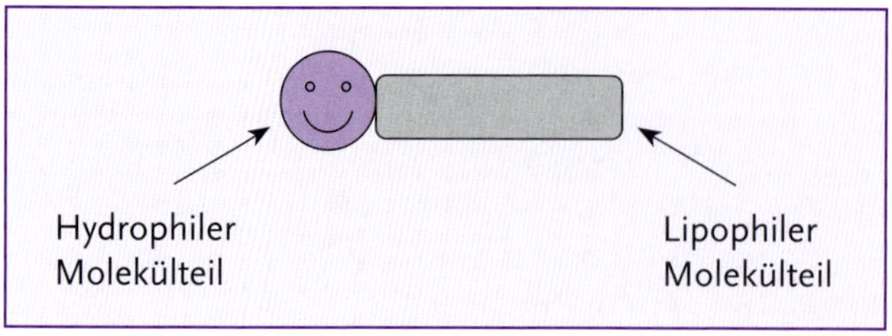

Abb. 11.1-2: Schema eines Emulgatormoleküls

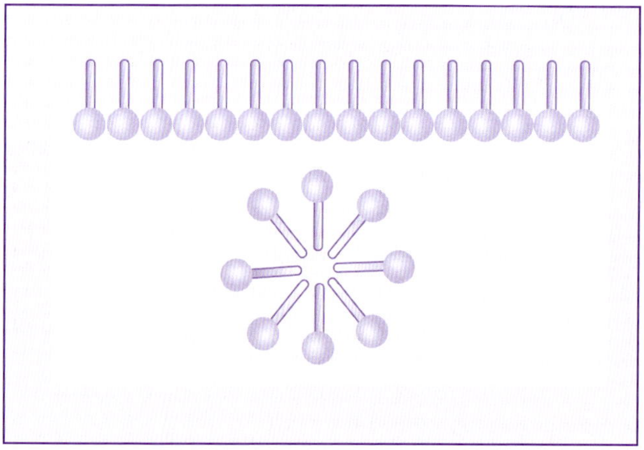

Abb. 11.1-3: Anreicherung der Tensidmoleküle an der Oberfläche und Mizellbildung

steigert, wandern die Emulgatormoleküle in das Innere der Flüssigkeit. Dort lagern sie sich zu kugelförmigen Gebilden, so genannten **Mizellen**, zusammen. Die einzelnen Emulgatormoleküle richten sich dabei so aus, dass ihre lipophilen Molekülteile in das Innere der Mizelle ragen.

Ebenso verhalten sich die Emulgatoren an allen Berührungsflächen zwischen Wasser und Öl. Sie sammeln sich an den Grenzflächen der Flüssigkeiten an und richten sich zwischen ihnen so aus, dass der lipophile Teil Kontakt mit der Ölphase und der hydrophile Teil Kontakt mit der wässrigen Flüssigkeit hat. Es entsteht ein Emulgatorfilm um die dispergierten Teilchen, der eine wesentlich geringere Grenzflächenspannung hat als die Grenzfläche Öl/Wasser. Die Emulgatorfilme bilden so eine Schutzhülle und verhindern, dass die Kügelchen wieder ineinanderfließen. Die beste Schutzfunktion haben Filme, die die Emulsionskügelchen lückenlos umgeben. Sie verbinden ölige und wässrige Phase optimal miteinander und reißen nicht, wenn die disperse Phase bei Bewegung kurzzeitig andere Gestalt annimmt. Durch Verwendung mehrerer Emulgatoren können sich verschiedene Schichten bilden, die sich gegenseitig stabilisieren (s. Seite 210).

Eine zu geringe Emulgatormenge führt zu Fehlstellen im Emulgatorfilm und kann dazu führen, dass die Teilchen zusammenfließen. Bei einem Überschuss des Emulgators konkurrieren die Emulgatormoleküle um die Plätze an der Grenzfläche, so dass die Emulsionsbildung gestört sein kann.

Einteilung der Emulgatoren

Nach dem Emulsionstyp
Bereits 1913 teilte Bancroft die Emulgatoren in hydrophile und lipophile ein. Er stellte fest, dass die Phase, in der sich der Emulgator besser löst, die äußere Phase einer Emulsion bildet. So entsteht mit einem fettlöslichen Emulgator eine W/O-Emulsion und umgekehrt mit einem wasserlöslichen Emulgator eine O/W-Emulsion (Bancroft-Regel).

Die Löslichkeit eines Emulgators in einer bestimmten Flüssigkeit richtet sich nach dem Größenverhältnis des hydrophilen und lipophilen Anteils im Molekül. Emulgatoren mit einem großen hydrophilen Anteil lösen sich gut in Wasser und sind O/W-Emulgatoren, Emulgatoren mit großem lipophilen Molekülanteil sind W/O-Emulgatoren (Abb. 11.1-4).

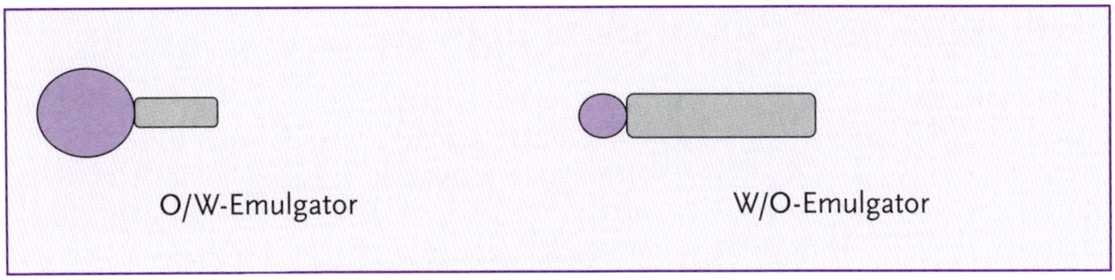

Abb. 11.1-4: Schematische Darstellung der Emulgatoren

Nach dem chemischen Aufbau
Emulgatoren werden nach dem chemischen Aufbau eingeteilt in

- Echte Emulgatoren
- Komplexemulgatoren/Mischemulgatoren
- Quasiemulgatoren
- Unlösliche Emulgatoren

Echte Emulgatoren werden eingeteilt in

- nicht ionische,
- ionische
  - anionische (großes Anion mit kleinem Kation),
  - kationische (großes Kation mit kleinem Anion),
  - amphotere (Anion und Kation sind annähernd gleich groß).

Stabilität

Die Stabilität einer Emulsion kann durch die Bestimmung der Teilchengröße der inneren Phase (Dispersitätsgrad) ermittelt werden. Beginnt eine Emulsion zu brechen, fließen die Kügelchen der inneren Phase zusammen und vergrößern sich, der Dispersitätsgrad sinkt. Eine stabile Emulsion ist durch einen hohen Dispersitätsgrad gekennzeichnet, d.h. die innere Phase besteht aus vielen kleinen Kügelchen. Beispielsweise sind diese bei Injektionslösungen so klein ($< 1\,\mu m$), dass sie bei Aufprall auseinanderfedern und nicht wieder zusammenfließen. Ein so hoher Zerteilungsgrad ist bei der Herstellung mit Reibschale und Pistill oder elektrischen Rührwerken nicht zu erreichen. Daher sind die in der Rezeptur hergestellten Emulsionen nur begrenzt stabil.

$$\text{Dispersitätsgrad}\left[\text{cm}^{-1}\right]=\frac{\text{Oberfläche der inneren Phase}\left[\text{cm}^{2}\right]}{\text{Volumen der inneren Phase}\left[\text{cm}^{3}\right]}$$

Das Volumenverhältnis der Phasen hat für die Haltbarkeit einer Emulsion nur untergeordnete Bedeutung. Im Allgemeinen ergibt ein Volumenverhältnis von 1 : 1 die stabilsten Emulsionen. Meistens überwiegt jedoch die äußere Phase. Theoretisch kann die innere Phase einen Anteil von 74 % haben, wenn alle Teilchen kugelförmig in dichtester Packung vorliegen. Bei höherer Konzentration der inneren Phase müssen sich die Teilchen verformen und können nicht mehr kügelförmig vorliegen, wie dies z. B. bei Mayonnaise der Fall ist.

Durch Veränderung der Konzentrationsverhältnisse kann unter Umständen ein **Phasenwechsel** herbeigeführt werden. Wird z. B. ein O/W-Emulgator zunächst mit Öl angerieben und mit einer geringen Menge Wasser versetzt, bildet sich beim Rühren eine W/O-Emulsion. Bei weiterer Zugabe von Wasser wird allmählich der Umkehrpunkt erreicht, bei dem eine O/W-Emulsion entsteht. Dieser Phasenwechsel tritt immer auf, wenn eine Emulsion nach der »Kontinentalen Methode« hergestellt wird (s. Seite 211). Auch bei Veränderung der Temperatur ist ein Phasenwechsel möglich.

HLB-Wert

Der Charakter eines nichtionischen Emulgators wird, wie bereits bei der Löslichkeit beschrieben, durch das Größenverhältnis der hydrophilen und lipophilen Anteile innerhalb des Moleküls bestimmt. Dieses Verhältnis wird als **»Hydrophilic-Lipophilic Balance«**, kurz als HLB-Wert, angegeben. Der HLB-Wert gibt das prozentuale Verhältnis des hydrophilen Molekülanteils zur Gesamtmolekülmasse an. Dieser Wert wird durch 5 geteilt, so dass eine Skala von 0 bis 20 entsteht. Für lipophile Emulgatoren gelten niedrige Zahlen, für hydrophile die höheren (Tab. 11.1-1). Der Wendepunkt zwischen W/O- und O/W-Emulgatoren liegt um die Zahl 10.

Tab. 11.1-1: Eigenschaften amphiphiler Moleküle (Tenside)

HLB-Wert	Wirkung
1,5 – 3	Schaumzerstörer
3 – 8	W/O-Emulgatoren
10 – 18	O/W-Emulgatoren
13 – 15	Waschmittel
15 – 18	Lösungsvermittler

Würde eine Substanz zu 100 % aus einem hydrophilen, nichtionogenen Anteil bestehen, hätte sie einen HLB-Wert von 20. Tween® 20 hat einen HLB-Wert von 16,7 und entsprechend einen hydrophilen Anteil von 83,5 %.

Enthalten Emulgatoren einen ionischen Anteil im Molekül, z. B. eine Sulfatgruppe, werden sie als ionogene Emulgatoren bezeichnet. Sie bilden Anionen oder Kationen, an die sich über Wasserstoffbrückenbindungen Wassermoleküle anlagern können. Auf diese Weise vergrößert sich der hydrophile Molekülanteil erheblich. Daher kann im Allgemeinen davon ausgegangen werden, dass alle ionogenen Emulgatoren automatisch O/W-Emulgatoren sind. HLB-Werte für ionogene Emulgatoren liegen über 20 und werden experimentell ermittelt. Natriumcetylstearylsulfat (Lanette® E) hat einen HLB-Wert von > 40. Dies bedeutet nicht, dass der hydrophile Teil > 200 % beträgt, sondern dass der Emulgator im Vergleich zu anderen Emulgatoren eine Hydrophilie von über 40 hat.

Auch für Emulgatorgemische kann ein HLB-Wert errechnet werden, indem der HLB-Wert der einzelnen Komponenten mit dem Prozentgehalt des Emulgators im Gemisch multipliziert wird. Die erhaltenen Werte werden anschließend addiert.

Beispiel

Berechnung des HLB-Wertes für eine Mischung von 30 % Span® 80 (HLB = 4,3) und 70 % Tween® 80 (HLB = 15)

$$\frac{4{,}3 \cdot 30\,\% + 15 \cdot 70\,\%}{100\,\%} = 11{,}8$$

Das Emulgatorgemisch hat einen HLB-Wert von 11,8. Durch Kombination verschiedener Emulgatortypen lassen sich bei richtig gewählten Mengenverhältnissen besonders stabile Emulsionen herstellen.

Chemische Grundbausteine der Emulgatoren

Die folgenden chemischen Strukturen sind Bestandteile der Emulgatormoleküle. Ihre Kenntnis ist Grundvoraussetzung für das Verständnis der Einteilung der Emulgatoren und nimmt den langen chemischen Bezeichnungen ihren Schrecken (Abb. 11.1-5).

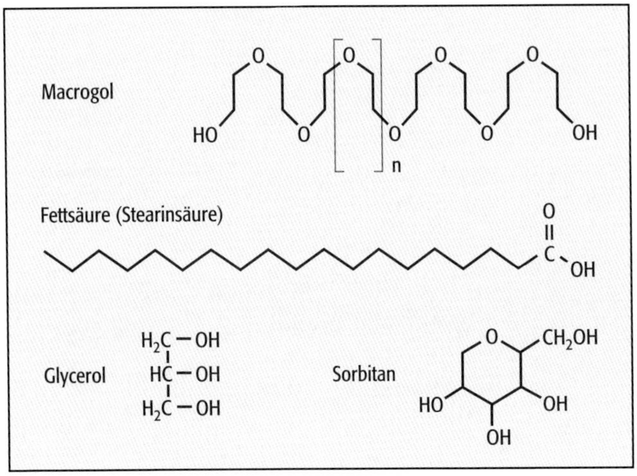

Abb. 11.1-5: Bausteine von Emulgatoren

Tab. 11.1-2: Emulgatoren

Ionogene Emulgatoren			
Gruppe	**Beispiele**	**Lipophile Gruppe Hydrophile Gruppe**	**Emulsionstyp**
Anionenaktiv			
Alkaliseifen	Natriumpalmitat	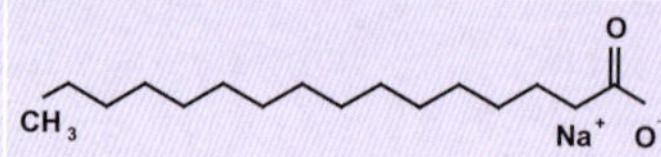	O/W
Metallseifen Aminseifen	Calciumdilaurat Triethanolaminstearat	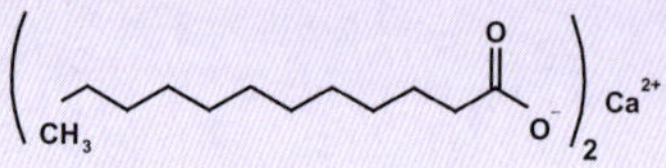	W/O
Alkylsulfate	Natriumcetylsulfat+ Natriumstearylsulfat	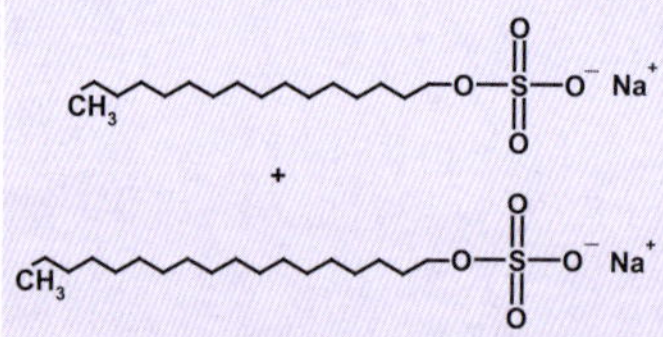	O/W
Alkylsulfonate	Natriumdodecylsulfonat	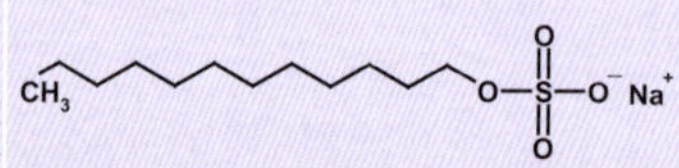	O/W
Kationenaktiv/Invertseifen			
Quartäre Ammonium-Verbindungen	Benzalkoniumchlorid	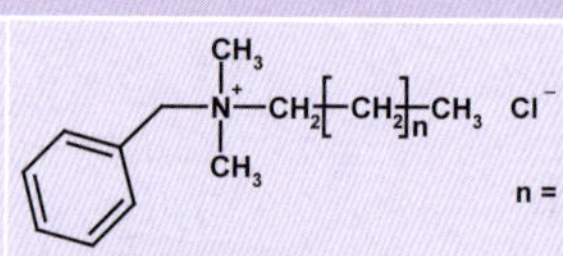 n = 8 bis 16	O/W
Pyridinium-Verbindungen	Cetylpyridiniumchlorid	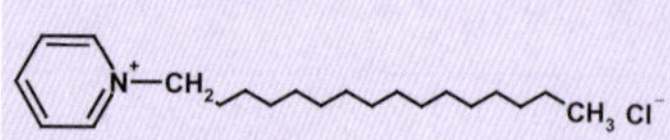	O/W
Ionogene Emulgatoren			
Amphotere Emulgatoren			
Phosphatide Eiweiße (Proteine)	Lecithin Gelatine, Milcheiweiß, Casein	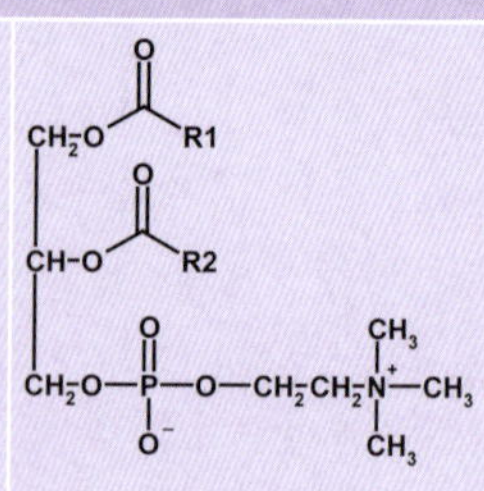 R1, R2 = Alkylrest	O/W und W/O

Tab. 11.1-2: Emulgatoren *(Fortsetzung)*

Nichtionogene Emulgatoren			
Gruppe	**Beispiele**	**Lipophile Gruppe** **Hydrophile Gruppe**	**Emulsionstyp**
Alkohole			
Fettalkohole	Cetylalkohol	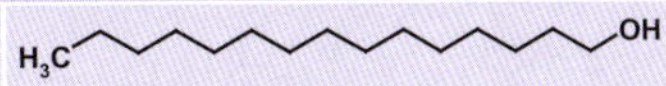	W/O
	Stearylalkohol	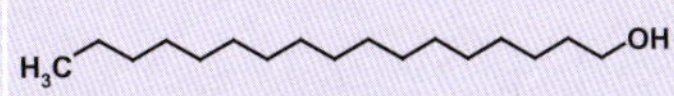	
Sterinalkohole (Steroidgerüst)	Cholesterol Wollwachsalkohole	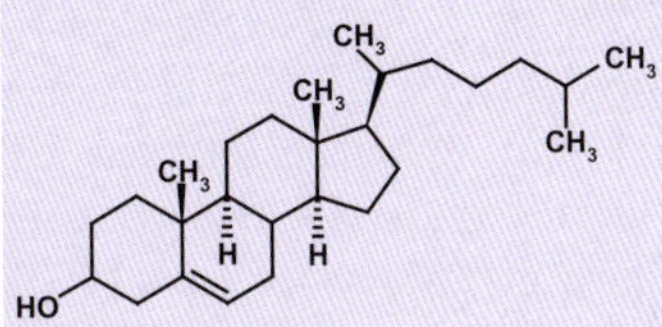	W/O
Partialester mehrwertiger Alkohole mit Fettsäuren			
Glycerolester	Glycerolmonostearat (Tegin®)	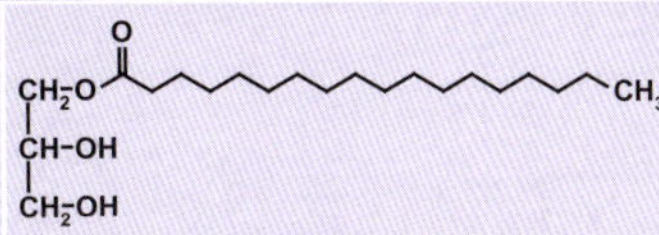	W/O
Sorbitanester	Sorbitanmonostearat (Span®60)	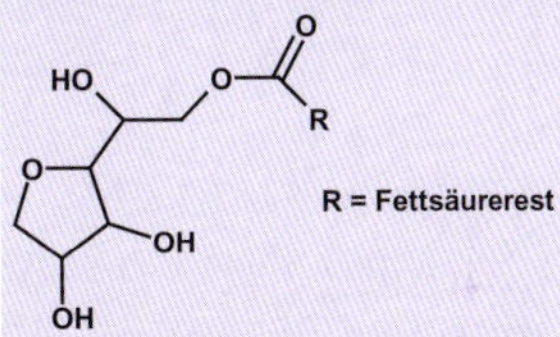	W/O O/W O/W
Saccharoseester Macrogolester	Saccharosemonolaurat Macrogol-8-stearat (Cremophor® S)		
Polyoxyethylierte Partialester mehrwertiger Alkohole mit Fettsäuren			
Macrogol-Glycerol-Ester	Macrogol-1000-Glycerolmonostearat (Tagat® S2)	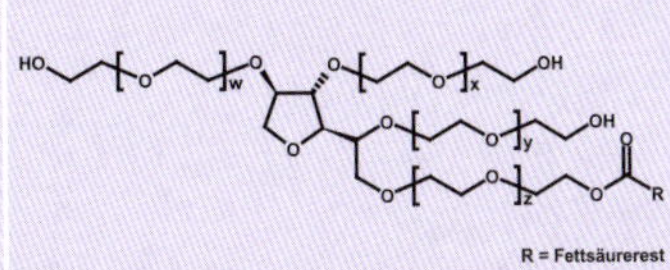	O/W
Macrogol-Sorbitan-Ester	Polysorbat 60 (Tween® 60)		O/W
Ether von Fettalkoholen			
Macrogolether	Cetomacrogol-1000 (Cremophor® O)		O/W oder W/O

Komplexemulgatoren/Mischemulgatoren
Komplexemulgatoren sind Mischungen eines W/O- und eines O/W-Emulgators. Häufig heben sich Emulgatoren gegensätzlichen Typs in ihrer Wirkung auf. Komplexemulgatoren verstärken sich jedoch, indem sich beide an den Grenzflächen durch zwischenmolekulare Kräfte »verankern« und gemeinsam einen widerstandsfähigen Film bilden. Die hydrophilen Gruppen beider Emulgatortypen orientieren sich nach der wässrigen, die lipophilen nach der öligen Phase. Schon in niedrigen Konzentrationen bilden Komplexemulgatoren stabile O/W-Emulsionen.

Wichtige Komplexemulgatoren sind:

- Emulgierender Cetylstearylalkohol (Typ A) Ph. Eur. (**Lanette® N**)
  Dieser Komplexemulgator besteht aus 9 Teilen Cetylstearylalkohol (**Lanette® O**) Typ W/O und 1 Teil cetylstearylschwefelsaurem Natrium (**Lanette® E**) Typ O/W.
- Emulgierender Cetylstearylalkohol (Typ B) Ph. Eur.
  Im Unterschied zu Typ A ist der O/W-Emulgator Natriumdodecylsulfat.
- Mischungen von Tween® und Span®

Quasiemulgatoren
Um eine haltbare Emulsion zu erhalten, werden außer Emulgatoren häufig Gelbildner zugesetzt, die die Viskosität der äußeren Phase erhöhen. Dadurch kann die Menge des Emulgators verringert werden. Wird die äußere Phase z. B. durch einen Gelbildner so weit stabilisiert, dass kein Emulgator mehr notwendig ist, liegt eine Quasiemulsion vor, z. B. Kühlsalbe DAB. Quasiemulgatoren werden bei Emulsionen zur inneren Anwendung bevorzugt, da echte Emulgatoren oft einen schlechten, seifenartigen Geschmack haben. Gummi arabicum vereinigt beide Eigenschaften. Es ist Emulgator und Gelbildner zugleich.

Unlösliche Emulgatoren/Pickering-Emulsionen
Hierbei handelt es sich um feinste Feststoffe, wie z. B. Magnesiumtrisilikat, die sich wie Emulgatoren an der Grenzfläche zweier Flüssigkeiten anordnen und die innere Phase wie eine Panierschicht umgeben und so von der äußeren Phase abschirmen.

11.2 Herstellung

Methoden

Zur Herstellung von Emulsionen gibt es vier verschiedene Methoden:

- **Lösungsmethode (Englische Methode)**
  Der Emulgator wird in der gesamten äußeren Phase gelöst und die innere Phase nach und nach eingearbeitet. Diese Methode eignet sich für die Herstellung der W/O- und O/W-Emulsionen.

- **Suspensionsmethode (Kontinentale Methode)**
  Der Emulgator wird in der inneren Phase, in der er sich nicht löst, suspendiert und die äußere Phase wird in Anteilen oder in der gesamten Menge hinzugegeben. Bei dieser Methode findet während der Zugabe der äußeren Phase ein Phasenwechsel statt. Er tritt ein, sobald genügend äußere Phase vorhanden ist. Der Emulgator löst sich in ihr und verfestigt sie. Dieser Vorgang vereinfacht die Bildung einer Emulsion und führt beim Rühren zu knackenden Geräuschen. Diese Methode eignet sich gut für die Herstellung der O/W-Emulsionen.

- **Kombinationsmethode (Aufschaukelmethode)**
  Aus jeweils einem Teil der inneren und äußern Phase wird mit der gesamten Emulgatormenge ein Emulsionskern hergestellt, in den abwechselnd die innere und äußere Phase eingearbeitet wird.

- **Schichtmethode**
  Beide Phasen werden aufeinander geschichtet und durch Schütteln oder Rühren dispergiert. Diese Methode wird bei der Herstellung des Kalkliniments (DAB 6) angewandt, bei der sich erst durch intensives Schütteln aus Kalkwasser und Leinöl der Emulgator, eine Calciumseife, bildet.

Aus den herkömmlichen Methoden haben sich für beide Emulsionstypen abgewandelte Herstellungsverfahren entwickelt:

Paste-Methode für sehr hydrophile Tenside (O/W-Emulsionen)
Der hydrophile Emulgator wird in 25 % der wässrigen Phase gelöst und anschließend mit der Ölphase versetzt. Die restliche Wasserphase wird dann eingearbeitet.

PIT-Methode
Alle Komponenten der Emulsion werden bei der **Phaseninversionstemperatur** (PIT) gemischt. Die Emulsion wird anschließend kalt gerührt.

Phaseninversionstemperatur (PIT)
Bei ionogenen Emulgatoren, wie z. B. Lanette® N, umgibt sich der ionogene Molekülanteil mit einer großen Anzahl Wassermolekülen, die den hydrophilen Teil vergrößern. Wird die Temperatur erhöht, spalten sich mit zunehmender Temperatur aus diesem Verbund immer mehr Wassermoleküle ab. Der hydrophile Molekülanteil schrumpft, bis bei einer bestimmten Temperatur, der Phaseninversionstemperatur, der lipophile Molekülanteil überwiegt und sich der Emulsionstyp umkehrt. Kühlt diese Emulsion wieder ab, wechseln die Phasen bei der gleichen Temperatur erneut. Es entsteht wieder eine O/W-Emulsion unter der Voraussetzung, dass kräftig gerührt wird. Bleibt die Emulsion stehen, ohne dass gerührt wird, trennen sich die Phasen: Die Emulsion bricht.

Geräte
- Fantaschale
- Pistill
- Rührgerät
- Wasserbad

Eine Emulsion wird in der Regel mit Reibschale und Pistill hergestellt. Dabei entstehen jedoch Tröpfchen sehr unterschiedlicher Größe, die dazu führen, dass die Emulsion instabil wird. Hat die innere Phase, wie bei W/O-Emulsionen, eine höhere Dichte als das Dispersionsmittel, sinken die Teilchen zu Boden, sie sedimentieren. Bei O/W-Emulsionen dagegen steigen die Öltröpfchen auf, man spricht von **Aufrahmung**.

Um ihre Stabilität zu erhöhen, muss die Emulsion im Anschluss an die Emulgierung in der Regel homogenisiert werden. Die Teilchen der inneren Phase sollen zu Kügelchen von annähernd gleichem Durchmesser zerkleinert werden. In der Apothekenpraxis kann dies durch kräftiges Schütteln der Emulsion in einer Flasche geschehen. Treffen die Tröpfchen auf die Gefäßwand, werden sie zerschlagen. Bei der industriellen Herstellung werden Homogenisatoren verwendet. In diesen Geräten wird die Emulsion durch Düsen, Kapillaren oder Löcher gepresst, wodurch die Tröpfchen zerkleinert werden. Dabei ist eine sorgfältige Voremulgierung notwendig, da grobe Tropfen als lange Fäden die Düsen passieren können, ohne zerteilt zu werden.

In Mixgeräten, wie z. B. dem Ultra-Turrax®, kann bei hoher Tourenzahl emulgiert und gleichzeitig homogenisiert werden. Durch die rotierenden Messer und die auftretenden Zentrifugalkräfte werden die Teilchen zerkleinert. Dabei wird jedoch Luft in die Emulsion eingearbeitet. Diese Geräte sind daher für die Verarbeitung oxidationsempfindlicher Stoffe, wie in Lebertran- und Vitamin-Emulsionen, ungeeignet. In Industriebetrieben wird daher ein Vakuum angelegt, um die Einarbeitung von Luft zu vermeiden.

Eine andere Möglichkeit, die Tröpfchen zu zerkleinern, ist die Verwendung von Ultraschallgeräten, die die Emulsionen in Schwingungen versetzen. Mit Ultraschallwellen kann die innere Phase in kleinste Kügelchen zerrissen werden, so dass mit dieser Methode Mikroemulsionen hergestellt werden können.

11.3 Konservierung

Emulsionen sind, da sie Wasser enthalten, mikrobiell sehr anfällig. Besonders bei O/W-Emulsionen haben Mikroorganismen leichten Zugang zur Wasserphase. Sie müssen daher konserviert werden, falls sie lagerfähig sein sollen. Geeignete Konservierungsmittel sind:

- p-Hydroxybenzoesäureester (PHB-Ester, Nipagin®, Nipasol®) oder deren gut wasserlöslichen Natriumsalze
- Sorbinsäure und ihre gut wasserlöslichen Salze, wie z. B. Kaliumsorbat
- Benzoesäure und ihre gut wasserlöslichen Salze, wie z. B. Natriumbenzoat

11.4 ■ Abgabe und Kennzeichnung

Emulsionen werden in trockene, ggf. sterilisierte Gefäßen abgefüllt und vor Wärme geschützt aufbewahrt. Hierbei richtet sich das Abgabegefäß nach der Art der Anwendung. So werden z. B. Emulsionen zur oralen Anwendung (Säfte) in Braunglasflaschen mit Dosierhilfe, Emulsionsnasentropfen hingegen in Pipettenflaschen abgegeben.

Auf dem Etikett muss der Hinweis aufgebracht werden **»Vor Gebrauch schütteln«**; es ist darauf zu achten, dass das Abgabegefäß ausreichend groß ist (Abb. 11.4-1). Die Bestandteile der Hydrophilen Basisemulsion (NRF S. 25.) müssen aus Platzgründen auf einem Zusatzetikett deklariert werden.

Frau Mustermann		
Hydrophile Betamethasonvalerat-	Betamethasonvalerat	0,01 g
Emulsion 0,05 % (NRF 11.47.) 20,0 g	Hydrophile Basisemulsion (NRF S. 25.)	100,0 g
1-mal täglich auf die betroffene	Sorbitanmonostearat	2,0 g
Körperstelle auftragen	Macrogol-8-stearat	2,0 g
Vor Gebrauch schütteln	Glycerol 85 %	5,0 g
Konserviert mit Kaliumsorbat 0,14 %	Mittelkettige Triglyceride	5,0 g
Hergestellt am: ...	Wasserfreie Citronensäure	0,07 g
Verwendbar bis:	Kaliumsorbat	0,14 g
Tag, Monat, Jahr*)	Gereinigtes Wasser	zu 100,0 g
Beispiel-Apotheke		
Anschrift		
*) Enddatum der Laufzeit.		

Abb. 11.4-1: Musteretikett

11.5 ■ Übungen

Übung 1
Linimentum Calcariae DAB 6

Leinöl	1 Teil
Kalkwasser	1 Teil

Stellen Sie die Emulsion nach der Schichtmethode her. Füllen Sie die Bestandteile in eine Euro®-Flasche und schütteln diese kräftig. Bestimmen Sie anschließend den Emulsions-Typ mit der Färbemethode (s. Seite 216).

Aus den im Leinöl enthaltenen Fettsäuren und dem Calciumhydroxid des Kalkwassers entsteht als Emulgator die in Wasser unlösliche Calciumseife. Es bildet sich eine W/O-Emulsion.

Übung 2
Übungs-Liniment

Olivenöl	1 Teil
Natronlauge 5 % (m/m)	1 Teil

Stellen Sie die Emulsion wie Linimentum Calcariae her und bestimmen den Emulsionstyp. Welche Seife entsteht und welcher Emulsionstyp bildet sich demzufolge?

Übung 3
Hydrophile Basisemulsion 100,0 g (NRF S. 25.)

Sorbitanmonostearat	2,0 g
Macrogol-8-stearat	2,0 g
Glycerol 85 %	5,0 g
Mittelkettige Triglyceride	5,0 g
Wasserfreie Citronensäure	0,07 g
Kaliumsorbat	0,14 g
Gereinigtes Wasser	85,79 g

Die Grundlage wird nach der Schichtmethode durch Schütteln hergestellt, daher muss das Gefäß ausreichend groß sein (200-ml-Gewindeflasche).
Wiegen Sie die ersten vier Bestandteile der Vorschrift in die Flasche und erwärmen das Gemisch auf dem Wasserbad bis zur vollständigen Schmelze. Lösen Sie wasserfreie Citronensäure und Kaliumsorbat in mindestens 60 °C warmem Wasser auf und geben die Lösung zur Fettphase. Verschließen Sie die Flasche und schütteln diese kräftig. Lassen Sie sie unter gelegentlichem Schütteln bis zum Erkalten stehen. Die Emulsion bildet sich bei etwa 45 °C.

TIPP

Die Flasche ist heiß. Umwickeln Sie sie beim Schütteln mit einem Tuch.

Übung 4
Hydrophile Betamethasonvalerat-Emulsion 0,05 % 20,0 g (NRF 11.47.)

Betamethasonvalerat (mikrofein gepulvert)		0,01 g
Hydrophile Basisemulsion (NRF S. 25.)	zu	20,0 g

Wiegen Sie den Wirkstoff auf der Analysenwaage ab und reiben ihn in einer Fantaschale mit etwa 2 g Emulsionsgrundlage an. Arbeiten Sie die restliche Grundlage in optisch gleichen Mengen ein.

MERKE

Bei Einwaagen von weniger als 10 mg Betamethasonvalerat muss eine Stammverreibung verwendet werden, die aus Betamethasonvalerat und Basiscreme DAC hergestellt werden kann. Eine 1,22 %-Verreibung kann über den Handel bezogen werden, deren Grundlage jedoch anders zusammengesetzt ist.

Übung 5
Massagemilch 100,0 g

Lanette® N	3 Teile
Cetiol®	4 Teile
Paraffinum subliquidum	10 Teile
Aqua purificata	82,33 Teile
Camphora synthetica	0,02 Teile
Ol. Pini pumilionis	0,45 Teile
Mentholum	0,2 Teile

Erwärmen Sie die ersten drei Bestandteile auf einem 100 °C heißen Wasserbad, bis die Schmelze etwa 80 °C erreicht. Setzen Sie Wasser von ebenfalls 80 °C in einem Schwung zu und rühren die Emulsion kalt. Ergänzen Sie während des Erkaltens mehrmals das verdunstete Wasser. Campher und Menthol werden im Latschenkiefernöl gelöst und in die erkaltete Emulsion gerührt.

11.6 ■ Prüfungen

Die Prüfungen der Emulsionen sind abhängig von den entsprechenden Monographien der Ph. Eur. Wird z. B. eine Emulsion eingenommen, muss sie der Reinheitsprüfung der Monographie »Flüssige Zubereitungen zum Einnehmen« entsprechen.

Bestimmung der Phasenverteilung und des Emulsionstyps

In einer Emulsion bestimmt die äußere Phase die Eigenschaften des Systems, insbesondere die Mischbarkeit, die Anfärbbarkeit und die Leitfähigkeit für elektrischen Strom. Die Bestimmung der äußeren Phase ist mit den folgenden Methoden möglich:

Filtrierpapiermethode
Tropft man eine Emulsion auf ein Filtrierpapier, so bildet sich nach einiger Zeit bei einer O/W-Emulsion um den Tropfen herum ein etwas breiterer Feuchtigkeitsrand, da sich Wasser in der äußeren Phase befindet. Handelt es sich um eine W/O-Emulsion, bildet sich kein Flüssigkeitsrand, da das Wasser als innere Phase in der äußeren Phase »eingeschlossen« ist.

Verdünnungsmethode
Eine Emulsion lässt sich nur dann mit Wasser verdünnen, wenn es sich um eine O/W-Emulsion handelt, d. h. die äußere Phase wässrig ist. Wird die Emulsion auf dem Handrücken verteilt, kann sie mit Wasser abgewaschen werden.
Eine W/O-Emulsion dagegen kann nur mit Öl verdünnt werden, da die äußere Phase ölig ist. Sie bildet auf der Haut einen Fettfilm, der schlecht abgewaschen werden kann.

Färbemethode

Die äußere Phase einer Emulsion kann durch Farbstoffe angefärbt werden. Wasser lässt sich durch eine 0,5 %ige Methylenblau-Lösung blau anfärben. Fettphasen können mit einer 0,5 %igen Sudan-III-Glycerol-RN-Lösung rot angefärbt werden. Um diese Prüfung durchzuführen, werden eine Probe der Emulsion und ein Tropfen jeder Farblösung auf ein Uhrglas gegeben. Mit einem Glasstab werden die Farblösungen vorsichtig in die Probe eingerührt. Färbt sich die Probe schnell blau, liegt eine O/W-Emulsion vor, färbt sie sich rot, handelt es sich um eine W/O-Emulsion.

Messung der Leitfähigkeit

Im Gegensatz zu Öl leitet Wasser wegen seiner ionischen Struktur elektrischen Strom, da es H_3O^+- und OH^--Ionen enthält. Da nur O/W-Emulsionen eine kohärente wässrige Phase haben, sind sie im Gegensatz zu W/O-Emulsionen leitfähig.

Färbung von Kobalt-Indikatorpapier

Kobalt-Indikatorpapier verändert bei der Anwesenheit von Wasser seine Farbe von blau nach rosa. Bei O/W-Emulsionen tritt der Umschlag sehr schnell, bei W/O-Emulsionen verzögert auf.

12 Halbfeste Zubereitungen zur Anwendung auf der Haut

12.1 ■ Grundlagen für halbfeste Zubereitungen

Halbfeste Zubereitungen zur Anwendung auf der Haut sollen lokal oder nach Resorption ihrer Wirkstoffe durch die Haut systemisch wirken. Sie können eine erweichende oder schützende Funktion haben. Die Zubereitungen bestehen aus einer einfachen oder zusammengesetzten Grundlage, in der ein oder mehrere Wirkstoff(e) gelöst oder dispergiert sein können. Sie müssen homogen sein. Die Grundlagen können aus natürlichen oder aus synthetischen Substanzen bestehen. Je nach Auswahl der Grundlage können die Zubereitungen hydrophile oder hydrophobe Eigenschaften haben und es können Ein- oder Mehrphasensysteme vorliegen. Die Grundlage hat Einfluss auf die Gesamtwirkung der Zubereitung. Zubereitungen, die auf schwer geschädigter Haut angewandt werden, müssen steril sein.

Der Begriff »Salben« wird umgangssprachlich für alle halbfesten Zubereitungen verwendet, die auf der Haut appliziert werden. Nach Ph. Eur. werden folgende »Halbfeste Zubereitungen zur kutanen Anwendung« unterschieden:

- Salben
- Cremes
- Gele
- Pasten
- Umschlagpasten
- Wirkstoffhaltige Pflaster
- Kutane Pflaster

»Salben« sind somit nur eine Untergruppe der halbfesten Zubereitungen zur Anwendung auf der Haut. Die offizinellen Dermatika-Grundlagen der Arzneibücher und Formularien sind in Anhang V aufgeführt (s. Seite 439).

Salben

Salben bestehen aus einer einphasigen Grundlage, in der feste oder flüssige Substanzen verteilt sein können.

- Hydrophobe Salben (lipophile Salben) bestehen aus Vaseline, Paraffinen, pflanzlichen Ölen, tierischen Fetten, synthetischen Glyceriden, Wachsen oder flüssigen Polyalkylsiloxanen. Sie können nur sehr geringe Mengen Wasser aufnehmen.

- Wasseraufnehmende Salben (*Absorptionsgrundlagen*) bestehen aus hydrophoben Salben, in die Emulgatoren eingearbeitet worden sind. Sie enthalten kein Wasser, können jedoch größere Mengen Wasser aufnehmen. Je nach Emulgator sind sie Absorptionsbasen vom Typ W/O oder vom Typ O/W.
- Hydrophile Salben
Hydrophile Salben bestehen aus Grundlagen, wie z. B. festen oder flüssigen Macrogolen, die sich in Wasser lösen oder mit Wasser mischen. Sie bilden dann Einphasensysteme und dürfen nicht mit Cremes (Mehrphasensysteme) verwechselt werden.

Cremes

Cremes bestehen aus zwei Phasen, einer lipophilen und einer hydrophilen. Sie entstehen, wenn in Absorptionsbasen Wasser eingearbeitet wird. Je nach Typ der Absorptionsbase erhält man:

- Lipophile Cremes (W/O-Emulsionen), die Emulgatoren vom W/O-Typ enthalten, z. B. Wollwachsalkohole. Sie sind mit Wasser schlecht abwaschbar.
- Hydrophile Cremes (O/W-Emulsionen), die Emulgatoren vom O/W-Typ enthalten, z. B. emulgierender Cetylstearylalkohol. Sie sind mit Wasser leicht abwaschbar.
- Amphiphile Cremes, die mit Wasser und Ölen gemischt werden können. Es handelt sich um bikohärente Systeme, bei denen nicht zu erkennen ist, welche die innere oder welche die äußere Phase ist. Sie werden in der Ph. Eur. den hydrophilen Cremes zugeordnet.

Gele

Gele bestehen aus Flüssigkeiten, die mit Quellstoffen verdickt (geliert) sind.

- Lipophile Gele (Oleogele) bestehen aus lipophilen Flüssigkeiten, wie z. B. dickflüssigem Paraffin oder fetten Ölen, die mit Siliciumdioxid, wie z. B. Aerosil®, geliert werden können. Ein pharmazeutisch wichtiges Oleogel ist »Hydrophobes Basisgel DAC«.
- Hydrophile Gele (Hydrogele) bestehen aus Wasser, dem Glycerol und Propylenglykol zugemischt sein können. Sie werden mit Quellstoffen verdickt, z. B. mit Stärke, Cellulosederivaten oder Carbomeren.

Pasten

Pasten enthalten in ihrer Grundlage einen großen Anteil eines fein verteilten Pulvers.

Umschlagpasten

Umschlagpasten bestehen aus hydrophilen Grundlagen, die Wärme speichern können. Vor der Anwendung werden sie in dicker Schicht auf ein Tuch gestrichen, erwärmt und anschließend auf die Haut gelegt.

Wirkstoffhaltige Pflaster

Bei diesen speziellen Pflastern haben die Wirkstoffe längeren Kontakt mit der Haut und werden von ihr langsam aufgenommen. Beispiel: Hühneraugenpflaster enthalten Salicylsäure und erweichen die Hornhaut.
Die Pflaster bestehen aus einer Trägerschicht, auf die eine klebstoffhaltige Grundlage aufgebracht worden ist. Diese enthält den oder die Wirkstoffe. Sie wird mit einer Schutzfolie abgedeckt, die vor dem Aufkleben auf die Haut abgezogen werden muss. Wirkstoffhaltige Pflaster sind in verschiedenen Größen im Handel oder können vor der Anwendung zugeschnitten werden.
Diese Zubereitungen dürfen nicht mit den »Transdermalen Therapeutischen Systemen (TTS)« verwechselt werden, die die Wirkstoffe zwar auch sehr langsam, aber vor allem kontrolliert freisetzen (s. Seite 405).

Kutane Pflaster

Kutane Pflaster haben den gleichen Aufbau wie wirkstoffhaltige Pflaster. Sie haben jedoch nur eine lokale Wirkung und werden nicht zerschnitten.

Abgabe und Kennzeichnung

Nach der Monographie »Halbfeste Zubereitungen zur kutanen Anwendung« der Ph. Eur. ist die Lagerung in dicht verschlossenen Gefäßen erforderlich, wenn die Zubereitung Wasser oder flüchtige Substanzen enthält. Das Abgabegefäß muss gewährleisten, dass die Zubereitung vor physikalischen, mikrobiologischen oder chemischen Veränderungen geschützt ist und sie hygienisch und einfach angewandt werden kann.

Kruken
Lange Zeit wurden in der Rezeptur außer Tuben nur einfache Kruken aus Kunststoff verwandt, aus denen der Patient die Zubereitung im Idealfall mit einem Spatel, meist mit den Fingern entnehmen konnte (Abb. 12.1-1). Auf diese Weise und wegen der großen Öffnung der Kruke können jedoch leicht Keime und andere Verschmutzungen in das

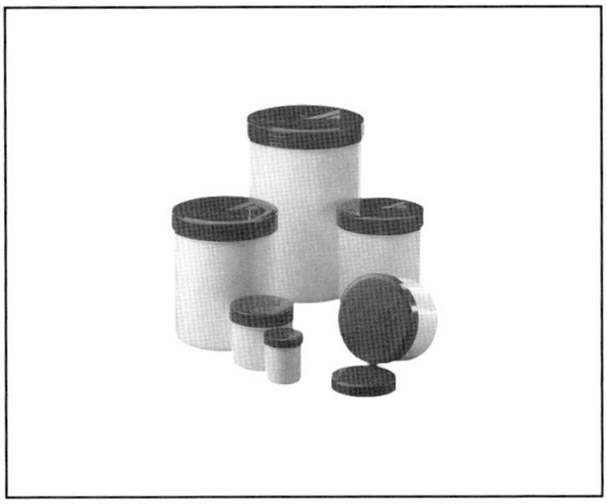

Abb. 12.1-1: Kruken

Gefäß gelangen und flüchtige Substanzen entweichen. Um diese Nachteile zu beseitigen, wurden Dosierkruken entwickelt, aus denen die Zubereitung – wie bei einer Tube – entnommen werden kann, indem auf den Boden der Kruke Druck ausgeübt wird, so dass die Zubereitung aus einer kleinen Öffnung am Kopf der Kruke austreten kann.

Tuben

Tuben bestehen aus Aluminium mit einer Innenschutzlackierung, die vor Korrosion schützen soll (Abb. 12.1-2). Sie ermöglichen die einfache und saubere Entnahme und sind ein guter Licht- und Oxidationsschutz. Bis auf wenige Substanzen, z. B. Steinkohlenteerlösung, sind sie mit den meisten Stoffen gut verträglich. Tuben werden insbesondere bei der Herstellung großer Chargen mit einem Tubenfüllgerät von der Rückseite her befüllt (Abb. 12.1-3, 12.1-4). Die gefüllten Tuben werden dann durch Einfalzen mit der Tubenschließzange verschlossen (Abb. 12.1-5).

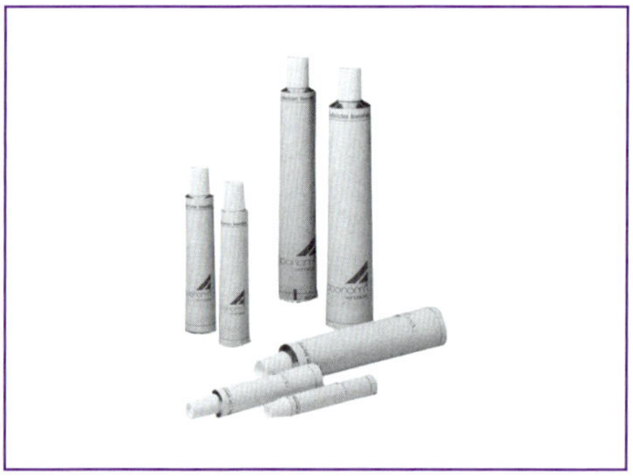

Abb. 12.1-2: Aponorm® Tuben

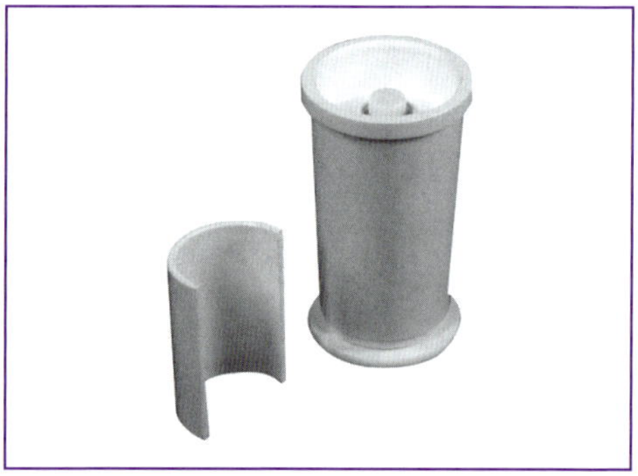

Abb. 12.1-3: Aponorm® Rezeptur-Tubenfüllgerät

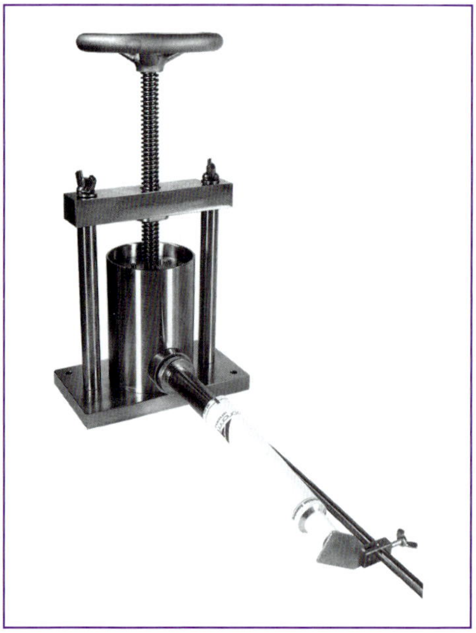

Abb. 12.1-4: Tubenfüllmaschine

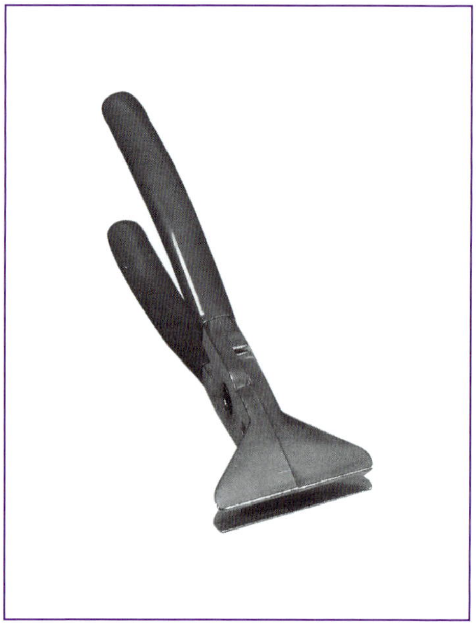

Abb. 12.1-5: Tubenschließzange

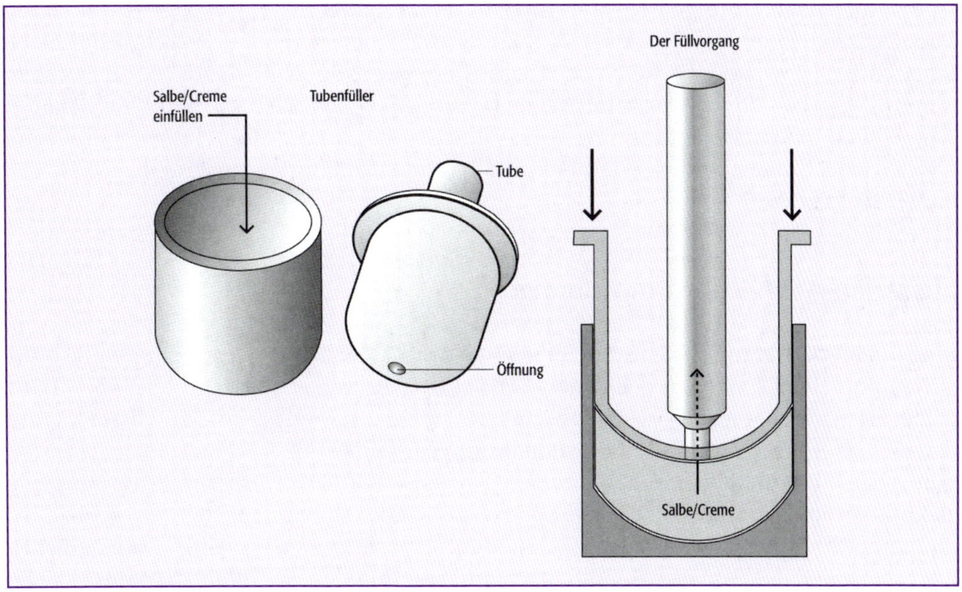

Abb. 12.1-6: Confectopharm®-Tubenfüller

Als Alternative können Geräte, wie z. B. der Confectopharm®-Tubenfüller verwandt werden (Abb. 12.1-6). Er besteht aus einem zylindrischen Gefäß, das als Reibschale verwendet wird, und einem Kolben, in den das Gewinde der Tube eingeschraubt wird. Nach Anfertigung der Salbe wird der Kolben in den Zylinder eingesetzt und vorsichtig nach unten gedrückt. Die Zubereitung wird durch das Tubengewinde in die Tube gepresst.

Außer der nach ApBetrO vorgeschriebenen Kennzeichnung muss, falls zutreffend, angegeben werden, dass die Zubereitung steril ist.

MERKE

Etiketten werden direkt am Tubenhals quer aufgeklebt, damit die Angaben auch bei zunehmender Entleerung der Tube gelesen werden können.

12.2 ■ Herstellung

Geräte

Salbenschale, Fantaschale mit passendem Pistill
Spatelschlitten mit Spatel und Kartenblatt
Wasserbad
Salbenmühle
Mörser mit Pistill
Sieb
Unguator®
TOPITEC®

In den folgenden Übungen wird jeweils die Bezeichnung der Emulgatoren und deren Eigenschaften (anionisch, kationisch, nichtionisch) angegeben. Die Kenntnis dieser Eigenschaften ist wichtig für die Einschätzung der Unverträglichkeiten mit Arzneistoffen, die im Kapitel »Salbenunverträglichkeiten« beschrieben werden (s. Seite 284). Die im Arzneibuch geforderten Konservierungsmittel werden angegeben. Salbengrundlagen können jedoch auch unkonserviert hergestellt werden, allerdings ist dann ihre Verwendbarkeitsfrist kürzer.

Herstellung von Salben mit Übungen

Sind in einer Rezeptur keine festen Substanzen enthalten, können die Bestandteile ohne Anwendung von Wärme in der Fantaschale verrieben werden. Man arbeitet von viskos nach flüssig, wiegt die viskoseste Substanz zuerst ein und verdünnt sie anteilsmäßig mit der nächstflüssigeren, bis alle Bestandteile eingearbeitet sind.
Sind feste Bestandteile, wie z. B. weißes Wachs, enthalten, werden alle Bestandteile zusammen in die Fantaschale eingewogen. Das Gemisch wird auf dem Wasserbad bis zur homogenen Konsistenz geschmolzen und anschließend kalt gerührt. Dabei müssen die Innenwand der Fantaschale und das Pistill regelmäßig mit einem Kartenblatt abgeschabt werden, damit Anteile der Zubereitung nicht am kühleren Rand der Fantaschale erhärten, als Klumpen in die Zubereitung geraten und somit deren Homogenität und damit Stabilität beeinträchtigen.

Hydrophobe Salben

Übung 1
Unguentum cereum DAB 6 – Wachssalbe

Erdnussöl	7 Teile
Gelbes Wachs	3 Teile

Erwärmen Sie die Bestandteile auf dem Wasserbad, bis das Wachs ganz geschmolzen ist. Das Gemisch wird unter regelmäßigem Abschaben der Innenwand der Fantaschale und des Pistills bis zum Erkalten gerührt.

MERKE

- Fette dürfen nie auf offener Flamme erhitzt werden. Es besteht Brandgefahr.
- Fettbrände dürfen nie mit Wasser gelöscht, sondern nur erstickt werden. Wird Wasser in brennendes Fett gegossen, verdampft das Wasser und reißt feinste Fetttröpfchen mit sich, die explosionsartig verbrennen.

Wasseraufnehmende Salben Typ W/O (Absorptionsgrundlagen W/O)

Übung 2
Wollwachsalkoholsalbe DAB – Unguentum Alcoholum Lanae, Lanae alcoholum unguentum (nichtionisch)

Wollwachsalkohole	6,0 Teile	(W/O-Emulgator)
Cetylstearylalkohol	0,5 Teile	(W/O-Emulgator)
Weißes Vaselin	93,5 Teile	

Schmelzen Sie die Bestandteile auf dem Wasserbad und rühren Sie die Mischung kalt. Bis zu 12 Teile des Vaselins können durch dickflüssiges Paraffin ersetzt werden, wenn die Grundlage zu fest ist.

Es handelt sich um eine schwer abwaschbare Salbengrundlage, die große Wassermengen aufnehmen kann. Da sie Wollwachsalkohole enthält, kann sie allergisierend wirken.

Wasseraufnehmende Salben Typ O/W (Absorptionsgrundlagen O/W)

Übung 3
Hydrophile Salbe DAB – Unguentum emulsificans (anionisch)

Emulgierender Cetylstearylalkohol (Typ A) (Lanette® N)	30 Teile	(O/W-Emulgator)
Dickflüssiges Paraffin	35 Teile	
Weißes Vaselin	35 Teile	

Schmelzen Sie die Bestandteile auf dem Wasserbad und rühren die Mischung kalt. Um eine gut streichfähige Salbe zu erhalten, dürfen dickflüssiges Paraffin und Vaselin bis zu 10 % gegeneinander ausgetauscht werden.

Diese Grundlage dient als Halbfertigware zur Herstellung der Wasserhaltigen hydrophilen Salbe DAB. Wegen ihrer festen Beschaffenheit wird sie nicht als Grundlage verwendet.

Hydrophile Salben

Übung 4
Macrogolsalbe DAC – früher Polyethylenglykolsalbe DAB 8 (emulgatorfrei)

Polyethylenglykol 300 (Macrogol 300 Ph. Eur.)	1 Teil
Polyethylenglykol 1500 (Macrogol 1500 Ph. Eur.)	1 Teil

Die Bestandteile werden auf dem Wasserbad bei 60 bis 70 °C geschmolzen und bis zum Erkalten gerührt. Rühren Sie die Salbe nach einigen Stunden nochmals durch, da die geringfügige Kristallisation während des Erstarrens zu marmoriertem Aussehen führen kann.

Herstellung von Cremes mit Übungen

Werden O/W-Cremes aus den Grundlagen hergestellt, muss immer erwärmt werden, da sie harte Substanzen, wie z. B. feste Wachse und Emulgatoren, enthalten. Diese stabilisieren die äußere Phase und können nur in flüssigem Zustand verarbeitet werden. W/O-Cremes dagegen bestehen aus flüssigen und halbfesten Substanzen und können kalt oder warm hergestellt werden.

Grundsätzlich werden alle lipophilen Bestandteile in einer zusammen mit einem Pistill tarierten Fantaschale eingewogen und auf dem Wasserbad bei etwa 70 °C geschmolzen. Frisch abgekochtes, gereinigtes Wasser wird auf die gleiche Temperatur abgekühlt und anschließend komplett in das heiße Gemisch der Fette gegeben. Die Mischung wird kalt gerührt. Da durch die Erwärmung Wasser verdunstet, muss verdunstetes Wasser nach dem Erkalten der Creme ergänzt werden. Das Unterrühren von Luft ist zu vermeiden, da sie das Volumen der Creme vergrößert und oxidationsempfindliche Stoffe schneller verderben lässt.

MERKE

Wird eine Creme kalt gerührt, müssen Pistill und Innenwand der Fantaschale regelmäßig mit dem Kartenblatt abgeschabt werden, damit eine klumpenfreie Zubereitung entsteht.

Hydrophobe Cremes

Übung 5
Wasserhaltige Wollwachsalkoholsalbe DAB – Unguentum Alcoholum Lanae aquosum, Lanae unguentum alcoholum aquosum (nichtionisch)

Wollwachsalkoholsalbe	1 Teil
Gereinigtes Wasser	1 Teil

Erwärmen Sie die Wollwachsalkoholsalbe auf etwa 60 °C und arbeiten das auf die gleiche Temperatur abgekühlte gereinigte Wasser ein. Rühren Sie die Salbe kalt und ergänzen verdunstetes Wasser.

Übung 6
Lanolin DAB – Lanolinum (nichtionisch)

Wollwachs	65 Teile
Gereinigtes Wasser	20 Teile
Dickflüssiges Paraffin	15 Teile

Diese Salbe kann schneller als nach DAB-Vorschrift hergestellt werden, indem nur das Wollwachs auf dem Wasserbad geschmolzen wird, das kalte Paraffin dazugemischt und Wasser ebenfalls kalt eingearbeitet wird.

MERKE

Lanolin ist aufgrund seiner klebrigen Konsistenz als Salbengrundlage ungeeignet. Es dient zur Herstellung der »Weichen Salbe DAC« und in anderen Salben zur Konsistenzverbesserung.

Übung 7
Weiche Salbe (DAC) – Früher: Unguentum molle DAB 6 (nichtionisch)

Gelbes Vaselin	1 Teil
Lanolin	1 Teil

Erhitzen Sie die Bestandteile auf dem Wasserbad und rühren bis zur gleichmäßigen Beschaffenheit. Nach 24 Stunden wird die Salbe noch einmal durchgerührt.

Übung 8
Hydrophobe Basiscreme DAC (NRF S. 41; nichtionisch)

Triglyceroldiisostearat		3,0	Teile (W/O-Emulgator)
Isopropylpalmitat		2,4	Teile
Hydrophobes Basisgel DAC		24,6	Teile
Kaliumsorbat		0,14	Teile
Wasserfreie Citronensäure		0,07	Teile
Magnesiumsulfat-Heptahydrat		0,5	Teile
Glycerol 85 %		5,0	Teile
Gereinigtes Wasser	zu	100,0	Teilen

Lösen Sie das Kaliumsorbat in gereinigtem Wasser und fügen unter Rühren Magnesiumsulfat-Heptahydrat, wasserfreie Citronensäure und Glycerol 85 % hinzu. Es muss eine klare, farblose Lösung entstehen. Verrühren Sie in einer, zusammen mit einem Pistill tarierten Fantaschale Triglyceroldiisostearat, Isopropylpalmitat und Hydrophobes Basisgel DAC ohne Anwendung von Wärme. Fügen Sie die zuvor hergestellte Lösung hinzu und verrühren das Ganze ohne Anwendung von Wärme.

Magnesiumsulfat stabilisiert die Rezeptur, indem es evtl. vorhandene freie Fettsäuren in Magnesiumseifen, die als Emulgator wirken, umwandelt.

Hydrophobe Basiscreme ist fettend, wegen des hohen Wasser- und Glycerolanteils hydratisierend und eine geeignete Alternative zur Wasserhaltigen Wollwachsalkoholsalbe. Die Creme ist eine gute Rezepturgrundlage für Arzneistoffe wie Harnstoff und verschiedene Glukocorticoide.

Übung 9
Kühlsalbe DAB – Unguentum leniens (emulgatorfrei)

Gelbes Wachs	7 Teile
Cetylpalmitat	8 Teile
Erdnussöl	60 Teile
Gereinigtes Wasser	25 Teile

Erwärmen Sie die lipophilen Bestandteile auf etwa 60 °C und arbeiten das auf die gleiche Temperatur abgekühlte gereinigte Wasser ein. Gelbes Wachs hat einen Erstarrungspunkt von 61 bis 66 °C, daher muss die Zubereitung öfters sehr sorgfältig vom Pistill und den Wandungen der Fantaschale abgeschabt werden.

Bei dieser Rezeptur handelt es sich um eine Quasiemulsion, d. h. um eine Emulsion ohne eigentlichen Emulgator. Das Wasser wird in der Fettphase rein mechanisch verteilt und durch deren hohe Festigkeit festgehalten. Bei der Anwendung auf der Haut zerbricht die Quasiemulsion, das frei werdende Wasser verdunstet und bewirkt so den Kühleffekt.

Übung 10
Kühlsalbe DAB 7 (nichtionisch)

Gelbes Wachs	3,25 g	
Künstliches Walrat	4,0 g	
Erdnussöl	30,0 g	
Glycerolmonostearat	0,25 g	(W/O-Emulgator)
Rosenöl	0,05 g	
Gereinigtes Wasser	ad 50,0 g	

Erwärmen Sie die Fettphase auf 60 °C und arbeiten das frisch abgekochte, auf die gleiche Temperatur abgekühlte Wasser ein. Rühren Sie die Creme kalt und ergänzen verdunstetes Wasser. Zum Schluss tropfen Sie das Rosenöl ein (Umrechnung mit der Tropfentabelle, Anhang I, Seite 421).

Im Gegensatz zur Kühlsalbe DAB enthält die Kühlsalbe DAB 7 einen Emulgator. Die Creme ist dadurch wesentlich stabiler, hat aber geringere Kühlwirkung. Vergleichen Sie die Kühlwirkung und die Konsistenz der beiden Salben, indem Sie jeweils ein wenig der Zubereitungen auf der Haut verreiben.

MERKE

Verdunstetes Wasser darf nicht mit konserviertem, sondern nur mit gereinigtem Wasser ergänzt werden, da andernfalls die Konzentration der Konservierungsmittel erhöht würde.

Hydrophile Cremes

Übung 11
Wasserhaltige hydrophile Salbe DAB – Unguentum emulsificans aquosum (anionisch)

Hydrophile Salbe	30 Teile
Gereinigtes Wasser	70 Teile

Konservierung mit 0,1 % Sorbinsäure möglich.

Formulieren Sie eine geeignete Herstellungsvorschrift.

TIPP

Die Creme muss sehr gut kalt gerührt werden, da die innere Phase andernfalls zu grobdispers (grießig) wird und erneut erwärmt und kalt gerührt werden muss.

Übung 12
Nichtionische hydrophile Creme DAB – Unguentum emulsificans nonionicum aquosum

Polysorbat 60 (Tween® 60)	5 Teile (O/W-Emulgator)
Cetylstearylalkohol (Lanette® O)	10 Teile (W/O-Emulgator)
Glycerol 85 %	10 Teile
Weißes Vaselin	25 Teile
Gereinigtes Wasser	50 Teile

Konservierung mit 0,1 % Sorbinsäure möglich.

Die Nichtionische hydrophile Creme ist eine Weiterentwicklung der Wasserhaltigen hydrophilen Salbe, indem der anionische Emulgator (Natriumcetylstearylsulfat) durch ein nichtionisches Emulgatorengemisch ersetzt wurde.
Formulieren Sie analog Übung 11 eine geeignete Herstellungsvorschrift.

Übung 13
Stearatcreme

Stearinsäure		19,0 g
Natriumhydroxid		1,5 g
Sorbitol		18,0 g
Konserviertes Wasser	zu	100,0 g

Schmelzen Sie die Stearinsäure auf dem Wasserbad. Die Schmelze sollte eine Temperatur von 80 °C haben. Natriumhydroxidplätzchen werden ausgewogen und in der entsprechenden Masse an konserviertem Wasser gelöst. Von dieser Lösung werden 63 g abgewogen, das Sorbitol darin gelöst und die Lösung ebenfalls auf 80 °C erwärmt. Die Lösung wird in die Schmelze eingearbeitet und kalt gerührt. Ergänzen Sie verdunstetes Wasser.

Die Creme muss bei hoher Temperatur hergestellt werden, da sich aus Stearinsäure und Natriumhydroxid der Emulgator (Natriumstearat, anionisch) bilden muss.

Amphiphile Cremes

Übung 14
Basiscreme DAC – Cremor basalis (nichtionisch)

Glycerolmonostearat 60	4,0 g	(W/O-Emulgator)
Cetylalkohol	6,0 g	(W/O-Emulgator)
Mittelkettige Triglyceride	7,5 g	
Weißes Vaselin	25,5 g	
Macrogol-20-glycerolmonostearat	7,0 g	(O/W-Emulgator)
Propylenglykol	10,0 g	
Gereinigtes Wasser	40,0 g	

Erhitzen Sie Glycerolmonostearat, Cetylalkohol, mittelkettige Triglyceride und weißes Vaselin auf dem Wasserbad auf 60 °C und versetzen den Ansatz in Anteilen mit der auf die gleiche Temperatur erwärmten Mischung aus Macrogol-20-glycerolmonostearat, Propylenglykol und gereinigtem Wasser. Rühren Sie die Creme gleichmäßig bis zum Erkalten und ergänzen das verdunstete Wasser. Diese Creme muss nicht konserviert werden, da sie durch den Anteil an Propylenglykol von 20 % (bezogen auf die Wasserphase der Basiscreme) vor mikrobiellem Verderb geschützt ist. Wegen ihres amphiphilen Charakters kann die Creme mit hydrophilen und lipophilen Stoffen gemischt werden.

Eine in der Apotheke häufig verwandte amphiphile Creme ist **Unguentum Cordes®**. Es handelt sich um eine Fettsalbe aus Polyoxyethylstearat, Glycerolmonostearat, Sorbitanmonostearat und Paraffinen. Wollwachs, Parfüme oder Konservierungsmittel sind nicht enthalten. Die Grundlage kann bis zu 60 % Wasser aufnehmen. Je nach Wassergehalt liegt eine W/O-Emulsion (bis 30 % Wassergehalt) oder eine O/W-Emulsion (50 bis 60 % Wassergehalt) vor. Die Konzentration von etwa 40 % Wasser sollte vermieden werden, da in diesem Bereich ein Phasenwechsel stattfindet und keine stabile Creme entsteht.

Herstellung von Gelen mit Übungen

Die Herstellung eines klumpenfreien Gels ist anspruchsvoll und erfordert Geduld. Zur Vermeidung von Problemen sollten die Quellstoffe in einer Flüssigkeit verteilt werden, in der sie sich weder lösen noch quellen. Auf diese Weise werden die einzelnen Partikel durch eine dünne Flüssigkeitsschicht voneinander getrennt und können nicht mehr miteinander verklumpen. Anschließend wird die Quellflüssigkeit zugegeben, die alle Partikel problemlos umfließen kann. Nach einer gewissen Ruhezeit ist das Gel durchgequollen.

Eine andere Möglichkeit ist, die Löslichkeitsverhältnisse durch veränderte Temperaturen zu beeinflussen. Methylcellulose ist z. B. in heißem Wasser sehr schlecht löslich und kann daher gut darin suspendiert werden. Sie wird auf das siedende Wasser aufgestreut. Sinkt die Wassertemperatur, so beginnt die Methylcellulose zu quellen und das Gel entsteht. Übungen zu Hydrogelen und Oleogelen s. Seite 178.

Herstellung von Pasten mit Übungen

Falls erforderlich, müssen feste Substanzen fein verrieben und anschließend gesiebt werden (180). Empfehlenswert ist die Verwendung mikronisierter Wirkstoffpulver.

Die Feststoffe werden in eine Fantaschale eingewogen und mit einer Flüssigkeit der Vorschrift oder etwas Salbengrundlage pastös angerieben. Dazu wird eine kleine Flüssigkeitsmenge, die dem Volumen der Feststoffe entspricht, dem Feststoff hinzugegeben. Diese Komponenten werden so lange miteinander verrieben, bis alle Pulvernester beseitigt sind und eine Paste ohne Klumpen entstanden ist. Anschließend wird erneut Flüssigkeit im Volumenverhältnis 1 : 1 zugegeben, bis eine homogene Paste entstanden ist, in die die restlichen Bestandteile mühelos eingearbeitet werden können.

Enthält die Vorschrift keine flüssigen Bestandteile, kann die Salbengrundlage durch Erwärmen verflüssigt werden. Es besteht jedoch die Gefahr, dass sich ein Teil des Wirkstoffs in der erwärmten Grundlage löst und beim Erkalten auskristallisiert (s. Seite 199).

Übung 15

Zinkpaste DAB – Pasta Zinci

Zinkoxid	25,0 g
Weizenstärke	25,0 g
Weißes Vaselin	50,0 g

Das Gemisch aus 26,0 g Zinkoxid und 26,0 g Weizenstärke wird in dünner Schicht auf einem Butterbrotpapier ausgebreitet und bei 40 bis 45 °C im Trockenschrank drei bis vier Stunden getrocknet und sofort durch Sieb 250 gegeben. Nach der genauen Einwaage des Gemisches (50,0 g) wird es mit einem Teil des geschmolzenen Vaselins pastenförmig angerieben. Liegt eine homogene Masse vor, wird erneut geschmolzenes Vaselin im Verhältnis 1 : 1 zugegeben und eingearbeitet. So wird verfahren, bis das gesamte Vaselin eingearbeitet ist. Die Paste wird in der Salbenmühle homogenisiert.

Die Trocknung der Weizenstärke ist notwendig, da sie in feuchter Luft verklumpt; dabei darf die vorgeschriebene Trocknungstemperatur nicht überschritten werden, damit das Stärkekorn nicht zerstört wird.

Salbenmühle

Können Pasten durch Anreiben nicht klumpenfrei hergestellt werden, werden sie mit der Salbenmühle homogenisiert (Abb. 12.2-1). Dabei können bei kleinen Ansätzen bis zu 10% Verlust auftreten. Die Einwaagen müssen daher entsprechend erhöht werden, damit die verordneten Mengen abgegeben werden können.

Die Salbenmühle besteht aus drei gegeneinander laufenden Porzellanwalzen (Abb. 12.2-2). Der Walzenabstand zwischen der ersten und zweiten Walze ist breiter als der zwischen der zweiten und dritten. Die Partikel werden zwischen den Walzen zerkleinert. Die Walzen rotieren mit unterschiedlicher Geschwindigkeit, um für die Zerstörung der Pulvernester einen zusätzlichen Scherungseffekt zu erreichen. An der Vorderseite befinden sich zwei Stellschrauben, mit denen der Walzenabstand eingestellt werden kann. III ist der weiteste, I der engste Abstand. Auf den ersten beiden Walzen sind zwei Führungsbacken, mit denen die Laufbreite der Paste eingestellt werden kann. Unterhalb der Walzen liegt eine Auffangplatte für herabgefallene Paste. Auf der dritten Walze sitzt der Abstreifer, der die Salbe von der Walze aufnimmt und in eine Schale leitet.

Durchführung

- Walzenabstände auf III einstellen (weitester Abstand)
- Paste mit einem Kartenblatt zwischen Walze 1 und Walze 2 abstreifen
- Salbenmühle anschalten
- Den Vorlauf vom Abstreifer aufnehmen und nochmals durch die Salbenmühle geben
- Restliche Paste in Anteilen auftragen und durchlaufen lassen
- Walzenabstände ggf. enger stellen und die Paste, wie zuvor, erneut durchlaufen lassen. Quillt die Paste seitlich an den Walzen heraus, ist der Walzenabstand zu eng

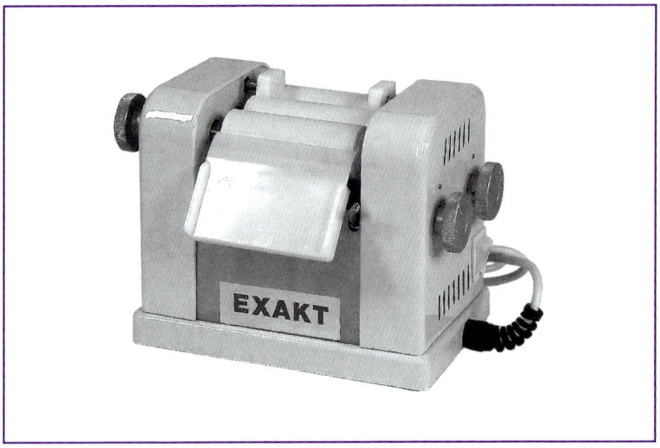

Abb. 12.2-1: Salbenmühle

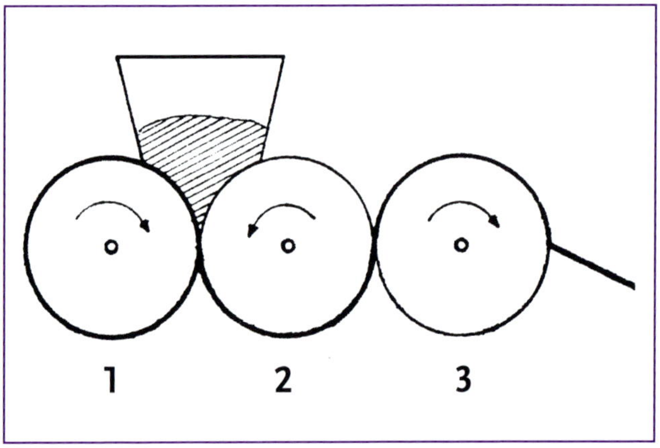

Abb. 12.2-2: Schematische Darstellung des Funktionsprinzips der Salbenmühle

- Salbenmühle ausschalten
- Paste komplett in die Salbenschale überführen und nochmals gut verreiben
- Salbenmühle reinigen

MERKE

Die Porzellanwalzen dürfen nie leer laufen und sollten auf der ganzen Länge mit Salbe bedeckt sein, damit sie sich nicht ungleichmäßig abnutzen.

Reinigung der Salbenmühle

- Stecker ziehen
- Grobe Verunreinigungen mit Zellstoff aufnehmen
- Zur Entfettung Zellstoff mit Isopropylalkohol tränken und Walzen abreiben

Auf der Rückseite der Salbenmühle ist eine Schraube, mit der die Walzen manuell gedreht werden können.

MERKE

Die Salbenmühle darf nie während des Betriebs mit Zellstoff gereinigt werden.

12.3 Konservierung der Dermatika

Ob eine halbfeste Zubereitung konserviert werden muss oder nicht, hängt von ihrem Wassergehalt ab. Wasserfreie Zubereitungen, wie z. B. Kohlenwasserstoffgele, W/O- oder O/W-Absorptionsgrundlagen, müssen nicht konserviert werden, da sie Mikroorganismen für das Wachstum schlechte Bedingungen bieten. Lipophile Grundlagen, wie W/O-Cremes und W/O-Lotionen, müssen eigentlich auch nicht konserviert werden, da Wasser die innere Phase ist und somit keine Eintrittspforte für Mikroorganismen vorhanden ist. Die Konservierung ist dennoch sinnvoll, um bei der Herstellung eingeschleppte Keime abzutöten.

Hydrophile Grundlagen müssen konserviert werden, da Wasser die äußere Phase ist. Nach Arzneibuch ist der Zusatz von Konservierungsmitteln erlaubt, die die wässrige Phase vor Mikroorganismen schützen. Verwendet werden z. B. Sorbinsäure und Kaliumsorbat, 4-Hydroxybenzoesäureester (Nipagin® und Nipasol®) und Natriumbenzoat. Die erforderlichen Konzentrationen können der Tabelle 1.11-1 »Gebräuchliche Konservierungsmittel« entnommen werden (s. Seite 56). Auch Propylenglykol kann als konservierender Hilfsstoff in Konzentrationen von 20 %, bezogen auf die Wasserphase, eingesetzt werden. Enthält eine Zubereitung bereits Propylenglykol, kann die Konzentration entsprechend erhöht werden. Die gleiche Wirkung hat der Zusatz von Ethanol in einer Konzentration ≥ 20 % (V/V). Diese Zubereitungen dürfen jedoch nicht auf verletzter Haut angewandt werden, da die Haut gereizt werden kann.

Ist die Konservierung nicht möglich, sind O/W-Cremes zum sofortigen Verbrauch bestimmt. In diesem Fall werden nur kleine Mengen hergestellt, die in Tuben abgefüllt und im Kühlschrank gelagert werden müssen. Die Haltbarkeit ist bei Aufbewahrung unter Raumtemperatur auf eine Woche, bei Lagerung im Kühlschrank auf zwei Wochen beschränkt.

Hydrophile Emulsionen (O/W-Emulsionen) sind wasserhaltige Zubereitungen, die unbedingt konserviert werden müssen. Die hydrophile Basisemulsion (NRF S. 25.) kann z. B. wahlweise mit folgenden Konservierungsmitteln konserviert werden:

- Kaliumsorbat 0,14 % + 0,07 % wasserfreie Citronensäure
- 0,15 % Natriumbenzoat + 0,07 % wasserfreie Citronensäure
- 0,09 % Methyl-4-hydroxybenzoat-Natrium + 0,03 %Propyl-4-hydroxybenzoat-Natrium + 0,08 % wasserfreie Citronensäure
- 0,075 % Methyl-4-hydroxybenzoat + 0,04 % Natriumcitrat + 0,025 % Propyl-4-hydroxybenzoat + 0,05 % wasserfreie Citronensäure

Hydrogele müssen wegen ihres hohen Wassergehalts ebenfalls konserviert werden. Nach DAB ist Wasserhaltiges Carbomergel DAB mit 0,1 % Sorbinsäure und 0,1 % Kaliumsorbat zu konservieren, 2-Propanol-haltiges Carbomergel DAB dagegen muss nicht konserviert werden, da es bereits 25 % Isopropylalkohol enthält.

12.4 Prüfungen

Prüfung des Wasseraufnahmevermögens von Wollwachsalkoholen (Ph. Eur.)

0,6 g Wollwachsalkohole werden mit 9,4 g weißem Vaselin auf dem Wasserbad geschmolzen und mit 20 ml Wasser verrieben. Nach 24 Stunden darf sich kein Wasser abgetrennt haben.

Prüfung der Teilchengröße mit dem Grindometer

Das Grindometer besteht aus einem Metallblock, in dem eine Vertiefung eingefräst ist (Abb. 12.4-1). Die tiefste Stelle hat eine Tiefe von 100 µm, die keilförmig auf 0 µm abflacht. An der tiefsten Stelle wird eine erbsengroße Menge der Suspensionssalbe auf das Grindometer aufgesetzt und mit dem Abstreifer in Richtung 0 µm geschoben. Sind die suspendierten Teilchen größer als die Tiefe des eingefrästen Keils, bleiben sie vor dem Abstreifer hängen und werden durch den Kanal geschoben. So entstehen Kratzspuren. An der Stelle, an der die Kratzspuren beginnen, wird auf der Mikrometerskala die Teilchengröße abgelesen.

Bestimmung des Emulsionstyps

Siehe Seite 215.

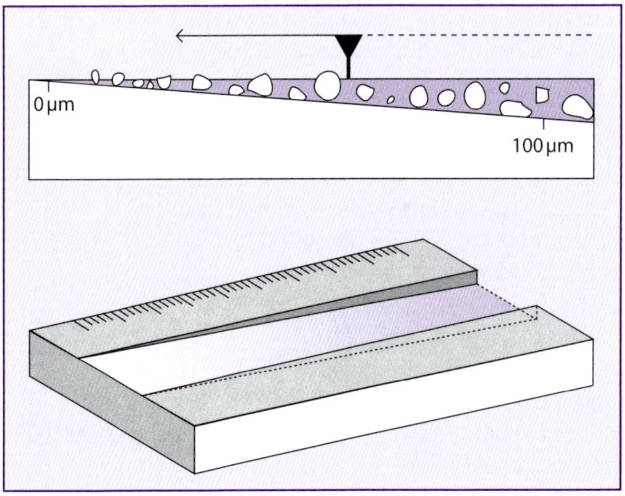

Abb. 12.4-1: Grindometer

12.5 ■ Auswahl der Salbengrundlage nach Hautbeschaffenheit

Die Grundlage einer Zubereitung beeinflusst ihre Wirkung. So kann ein feuchter Umschlag aufgrund seines kühlenden Effekts bei *akuten* Hauterkrankungen angewandt werden. Er wirkt austrocknend, juckreizstillend und entzündungshemmend. Den gleichen Effekt wie feuchte Umschläge haben auch Puder oder Schüttelmixturen.
Bei *chronischen* Erkrankungen der Haut müssen Okklusionsbedingungen geschaffen werden, damit die Haut aufweicht und eine größere Tiefenwirkung erreicht wird. Geeignet dafür sind hydrophobe Salben, wasseraufnehmende Salben vom Typ W/O und W/O-Cremes.
Hydrogele, O/W-Cremes, Emulsionen und Kühlsalben werden im *subakuten* Erkrankungsstadium angewandt. Die Auswahl der Salbengrundlage richtet sich ebenfalls nach dem Hauttyp (Tab. 12.5-1).

Tab. 12.5-1: Auswahl der halbfesten Darreichungsform in Abhängigkeit vom Hauttyp

Hauttyp	Geeignete halbfeste Darreichungsformen
Seborrhoische Haut mit stark gesteigerter Talgproduktion	– Hydrophile Cremes und Emulsionen – Schüttelmixturen – Hydrogele – Alkoholische Lösungen
Trockene, sebostatische Haut mit verminderter Talgproduktion	– Lipophile Cremes und Emulsionen – Wasseraufnehmende Salben, Typ W/O – Hydrophobe Salben – Ölbäder

12.6 ■ Herstellung halbfester Zubereitungen in geschlossenen Systemen

Um Rezepturarzneimittel in den Apotheken ordnungsgemäß und mit geringem Zeitaufwand herstellen zu können, sind Systeme entwickelt worden, mit denen halbfeste Zubereitungen im Primärpackmittel, z. B. einer Tube oder Spenderdose, hergestellt werden können. Die Vorteile dieser Geräte sind:

- Verbesserte Hygiene
- Zeitersparnis
- Verbesserte Arbeitssicherheit beim Umgang mit Gefahrstoffen
- Standardisierung der Herstellung durch Einstellung des Gerätes auf Parameter, die zu einem guten technologischen Ergebnis führen

Nachteile sind die

- erschwerte, aber notwendige visuelle Überprüfung des Endprodukts (Endkontrolle), sowie die
- durch hohe Umdrehungszahlen während des Rührvorgangs entstehende Prozesswärme.

Die Hersteller geben Hinweise und Tipps für die korrekte Handhabung ihrer Geräte. Die Übungen dieses Kapitels berücksichtigen die allgemeinen Empfehlungen der Hersteller.

Elektrische Rührgeräte

Die Zubereitungen werden in Spenderdosen hergestellt, die gleichzeitig Herstellungs- und Abgabegefäß sind. Sie erlauben die verdunstungsfreie und kontaminationsarme Herstellung im luftreduzierten Raum. Durch die verschiebbaren Böden kann die in den Kruken enthaltene Luft minimiert und damit die Oxidation der Wirkstoffe gering gehalten werden. Die kleine Entnahmeöffnung der Spenderdosen gestattet wie bei Tuben die hygienische Entnahme durch den Patienten. Die Öffnungen können mit Applikatoren versehen werden, die z. B. die Anwendung in Nase, Ohren oder anderen Körperhöhlen erleichtern. Es können Mengen bis 1000 ml hergestellt und die Herstellungsprozesse durch den Anschluss an die Apotheken-EDV lückenlos dokumentiert werden.

Handhabung und Funktionsprinzip der einzelnen Geräte sind den Bedienungsanleitungen zu entnehmen. Die für alle Geräte gültigen Regeln und Hinweise werden nachfolgend an ausgewählten Beispielen aufgeführt. Besonderheiten werden jeweils bei den einzelnen Geräten beschrieben.

Allgemeine Herstellungshinweise bei Verwendung elektrischer Rührsysteme
Da die elektrischen Rührsysteme kristalline Substanzen nicht ausreichend zerkleinern, dürfen nur sehr fein gepulverte – möglichst mikronisierte – Pulver verarbeitet werden. Kristalline Wirkstoffe müssen daher, sofern sie nicht als mikronisierte Pulver beschafft werden können, vorab im Mörser pulverisiert und gesiebt werden.

Feststoffe werden nach dem **»Sandwich-Prinzip«** eingearbeitet, d. h. sie werden auf einen Teil der in die Spenderdose eingebrachten Grundlage eingewogen und auch mit dieser wieder bedeckt. Je nach Gerätetyp kann es bei Suspensionssalben oder -cremes sinnvoll sein, eine Vorverreibung herzustellen. Dazu wird der Feststoff mit einem kleinen Anteil der Grundlage zu einem Konzentrat verrieben. Die restliche Grundlage wird ergänzt und der Rührvorgang fortgesetzt. Hoch schmelzende feste Bestandteile, wie z. B. Wachse oder Lanette® N, müssen vor oder während der Herstellung geschmolzen werden. Dies kann durch Einhängen des Herstellungsgefäßes in ein Wasserbad oder durch intervallmäßige Erwärmung in der Mikrowelle geschehen.

TIPP

Bei niedrig schmelzenden Grundlagen kann es ausreichend sein, das in der Vorschrift enthaltene Wasser auf 60 bis 80 °C zu erwärmen und zuzufügen.

MERKE

Rezepturbestandteile dürfen nur bei mittlerer Wattzahl und nur in Intervallen von jeweils 30 Sekunden in der Mikrowelle erwärmt werden, damit Siedeverzüge oder die Zersetzung thermolabiler Wirkstoffe vermieden werden. Der Inhalt sollte immer wieder grob mit dem Spatel vermengt werden.

Nach der Befüllung des Mischgefäßes (Spenderdose) wird durch Hochschieben bzw. Herunterdrücken der Bodenplatte die eingeschlossene Luft entfernt. So wird verhindert, dass zu viel Luft in die Zubereitung eingerührt wird.

Erwärmte Rezepturen müssen während der Abkühlphase mehrmals kurz gerührt werden, damit sie homogen bleiben. Die Abkühlphase kann durch Anlegen einer Kühlmanschette (TOPITEC®) verkürzt werden. Bei temperaturempfindlichen Stoffen muss ein Temperaturanstieg, verursacht durch die starke Reibung (Prozesswärme) insbesondere bei Flügelrührern, vermieden werden.

Gelbildner sollten mit dem Feuchthaltemittel oder einem kleinen Anteil der flüssigen Phase durch Schwenken des Mischgefäßes benetzt und kurz mit einer höheren Umdrehungszahl dispergiert werden. Nach Zugabe der restlichen Flüssigkeit sollte nur mit einer niedrigen Umdrehungszahl weitergerührt werden, damit keine Luft eingearbeitet wird.

MERKE

Die Größen von Rührer und Spenderdose müssen aufeinander abgestimmt sein, da andernfalls keine homogene Zubereitung entsteht.

TOPITEC® Rühr- und Mischsysteme

Mit TOPITEC® Mischsystemen können

- Cremes, Emulsionen, Gele, Pasten, Salben und Schüttelmixturen hergestellt,
- mit speziellem Zubehör Pulver gemischt sowie Drogen geschnitten und
- kristalline Ausgangsstoffe pulverisiert werden.

Für die unterschiedlichen Anforderungen an die Rezeptur werden drei TOPITEC®-Typen angeboten.

TOPITEC® Basic

Das handgeführte System ist für Zubereitungen von 20 bis 200 g geeignet (Abb. 12.6-1). Der stufenlos regelbare Motor arbeitet im Anwendungsbereich »Mischen« mit einer Drehzahl von bis zu 3.200 Umdrehungen pro Minute. Die TOPITEC® Kruke wird in den Geräteschlitten eingespannt, der mit der Hand auf- und abwärts bewegt wird.

TOPITEC® AUTOMATIC 2. Generation

Mit diesem halbautomatischen Gerät können Zubereitungen bis 1.000 g hergestellt werden (Abb. 12.6-2). Das Gerät hat vier verschiedene Einstellungen:

- Mischen bis 200 g
- Mischen ab 300 g
- Pulvermischen
- Zerkleinern mit einem Mahl- oder Schneidaufsatz

Der Drehzahlbereich in der Einstellung »Mischen« kann von 300 bis 4.000 Umdrehungen pro Minute gewählt werden.

TOPITEC® TOUCH

Das Gerät ist eine Weiterentwicklung des TOPITEC® Automatic 2. Generation. Es handelt sich um einen mit einem Touchscreen einfach zu bedienenden Vollautomaten mit fünf verschiedenen Menüpunkten (Modi) (Abb. 12.6-3). Im Modus »Grundlage + Wirkstoff – ZL gestützt« wählt man aus der hinterlegten Liste die Menge und den Grundlagentyp der herzustellenden Zubereitung »Creme fest«, »Creme weich«, »Emulsion/Lotion/Schüttelmixtur«, »Gel«, »Paste« oder Salbe« aus. Das Gerät zeigt die für die Herstellung vorgegebenen Mischparameter an. Nach Einspannen der mit Grundlage und Wirkstoff versehenen Kruke stellt das Gerät die Zubereitung ohne weiteres Zutun des Rezeptars her. Mischparameter eigener Zubereitungen können zusätzlich gespeichert werden. Über eine Schnittstelle kann das Gerät (wie auch TOPITEC® AUTOMATIC) mit der EDV verbunden werden, so dass alle für die Herstellung notwendigen Arbeitsschritte dokumentiert werden. Dazu zählen neben den Rezepturdaten/Parametern aus dem TOPITEC® System u. a. ein Soll/Ist-Abgleich der Einwaage in Verbindung mit den Inhaltsstoffen, das Drucken des Etiketts bis hin zur Erstellung des Prüfprotokolls.

Für den TOPITEC® AUTOMATIC 2. Generation und TOPITEC® TOUCH sind zusätzliche Arbeitshilfen erhältlich:

- Schneidaufsatz zur Zerkleinerung, z. B. von Teedrogen
- Mahlaufsatz zur Pulverisierung kristalliner Substanzen bis zu einer Teilchengröße von 20 bis 100 µm
- Pulver-Mischsystem für die Herstellung von Pulver-, Granulat- und Teemischungen
- TOPITEC® DokuManager, die Dokumentationssoftware, die alle Daten vom Patientennamen über die Zusammensetzung, Ist- und Soll-Einwaagen bis hin zu den Geräteeinstellungen speichert und verwaltet sowie Abgabeetiketten und Herstellungsprotokolle drucken kann.

Herstellungsgefäße

Die TOPITEC® Kruken sind in Größen zwischen 20 und 200 g erhältlich. Sie bestehen aus einem Krukenkörper mit aufgeschraubtem Deckel, einem Hubboden, der bei der Herstellung als Mischdeckel verwendet wird, und einer Drehspindel, die die dosierte Entnahme der Zubereitung ermöglicht (Abb. 12.6-4). Nach dem Abschrauben des Deckels findet der Anwender lediglich eine kleine Öffnung vor, aus der er die Zubereitung einfach und hygienisch entnehmen kann. Die Entnahme mit dem Finger ist nicht möglich. Geeignete Applikationshilfen, wie z. B. für die Anwendung in der Nase, können in diese Öffnung eingesetzt werden. Als Rührwerkzeuge dienen Mischscheiben, die nach der Herstellung im Abgabegefäß verbleiben (Abb. 12.6-4). TOPITEC® Kruken können sowohl im Wasserbad als auch in der Mikrowelle zum Aufschmelzen fester Bestandteile verwendet werden.

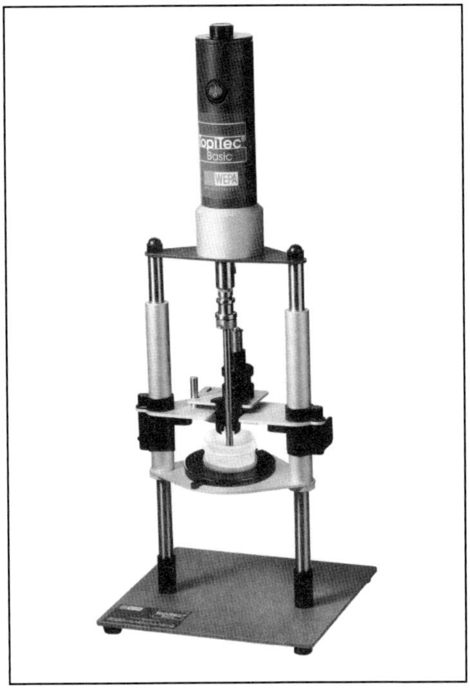

Abb. 12.6-1: TOPITEC® Basic

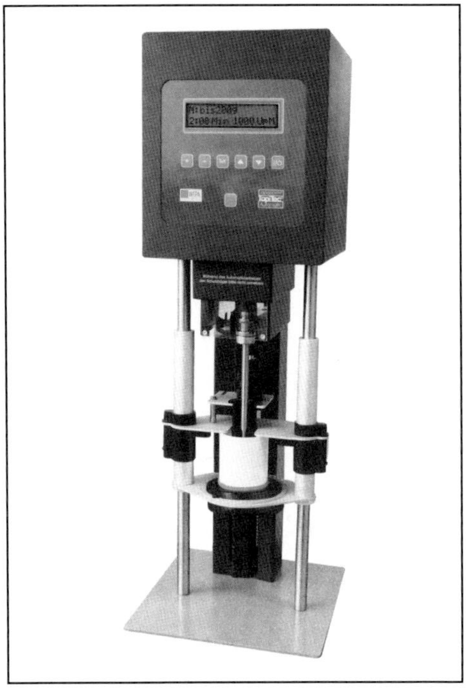

Abb. 12.6-2: TOPITEC® AUTOMATIC 2. Generation

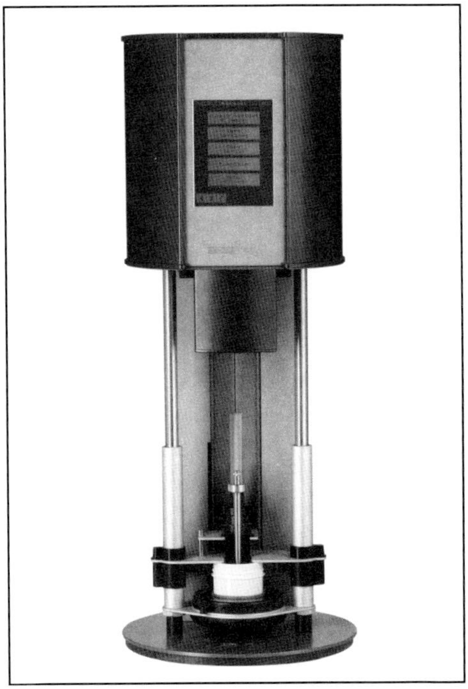

Abb. 12.6-3: TOPITEC® TOUCH

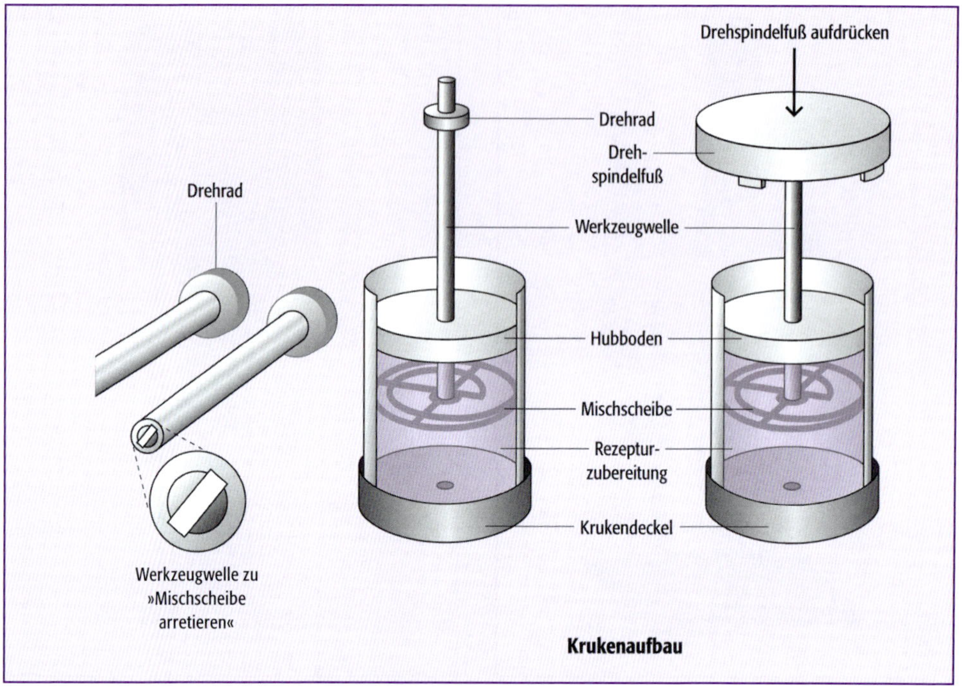

Abb. 12.6-4: Übersicht TOPITEC® Kruken und Werkzeugwelle
Modifiziert nach WEPA APOTHEKENBEDARF GmbH & Co. KG

Sollen halbfeste Zubereitungen hergestellt werden, die nicht in der TOPITEC® Kruke abgegeben werden können, da sie z. B. zu flüssig sind oder aus galenischen Gründen nicht in Kunststoffgefäßen abgegeben werden dürfen, können sie in TOPITEC® Rezepturgefäßen hergestellt werden. Diese wieder verwendbaren Mischgefäße sind aus Edelstahl gefertigt und mit einer hochresistenten Legierung überzogen. Sie sind in den Nenngrößen 100 g und 200 g erhältlich. Die Zubereitung wird wie in der TOPITEC® Kruke hergestellt. Nach der Herstellung kann der Inhalt entweder ausgegossen oder mit dem mitgelieferten Kolben in eine Aluminium-Tube umgefüllt werden.

Ansätze von 300 bis 500 g können in TOPITEC® Rezepturdosen hergestellt und auch kurzzeitig gelagert werden. Dosenkörper und Schraubdeckel können als Aufschmelzgefäß in das Wasserbad eingesetzt oder in die Mikrowelle eingesetzt werden. Für die Herstellung werden ein gesonderter Mischdeckel und ein wiederverwendbares Mischwerkzeug verwendet.

Für Ansätze bis 1.000 ml wird das TOPITEC® Defektursystem aus Edelstahl mit einer hochresistenten Legierung angeboten. In Bodennähe des Gefäßes befindet sich eine seitliche Auslassöffnung, in die verschiedene Applikatoren für die Abfüllung der Zubereitung in Tuben, Flaschen oder Dosen eingeschraubt werden können.

Vorbereitung der TOPITEC® Kruke

- TOPITEC® Kruken werden auf dem Deckel stehend befüllt, daher müssen die Kruken am Deckel festgehalten und der Drehspindelfuß aus dem Krukenkörper herausgezogen werden.

- Mit der Werkzeugwelle wird der Hubboden aus der Kruke entfernt. Dazu wird die Welle tief in das Loch der Hubbodens eingeschoben und durch leichtes Verkanten fixiert. Der Hubboden kann nun herausgezogen und die Kruke zur Einwaage bereitgestellt werden.
- Die Mischscheibe wird durch eine Linksdrehung des Drehrades auf der Werkzeugwelle befestigt und auf einer desinfizierten Fläche abgelegt oder zusammen mit der Kruke auf der Waage tariert. Die Rezepturbestandteile werden in die Kruke nach dem sogenannten Sandwich-Verfahren eingewogen.
- Die Werkzugwelle samt Hubboden und Mischscheibe wird in die Kruke eingeführt. Dazu wird der Hubboden wieder leicht auf der Welle verkantet und so in die Kruke eingeführt, dass vorhandene Luft herausgedrückt wird und sich das Volumen der Zubereitung während des Mischens nicht vergrößert.
- Die TOPITEC® Kruke wird in den Geräteschlitten eingesetzt und die Haltebrücke heruntergedrückt, so dass das Gefäß fest eingespannt ist. Die Verriegelungsgriffe müssen sorgfältig geschlossen werden, damit die Kruke während des Mischvorgangs nicht aus der Vorrichtung springt.
- Je nach Gerätetyp und Zubereitung werden die Rührzeiten und Umdrehungszahlen eingestellt und der Rührvorgang gestartet.

Die Einstellung der Umdrehungszahl und Mischdauer richtet sich in erster Linie nach der Konsistenz bzw. der galenischen Stabilität der Grundlage und nach der Größe des Mischgefäßes. So werden Gele bei sehr niedrigen und Pasten bei sehr hohen Drehzahlen gemischt. Die Mischzeiten sind hauptsächlich von der Ansatzmenge abhängig. Eine Zubereitung mit 20 g muss im Allgemeinen kürzere Zeit gemischt werden als eine Zubereitung mit 100 g Masse. Die folgenden Tabellen geben die allgemeinen Empfehlungen des Geräteherstellers zur Einstellung der Systemparameter (Umdrehungen pro Minute und Mischdauer) an (Tab. 12.6-1, 12.6-2):

Tab. 12.6-1: Richtlinien zur Einstellung der Mischdauer in Anlehnung an den Rezepturleitfaden der Firma Wepa Apothekenbedarf für TOPITEC® AUTOMATIC-Systeme

Größe des Herstellungsgefäßes	Mischdauer in Minuten
20 g	03:00
30 g	05:00
50 g	04:00
100 g	06:00
150 g	10:00
200 g	12:00
300 g*)	08:00
500 g*)	10:00
900 g*)	12:00
1000 g	16:00

*) Wegen der veränderten Mischwerkzeuge und Größen der Rezepturdosen und Defekturgefäße ≥300 g verändern sich die Einstellungen für die Mischdauer und die Drehzahlgeschwindigkeit gegenüber den TOPITEC Kruken <300 g. Bei Herstellung in diesen Gefäßen sollte eine Drehzahl von 1.500 UpM nicht überschritten werden.

Tab. 12.6-2: Richtlinien zur Einstellung der Umdrehungszahl pro Minute (UpM) in Anlehnung an den Rezepturleitfaden der Firma Wepa Apothekenbedarf

Einteilung	Beispiele	UpM
Salbe		
Hydrophobe Salbe	Vaselinum album/flavum	1.000
Wasseraufnehmende Salben (Absorptionsgrundlage W/O oder O/W)	Wollwachsalkoholsalbe DAB Unguentum Cordes® Hydrophile Salbe DAB	1.000 1.000 1.000
Hydrophile Salbe	Macrogolsalbe DAC	1.000
Creme		
Hydrophobe Creme (W/O)	Unguentum molle DAC Lanolin Wasserhaltige Wollwachsalkoholsalbe DAB	1.000 700 700
Hydrophile Creme (O/W)	Wasserhaltige hydrophile Salbe DAB Nichtionische hydrophile Creme DAB Wolff® Basiscreme Asche Basis® Creme Linola® Emulsion	1.000 1.000 700 1.000 700
Amphiphile Creme	Basiscreme DAC	1.500
Quasiemulsion (W/O)	Kühlsalbe DAB	700
Lotionen	Hydrophile Basisemulsion (NRF S. 25.) Asche Basis® Lotio Linola® Emulsion	700 700 700
Gele		
Hydrogel/Oleogel	Hydroxyethylcellulose-Gel DAB Carbomergel DAB 2-Propanol-haltiges Carbomergel DAB Andere Hydrogele mit Celluloseethern	500 500 500 500
Suspensionen		
Paste	Zinkpaste DAB Weiche Zinkpaste DAB	1.500 1.500
Schüttelmixtur	Zinkoxidschüttelmixtur DAC	1.000

Nach dem Mischvorgang

- Nach dem Rührvorgang wird die Kruke aus dem Gerät ausgespannt. Für die Qualitätskontrolle werden die Werkzeugwelle mit Hubboden und das Mischwerkzeug vorsichtig aus der Kruke herausgezogen. Der Inhalt kann nun überprüft werden.
- Anschließend wird der Hubboden samt Mischscheibe wieder so tief wie möglich in die Kruke eingesetzt. Die Mischscheibe wird durch eine Rechtsdrehung des Wellen-Drehrades von der Werkzeugwelle entriegelt und die Welle aus der Kruke herausgezogen.

- Der Drehspindelfuß wird durch die Hubbodenöffnung geführt und auf den Krukenkörper gedrückt. Er wird bei geschlossenem Deckel so lange in Entnahmerichtung gedreht, bis deutlicher Widerstand zu spüren ist. Anschließend wird der Spindelfuß wieder in entgegengesetzter Richtung gedreht, bis erneut Widerstand zu spüren ist.
- Nach Etikettierung ist die Zubereitung abgabefertig.

Die Werkzeugwelle wird nach der Herstellung mit einem Zellstofftuch abgewischt und im Werkzeugwellenbad, das mit einer Alkoholmischung gefüllt ist, gereinigt. Sie darf nicht in Spülwasser eingetaucht oder in der Spülmaschine gereinigt werden.

UNGUATOR® Rührsystem der Firma GAKO

Mit dem Unguator® Rührsystem ist die Herstellung von Salben, Cremes, Gelen, Pasten und Pulvern sowie Zäpfchen möglich (Abb. 12.6-5). Es gibt drei verschiedene Typen:

- Der **Unguator® B/R** ist das Basisgerät für die Herstellung von Mengen bis zu 200 ml. Er hat einen stufenlos regelbaren Motor, der Zubereitungen mit bis zu 2.000 Umdrehungen pro Minute rührt. Die Hubbewegung der Kruke erfolgt per Hand.
- Der **Unguator® e/s** ist für die Herstellung von Mengen bis 500 ml geeignet. Er rührt Zubereitungen mit bis 2.100 Umdrehungen pro Minute. Der Rührmotor kann mit 10 Geschwindigkeitsstufen angewählt werden. Der Hub der Kruke kann wahlweise per Hand oder automatisch erfolgen.
- Mit dem **Unguator® 2100** können Zubereitungen bis 1.000 ml hergestellt werden. Gemischt werden kann mit bis zu 2.500 Umdrehungen pro Minute; dabei bewegt der Hubarm die Kruke automatisch. Die Geschwindigkeit der Auf- und Abwärtsbewegungen kann auf die Zubereitung abgestimmt werden. Bei empfindlichen Zubereitungen ist die Absenkung der Geschwindigkeit sinnvoll, da sie mit einer niedrigen Umdrehungszahl gerührt werden sollten. Das Gerät kann mit vorprogrammierten oder individuell eingestellten Rührprogrammen arbeiten. Ein in das Gerät integrierter Mikroprozessor misst die vom Unguator® tatsächlich durchgeführten Umdrehungen des Flügelrührers, so dass die Rührprogramme immer identisch sind, auch wenn eine pastöse Grundlage verarbeitet werden muss. Über eine USB-Schnittstelle kann der Unguator® 2100 mit einem Computer verbunden und über diesen gesteuert werden.

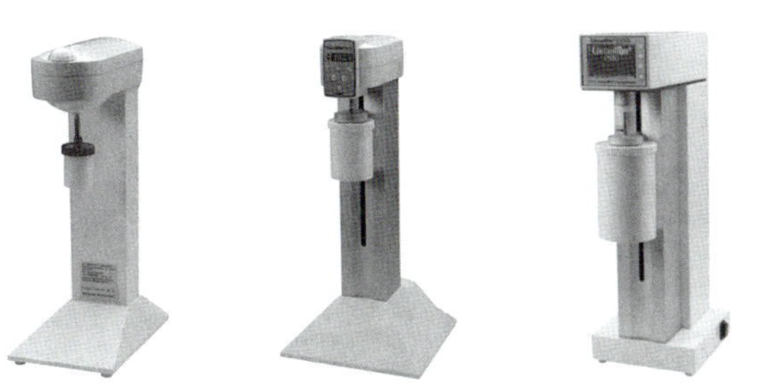

Unguator® B/R   Unguator® e/s   Unguator® 2100

Abb. 12.6-5: UNGUATOR® B/R, UNGUATOR® e/s, UNGUATOR® 2100 (Quelle: GAKO® Direkt GmbH)

Als Rührwerke werden **Unguator® Standard-Flügelrührer** (SFR) oder **Einwegrührer (EWR)** verwendet (Abb. 12.6-6, Abb. 12.6-7). Einwegrührer haben bei gleicher Umdrehungszahl dreimal mehr Materialkontakt als die Standard-Flügelrührer und führen schneller zu guter Produktqualität. Die EWR können nach der vorgeschriebenen Qualitätsendkontrolle einer Rezeptur auch in der Unguator® Direktkruke verbleiben (Abb. 12.6-8). Die besondere Form des Standard-Flügelrührers führt hingegen zu einem engen Kontakt mit der Krukeninnenwand und bewirkt die bessere Verreibung der Substanzen während des Rührvorganges. Agglomerate können so zerstört werden, nicht jedoch Kristalle.

Die Unguator® SFR sowie die Rührschäfte der EWR sind spülmaschinengeeignet. Unguator® Kruken sind mikrowellenfest und können im Wasserbad bis 85 °C erwärmt werden. Sie sind mit einem Nennvolumen von 15 bis 1.000 ml lieferbar. Kruken mit einem Volumen zwischen 300 und 1.000 ml eignen sich auch gut als Standgefäße.

Die Entnahmeöffnung der Kruke kann mit verschiedenen Applikatoren oder Variodüsen bis auf einen Millimeter reduziert werden (Abb. 12.6-9). So können selbst niedrig viskose Produkte sicher dosiert werden. Die abgerundete Fläche der Variodüse erlaubt es, Salben angenehm auf der Haut zu verteilen.

Die **Unguator® Krukenkupplung** verbindet zwei Kruken am Gewinde der Entnahmeöffnung und ist eine praktische Hilfe, um Salben hygienisch umzufüllen (Abb. 12.6-10). Das geschlossene System bleibt selbst bei der Umfüllung einer Zubereitung aus einem Stand- in das Abgabegefäß erhalten.

Der Hubboden einer 200-ml-Kruke kann mit einem langen Applikator vorgeschoben werden. Für 300- bis 500-ml-Kruken wird eine Unguator® Spindel mitgeliefert, die den Hubboden durch Drehen anhebt. Speziell für Defekturen von 300 bis 1.000 ml wurde das **AirDynamic® Pumpball-System** entwickelt (Abb. 12.6-11). AirDynamic® Kruken haben eine Kammer unter dem Hubboden, in die mit dem Pumpball Luft gepresst wird. Durch den erzeugten Druck wird der Hubboden verschoben und es können auch pastöse Zubereitungen durch die kleine Öffnung im Deckel entnommen werden.

MERKE

Wird eine Zubereitung über die Krukenkupplung in eine kleinere Kruke umgefüllt, muss vor der Trennung der Kruken (Entkupplung) der Überdruck am Ventil des Pumpballs abgelassen werden, da andernfalls unkontrolliert Zubereitung austreten würde.

Vorbereitung der Unguator® Kruke

- Der farbige Deckel wird von der Kruke abgedreht und die kleine weiße Verschlusskappe abgeschraubt.
- Mit dem passenden Rührwerkzeug wird der Hubboden der Kruke ganz nach unten gedrückt, um Platz für die Substanzen zu schaffen. Der Flügelrührer verbleibt anschließend in der Kruke.
- Von oben wird der farbige Deckel vorsichtig auf den Flügelrührer gesteckt und mit beiden Daumen nach unten gedrückt. Die Dichtungslippe an der kleinen Entnahmeöffnung darf nicht durch die »Nasen« des Rührschaftes verletzt werden, da sich andernfalls während des Rührvorgangs Salbe am Rührschaft hochziehen kann.

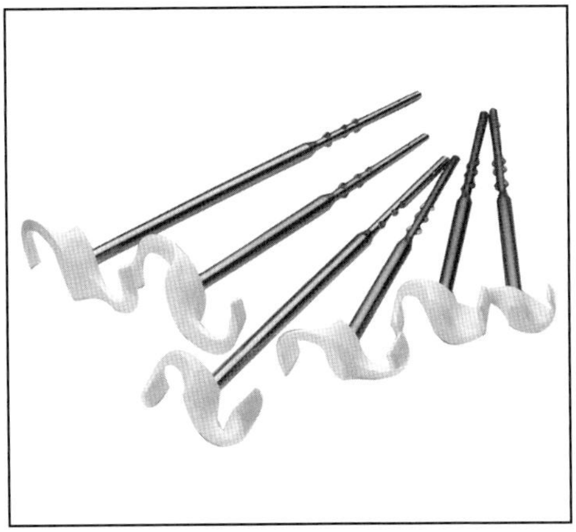

Abb. 12.6-6: UNGUATOR® Standard-Flügelrührer

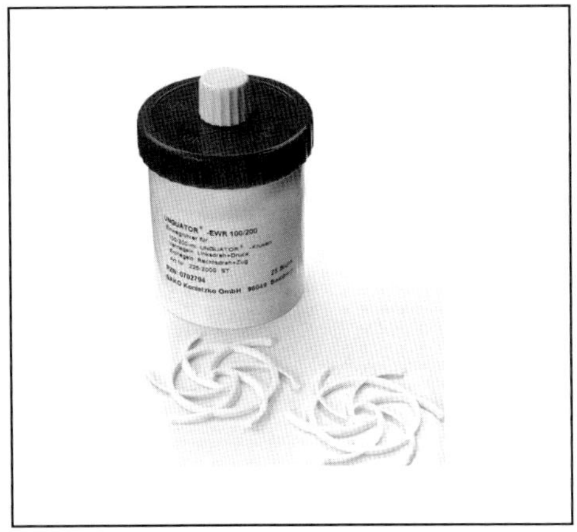

Abb. 12.6-7: UNGUATOR® Einwegrührer

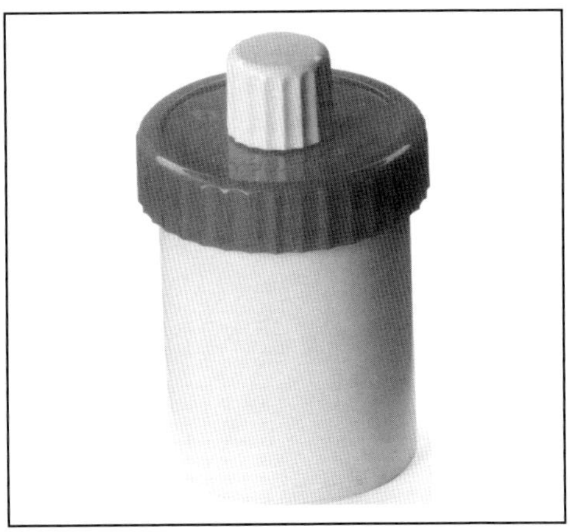

Abb. 12.6-8: UNGUATOR® Direktkruke

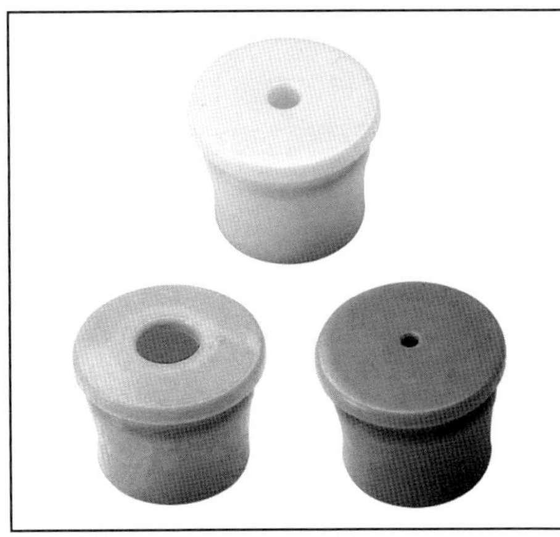

Abb. 12.6-9: Variodüsen

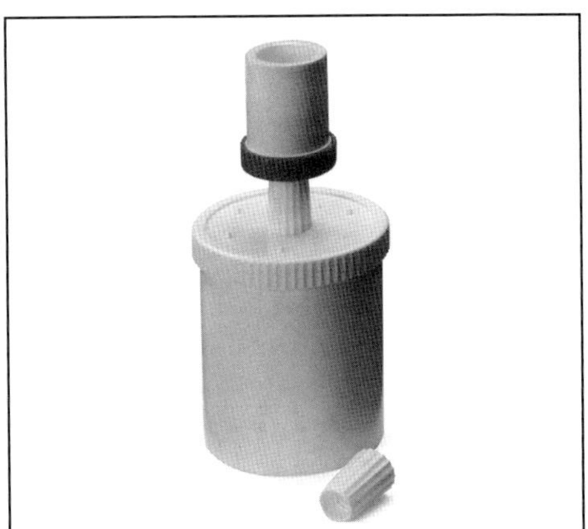

Abb. 12.6-10: UNGUATOR® Krukenkupplung

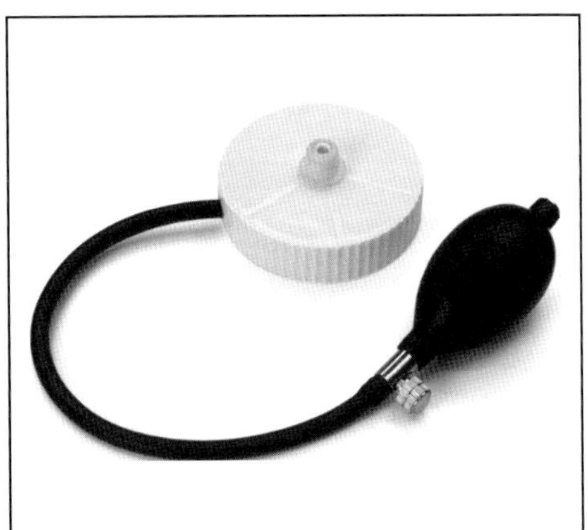

Abb. 12.6-11: AirDynamic® Pumpball-System

Quelle: GAKO® Direkt GmbH

- Mit einer leichten Linksdrehung wird der Flügelrührer zusammen mit dem Krukendeckel aus der Kruke gezogen und der Deckel in Richtung Rührflügel heruntergeschoben. So kann der Flügelrührer hygienisch abgelegt und mit der Kruke zusammen auf der Waage tariert werden.
- Die Rezepturbestandteile werden in der Regel in der Grundlage eingebettet.
- Der Krukendeckel wird gemeinsam mit dem Rührer zuerst nur locker auf die Kruke aufgeschraubt und die Luft durch Hochschieben des Hubbodens entfernt (Luftdiminuierung). Danach wird der Deckel fest verschraubt. Wird dies vergessen, bildet sich in der Kruke um den Flügelrührer eine Luftsäule. Substanz, die am Flügelrührer haftet, wird nicht mit den Rezepturbestandteilen vermischt. Außerdem ist zu beachten, dass während des Mischvorgangs bei hohen Drehzahlen Druck entsteht, der durch Nachgeben des verschiebbaren Bodens nach unten ausgeglichen werden muss. Kann der Hubboden nicht nach unten zurückweichen, weil er zuvor nicht hochgeschoben wurde, können vor allem flüssige Bestandteile aus der Kruke herausgedrückt werden.
- Die Kruke wird mit dem Unguator® verbunden. Die Tabellen 12.6-3 und 12.6-4 geben die allgemeinen Empfehlungen des Geräteherstellers zur Einstellung der Systemparameter wieder (Umdrehungen pro Minute und Mischdauer). Unter www.unguator.de können alle Rührempfehlungen der Firma GAKO mit Rezepturbeispielen eingesehen werden.
- Der Rührvorgang wird gestartet.

Besondere Herstellungshinweise

- Bei *Suspensionen* mit weniger als 2 % Feststoffanteil, wie z. B. bei Corticosteroiden, Antibiotika oder Metronidazol, werden Vorverreibungen aus einer kleinen Menge Grundlage und der Festsubstanz hergestellt. Die restlichen Substanzen werden in einem zweiten Schritt eingearbeitet.
- Bei *Suspensionen* mit größerem Feststoffanteil als 2 % wird die Rührzeit verlängert. Die Herstellung einer Vorverreibung entfällt. Die Substanzen werden in folgender Reihenfolge in die Kruke eingewogen: Grundlage – Flüssigkeiten – Feststoffe – Grundlage (Sandwich-Verfahren). Die Feststoffe werden nach den Flüssigkeiten eingewogen, um ihre Benetzbarkeit zu verbessern.
- *Gele* werden während der Quellzeit mehrfach hochtourig gemischt, um Verklumpungen zu vermeiden und die Quellzeit zu verkürzen.
- Bei der Herstellung von *Suppositorien* kann die Grundlage mit Rotlicht über der offenen Kruke erwärmt werden. Mit einem aufgesetzten Applikator können die Suppositorienformen befüllt werden.

Nach dem Rührvorgang

- Die Kruke wird im Uhrzeigersinn aus der Haltevorrichtung herausgedreht; dabei sollte der Krukendeckel mit der Hand festgehalten werden.
- Üblicherweise werden Einwegrührer (EWR) in der Kruke belassen; dazu werden sie bei geschlossener Kruke durch Drehung des Schaftes gegen den Uhrzeigersinn entriegelt.
- Die fertige Zubereitung wird optisch geprüft, um mögliche Mängel auszuschließen und der vorgeschriebenen Endkontrolle zu genügen.
- Standard-Flügelrührer (SFR) werden nach Abschaben der Zubereitungsreste aus dem Krukendeckel entfernt und durch Spülen – auch in der Spülmaschine möglich – gereinigt.

Tab. 12.6-3: Minimalwerte für Rührzeiten in min und s des Unguator® B/R bei 2.000 U/min, Unguator® e/s bei Drehzahlstufe 9, Unguator® 2100 bei 2.500 U/min

	Gültig für alle Systeme	**Gültig für alle Systeme**	**Gültig für alle Systeme**	**Nur für Unguator® e/s und Unguator® 2100**	**Nur für Unguator® 2100**
Art der Rezeptur	**Größe der Kruke** 15 bis 20 ml	**Größe der Kruke** 30 bis 100 ml	**Größe der Kruke** 200 bis 300 ml	**Größe der Kruke** 500 ml	**Größe der Kruke** 1.000 ml
Emulsion (bei Raumtemperatur) Emulsion+ (mit Erwärmung)	02:00	02:20	04:10	05:30	07:40
Normal (halbfeste Zubereitung, keine Suspension oder Emulsion)	01:40	02:10	04:00	05:10	07:10
Suspension	02:00	02:30	04:30	06:10	08:15
Suppositorien	01:40	02:10	04:00	03:30	04:14

Tab. 12.6-4: Minimalwerte für Rührzeiten in min und s des Unguator® B/R bei 1.500 U/min, Unguator® e/s bei Drehzahlstufe 5, Unguator® 2.100 bei 1750 U/min

	Gültig für alle Systeme	**Gültig für alle Systeme**	**Gültig für alle Systeme**	**Nur für Unguator® e/s und Unguator® 2100**	**Nur für Unguator® 2100**
Art der Rezeptur	**Größe der Kruke** 15 bis 20 ml	**Größe der Kruke** 30 bis 100 ml	**Größe der Kruke** 200 bis 300 ml	**Größe der Kruke** 500 ml	**Größe der Kruke** 1.000 ml
Emulsion (bei Raumtemperatur) Emulsion+ (mit Erwärmung)	03:00	03:50	06:30	08:30	08:50
Normal (halbfeste Zubereitung, keine Suspension oder Emulsion)	02:30	03:20	06:10	07:50	08:25
Suspensionen	03:00	03:50	06:45	09:30	09:40
Suppositorien	02:30	03:20	06:10		
Gele	4 x 1 Min. mit 150 U/Min. und je 5 Min. Pause				

- Der Krukendeckel wird fest auf die Kruke gedreht, die Krukenkappe aber zunächst nur locker aufgeschraubt. Der Hubboden wird so weit wie möglich nach oben gedrückt, um vorhandene Luft herauszudrücken. Sie muss entfernt werden, um die Zubereitung haltbarer zu machen. Die Krukenkappe wird verschlossen.
- Nach Etikettierung ist die Kruke abgabefertig.

TUBAG® Rolliersystem

Der Name »Tubag-System« weist auf die Herstellung in einem Beutel (engl. bag) hin, der sich bei der Abgabe in einer Tube (tube) befindet. Die schlauchförmigen, an beiden Enden verschlossenen und innen keimfreien Beutel bestehen aus Polyethylen. Ein Vorteil ist, dass die Reinigung der Geräte entfällt. Bei der Herstellung halbfester Zubereitungen mit dem TUBAG® Rolliersystem können die folgenden Arbeitsgänge in einem erledigt werden:

- Suspendieren
- Emulgieren
- Homogenisieren

TIPP

Um Irritationen zu vermeiden, sollte der Patient bei der Abgabe der Zubereitungen, die mit dem TUBAG® Rolliersystem hergestellt wurden, darauf hingewiesen werden, dass sich in der Tube ein Plastikschlauch befindet.

Herstellungshinweise

Feststoffe können nur als sehr fein gepulverte – möglichst mikronisierte – Pulver verarbeitet werden, da kristalline Substanzen nicht oder nicht ausreichend zerkleinert werden und diese den Beutel beschädigen könnten.

- Die Tube wird auf den Sockel geschraubt. Dadurch wird verhindert, dass der Beutel beim Einführen durch den scharfen Rand des Tubengewindes beschädigt wird.
- Mit einer speziellen Einfädelnadel wird der zur Tube passende Beutel über das Tubenende (nicht über den Tubenhals) in die Tube eingeführt und dann durch das seitliche Loch am Tubensockel gezogen. Der Beutel ist fixiert.
- Der Schlauchbeutel wird oben knapp am Rand aufgeschnitten, das offene Ende über den Tubenrand gestülpt und vorsichtig bis zum Tubensockel heruntergezogen.
- Die Rezepturbestandteile werden eingewogen. Dabei zieht man den Schlauchbeutel am unteren Ende portionsweise immer nur so weit nach unten, bis an der Einfüllöffnung für eine nachfolgende Portion wieder ein freier Abstreichrand (für halbfeste Stoffe) bzw. eine kleine Einfüllmulde entstanden ist. Bei Zubereitungen, die ohne Erwärmung hergestellt werden können, werden die Pulver zuletzt eingewogen, da sie so besser angerieben werden können. Müssen die Hilfsstoffe für die Grundlage erwärmt werden, dürfen feste Wirkstoffe erst nach dem Abkühlen eingearbeitet werden, da ansonsten die Gefahr der Rekristallisation besteht.
- Nach der Einwaage wird der Schlauchbeutel über das Tubenende entnommen und durch Glattstreichen entlüftet. Dies verhindert, dass Luft in die Zubereitung eingearbeitet wird. Anschließend wird der Schlauchbeutel am offenen Ende verknotet. Achtung: Es darf keine Zubereitung im Knoten sein.

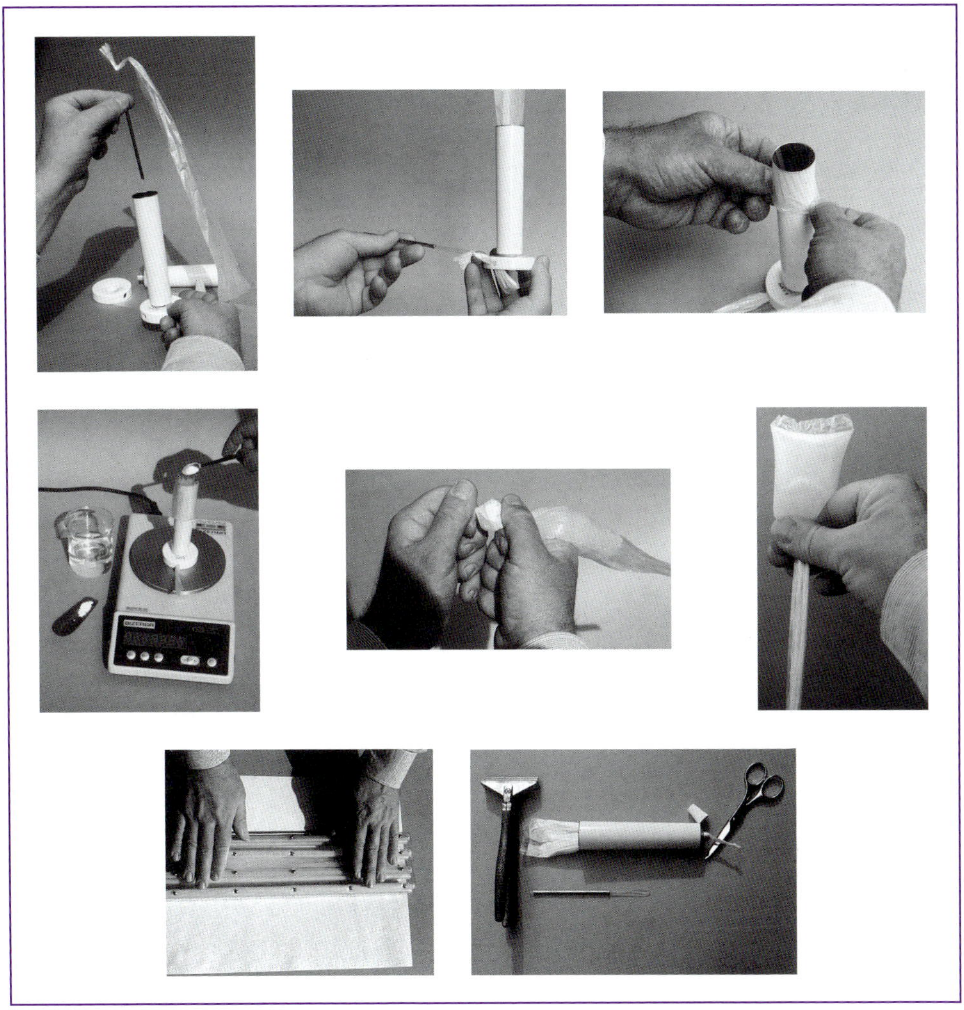

Abb. 12.6-12: TUBAG® Rolliersystem

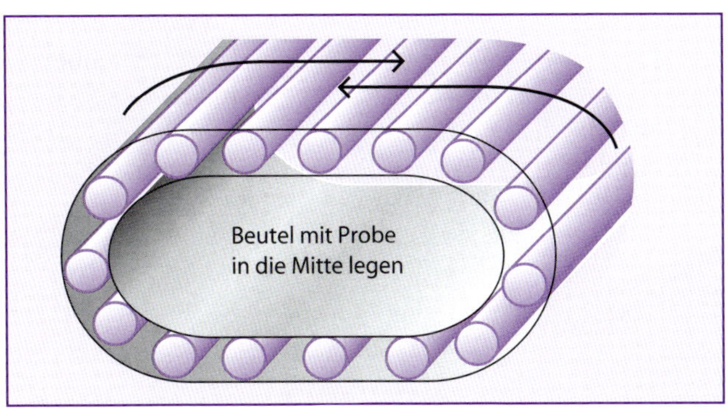

Abb. 12.6-13: Querschnitt eines Rollierers

- Feste Substanzen werden etwas angerieben, indem man mit zwei Fingern eine kleine Beule im Tubenbeutel bildet, in der die Feststoffe mit etwas Grundlage gründlich verrieben werden.
- Der Tubeninhalt wird vorgemischt, indem er mehrere Male in Längsrichtung zwischen zwei Fingern hindurch gezogen und etwas geknetet wird.
- Sofern erforderlich kann der verknotete Tubenbeutel im Wasserbad oder in der Mikrowelle erwärmt werden. Für 100 g Zubereitung sind 200 Watt Heizleistung und 3 Minuten Heizzeit empfohlen, wobei der Ansatz jedoch beobachtet werden sollte.
- Der Schlauchbeutel wird in den Rollierer gelegt und je nach Masse und Viskosität der Zubereitung 15 bis 45 Sekunden kräftig und gleichmäßig-zügig auf der rutschfesten Unterlage rolliert. Bei einigen speziellen Zubereitungen, wie z. B. Hydrogelen, muss allerdings länger (in der Regel 1 bis 3 Minuten) rolliert werden. Wurde die Zubereitung erwärmt, kann eine Kühlkompresse mit rolliert werden.
- Der Schlauchbeutel wird mit dem verknoteten Ende über das Tubenende in die Tube gegeben und das verknotete Ende zwischen zwei Fingern soweit durch das Tubengewinde gezogen, dass die Zubereitung in die Tube passt. Der Schlauchbeutel wird am Tubengewinde aufgeschnitten und die Kappe aufgeschraubt. Das Tubenende wird mit einer Tubenzange verschlossen.

12.7 Herstellung halbfester Zubereitungen mit Wirkstoffen

Der größte Teil der in Apotheken hergestellten halbfesten Zubereitungen enthält Wirkstoffe. Kenntnisse über Wirkstoffe, z. B. gängige Konzentrationsbereiche, Stabilität, Unverträglichkeiten (Inkompatibilitäten), aber auch Besonderheiten bei der Herstellung mit elektrischen Rührgeräten, wie dem TOPITEC® oder dem Unguator® System, sind daher unerlässlich, um Zubereitungen in ordnungsgemäßer Qualität herzustellen.

Ammoniumbituminosulfonat

Tab. 12.7-1: Ammoniumbituminosulfonat

Synonyme	– Ammonium bituminosulfonicum, Ichtammolum, Ichthyol®
Aussehen/ Eigenschaften	– zähe, stark riechende dunkelbraune Flüssigkeit, anionisch, grenzflächenaktiv – im Vergleich zu Teeren weder phototoxisch noch mutagen oder teratogen und nahezu frei von krebserregenden polyzyklischen Kohlenwasserstoffen
Mischbarkeit	– mischbar mit Wasser, Macrogol 400, Propylenglykol, Glycerol 85 %, Wollwachs und Vaselin – eingeschränkt mischbar mit Ethanol 96 %, fetten Ölen und flüssigen Paraffinen
Wirkung und Anwendung	– antiinflammatorisch, antipruriginös, antiseptisch, antiseborrhoisch und durchblutungsfördernd – in Konzentrationen von 5 bis 20 % Anwendung bei Abszessen, Furunkeln, Nagelbett- und Schweißdrüsenentzündungen sowie akuten und chronischen Dermatiden – in Konzentrationen bis 50 % Anwendung bei Abszessen, Furunkeln, Karbunkeln, Frostbeulen – bei oberflächlichen Entzündungen der Haut Zubereitung einmal täglich auftragen – bei tiefer liegenden Hauterkrankungen Zubereitung in dicker Schicht auftragen und Anlegen eines Salbenverbandes, der täglich oder jeden zweiten Tag gewechselt wird – Die Anwendungsdauer sollte drei bis fünf Tage nicht überschreiten.
Wirkstoffkombinationen	– therapeutisch sinnvoll: Glukocorticoide, Polidocanol 600, Zinkoxid
Nebenwirkungen	– leichte Hautreizungen, z. B. Jucken, Brennen oder Rötungen
Unverträglichkeiten	– bildet mit kationischen Wirkstoffen salzartige Verbindungen – mit nichtionischen Emulgatoren vom Macrogoltyp, da Mischmizellen gebildet werden
Rezeptierbarer pH-Bereich	– pH 4 bis 8
Hinweise zur Herstellung	– Je heller die Zubereitung, desto mehr Luft wurde bei der Herstellung eingearbeitet.
Konservierung	– nicht erforderlich, da in therapeutischen Konzentrationen antimikrobielle Eigenschaften

Übung 16
Lipophile Ammoniumbituminosulfonat-Creme 5 % (NRF 11.12.)

Ammoniumbituminosulfonat	5,0 g
Wollwachsalkoholsalbe DAB	85,5 g
Gereinigtes Wasser	9,5 g

Herkömmliche Herstellung
Verteilen Sie die eingewogene Wollwachsalkoholsalbe in der Salbenschale und geben anschließend Ammoniumbituminosulfonat und Wasser hinzu. Die beiden Substanzen werden ohne Wärmeanwendung in die Salbengrundlage eingearbeitet.

Herstellung mit TOPITEC®
Aufgrund der grenzflächenaktiven Eigenschaften des Ammoniumbituminosulfonats und der Möglichkeit, Mizellen zu bilden, sollte die Drehzahl bei der Herstellung hydrophiler Cremes mit diesem Wirkstoff auf maximal 700 Umdrehungen pro Minute (UpM) eingestellt werden. Bei wasserfreien Rezepturen gibt es dieses Problem nicht, die Systemparameter werden analog den allgemeinen Empfehlungen für die jeweilige(n) Grundlage(n) gewählt.

Bei der Ammoniumbituminosulfonat-Creme 5 % (NRF 11.12.) wird zunächst die wasserhaltige Wollwachsalkoholsalbe hergestellt. Dazu erwärmen Sie das Wasser auf 70 °C und wiegen es zusammen mit der Wollwachsalkoholsalbe in die Kruke ein.

Geräteeinstellungen bei angelegter Kühlmanschette

1. Stufe:	0:30 Minuten mit 500 UpM (Einrühren der Flüssigkeit)
2. Stufe:	3:00 Minuten mit 3.000 UpM, dann 6 Minuten Pause
3. Stufe:	0:10 Minuten mit 300 UpM

Mit dem Spatel wird in der Grundlage eine Vertiefung gebildet, in die das Ammoniumbituminosulfonat eingewogen wird. Die Ansatzmenge von 100 g wird mit 700 UpM für sechs Minuten gerührt.

Herstellung mit dem Unguator® Einwegrührer
Etwa die Hälfte der Wollwachsalkoholsalbe wird vorgelegt. Darauf wird Ammoniumbituminosulfonat zusammen mit dem Wasser eingewogen und mit dem Rest der Wollwachsalkoholsalbe bedeckt (Sandwich-Prinzip).

Geräteeinstellungen

Unguator® 2100:	Programm »Emulsion«
Unguator® e/s:	Zu Beginn Flüssigkeit langsam 30 Sekunden bei Stufe 3 (1.260 UpM) einarbeiten, anschließend 2 Minuten bei Stufe 8 (2.160 UpM)
Unguator® B/R:	Zu Beginn Flüssigkeit langsam 30 Sekunden mit 1.000 UpM einarbeiten, anschließend 2 Minuten mit 2.000 UpM

Betamethasonvalerat

Tab. 12.7-2: Betamethasonvalerat

Synonyme	– Betamethason-17-valerat, Betamethasoni valeras, Betamethasonum valerianicum
Aussehen/ Eigenschaften	– weißes bis fast weißes kristallines Pulver
Löslichkeit	– löslich in Ethanol 96 % – schwer löslich in mittelkettigen Triglyceriden – sehr schlecht löslich in Paraffin – praktisch unlöslich in Wasser
Wirkung und Anwendung	– stark wirksames Glukocorticoid mit stark antiinflammatorischem, aber auch antiproliferativem Effekt – bei Ekzemen und stark entzündlichen, juckenden oder allergischen Hauterkrankungen in Konzentrationen von 0,05 bis 0,1 %, maximal 0,15 % – im Allgemeinen einmal tägliche Anwendung, da der Wirkstoff in der Haut gespeichert wird. Zur Hautpflege Verwendung wirkstofffreier Basiscreme (Tag-Nacht-Wechsel) – bei Intervalltherapie Anwendung Betamethasonvalerat-haltiger Zubereitungen nach Vorschrift des Arztes im Wechsel mit der Basispflege alle ein bis drei Tage – Da bei längerer Anwendung stark wirksamer Glukocorticoide die Haut dünn wird, sollte die Stufentherapie durchgeführt werden. Nach zwei bis sieben Tagen wird das stark wirksame Betamethason-17-valerat durch ein mittelstarkes Glukocorticoid, z. B. Triamcinolonacetonid, ersetzt, das wiederum nach spätestens zwei Wochen durch ein schwaches Glukocorticoid, wie z. B. Hydrocortison, abgelöst wird.
Wirkstoff-kombinationen	– Die Verarbeitung mit Salicylsäure ist therapeutisch sinnvoll und möglich. Kombinationen mit anderen Wirkstoffen sollten wegen des sauren pH-Optimums vermieden werden. – Kombinationen aus stark wirksamen Glukocorticoiden und Antibiotika bzw. Antimykotika sollten wegen der unterschiedlichen Anwendungsdauer vermieden werden.
Stabilität	– lichtempfindlich – oxidationsempfindlich – instabil in stark saurem und schwach bis stark basischem Milieu. Betamethason-17-valerat ist ein Ester, der nur zwischen pH 1,5 und 5,5 stabil ist. Das pH-Optimum liegt bei einem pH-Wert von 3,5, der für die Haut nicht verträglich ist. Als Kompromiss sollten Zubereitungen mit einem Citratpuffer auf pH 4,2 eingestellt werden (siehe Hydrophile Betamethasonvalerat-Creme NRF 11.37.).
Unverträglichkeiten	– Hydrolyse durch Steinkohlenteer

Tab. 12.7-2: Betamethasonvalerat *(Fortsetzung)*

Rezeptierbarer pH-Bereich	– pH 1,5 bis 5,5; Wirkoptimum pH 3,5
Hinweise zur Herstellung	– Es muss auf die genaue Bezeichnung des Arzneistoffes geachtet werden: Betamethason und Betamethason-21-valerat sind auf der Haut unwirksam. – Verarbeitung nur als mikrofeines Pulver
Konservierung	– Kaliumsorbat 0,07 % + Sorbinsäure 0,05 % – Sorbinsäure 0,1 % – Kaliumsorbat 0,14 % + wasserfreie Citronensäure 0,07 % – Propylenglykol 20 % (bezogen auf die Wassermenge)

Übung 17
Hydrophile Betamethasonvalerat-Creme 0,05 % (NRF 11.37.)

Betamethasonvalerat (mikrofein gepulvert)		0,01 g
Mittelkettige Triglyceride		0,1 g
Citronensäure-0,5 %-Natriumcitrat-0,5 %-Lösung		1,0 g
Basiscreme DAC	zu	20,0 g

Herstellung der Citronensäure-0,5 %-Natriumcitrat-0,5 %-Lösung
0,05 g wasserfreie Citronensäure werden mit 0,05 g Natriumcitrat zu 10,0 g in Wasser gelöst.

Herkömmliche Herstellung
Reiben Sie Betamethasonvalerat mit mittelkettigen Triglyceriden (0,1 g = 5 Tropfen) an. In die gleichmäßige Suspension wird die Basiscreme eingearbeitet und mit der Citronensäure-0,5 %-Natriumcitrat-0,5 %-Lösung versetzt.

Herstellung mit TOPITEC®
Betamethasonvalerat sollte grundsätzlich nur als mikrofeine Substanz verarbeitet werden. Die Creme kann nach den allgemein empfohlenen Einstellungen hergestellt werden (s. Seite 235 f.).

Herstellung mit dem Unguator® Standard-Flügelrührer (Suspension!)
Zur Herstellung der Vorverreibung 10 bis 15 % der Basiscreme DAC und die gesamte Masse des Betamethasonvalerats einwiegen (Hubboden bleibt abgesenkt), anschließend mittelkettige Triglyceride dazugeben (Sandwich-Prinzip).

Geräteeinstellungen
Unguator® 2100: Programm »Suspension < 2 %«
Unguator® e/s: 0:30 Minuten bei Stufe 9 (2.340 UpM)
Unguator® B/R: 0:30 Minuten mit 2.000 UpM

Anschließend Kontrolle auf Homogenität.

Zugabe der restlichen Bestandteile (Basiscreme DAC und Citronensäure-0,5 %-Natriumcitrat-0,5 %-Lösung) mit anschließender Diminuierung der Luft.

Geräteeinstellungen
Unguator® 2100: Fortfahren im Programm »Suspension < 2%«
Unguator® e/s: 2:00 Minuten bei Stufe 9 (2.340 UpM)
Unguator® B/R: 2:00 Minuten mit 2.000 UpM

Chlorhexidindiacetat, -digluconat

Tab. 12.7-3: Chlorhexidindiacetat- und -digluconat-Lösung 20%

Synonyme	– Chlorhexidini diacetas, Chlorhexidinum aceticum – Chlorhexidini digluconatis solutio 20 per centum, Solutio Chlorhexidini gluconici
Aussehen/ Eigenschaften	– Acetat: weißes bis fast weißes mikrokristallines Pulver – Digluconat: farblose Flüssigkeit
Löslichkeit	Chlorhexidindiacetat – löslich in Ethanol 96% – wenig löslich in Wasser – schwer löslich in Glycerol und Propylenglykol Chlorhexidindigluconat-Lösung 20% – mischbar mit Wasser
Wirkung und Anwendung	– breite antimikrobielle Wirkung gegen die meisten gram-negativen und -positiven Bakterien – unwirksam gegen Bakterien- und Pilzsporen, Viren und fäulniserregende Pilze – Hautantiseptikum in Konzentrationen von 0,5 bis 1% – hydrophile Creme mehrmals täglich auf die betroffenen Hautstellen auftragen – Chlorhexidin hemmt die Wundheilung und darf daher auf Wunden nur in Konzentrationen bis 0,2% angewandt werden.
Stabilität	– gut wirksam im Neutralen und leicht Alkalischen; bei pH-Werten größer 8 fällt die in Wasser unlösliche Chlorhexidin-base aus. – Im Sauren sowie in Gegenwart von Blut oder Eiter ist die Wirksamkeit gemindert.
Unverträglich-keiten	– Chlorhexidinsalze sind kationisch und reagieren mit anionischen Wirk- und Hilfsstoffen. Sie können daher nur in nicht-ionische Salbengrundlagen eingearbeitet werden. Cremes, die mit Sorbinsäure oder deren Salzen konserviert sind, können sich mit Chlorhexidinsalzen verfärben. In hydrophoben Cremes führen sie zur Konsistenzerniedrigung.
Rezeptierbarer pH-Bereich	– pH 5 bis 8
Konservierung	– nicht erforderlich, da in therapeutischen Konzentrationen antimikrobielle Eigenschaften

Übung 18
Hydrophile Chlorhexidindigluconat-Creme 0,5 % (NRF 11.116.)

Chlorhexidindigluconat-Lösung 20 % (m/V)		2,66 g
Basiscreme DAC	zu	100,0 g

Herkömmliche Herstellung

Legen Sie die gesamte Menge an Basiscreme vor und rühren Sie die Chlorhexidindigluconat-Lösung ein. So vermeiden Sie eine zu starke Verflüssigung der Grundlage.

Herstellung mit TOPITEC®

Legen Sie die Basiscreme vor und füllen die Chlorhexidindigluconat-Lösung in eine vorgeformte Mulde ein.

Geräteeinstellung 6:00 Minuten mit 300 UpM

Selbst bei der herkömmlichen Herstellung des Rezepturarzneimittels mit Pistill und Fantaschale verringert sich durch Einarbeitung des Chlorhexidindigluconats die Konsistenz der Basiscreme. Daher dürfen beim Mischen mit dem TOPITEC® nur sehr niedrige Drehzahlen von maximal 500 UpM eingestellt werden. Bei der Verordnung mehrerer Ausgangsstoffe in einer Zubereitung wird empfohlen, die Rezeptur zunächst ohne Chlorhexidindigluconat gemäß den allgemeinen Empfehlungen herzustellen (s. Seite 235 f.). Die Kruke kann nach dem Mischvorgang geöffnet und Chlorhexidindigluconat hinzugefügt werden. Bei oben genannten niedrigen Drehzahlen wird die Rezeptur erneut gemischt und dabei das Chlorhexidindigluconat homogen verteilt.

Herstellung mit dem Unguator® Einwegrührer

Die Hälfte der Basiscreme DAC wird vorgelegt, die Chlorhexidindigluconat-Lösung 20 % (m/V) dazugewogen und mit dem Rest der Basiscreme DAC bedeckt (Sandwich-Prinzip).

Geräteeinstellungen

Unguator® 2100:	Programm »Direkt«, Hubmotor 800 UpM, Rührmotor 250 UpM, 4 Minuten
Unguator® e/s:	4:00 Minuten bei Stufe 0 (720 UpM)
Unguator® B/R:	4:00 Minuten mit 300 UpM

Clobetasolpropionat

Tab. 12.7-4: Clobetasolpropionat

Synonyme	– Clobetasol-17-propionat, Clobetasoli propionas, Clobetasolum propionicum
Aussehen/ Eigenschaften	– weißes kristallines Pulver
Löslichkeit	– wenig löslich in Ethanol 96 % – praktisch unlöslich in Wasser

Tab. 12.7-4: **Clobetasolpropionat** *(Fortsetzung)*	
Wirkung und Anwendung	– sehr stark wirksames Glukocorticoid, antientzündlich und immunsupressiv, mindert Juckreiz und hemmt die Zellteilung, d. h. es führt als Nebenwirkung zu Hautatrophie – nur bei sehr schweren Hauterkrankungen in einer Konzentration von 0,05 % – In der Schwangerschaft und Stillzeit, bei Säuglingen und Kleinkindern sowie bei der Anwendung im Gesicht, Intimbereich und auf dem Dekolleté darf der Wirkstoff nur für kurze Zeit, auf einer kleinen Fläche und nur nach strengster Indikationsstellung durch den Arzt angewandt werden.
Stabilität	– hydrolyseempfindlich, nicht über 25 °C lagern
Unverträglichkeiten	– Inaktivierung durch basisch oder sauer reagierende Wirk- und Hilfsstoffe
Rezeptierbarer pH-Bereich	– pH 4 bis 6
Hinweise zur Herstellung	– bei Verarbeitung in wässrigen Zubereitungen pH-Einstellung mit Citratpuffer erforderlich (Citratpuffer: zu gleichen Teilen Citronensäure-Lösung 0,5 % + Natriumcitrat-Lösung 0,5 %) – Für die Herstellung halbfester Zubereitungen sollte ein Rezepturkonzentrat, z. B. Clobetasolpropionat-Verreibung 0,5 % DAC, verwendet werden, da sehr geringe Mengen eingewogen werden müssen.
Konservierung	– Kaliumsorbat 0,07 % + Sorbinsäure 0,05 % – Sorbinsäure 0,1 % – Kaliumsorbat 0,14 % + wasserfreie Citronensäure 0,07 % – Propylenglykol 20 % (berechnet auf die Wassermenge) – PHB-Ester 0,1 %

Übung 19
Hydrophile Clobetasolpropionat-Creme 0,05 % (NRF 11.76.)
Herstellung mit Clobetasolpropionat-Verreibung 0,5 % DAC

Clobetasolpropionat-Verreibung 0,5 % DAC		10,0 g
Citronensäure-0,5 %-Natriumcitrat-0,5 %-Lösung		5,0 g
Basiscreme DAC	zu	100,0 g

Rühren Sie in der Salbenschale die Clobetasolpropionat-Verreibung 0,5 % DAC mit der gleichen Menge Basiscreme an und versetzen Sie den Ansatz unter häufigem Abschaben mit der restlichen Basiscreme. Fügen Sie die Pufferlösung zu (s. Seite 252). Die Konservierung ist nicht erforderlich, da Basiscreme Propylenglykol in ausreichender Konzentration enthält.

Herstellung mit Reinsubstanz

Clobetasolpropionat	0,05 g
Mittelkettige Triglyceride	0,5 g

Citronensäure-0,5 %-Natriumlactat-0,5 %-Lösung		5,0 g
Basiscreme DAC	zu	100,0 g

Mikrofein gepulvertes Clobetasolpropionat wird auf der Analysenwaage abgewogen, mit mittelkettigen Triglyceriden sorgfältig angerührt und mit etwa der gleichen Menge Basiscreme versetzt. Zu der homogenen Masse wird die restliche Basiscreme in Anteilen zugerührt und die Pufferlösung hinzugegeben.

Herstellung mit TOPITEC®
Verwendet wird Clobetasolpropionat-Verreibung 0,5 % DAC. Die Bestandteile werden nach dem Sandwich-Verfahren eingewogen und mit 700 UpM 6:00 Minuten lang gerührt.

Herstellung mit dem Unguator® Standard-Flügelrührer (Suspension!)
Siehe Seite 251 Betamethasonvalerat.

■ Clotrimazol

Tab. 12.7-5: Clotrimazol

Synonyme	– Clotrimazolum
Aussehen/ Eigenschaften	– weißes bis blassgelbes kristallines Pulver
Löslichkeit	– leicht löslich in Pflanzenölen und Macrogolen – praktisch unlöslich in Wasser – wenig löslich in Ethanol 96 %, flüssigem Paraffin und Glycerol
Wirkung und Anwendung	– breites Wirkungsspektrum gegen alle menschenpathogenen Pilze – Bei Pilzinfektionen der Haut wird es zwei- bis dreimal täglich über einen Zeitraum von drei bis vier Wochen aufgetragen. Übliche Konzentrationen: 1 bis 2 %. Auch in öligen Augen- und Ohrentropfen angewandt
Stabilität	– Hydrolyse in stark saurem pH-Bereich. Dennoch häufig Zusatz von Salicylsäure, die durch keratolytische Wirkung die Wirkung der Rezeptur verbessern soll. Diese Zubereitungen dürfen nur zum sofortigen Verbrauch bestimmt sein.
Unverträglichkeiten	– Hydrolyse durch saure Wirk- und Hilfsstoffe
Rezeptierbarer pH-Bereich	– pH 5 bis 10; Wirkoptimum pH 7 bis 8
Konservierung	– PHB-Ester 0,1 %

Übung 20
Hydrophile Clotrimazol-Salbe 2 %

Clotrimazol		0,6 g
Macrogolsalbe DAC	zu	30,0 g

Herkömmliche Herstellung
In einer Salbenschale wird Clotrimazol in der Salbengrundlage gelöst.
Es handelt sich um eine wasser- und fettfreie Lösungssalbe, die sich leicht abwaschen lässt.

Herstellung mit TOPITEC®
Die Salbe kann mit den allgemein gültigen Einstellungen hergestellt werden (s. Seite 235 f.).

Herstellung mit dem Unguator® Einwegrührer
Die Hälfte der Macrogolsalbe DAC wird vorgelegt, das Clotrimazol darauf gewogen, anschließend mit dem Rest der Macrogolsalbe DAC bedeckt (Sandwich-Prinzip) und die Luft diminuiert.

Geräteeinstellungen
Unguator® 2100: Programm »Normal«
Unguator® e/s: 1:30 Minuten bei Stufe 9 (2.340 UpM)
Unguator® B/R: 1:30 Minuten mit 2.000 UpM

Dexpanthenol

Tab. 12.7-6: Dexpanthenol

Synonyme	– Dexpanthenol, Pantothenolum, Alcohol pantothenylicus
Aussehen/ Eigenschaften	– farblose bis schwach gelbe, viskose, hygroskopische Flüssigkeit
Löslichkeit	– sehr leicht löslich in Propylenglykol, Wasser und Ethanol, aber wegen hoher Viskosität langsam löslich; daher wird die Substanz vor der Einarbeitung in eine Salbengrundlage 1 : 1 in Wasser gelöst
Wirkung und Anwendung	– wasserlösliches Vitamin und als Coenzym A an vielen Stoffwechselprozessen beteiligt – in Konzentrationen von 2 bis 5 % zur Wundheilung – 5 %ige Zubereitung ein- bis mehrmals täglich auftragen
Stabilität	– Dexpanthenol ist eine nichtionische Verbindung, die im stark sauren und alkalischen Bereich hydrolysiert.
Rezeptierbarer pH-Bereich	– pH 4 bis 7; Wirkoptimum pH 6
Hinweise zur Herstellung	– Reines Dexpanthenol hat in wässriger Lösung pH 5. Durch Verunreinigungen kann der pH-Wert jedoch bis auf 10,5 steigen, daher wird mit Citronensäure ein pH-Wert im leicht Sauren eingestellt. – Dexpanthenol-Stammlösung 50 % (NRF S. 36).
Konservierung	– Propylenglykol 20 % (bezogen auf die Wassermenge)

Übung 21
Hydrophile Dexpanthenol-Creme 5 % (NRF 11.28.)

Dexpanthenol		2,5 g
Wasserfreie Citronensäure		0,015 g
Gereinigtes Wasser		2,5 g
Basiscreme DAC	zu	50,0 g

In der Salbenschale lösen Sie Dexpanthenol und Citronensäure in dem gereinigten Wasser. Vorsichtiges Erwärmen beschleunigt diesen Vorgang. Arbeiten Sie anschließend Basiscreme DAC portionsweise ein und ergänzen verdunstetes Wasser.

Übung 22
Lipophile Dexpanthenol-Creme 5 % (NRF 11.29.)

Dexpanthenol	5,0 g
Gereinigtes Wasser	30,0 g
Wasserfreie Citronensäure	0,03 g
Mittelkettige Triglyceride	7,0 g
Wollwachsalkoholsalbe	57,97 g

Herkömmliche Herstellung
Erwärmen Sie mittelkettige Triglyceride und Wollwachsalkoholsalbe auf dem Wasserbad auf 60 °C und geben 10 g gereinigtes Wasser von 60 °C hinzu. Rühren Sie die Creme kalt. Lösen Sie in einem Becherglas Dexpanthenol und Citronensäure in 5 g Wasser und arbeiten die Lösung in die erkaltete Creme ein. Verdunstetes Wasser wird ergänzt, indem das Becherglas mit gereinigtem Wasser geschwenkt und die Zubereitung mit diesem auf die notwendige Masse ergänzt wird.

Herstellung mit TOPITEC®
Die Zubereitung kann nach den allgemein gültigen Einstellungen für Emulsionen (W/O) hergestellt werden (s. Seite 235 f.).

Herstellung mit dem Unguator® Einwegrührer
Die Hälfte der Wollwachsalkoholsalbe wird vorgelegt. Darauf werden die mittelkettigen Triglyceride sowie die separat hergestellte Dexpanthenol-Citronensäure-Lösung eingewogen und die Luft diminuiert.

Geräteeinstellungen

Unguator® 2100:	Programm »Emulsion«
Unguator® e/s:	2:00 Minuten bei Stufe 9 (2.340 UpM)
Unguator® B/R:	2:00 Minuten mit 2.000 UpM

Dithranol

Tab. 12.7-7: Dithranol

Synonyme	– Dithranolum, Cignolin®
Aussehen/ Eigenschaften	– gelbes bis bräunlich gelbes kristallines Pulver (intensiv gelbe Farbe zeugt von guter Qualität)
Löslichkeit	– löslich in fetten Ölen und verdünnten Alkalilösungen – schwer löslich in Ethanol 96 % – praktisch unlöslich in Wasser
Wirkung und Anwendung	– wirkt bei Psoriasis in Konzentrationen zwischen 0,05 und 3 % gegen die erhöhte Schuppenbildung. Das Ausmaß der Wirkung wird bestimmt durch Konzentration und Einwirkdauer, daher benötigt jeder Patient ein individuelles Therapieschema. In der **Langzeittherapie** wird z. B. mit einer 0,05 %igen Salbe begonnen, die 2-mal täglich dünn eingerieben wird. Die Salbe verbleibt auf der Haut und wird nicht abgewaschen. Die Konzentration wird alle drei Tage verdoppelt. Die endgültige Konzentration ist abhängig von der Stärke der Hautreizung und liegt zwischen 1 und 3 %. Die Anwendung dauert vier bis sechs Wochen. Bei der **Minutentherapie** wird die Einwirkzeit der Salbe alle drei bis vier Tage von 10 auf 20 oder sogar bis auf 60 Minuten erhöht. Man beginnt ebenfalls mit einer Konzentration von 0,05 % und erhöht sie auf 2 bis maximal 5 %. Anschließend wird die Salbe mit reichlich Wasser abgespült und die Haut mit wirkstofffreien Salben oder Cremes gepflegt.
Stabilität	– zersetzt sich durch Oxidation zu braunen, unwirksamen Produkten. Daher sollte die Anwendung von Wärme bei der Herstellung vermieden werden. – Zur Stabilisierung kann Salicylsäure als Salicylsäure-Verreibung 50 % DAC eingearbeitet werden. – Dithranolsalben sollten in beschichtete Aluminium-Tuben abgefüllt werden, da sie in Kunststoffgefäßen schnell oxidieren.
Unverträglichkeiten	– alkalisch reagierende Stoffe, wie Zinkoxid – oxidierende Stoffe, wie Iod und Steinkohlenteer, wasserhaltige Salbengrundlagen – Dithranol reizt die Augen, färbt die Haut (reversibel), Wäsche und Gebrauchsgegenstände.
Rezeptierbarer pH-Bereich	– pH 5,5 bis 6
Konservierung	– Wasserfreie Zubereitungen sind mikrobiell nicht anfällig; als Stabilisator zugesetzte Salicylsäure ist antimikrobiell wirksam.

Übung 23
Dithranol-Vaselin 0,05% mit Salicylsäure 2% (NRF 11.51.)

Dithranol	0,05 g
Salicylsäure-Verreibung 50% DAC	4,0 g
Dickflüssiges Paraffin	2,0 g
Weißes Vaselin	93,95 g

Herkömmliche Herstellung
Wiegen Sie Dithranol auf der Analysenwaage ab, überführen es in die Salbenschale und reiben es mit dickflüssigem Paraffin und der Salicylsäure-Verreibung an. Ist diese Zubereitung gleichmäßig verrieben, ergänzen Sie weißes Vaselin.

Herstellung mit TOPITEC®
Die Salbe kann nach den allgemein gültigen Einstellungen hergestellt werden (s. Seite 235 f.). Die Zubereitungen sollten in Aluminium-Tuben umgefüllt werden.

Herstellung mit dem Unguator® Standard-Flügelrührer (Suspension!)
Zur Herstellung der Vorverreibung werden 10 bis 15% des weißen Vaselins vorgelegt (Hubboden bleibt abgesenkt) und darauf die Salicylsäure-Verreibung 50% DAC, Dithranol und dickflüssiges Paraffin eingewogen.

Geräteeinstellungen

Unguator® 2100:	Programm »Suspension < 2%«
Unguator® e/s:	1:00 Minute bei Stufe 9 (2.340 UpM)
Unguator® B/R:	1:00 Minute mit 2.000 UpM

Anschließend erfolgt die Kontrolle auf Homogenität. Zugabe des restlichen Vaselins und Diminuierung der Luft.

Geräteeinstellungen

Unguator® 2100:	Fortfahren im Programm »Suspension < 2%«
Unguator® e/s:	2:30 Minuten bei Stufe 9 (2.340 UpM)
Unguator® B/R:	2:30 Minuten mit 2.000 UpM

Übung 24
Warzensalbe (NRF 11.31.)

Dithranol		0,2 g
Salicylsäure-Verreibung 50% (DAC)		10,0 g
Dickflüssiges Paraffin		1,0 g
Weißes Vaselin	zu	20,0 g

Herkömmliche Herstellung
Reiben Sie in einer Salbenschale Dithranol, die Salicylsäure-Verreibung und dickflüssiges Paraffin ohne Anwendung von Wärme an. Den Ansatz verrühren Sie anschließend unter häufigem Abschaben mit dem weißen Vaselin.

Erythromycin

Tab. 12.7-8: Erythromycin

Synonyme	– Erythromycinum, Erythromycin A
Aussehen/ Eigenschaften	– weißes bis schwach gelbes Pulver oder farblose bis schwach gelbe Kristalle – schwach hygroskopisch
Löslichkeit	– leicht löslich in Ethanol 96 % – löslich in Propylenglykol – schwer löslich in Wasser: Die Löslichkeit nimmt mit steigender Temperatur ab.
Wirkung und Anwendung	– Makrolidantibiotikum. Bakteriostatisch in der lokalen Aknetherapie mit den üblichen Konzentrationen von 0,5 bis 4 % – Die Zubereitungen sollten zweimal täglich angewandt werden, da Erythromycin kaum durch die Haut resorbiert wird. – Die Anwendungsdauer ist auf vier bis sechs Wochen beschränkt, um Resistenzentwicklungen zu vermeiden.
Wirkstoffkombinationen	– Aufgrund des ungewöhnlichen pH-Optimums sollte Erythromycin nicht in Kombination mit anderen Wirkstoffen verarbeitet werden.
Stabilität	– Erythromycin ist eine schwache Base. Die Stabilitäts- und Wirkoptima liegen bei pH 8 bis 8,5. Aus diesem Grund sollte der pH-Wert der Grundlage eingestellt werden. Zur Ansäuerung dient verdünnte Citronensäure. Zur Orientierung s. NRF 11.77. – Bei saurem, neutralem und stark alkalischem pH-Wert verliert Erythromycin innerhalb weniger Stunden an Wirksamkeit bis hin zum kompletten Wirkungsverlust. Besonders problematisch sind Stoffe wie Sorbinsäure (in vielen vorkonservierten Grundlagen enthalten), Salicylsäure und Benzoesäure, die saure pH-Werte erzeugen und Erythromycin sofort zerstören.
Unverträglichkeiten	– Wirk- und Hilfsstoffe, deren pH-Stabilitätsoptimum im sauren Bereich liegt.
Rezeptierbarer pH-Bereich	– pH 8 bis 10 (Suspension); 8 bis 8,5 (Lösung); Wirkoptimum pH 8,5
Hinweise zur Herstellung	– Der Zusatz von Tween® 20 als 10 % Lösung erhöht die Benetzbarkeit der Substanz.
Konservierung	– Die therapeutische Konzentration von Erythromycin ist nicht ausreichend antimikrobiell wirksam, um eine Zubereitung zu konservieren. Die Konservierung der Grundlage ist daher notwendig, aber problematisch. PHB-Ester sind nicht geeignet, da sie bei pH 8,5 relativ schnell hydrolysiert werden. Eine geeignete Grundlage ist Basiscreme DAC, haltbar durch Propylenglykol.

Übung 25
Hydrophile Erythromycin-Creme 0,5 % (NRF 11.77.)

Erythromycin (mikrofein)		0,50	g
Basiscreme DAC		49,5	g
Mittelkettige Triglyceride		0,5	g
Citronensäure-Lösung 0,5 %		3,0	g
Propylenglykol		10,0	g
Gereinigtes Wasser	zu	100,0	g

Herkömmliche Herstellung
Wiegen Sie Erythromycin in eine tarierte Salbenschale ein und reiben es mit den Mittelkettigen Triglyceriden an (Suspensionssalbe). Propylenglykol sollte dazu nicht verwendet werden, da Erythromycin darin löslich ist und bei Zugabe der Basiscreme auskristallisieren würde. Anteilsweise wird die Basiscreme eingearbeitet. Zu diesem Ansatz geben Sie Citronensäure-Lösung, Propylenglykol und das gereinigte Wasser hinzu. In Basiscreme ist zwar Propylenglykol enthalten, das in dieser Zubereitung aber stark verdünnt ist. Durch Zugabe weiteren Propylenglykols wird die Creme ausreichend konserviert.

Herstellung mit TOPITEC®
Erythromycin sollte grundsätzlich nur als mikrofeine Substanz verarbeitet werden. Da es sich von wasserhaltigen Grundlagen schlecht benetzen lässt, sollten die Zubereitungen mit bis zu 1.000 Umdrehungen pro Minute gerührt werden. Ausnahme ist Basiscreme DAC, die mit bis zu 1.500 Umdrehungen pro Minute verarbeitet werden kann. Zur Herstellung dieser Creme die Substanzen im Sandwich-Verfahren einwiegen und mit 1.500 Umdrehungen pro Minute sechs Minuten rühren.

Herstellung mit dem Unguator® Standard-Flügelrührer (Suspension!)
Zur Herstellung der Vorverreibung 10 bis 15 % der Basiscreme DAC vorlegen (Hubboden bleibt abgesenkt), darauf das Erythromycin seitlich versetzt einwiegen.

Geräteeinstellungen

Unguator® 2100:	Programm »Suspension < 2 %«
Unguator® e/s:	1:00 Minute bei Stufe 9 (2.340 UpM)
Unguator® B/R:	1:00 Minute mit 2.000 UpM

Anschließende Kontrolle auf Homogenität
Auf die Vorverreibung die restliche Basiscreme DAC, Propylenglykol und Citronensäure mit gereinigtem Wasser einwiegen und die Luft diminuieren. Bei dieser Zubereitung kann durch die starke Verdünnung der Basiscreme DAC die Grundlage aufrahmen. Damit sich eine Emulsionsstruktur aufbauen kann, wird empfohlen, die Rezeptur intervallweise zu rühren.

Geräteeinstellungen

Unguator® 2100:	Programm »Direkt«, Hubmotor 1.500 UpM, Rührmotor 2.500 UpM, 6-mal 30 Sekunden mit jeweils 5 Minuten Pause
Unguator® e/s:	Langsame Einarbeitung der Flüssigkeit 30 Sekunden lang bei Stufe 3 (1.260 UpM), anschließend intervallweise 6-mal 30 Sekunden bei Stufe 9 (2.340 UpM) mit jeweils 5 Minuten Pause

Unguator® B/R: Langsame Einarbeitung der Flüssigkeit 30 Sekunden lang mit 1.000 UpM, anschließend intervallweise 6-mal 30 Sekunden mit 2.000 UpM mit jeweils 5 Minuten Pause

Übung 26
Ethanolhaltiges Erythromycin-Gel 0,5% (NRF 11.84.)

Erythromycin		0,5 g
Wasserfreie Citronensäure		0,038 g
Ethanol 96%		45,0 g
Glycerol 85%		2,0 g
Hypromellose 2000		3,0 g
Gereinigtes Wasser	zu	100,0 g

Herkömmliche Herstellung
In einem Becherglas werden Erythromycin und Citronensäure in Ethanol 96% gelöst. Hypromellose wird auf die Oberfläche der Flüssigkeit aufgestreut und der Ansatz dispergiert. Nach der Zugabe von Glycerol und gereinigtem Wasser muss das Gel etwa 15 Minuten quellen. Verdunstungsverluste werden mit Ethanol 96% ausgeglichen.

Das Gel ist mit Ethanol 96% konserviert. Alkoholhaltige Lösungen trocknen die Haut stark aus, daher ist der Zusatz rückfettender Substanzen, wie mittelkettiger Triglyceride, sinnvoll.

Harnstoff

Tab. 12.7-9: Harnstoff

Synonyme	– Urea pura, Carbamidum
Aussehen/ Eigenschaften	– weißes kristallines Pulver oder durchsichtige Kristalle – schwach hygroskopisch
Löslichkeit	– sehr leicht löslich in Wasser, löslich in Ethanol 96% – Harnstoff kann in Zubereitungen im Kühlschrank auskristallisieren, da die Wasserlöslichkeit sinkt. Die Kristalle gehen jedoch bei Erwärmung auf Raumtemperatur wieder in Lösung.
Wirkung und Anwendung	– natürlicher Feuchthaltefaktor der Haut. Fehlt er, ist die Haut trocken und juckt. Wird er in Kombination mit anderen Wirkstoffen verarbeitet, erleichtert er die Penetration der Wirkstoffe in die Haut. – angewandt in Konzentrationen zwischen 3 und 10%, z. B. bei chronischen Ekzemen, Neurodermitis und juckender Altershaut. In höheren Konzentrationen (40%) wirkt Harnstoff keratolytisch. Dieser Effekt wird zur Erweichung pilzbefallener Nägel genutzt. – Die Grundlage bestimmt, wie Harnstoff in die Haut aufgenommen wird. Aus W/O-Cremes dringt er langsam, aber gleichmäßig in tiefere Hautschichten bis in die Epidermis ein. So kann Wasser über einen längeren Zeitraum in der Haut gebunden werden. Eine O/W-Creme hat hingegen Sofortwirkung. Da der okklusive Effekt fehlt, kann Harnstoff nicht in tiefere Hautschichten gelangen.

Tab. 12.7-9: **Harnstoff** *(Fortsetzung)*	
Nebenwirkungen	– leichte Hautreizungen, z. B. Jucken, Brennen oder Rötungen
Wirkstoffkombinationen	– Andere Wirkstoffe können in harnstoffhaltige Zubereitungen meist problemlos eingearbeitet werden, solange die pH-Optima der Substanzen annähernd übereinstimmen. Ausnahmen sind z. B. Salicylsäure oder Betamethason-17-valerat.
Stabilität	– thermolabil, zerfällt in wässriger Lösung in Ammoniak und Kohlensäure. Der pH-Wert steigt gleichzeitig an und beschleunigt diesen Vorgang. Erhöhung der Stabilität durch Zugabe eines Puffers, bestehend aus 1 % Milchsäure 90 % (m/m) und 4 % Natriumlactat-Lösung 50 % (m/m) – Grundsätzlich darf Harnstoff nur bei Raumtemperatur verarbeitet werden.
Unverträglichkeiten	– Wirk- und Hilfsstoffe, deren pH-Stabilitätsoptima im sauren Bereich liegen.
Rezeptierbarer pH-Bereich	– pH 4 bis 8; Wirkoptimum pH 6,2
Hinweise zur Herstellung	– **wasserfreie Salben**: suspendiert als mikronisierte Substanz, Homogenisierung in der Salbenmühle; ggf. Rezepturkonzentrat verwenden, z. B. Harnstoff-Stammverreibung 50 % (NRF S. 8.) – **W/O-Cremes**: Aufteilung des Wassers in zwei Portionen. Mit einem Teil des Wassers, der etwa dem 1,5-Fachen der Harnstoffmasse entspricht, wird Harnstoff gelöst. Mit dem zweiten Teil kann eine stabile Creme auch unter Wärmeanwendung hergestellt werden. Nachdem diese abgekühlt ist, wird die Harnstoff-Lösung eingearbeitet. – **O/W-Cremes**: Herstellung s. o. Da in diesen Zubereitungen Wasser die äußere Phase ist, kann als vereinfachte Methode fein verriebener Harnstoff auf die fertige Creme aufgestreut und eingerührt werden.
Konservierung	– Kaliumsorbat 0,14 % bei saurer Pufferung; PHB-Ester

Übung 27
Harnstoff-Paste 40 % (NRF 11.30.)

Harnstoff		40,0 g
Weißes Vaselin		40,0 g
Wollwachs	zu	100,0 g

Reiben Sie Harnstoff mit Vaselin oder Wollwachs pastös an und verrühren das Gemisch anschließend mit der restlichen Salbengrundlage. Diese körnige Paste wird mehrmals bei geringem Walzenabstand durch die Salbenmühle gegeben und anschließend nochmals durchgerührt.

Die Paste ist wasserfrei und muss daher nicht konserviert werden.

Zur Nagelentfernung wird die Paste einmal täglich in dicker Schicht auf den Nagel aufgetragen und mit einem Pflaster abgedeckt.

Übung 28
Hydrophile Harnstoff-Creme 5% (NRF 11.71.)

Harnstoff		5,0 g
Milchsäure 90% (m/m)		1,0 g
Natriumlactat-Lösung 50% (m/m)		4,0 g
Wasserhaltige hydrophile Salbe DAB, vorkonserviert mit Sorbinsäure 0,1%	zu	100,0 g

Herkömmliche Herstellung
In der tarierten Salbenschale wird die wasserhaltige hydrophile Salbe eingewogen. Milchsäure und Natriumlactat-Lösung werden eingearbeitet. Zum Schluss wird der fein verriebene Harnstoff auf den Ansatz aufgestreut und bis zur Auflösung eingerührt.

Herstellung mit TOPITEC®
Harnstoff muss vor der Verarbeitung sorgfältig pulverisiert werden. Er wird nach Herstellung der Grundlage in einem zweiten Schritt in die kalte Grundlage eingerührt. Da der Harnstoff in Wasser gelöst werden muss, wird die Mischzeit verlängert. Um das Gerüst der Salbengrundlage durch die längere Mischzeit nicht zu zerstören, wird z. B. bei der wasserhaltigen Harnstoff-Wollwachsalkoholsalbe 5% (NRF 11.74.) nur eine Drehzahl von 700 UpM geschaltet. Bei Verwendung einer Harnstoff-Stammverreibung (NRF S. 8.) gelten die gleichen Vorgaben.

Herstellung mit dem Unguator® Einwegrührer
Auf die Hälfte der wasserhaltigen Hydrophilen Salbe DAB werden Harnstoff, Milchsäure und Natriumlactat-Lösung eingewogen. Dieser Ansatz wird mit dem Rest der wasserhaltigen Hydrophilen Salbe DAB bedeckt (Sandwich-Prinzip) und die Luft diminuiert.

Geräteeinstellungen

Unguator® 2100:	Programm »Emulsion«
Unguator® e/s:	Zu Beginn langsame Einarbeitung der Flüssigkeit 30 Sekunden bei Stufe 3 (1.260 UpM), anschließend 2 Minuten bei Stufe 9 (2.340 UpM)
Unguator® B/R:	Zu Beginn langsame Einarbeitung der Flüssigkeit 30 Sekunden mit 1.000 UpM, anschließend 2 Minuten mit 2.000 UpM

Übung 29
Harnstoff-Cetomacrogol-Creme 10% (NRF 11.73.)

Harnstoff		10,0 g
Gereinigtes Wasser		20,0 g
Nichtionischer emulgierender Cetylstearylalkohol		21,0 g
Dickflüssiges Paraffin		17,5 g
Weißes Vaselin	zu	100,0 g

Herkömmliche Herstellung

In einem Becherglas wird Harnstoff in der gesamten Wassermenge gelöst. Die restlichen Bestandteile werden in die tarierte Salbenschale eingewogen, auf dem Wasserbad bei 70 °C geschmolzen und kalt gerührt. Es entsteht eine wasseraufnehmende Salbe, in die die Harnstoff-Lösung ohne Erwärmung eingearbeitet wird.

TIPP

Muss in Rezepturen mit Harnstoff Wasser ergänzt werden, wird das entleerte Becherglas mit gereinigtem Wasser ausgespült und die Rezeptur mit dieser Spülflüssigkeit aufgefüllt.

Hydrocortison, Hydrocortisonacetat

Tab. 12.7-10: Hydrocortison, Hydrocortisonacetat

Synonyme	– Hydrocortisonum – Hydrocortisoni acetas, Hydrocortisonum aceticum
Aussehen/ Eigenschaften	– weißes bis fast weißes kristallines Pulver
Löslichkeit	– beide praktisch unlöslich in Wasser – Hydrocortison: wenig löslich in Ethanol 96 % und Propylenglykol; daher liegt es ab einer Konzentration von 0,25 % suspendiert vor. – Hydrocortisonacetat: schwer löslich in wasserfreiem Ethanol
Wirkung und Anwendung	– Hydrocortison und seine Ester sind schwach wirksame Glukocorticoide, die antientzündlich, immunsuppressiv und antipruriginös wirken. Sie werden in einer Konzentration von 0,25 bis 1 % bei Ekzemen, Psoriasis, Sonnenbrand oder Windeldermatitis angewandt. Die Penetration variiert je nach Körperstelle. Besonders bei der Behandlung der Gesichts-, Kinder- oder Altershaut sowie auf dem Dekolleté sind niedrigere Konzentrationen ausreichend. Da Glukocorticoide in der Haut gespeichert werden, reicht die Anwendung einmal täglich.
Stabilität	– in saurer Lösung mit pH 4,5 am stabilsten; basische Substanzen verringern die Haltbarkeit von Hydrocortison stark, da es nicht verestert ist.
Herstellung	– Hydrocortison und -acetat sollten grundsätzlich nur als mikrofeine Substanzen verarbeitet werden.
Rezeptierbarer pH-Bereich	– pH 4 bis 5
Konservierung	– Sorbinsäure 0,1 %

Übung 30
Hydrophile Hydrocortisonacetat-Creme 0,25 % (NRF 11.15.)

Hydrocortisonacetat (mikrofein gepulvert)		0,125	g
Nichtionische hydrophile Creme DAB, vorkonserviert mit Sorbinsäure 0,1 %	zu	50,0	g

Herkömmliche Herstellung
Reiben Sie Hydrocortison mit etwa 2 g Salbengrundlage an und arbeiten Sie die restliche Grundlage portionsweise ein.

Herstellung mit TOPITEC®
Die Creme kann nach den allgemein gültigen Einstellungen hergestellt werden (s. Seite 235 f.).

Herstellung mit dem Unguator® Standard-Flügelrührer (Suspension!)
Siehe Seite 251: Betamethasonvalerat

Metronidazol

Tab. 12.7-11: Metronidazol

Synonyme	– Metronidazolum
Aussehen/ Eigenschaften	– weißes bis gelbliches kristallines Pulver
Löslichkeit	– schwer löslich in Wasser und Ethanol 96 %, daher Rekristallisation bei Lagerung möglich – schlecht löslich in lipophilen Salbenbestandteilen
Wirkung und Anwendung	– bakterizid wirkendes Antibiotikum, das bei Rosacea und Akne vulgaris in einer Konzentration von 0,5 bis 3 % angewandt wird – Die Zubereitungen werden morgens und abends auf die betroffenen Hautstellen aufgetragen. Behandlungsdauer 7 bis 12 Wochen, die gewünschte Wirkung setzt etwa in der dritten Behandlungswoche ein. – Der Augenbereich sollte bei der Anwendung ausgespart werden.
Stabilität	– photoinstabil, bei Lichteinwirkung Verfärbung – im neutralen und basischen Milieu Hydrolyse
Unverträglichkeiten	– mit stark sauren oder alkalisch reagierenden Wirkstoffen, wie z. B. Erythromycin. Laufzeit und Aufbrauchsfrist der Hydrophilen Erythromycin-Creme 2 % und Metronidazol 1 % (NRF 11.138.) betragen daher bei Aufbewahrung im Kühlschrank jeweils vier Wochen.
Rezeptierbarer pH-Bereich	– pH 4 bis 6

Tab. 12.7-11: Metronidazol *(Fortsetzung)*

Hinweise zur Herstellung	– Metronidazol sollte mikrofein gepulvert und nicht fein-kristallin verarbeitet werden. Der Wirkstoff neigt dazu, Wirkstoffnester zu bilden, daher ist sorgfältiges Anreiben notwendig – Bei der Einarbeitung in wasserhaltige Zubereitungen sollte Wärme wegen der möglichen Rekristallisation vermieden werden. Salbengrundlagen können im Kühlschrank vorgekühlt werden.
Konservierung	– Sorbinsäure 0,1 % – Kaliumsorbat 0,14 % + wasserfreie Citronensäure 0,07 % – Propylenglykol 20 % (bezogen auf die Wassermenge)

Übung 31
Hydrophile Metronidazol-Creme 1 % (NRF 11.91.)

Metronidazol, mikrofein gepulvert	1,0 g
Nichtionisches wasserhaltiges Liniment DAC (konserviert mit Kaliumsorbat 0,14 %)	99,0 g

Herkömmliche Herstellung

Reiben Sie Metronidazol sehr sorgfältig mit einer kleinen Menge Liniment an. Liegt ein gleichmäßig verteiltes Konzentrat vor, füllen Sie mit dem Liniment auf.

Herstellung mit TOPITEC®

Löst sich Metronidazol in der Grundlage, wie z. B. beim hydrophilen Metronidazol-Gel 0,75 % (NRF 11.65.), gibt es bei der Herstellung mit dem TOPITEC® keine besonderen Probleme.

Anders bei Suspensionsrezepturen: Bei Konzentrationen um 1 % Metronidazol liegt ein Teil des Wirkstoffs suspendiert vor. Ein kleiner Teil kann jedoch in Lösung gehen, so dass er auskristallisiert, wenn die Systemparameter nicht angepasst worden sind. Jegliche Temperaturschwankungen sollten bei der Herstellung und anschließenden Lagerung der fertigen Zubereitung vermieden werden. Ebenfalls muss die Inprozesserwärmung durch den Mischvorgang vermieden werden. Wichtig ist die Verwendung im Kühlschrank vorgekühlter Grundlagen (mindestens 30 Minuten) oder das Anlegen von Kühlmanschetten während des Mischvorganges. Frisch angefertigte Cremegrundlagen dürfen nur völlig erkaltet mit Metronidazol verarbeitet werden.

Herstellung mit dem Unguator® Standard-Flügelrührer (Suspension!)

Zur Herstellung der Vorverreibung werden 10 bis 15 g des nichtionischen wasserhaltigen Liniments DAC vorgelegt (Hubboden bleibt abgesenkt). Darauf wird das mikronisierte Metronidazol eingewogen.

Geräteeinstellungen

Unguator® 2100:	Programm »Suspension < 2 %«
Unguator® e/s:	0:30 Minuten bei Stufe 9 (2.340 UpM)
Unguator® B/R:	0:30 Minuten mit 2.000 UpM

Anschließende Kontrolle auf Homogenität.

Zugabe des restlichen nichtionischen wasserhaltigen Liniments DAC und Diminuierung der Luft.

Geräteeinstellungen

(Achtung: Metronidazol ist hitzeempfindlich!)

Unguator® 2100:	Programm »Direkt« , Hubmotor 800 UpM, Rührmotor 500 UpM, 4-mal 2 Minuten, Pausen von jeweils 5 Minuten zur Abkühlung der Rezeptur
Unguator® e/s:	6-mal 1 Minute bei Stufe 0 (720 UpM), Pausen von jeweils 5 Minuten zur Abkühlung der Rezeptur
Unguator® B/R:	4-mal 2 Minuten mit 300 UpM, Pausen von jeweils 5 Minuten zur Abkühlung der Rezeptur

Nystatin

Tab. 12.7-12: Nystatin

Synonyme	– Nystatinum
Aussehen/ Eigenschaften	– gelbes bis schwach bräunliches hygroskopisches Pulver
Löslichkeit	– praktisch unlöslich in Wasser und Ethanol 96 % – in den meisten Dermatikagrundlagen unlöslich
Wirkung und Anwendung	– Das Polyen-Antimykotikum Nystatin wird wegen seiner fungiziden Wirkung bei Pilzinfektionen der Haut und der Schleimhäute mit Candida-Arten angewandt. – Die übliche Dosierung beträgt 5 bis 10 Mio. I. E./100 g Zubereitung (1 bis 2 %). – Die meist 5 bis 10 Tage dauernde Therapie muss 2 bis 3 Tage über das Abklingen der Beschwerden hinaus fortgesetzt werden.
Stabilität	– Nystatin reagiert empfindlich auf Licht, Wärme und Sauerstoff – Lagerung: vor Licht geschützt, fest verschlossen
Rezeptierbarer pH-Bereich	– pH 5 bis 7; Wirkoptimum pH 4,5 bis 6,5
Hinweise zur Herstellung	– Nystatin sollte grundsätzlich nur als mikrofeine Substanz verarbeitet werden. – Wasserhaltige Zubereitungen sind nur eine Woche haltbar.
Konservierung	– Sorbinsäure 0,1 %

Übung 32
Anionische Nystatin-Creme 70.000 I. E./g (NRF 11.105.)

Nystatin, mikrofein	3.500.000 I.E. (etwa 0,7 g)
Wasserhaltige hydrophile Salbe DAB, konserviert mit 0,1 % Sorbinsäure	zu 50,0 g

Der Gehalt an Nystatin in einer Zubereitung wird in Internationalen Einheiten (I. E.) angegeben, die in einer bestimmten Masse, Stückzahl oder in einem bestimmten Volumen enthalten sind. Da verschiedene Chargen von Nystatin unterschiedliche Aktivitäten und Wassergehalte haben können, muss die Einwaage der Rezeptur immer neu berechnet werden.

Auf dem Prüfzertifikat der Rezeptursubstanz ist angegeben, dass die vorliegende Charge 4.800 I. E. pro Milligramm wasserfreie Substanz enthält.

Berechnung, wie viel Milligramm Nystatin für 3.500.000 I. E. eingewogen werden müssen:

3.500.000 I. E. : 4.800 I. E./mg = 729,17 mg

729,2 mg Nystatin, bezogen auf die wasserfreie Substanz, werden für diese Rezeptur benötigt. Auf dem Prüfzertifikat wird allerdings ein Wassergehalt von 3,8 % angegeben. Dies bedeutet, dass die Einwaage um 3,8 % erhöht werden muss.

$$x = 729{,}2\,\text{mg} \cdot \frac{100\,\%}{96{,}2\,\%} \qquad x = 758\,\text{mg}$$

Herkömmliche Herstellung
Reiben Sie Nystatin mit etwa einem Zehntel der wasserhaltigen hydrophilen Salbe unter häufigem Abschaben an. Ergänzen Sie anteilig die restliche Salbengrundlage.

Herstellung mit TOPITEC®
Nystatin sollte grundsätzlich nur als mikrofeine Substanz verarbeitet werden. Die Creme kann nach den allgemein gültigen Einstellungen hergestellt werden (s. Seite 235 f.).

Herstellung mit dem Unguator® Standard-Flügelrührer (Suspension!)
Siehe Seite 251: Betamethasonvalerat

Polidocanol 600

Tab. 12.7-13: Polidocanol 600

Synonyme	– Thesit®, Macrogol-9-laurylether, Polidocanolum, Lauromacrogol 400
Aussehen/ Eigenschaften	– flüssige bis halbfeste, farblose, salbenartige Substanz, mit amphiphilen und grenzflächenaktiven Eigenschaften, bei 24 °C farblose bis schwach gelbliche viskose Flüssigkeit
Löslichkeit	– gut löslich in Wasser und Macrogolen – mischbar mit Ethanol 96 % – wenig mischbar mit Lipiden oder Glycerol 85 %

Tab. 12.7-13: Polidocanol 600 *(Fortsetzung)*

Wirkung und Anwendung	– juckreizstillend, lokal betäubend. Anwendung als Oberflächenanästhetikum in hydrophilen Cremes bei Sonnenbrand und Insektenstichen. Eine stärker kühlende Wirkung haben wasserreiche Rezepturen, wie z. B. hydrophiles Polidocanol-Gel 5 % (NRF 11.117.). – Zur Behandlung des Juckreizes bei trockener Haut und Neurodermitis werden vorzugsweise hydrophobe Salben mit einer Polidocanol-Konzentration von 0,5 bis 5 % angewandt. – Im Gesicht sollte Polidocanol mit Vorsicht angewandt werden, da der Wirkstoff die Augen reizt.
Stabilität	– Polidocanol verflüssigt sich bei Temperaturerhöhung. – Bei Lagerung kann eine Entmischung fester und flüssiger Bestandteile auftreten, daher ist die Substanz im Kühlschrank aufzubewahren oder vor der Entnahme aus dem Standgefäß durch Aufschmelzen auf dem Wasserbad und Rühren zu homogenisieren.
Unverträglichkeiten	– in W/O-Cremes, wie z. B. wasserhaltiger Wollwachsalkoholsalbe DAB, erfolgt durch die grenzflächenaktive Wirkung Verflüssigung, Phasenumkehr bis hin zur Phasentrennung – Zusätzlich stört Polidocanol die Solvatation nichtionogener Gelbildner.
Rezeptierbarer pH-Bereich	– pH-unabhängig
Konservierung	– Sorbinsäue 0,1 % – PHB-Ester 0,1 % – Propylenglykol 20 % (bezogen auf die Wassermenge)

Übung 33
Weiche Thesit®-Emulsion

Thesit®	5,0 g
Harnstoff	10,0 g
Lanette® N	8,7 g
Dickflüssiges Paraffin	10,0 g
Weißes Vaselin	10,0 g
Gereinigtes Wasser	56,3 g

Herkömmliche Herstellung

Schmelzen Sie in der tarierten Salbenschale Lanette® N, Paraffin und weißes Vaselin bei 75 °C zu einer homogenen Masse. Da Harnstoff nicht erwärmt werden darf, teilen Sie die Wassermenge in zwei Portionen auf. Der Harnstoff wird in 40 % der Wassermenge gelöst. Das restliche Wasser wird mit einer Temperatur von 80 °C in die Masse aus Lanette® N, Paraffin und weißem Vaselin eingerührt. Nachdem Sie die Grundlage kalt gerührt haben, werden Harnstoff-Lösung und Thesit® bei Raumtemperatur eingearbeitet. Verdunstetes Wasser muss ergänzt werden.

Herstellung mit TOPITEC®

Mit wasserfreien Salben oder hydrophoben Cremes ist Polidocanol 600 gut mischbar und es lassen sich in der Regel ausreichend stabile Zubereitungen herstellen. Emulsionssysteme vom Typ W/O können wegen der grenzflächenaktiven Eigenschaften des Polidocanols verflüssigen oder brechen. Daher muss der Wasseranteil deutlich reduziert werden oder die Emulsionsgrundlage einen stabilen W/O-Emulgator enthalten. Bei Einarbeitung des Wirkstoffs sollte eine niedrige Drehzahl von 300 bis maximal 700 Umdrehungen pro Minute eingestellt sein, damit die Konsistenz der Emulsion durch zu intensive Scherung nicht zusätzlich verringert wird.

Bei Verordnung mehrerer Wirkstoffe in einer Zubereitung wird empfohlen, die Rezeptur zuerst ohne Polidocanol gemäß den aktuellen Herstellungsempfehlungen (s. Seite 235 f.) herzustellen und Polidocanol in einem zweiten Herstellungsschritt bei maximal 700 Umdrehungen pro Minute einzuarbeiten. Wird die Zubereitung durch den Zusatz von Polidocanol sehr stark verflüssigt, ist die TOPITEC® Kruke als Packmittel nicht geeignet, da flüssige Zubereitungen am Boden austreten können. Diese Rezepturen sollten in Rezepturgefäßen hergestellt und anschließend z. B. in eine Lotionflasche umgefüllt werden.

Herstellung mit dem Unguator® Einwegrührer

Lanette® N, dickflüssiges Paraffin und weißes Vaselin werden in die Kruke eingewogen und geschmolzen. Die Hälfte des gereinigten Wassers wird bei 80 °C in die Schmelze eingearbeitet, Luft diminuiert und der Ansatz kalt gerührt.

Geräteeinstellungen

Unguator® 2100: Programm »Emulsion +«

Unguator® e/s: Bei Stufe 9 (2.340 UpM) abwechselnd 30 Sekunden rühren und jeweils 10 Minuten Abkühlphase bis zum Erkalten der Rezeptur

Unguator® B/R: Mit 2.000 UpM abwechselnd 30 Sekunden rühren und jeweils 10 Minuten Abkühlphase bis zum Erkalten der Rezeptur

In den kalten Ansatz wird der Rest des gereinigten Wassers mit dem gelösten Harnstoff und dem Thesit® eingewogen und die Luft diminuiert.

Geräteeinstellungen

Unguator® 2100: Programm »Emulsion«

Unguator® e/s: Zu Beginn langsame Einarbeitung der Flüssigkeit 30 Sekunden bei Stufe 3 (1.260 UpM), anschließend 2 Minuten bei Stufe 9 (2.340 UpM)

Unguator® B/R: Zu Beginn langsame Einarbeitung der Flüssigkeit 30 Sekunden mit 1.000 UpM, anschließend 2 Minuten mit 2.000 UpM

Prednisolon, Prednisolonacetat

Tab. 12.7-14: Prednisolon, Prednisolonacetat

Synonyme	– Prednisolonum, Prednisoloni acetas, Prednisolonum aceticum
Aussehen/ Eigenschaften	– weiße kristalline, hygroskopische Pulver
Löslichkeit	– Prednisolon: löslich in Ethanol 96 % – Prednisolonacetat: schwer löslich in Ethanol 96 % – beide praktisch unlöslich in Wasser
Wirkung und Anwendung	– schwache Glukocorticoide – wirken auf der Haut antientzündlich und juckreizstillend und hemmen die Zellteilung – bei atopischer Dermatitis, Kontaktdermatitis, Hautallergien, Insektenstichen u. a. m. – Sie werden in Konzentrationen von 0,25 bis 0,5 % angewandt und einmal täglich dünn aufgetragen. Es bildet sich ein Depot. Informationen zur Intervall- oder Stufentherapie s. Seite 251 (Tab. 12.7-2): Betamethason. – Die Penetration des Wirkstoffs durch die Haut ist abhängig von der Körperstelle, auf die Prednisolon aufgetragen wird. Besonders auf Kinder- und Altershaut, im Gesicht (besonders um die Augen sowie im Dreieck zwischen Nase und Kinn), im Intimbereich und auf dem Dekolleté sollten nur Zubereitungen mit niedrigen Konzentrationen an Glukocorticoid und nur kurze Zeit angewandt werden.
Stabilität	– Prednisolonacetat ist stabil im schwach sauren und neutralen Bereich; Prednisolon wird durch schwach basische Substanzen, wie z. B. Zinkoxid, schnell zersetzt, daher sollte in solchen Kombinationen nur Prednisolonacetat verarbeitet und die Dauer der Haltbarkeitsfrist verringert werden. – Auch Harnstoff beschleunigt die Zersetzung von Prednisolon.
Unverträglichkeiten	– alkalisch reagierende Wirk- und Hilfsstoffe, Schwermetallsalze, Oxidationsmittel, stark saure Verbindungen, z. B. Salicylsäure
Rezeptierbarer pH-Bereich	– pH 4 bis 5
Hinweise zur Rezeptur	– Prednisolon und -acetat werden nur als mikrofeine Substanzen verarbeitet. – Prednisolonacetat ist in wässrigen Zubereitungen stabiler als Prednisolon und sollte in O/W-Emulsionen bzw. -Lotionen verarbeitet werden.
Konservierung	– Sorbinsäure 0,1 % – Kaliumsorbat 0,14 % + wasserfreie Citronensäure 0,07 % – PHB-Ester 0,1 % – Propylenglykol 20 % (bezogen auf die Wassermenge)

Übung 34
Hydrophile Prednisolonacetat-Creme 0,25 % (NRF 11.35.)

Prednisolonacetat, mikrofein		0,25	g
Mittelkettige Triglyceride		1,0	g (mit Hilfe einer Pipette einwiegen)
Basiscreme DAC	zu	100,0	g

Herkömmliche Herstellung
Reiben Sie Prednisolonacetat in der Salbenschale mit mittelkettigen Triglyceriden an. Geben Sie Basiscreme DAC in volumenmäßig jeweils gleichen Mengen hinzu und verrühren die Zubereitung ohne Wärmeanwendung.

Herstellung mit TOPITEC®
Die Creme kann nach den allgemein gültigen Einstellungen hergestellt werden (s. Seite 235 f.).

Herstellung mit dem Unguator® Standard-Flügelrührer (Suspension!)
Siehe Seite 251: Betamethasonvalerat

Salicylsäure

Tab. 12.7-15: Salicylsäure

Synonyme	– Acidum salicylicum
Aussehen/ Eigenschaften	– weißes kristallines Pulver oder weiße bis farblose Kristallnadeln
Löslichkeit	– leicht löslich in Ethanol 96 % – löslich in flüssigen Wachsen, bis zu 12 % in Rizinusöl, bis zu 4,8 % in mittelkettigen Triglyceriden, bis zu 8 % in Octyldodecanol (Eutanol®) – schwer löslich in Wasser – unlöslich in Kohlenwasserstoffen, z. B. dickflüssigem Paraffin
Wirkung und Anwendung	– keratolytisch, antiphlogistisch und schwach antimikrobiell – Salicylsäure wird angewandt bei Psoriasis, vermehrter Hornhautbildung der Haut, z. B. bei Hühneraugen und Schwielen, und bei Kopfschuppen. Folgende Konzentrationen sind üblich: 1. 0,5 bis 1 % in antiseptischen Pinselungen und Salben 2. 3 bis 5 % in schweißhemmenden Pudern 3. 5 % in antirheumatischen Einreibungen 4. 10 % in Schälsalben 5. 40 bis 60 % in Hühneraugenpflastern, zur Erweichung der Fuß- oder Fingernägel 6. Die obere Richtkonzentration zur großflächigen Anwendung beträgt 3 %.

Tab. 12.7-15: **Salicylsäure** *(Fortsetzung)*	
	– Salicylsäure-Salben sollen nicht länger als eine Woche und täglich höchstens in einer Menge angewendet werden, die bei Erwachsenen bis zu 2 g, bei Kindern bis zu 0,2 g Salicylsäure enthält. Bei großflächiger Anwendung über längere Zeit können Nierenschäden auftreten. – In Konzentrationen über 10 % oder in der Schwangerschaft dürfen Salicylsäure-Salben nur kleinflächig angewandt werden (weniger als 10 cm^2). In der Schwangerschaft sind höchstens 1 %ige Salben erlaubt. Die Anwendung auf der Brust während der Stillzeit ist verboten.
Stabilität	– photoinstabil; rekristallisiert aus übersättigten Lösungen
Unverträglichkeiten	– Salicylsäure reagiert als Anion mit kationischen Stoffen und als Phenol mit Etherbrücken. In wässriger oder wässrig-alkoholischer Lösung erzeugt Salicylsäure einen pH-Wert im stark sauren Milieu (pH $\leq$ 3); dies macht es nahezu unmöglich, andere Wirkstoffe mit ihr zusammen zu verarbeiten.
Rezeptierbarer pH-Bereich	pH $\leq$ 3
Herstellung	– Salicylsäure darf nicht mit Rizinusöl angerieben werden, da sich ein Teil der Substanz in dem Öl löst, der bei anschließender Lagerung auskristallisiert. Daher sollte in Suspensionssalben Paraffin zum Anreiben verwendet werden. – Stammverreibungen von Salicylsäure, wie z. B. Salicylsäure-Verreibung 50 % DAC, erleichtern die Herstellung der Zubereitungen. Die regelmäßige Überprüfung der Teilchengröße ist wegen der möglichen Rekristallisation notwendig. – Salicylsäure hat eine phenolische Hydroxylgruppe, die mit Eisen(III)-Ionen regiert. Sie darf deswegen nie mit eisenhaltigen Geräten verarbeitet werden.
Konservierung	– in therapeutischen Konzentrationen antimikrobielle Eigenschaften

Übung 35
Salicylsäure-Vaselin 1 % (NRF 11.43.)

Salicylsäure-Verreibung 50 % DAC	2,0 g
Weißes oder gelbes Vaselin	98,0 g

Herkömmliche Herstellung

Legen Sie die Salicylsäure-Verreibung vor und arbeiten Vaselin in jeweils gleichen Anteilen unter häufigem Abschaben ohne Wärmeanwendung ein.

Herstellung mit TOPITEC®

Salicylsäure sollte nur als Stammverreibung oder als mikrofeines Pulver verarbeitet werden. Die Zubereitung kann nach den allgemein gültigen Einstellungen hergestellt werden (s. Seite 235 f.). Erwärmung während der Herstellung sollte vermieden werden, um die Rekristallisation der Salicylsäure zu vermeiden.

Herstellung mit dem Unguator® Standard-Flügelrührer (Suspension!)

Die Hälfte des Vaselins wird vorgelegt. Darauf wird die Salicylsäure-Verreibung 50% DAC eingewogen, mit dem restlichen Vaselin bedeckt (Sandwich-Methode) und die Luft diminuiert.

Geräteeinstellungen

Unguator® 2100:	Programm »Direkt«, Hubmotor 800 UpM, Rührmotor 500 UpM, Zeit 4-mal 2 Minuten, jeweils Pausen von 5 Minuten
Unguator® e/s:	6-mal 1 Minute bei Stufe 0 (720 UpM), Pausen von jeweils 5 Minuten
Unguator® B/R:	4-mal 2 Minuten mit 300 UpM, Pausen von jeweils 5 Minuten

Übung 36
Ethanolhaltiges Salicylsäure-Gel 6% (NRF 11.54.)

Salicylsäure	6,0 g
Natriumdihydrogenphosphat-Dihydrat	0,1 g
Ethanol 96%	16,0 g
Hypromellose 2000	2,0 g
Propylenglykol	60,0 g
Gereinigtes Wasser	15,9 g

Herkömmliche Herstellung

Herstellungsmethode 1

In einem Becherglas lösen Sie Natriumdihydrogenphosphat-Dihydrat in einer kleinen Menge Wasser. Fügen Sie Ethanol und Propylenglykol hinzu und lösen die Salicylsäure in diesem Ansatz. Streuen Sie die Hypromellose auf die Oberfläche und ergänzen fehlendes Wasser. Der Ansatz wird zur Quellung mindestens 15 Minuten stehen gelassen. Verdunstungsverluste werden mit Ethanol 96% ausgeglichen.

Herstellungsmethode 2

Dispergieren Sie Hypromellose in Ethanol und verfahren im Übrigen wie oben beschrieben.

Steinkohlenteerlösung

Tab. 12.7-16: Steinkohlenteerlösung

Synonyme	– Liquor Carbonis detergens, LCD, Lithanthracis picis liquor
Aussehen/ Eigenschaften	– dunkelbraune Flüssigkeit mit charakteristischem Geruch, basisch reagierendes Gemisch aus vielen Einzelkomponenten, wie z. B. Phenolen, Aromaten und Azoverbindungen – hergestellt durch Lösen von Steinkohlenteer in Ethanol 70% (V/V) zusammen mit gepulverter Seifenrinde

Tab. 12.7-16: Steinkohlenteerlösung *(Fortsetzung)*

Löslichkeit	– gut mischbar mit Triglyceriden – mischbar mit Ethanol 70 % – nicht mischbar mit Wasser und Paraffinen
Wirkung und Anwendung	– auf der Haut abschwellend, antimikrobiell, antimykotisch, hemmt die Zellneubildung. Teerbestandteile können durch die Epidermis oder durch Follikel in die Haut gelangen – bei chronischen Ekzemen, Neurodermitis und Psoriasis – Die Anwendung während der Schwangerschaft und Stillzeit sowie bei Säuglingen ist verboten. – Normdosierung nach DAC: in Salben und Gelen bis zu 20 %, in Tinkturen 5 bis 10 % und in abwaschbaren Zubereitungen 0,5 bis 3 % auf der Kopfhaut; die unverdünnte Pinselung darf höchstens zweimal pro Woche auf einer maximal handtellergroßen Fläche aufgetragen werden. – Direkte Sonnenbestrahlung ist während und einige Zeit nach der Therapie zu vermeiden (Photosensibilisierung). – LCD enthält krebserzeugende Bestandteile, die die Anwendung als Dermatikum bei Hautkrankheiten nur in begründeten Fällen und nicht über vier Wochen hinaus zulassen. Unerwünschte Wirkungen sind Nierenschädigung und allergische Reaktionen.
Stabilität	– photolabil; lichtgeschützt und gut verschlossen lagern. – Saponine der zugesetzten Seifenrindentinktur stabilisieren die Lösung.
Unverträglichkeiten	– wegen der enthaltenen Saponine (Tenside) und der hohen Ethanolkonzentration unverträglich mit hydrophoben Salben und Cremes – mit Dithranol
Rezeptierbarer pH-Bereich	– pH 2 bis 8
Hinweise zur Rezeptur	– Hat sich während der Lagerung ein Bodensatz im Vorratsgefäß gebildet, muss filtriert werden. – nur in kalte Grundlagen einarbeiten – in vielen hydrophilen Systemen gut, in hydrophoben Salben und Absorptionsbasen nur beschränkt zu verarbeiten – Bei der Verarbeitung von LCD mit Carbomer quillt der Gelbildner und die verdickte Steinkohlenteerlösung lässt sich homogen mit lipophilen Grundlagen mischen. – Tipp: Flecken in der Kleidung können mit Butter vorbehandelt und anschießend mit Waschmittel ausgewaschen werden.
Konservierung	– in therapeutischen Konzentrationen antimikrobielle Eigenschaften

Übung 37
LCD-Vaselin 10% 50,0 g (NRF 11.87.)

Steinkohlenteerlösung	5,0 g
Carbomer 50 000	0,5 g
Weißes Vaselin	44,5 g

Herkömmliche Herstellung
Reiben Sie Carbomer mit etwa 2 g geschmolzenem Vaselin sorgfältig an und ergänzen in Anteilen und unter häufigem Abschaben der Innenwand der Salbenschale und des Pistills die restliche Menge Vaselin. Carbomer muss fein verteilt vorliegen, um anschließend mit der gesamten Steinkohlenteerlösung quellen zu können. Fügen Sie LCD in Anteilen hinzu.

Herstellung mit TOPITEC®
Die Hälfte des Vaselins vorlegen. Carbomer sowie restliches Vaselin ergänzen und die Mischung zwei Minuten mit 2.000 UpM verrühren. Kruke öffnen und die Steinkohlenteerlösung ergänzen. Den Ansatz erneut für 4 Minuten mit 1.500 UpM mischen.

Herstellung mit dem Unguator® Standard-Flügelrührer (Suspension!)
10 bis 15 % des geschmolzenen Vaselins werden in der Unguator® Direktkruke vorgelegt (Hubboden bleibt abgesenkt), auf dieses wird Carbomer seitlich versetzt eingewogen.

Programmeinstellung der Vorverreibung

Unguator® 2100:	Programm »Suspension < 2%«
Unguator® e/s:	1:00 Minute bei Stufe 9 (2.340 UpM)
Unguator® B/R:	1:00 Minute mit 2.000 UpM

Anschließend wird auf Homogenität kontrolliert.

Auf die Vorverreibung wird das restliche Vaselin aufgewogen und die Luft diminuiert.

Geräteeinstellungen

Unguator® 2100:	Fortfahren im Programm »Suspension < 2%«
Unguator® e/s:	1:00 Minute bei Stufe 9 (2.340 UpM)
Unguator® B/R:	1:00 Minute mit 2.000 UpM

Da sich der Ansatz durch Reibung erwärmt, muss die Zubereitung abgekühlt werden, bevor die Steinkohlenteerlösung eingewogen werden kann.

Geräteeinstellungen

Unguator® 2100:	Programm »Emulsion«
Unguator® e/s:	Zu Beginn langsame Einarbeitung der Flüssigkeit 30 Sekunden bei Stufe 3 (1.260 UpM), anschließend 2 Minuten Stufe 9 (2.340 UpM)
Unguator® B/R:	Zu Beginn langsame Einarbeitung der Flüssigkeit 30 Sekunden mit 1.000 UpM, anschließend 2 Minuten mit 2.000 UpM

Tretinoin

Tab. 12.7-17: Tretinoin

Synonyme	– Tretinoinum, Vitamin-A-Säure, Retinsäure
Aussehen/ Eigenschaften	– gelbes bis schwach orangefarbenes kristallines Pulver
Löslichkeit	– praktisch unlöslich in Wasser – schwer löslich in Ethanol 96 %, 2-Propanol und mittelkettigen Triglyceriden – wenig löslich in Rizinusöl und flüssigen Wachsen – unlöslich in Kohlenwasserstoffen, z. B. dickflüssigem Paraffin
Wirkung und Anwendung	– entzündungshemmend, hemmt die Zellteilung und lockert die Hornhaut der Hautoberfläche auf; dabei werden abgestorbene Hautschuppen schneller abgestoßen – Durch die gelockerte Hornhaut ist die Haut jedoch gegenüber Sonnenstrahlen sensibilisiert. – Tretinoin ist ein Standardwirkstoff bei der lokalen Behandlung der unkomplizierten Akne vulgaris und wird in Konzentrationen zwischen 0,025 und 0,1 % angewandt (häufigste Konzentration: 0,05 %). Die Zubereitungen werden abends auf die saubere, getrocknete Haut dünn aufgetragen. Nach dem Auftragen kann kurzfristiges Brennen oder Wärmegefühl auftreten. Bei zu starker Hautreizung oder bei Aufblühen der Akne, das für den Beginn der Behandlung typisch ist, kann die Anwendung auf jeden zweiten bis dritten Tag beschränkt werden. Bei guter Verträglichkeit kann die Konzentration erhöht oder die Anwendungshäufigkeit verdoppelt werden. Bei gleicher Konzentration wirkt Tretinoin in Gelen und Lösungen stärker als in Cremes und Salben. Erste Therapieerfolge treten nach zwei bis drei Wochen auf. Optimale Ergebnisse sind nach sechs Wochen zu erwarten. Anschließend kann die Anwendung auf zwei- bis dreimal pro Woche bis zum Ende der üblicherweise dreimonatigen Behandlungszeit reduziert werden. Veränderungen in der Hautpigmentierung bilden sich nach einigen Monaten zurück. – Während der Behandlung mit Tretinoin muss eine Schwangerschaft unbedingt verhindert werden, da die Substanz **teratogen** ist und zu Missbildungen des Kindes führen kann. Während der Behandlung dürfen Kinder nicht gestillt werden. – Tretinoin darf nicht mit Schleimhäuten, Augen, Lippen, Nasenöffnungen und offenen Wunden in Berührung kommen.

Tab. 12.7-17: **Tretinoin** *(Fortsetzung)*	
Stabilität	– Tretinoin ist eine Säure, die durch Licht, Sauerstoff und erhöhte Temperaturen zersetzt wird. Lagerung daher lichtgeschützt, bei Temperaturen unter 25 °C, besser im Kühlschrank. Tretinoin ist im stark sauren Milieu (pH ~ 3) stabil, während es sich im basischen Milieu zersetzt. Zubereitungen werden mit Butylhydroxytoluol, einem phenolischen Antioxidans, stabilisiert.
Unverträglichkeiten	– mit alkalisch reagierenden Wirkstoffen – mit Oxidationsmitteln
Rezeptierbarer pH-Bereich	– pH ~ 3; Wirkoptimum pH 5
Hinweise zur Rezeptur	– Tretinoin ist **teratogen**. Auf ausreichenden Schutz des Rezeptars ist zu achten. Verringerung der Gefährdung durch Verwendung flüssiger oder halbfester Rezepturkonzentrate. Da die Substanz lichtempfindlich ist, sollten Zubereitungen in Tuben abgefüllt werden.
Konservierung	– Propylenglykol 20 % (berechnet auf die Wassermenge) – Sorbinsäure – Kaliumsorbat 0,14 % + wasserfreie Citronensäure 0,07 %

Übung 38
Hydrophile Tretinoin-Creme 0,025 % (NRF 11.100.)

Tretinoin, mikrofein gepulvert	0,025 g
Butylhydroxytoluol-Stammlösung 2 % (hergestellt mit dickflüssigem Paraffin)	2,0 g
Basiscreme DAC	97,75 g

Aus Sicherheitsgründen sollte bei der Herstellung des Rezepturarzneimittels zu Übungszwecken nicht Tretinoin, sondern ein indifferenter Stoff verwandt werden.

Herkömmliche Herstellung
Lösen Sie in einem Becherglas Butylhydroxytoluol unter Erwärmung auf 70 °C in dickflüssigem Paraffin. Reiben Sie Tretinoin mit der Butylhydroxytoluol-Stammlösung in der Fantaschale an und geben die Basiscreme in jeweils gleichen Anteilen unter häufigem Abschaben hinzu.

Herstellung mit TOPITEC®
Bei der Herstellung ist die Erwärmung der Zubereitung zu vermeiden. Steigt die Temperatur, erhöht sich die Löslichkeit des Tretinoins in der Grundlage; dies kann Auswirkungen auf die Stabilität des Tretinoins haben. Es empfiehlt sich, während des Mischvorganges Kühlmanschetten zu verwenden. Die Zubereitung kann nach den allgemein gültigen Einstellungen hergestellt werden (s. Seite 235 f.).

Herstellung mit dem Unguator® Standard-Flügelrührer (Suspension!)
10 bis 15 % der Basiscreme DAC werden vorgelegt (unterer Hubboden bleibt abgesenkt). Tretinoin wird zugewogen und mit Butylhydroxytoluol-Stammlösung 2 % bedeckt (Sandwich-Methode).

Geräteeinstellungen
Unguator® 2100: Programm »Suspension < 2 %«
Unguator® e/s: 0:30 Minuten bei Stufe 9 (2.340 UpM)
Unguator® B/R: 0:30 Minuten mit 2.000 UpM

Anschließend wird als Inprozesskontrolle auf Homogenität geprüft.

Die restliche Basiscreme DAC wird hinzugefügt. Nach Diminuierung der Luft wird erneut gerührt.

Geräteeinstellungen zur Vermeidung der Erwärmung
(Achtung: Tretinoin ist hitzeempfindlich!)
Unguator® 2100: Programm »Direkt«, Hubmotor 800 UpM, Rührmotor 250 UpM, 4-mal 2 Minuten, jeweils Pausen von 5 Minuten
Unguator® e/s: 6-mal 1 Minute bei Stufe 0 (720 UpM), jeweils Pausen von 5 Minuten zur Vermeidung der Erwärmung der Rezeptur
Unguator® B/R: 4-mal 2 Minuten mit 300 UpM, Pausen von jeweils 5 Minuten zur Vermeidung der Erwärmung der Rezeptur

Triamcinolonacetonid

Tab. 12.7-18 Triamcinolonacetonid

Synonyme	– Triamcinoloni acetonidum, Triamcinolonum acetonatum
Aussehen/ Eigenschaften	– weißes bis cremefarbenes kristallines Pulver
Löslichkeit	– wenig löslich in Ethanol 96 % (V/V) – praktisch unlöslich in Wasser
Wirkung und Anwendung	– wirkt entzündungshemmend, juckreizstillend, immunsupressiv und hemmt die Zellneubildung – mittelstark wirksames Glukocorticoid, das in Konzentrationen von 0,025 bis 0,1 % angewandt wird. Auf der Haut muss Triamcinolonacetonid angewandt werden, da Triamcinolon kutan unwirksam ist. Bei peroraler Anwendung sind beide Verbindungen gleich stark wirksam. – bei Neurodermitis, Kontaktekzem, Sonnenbrand und entzündlichen Hauterkrankungen – Zubereitungen werden einmal täglich dünn aufgetragen, da sich in der Hornhaut ein Depot aufbaut. Informationen zur Intervall- oder Stufentherapie mit Glukocorticoiden s. Seite 251.
Stabilität	– in alkoholischen Lösungen photoinstabil – säureempfindlich

Tab. 12.7-18 Triamcinolonacetonid *(Fortsetzung)*		
Unverträglichkeiten	–	hydrolytische und oxidative Zersetzung in Kombination mit Zinkoxid wahrscheinlich; Oxidationsmittel
Rezeptierbarer pH-Bereich		pH 2 bis 9; Wirkoptimum bei etwa pH 4
Hinweise zur Rezeptur	–	Es steht ein 2%iges Konzentrat mit weißem Vaselin zur Verfügung. Bei Verschreibungen auf genaue Bezeichnung des Arzneistoffs achten (Triamcinolon/Triamcinolonacetonid s. o.)
Konservierung	–	PHB-Ester 0,1 %
	–	Sorbinsäure 0,1 %
	–	Kaliumsorbat 0,14 % + wasserfreie Citronensäure 0,07 %
	–	Propylenglykol 20 % (bezogen auf die Wassermenge)

Übung 39
Hydrophile Triamcinolonacetonid-Creme 0,025 % (NRF 11.38.)

Triamcinolonacetonid, mikrofein gepulvert		0,025	g
Mittelkettige Triglyceride		0,5	g
Basiscreme DAC	zu	100,0	g

Herkömmliche Herstellung
Reiben Sie Triamcinolonacetonid mit den mittelkettigen Triglyceriden an und fügen Basiscreme in jeweils gleichen Anteilen unter häufigem Abschaben hinzu.

Herstellung mit TOPITEC®
Ansatzmenge 50 g: 20 % der Basiscreme und Triamcinolonacetonid einwiegen. Der Wirkstoff sollte von der Basiscreme bedeckt sein. Den Ansatz für 30 Sekunden mit 1.500 UpM zur Herstellung der Vorverreibung mischen. Die Kruke anschließend öffnen und die restliche Basiscreme ergänzen. Den Ansatz erneut für zwei Minuten mit 1.500 UpM verrühren. Die Anreibung des Triamcinolonacetonid mit mittelkettigen Triglyceriden kann bei der Herstellung mit dem TOPITEC® entfallen.

Herstellung mit dem Unguator® Standard-Flügelrührer (Suspension!)
Siehe Seite 251: Betamethasonvalerat

■ Zinkoxid

Tab. 12.7-18: Zinkoxid		
Synonyme	–	Zincum oxidatum, Zinci oxidum
Aussehen/ Eigenschaften	–	weißes amorphes Pulver
Löslichkeit	–	löslich in verdünnten Mineralsäuren, unlöslich in Wasser und Ethanol 96 %

Tab. 12.7-18: Zinkoxid *(Fortsetzung)*

Wirkung und Anwendung	– abdeckende und schützende Wirkung auf der Haut – bindet Sekrete und wirkt schwach antimikrobiell, antiphlogistisch und adstringierend – Verwendung auch in Deodorantien, Zinkleimverbänden und als Pigment in Sonnenschutzmitteln
Unverträglichkeiten	– Als Kation reagiert Zink in wasserhaltigen Zubereitungen unter Salzbildung leicht mit anionischen Substanzen. Es senkt die Stabilität anderer Wirkstoffe, z. B. von Antiseptika, Antiphlogistika, Dithranol und Glukocorticoiden.
Rezeptierbarer pH-Bereich	pH ≥ 6
Herstellung	– Reagiert ein Wirkstoff mit Zinkoxid, müssen die Substanzen getrennt voneinander verarbeitet oder Zinkoxid muss gegen Titandioxid ausgetauscht werden.
Konservierung	– in therapeutischen Konzentrationen antimikrobielle Eigenschaften

Zinkpaste
siehe Seite 229

Übung 40
Wundsalbe

Zinkoxid		10,0 g
Weizenstärke		5,0 g
Mittelkettige Triglyceride		5,0 g
Ölsäure		0,05 g
Wollwachs		15,0 g
Weißes Vaselin	zu	50,0 g

Herkömmliche Herstellung
Schmelzen Sie die Mischung aus mittelkettigen Triglyceriden, Ölsäure, Wollwachs und weißem Vaselin auf dem Wasserbad. Kühlen Sie die Mischung auf etwa 55 °C ab, damit die Weizenstärke nicht ihre Saugfähigkeit verliert, und reiben das Gemisch von Zinkoxid und Weizenstärke damit an. Rühren Sie die Salbe anschließend kalt.

Herstellung mit TOPITEC®
Die Salbe kann nach den allgemein gültigen Einstellungen hergestellt werden (s. Seite 235 f.).

Herstellung mit dem Unguator® Standard-Flügelrührer (Suspension!)
Weißes Vaselin wird vorgelegt, Zinkoxid zugewogen und mit mittelkettigen Triglyceriden bedeckt. Anschließend den Ansatz im Wasserbad aufschmelzen und die Luft diminuieren.

Geräteeinstellungen

Unguator® 2100:	Programm »Suspension > 2 %«
Unguator® e/s:	2:00 Minuten bei Stufe 9 (2.340 UpM)
Unguator® B/R:	2:00 Minuten mit 2.000 UpM

Auf das auf etwa 55 °C abgekühlte Rezepturarzneimittel werden die Weizenstärke, die Ölsäure und das Wollwachs eingewogen.

Geräteeinstellungen

Unguator® 2100:	Programm »Direkt«, Hubmotor 800 UpM, Rührmotor 500 UpM, 4-mal 2 Minuten, jeweils Pausen von 10 Minuten zur Abkühlung der Rezeptur
Unguator® e/s:	4-mal 2 Minuten bei Stufe 0 (720 UpM), jeweils Pausen von 10 Minuten zur Abkühlung der Rezeptur
Unguator® B/R:	4-mal 2 Minuten mit 650 UpM, jeweils Pausen von 10 Minuten zur Abkühlung der Rezeptur

12.8 Salbenunverträglichkeiten

Rezepturbestandteile können sich gegenseitig stark beeinflussen und damit die Stabilität sowie die Wirksamkeit der Zubereitung negativ beeinflussen. Nicht selten werden mehrere Wirkstoffe in einer Rezeptur verordnet, die z. B. in verschiedenen pH-Bereichen wirksam sind oder miteinander unter Salzbildung reagieren. So können Unverträglichkeitsreaktionen zwischen verschiedenen Wirkstoffen, zwischen Wirkstoffen und Hilfsstoffen, wie z. B. Emulgatoren, oder mit der Grundlage entstehen. Treten diese auf, muss überprüft werden, wie gravierend sie sind, und ggf. nach Rücksprache mit dem Arzt die Vorschrift abgeändert werden.

Bevor ein Rezepturarzneimittel hergestellt werden kann, müssen die folgenden physikalischen und chemischen Eigenschaften der Wirk- und Hilfsstoffe und der Salbengrundlagen abgeklärt werden, um Unverträglichkeiten (Inkompatibilitäten) zu vermeiden (Tab. 12.8-1 bis 12.8-12).

- Sind die Substanzen neutral und damit nichtionisch?
- Reagieren die Substanzen basisch und sind damit kationisch?
- Reagieren die Substanzen sauer und sind damit anionisch?
- Stimmt der pH-Bereich, in dem die Wirkstoffe wirksam und ausreichend stabil sind, und
- liegt eine W/O-Emulsion oder eine O/W-Emulsion vor?

Es werden zwei Arten Unverträglichkeiten unterschieden:

Manifeste Unverträglichkeiten

Manifeste Unverträglichkeiten können sofort bei der Herstellung erkannt werden durch

- Brechen der Emulsion,
- Fällungen und Flockungen aufgrund von Löslichkeitsveränderungen,
- Verfärbungen, Geruchsveränderungen oder Gasentwicklung oder
- Viskositätsveränderungen (Verdickung oder Verflüssigung), insbesondere bei Gelen. Sie sind Folge von Maßnahmen, die die Hydrathülle beeinflussen, z. B. Wärme, hohe Salzkonzentrationen, Ethanol, Basen, Säuren.

Larvierte Unverträglichkeiten

Larvierte Unverträglichkeiten können nicht sofort erkannt werden. Oft treten sie erst während der Lagerung auf und lassen sich nur durch Kontrollmethoden, wie z. B. eine Gehaltsbestimmung, feststellen. Ihr Ausmaß ist abhängig von der Konzentration der miteinander reagierenden Substanzen und der Lagerzeit. So kann aus einer larvierten Unverträglichkeit bei höheren Konzentrationen der Wirkstoffe oder langer Lagerung eine manifeste entstehen.

Wichtige Ursachen der Unverträglichkeiten

- Reaktion eines Kations mit einem Anion
- Reaktion phenolischer Substanzen mit nichtionischen Tensiden oder Hydrogelbildnern
- Reaktion zwischen grenzflächenaktiven Substanzen und W/O-Cremes
- Mischung einer W/O-Creme mit einer O/W-Creme
- pH-Wert-Verschiebungen

Eine Auflistung der Eigenschaften der wichtigsten Wirkstoffe für halbfeste Zubereitungen befindet sich in den NRF-Tabellen für die Rezeptur unter dem Stichwort »Wirkstoffprofile«. Es wird angegeben, ob es sich bei dem Wirkstoff um ein Anion, ein Kation, eine phenolische Substanz, eine Esterverbindung oder um eine neutrale Substanz handelt. Außerdem sind der rezeptierbare pH-Bereich, die übliche therapeutische Konzentration, die konservierenden Eigenschaften sowie relevante NRF-Monographien angegeben.

TIPP

Bei Unverträglichkeiten ist Rücksprache mit dem Arzt zu nehmen, dem als Alternative eine geeignete Vorschrift aus dem NRF vorgeschlagen werden sollte.

1. Reaktion eines Kations mit einem Anion

Sind in einer wasserhaltigen Zubereitung gleichzeitig kationische und anionische Substanzen enthalten, bilden sich durch eine chemische Reaktion Salze, die meist eine schlechtere Löslichkeit haben als ihre Ausgangsstoffe. Die Zubereitung hat dadurch eine wesentlich geringere Wirksamkeit oder kann wirkungslos sein.

Beispiel
Salicylsäure (anionisch) + Zinkoxid (kationisch) → Zinksalicylat + Wasser

Problemlösung
- Reagieren zwei Wirkstoffe miteinander, so müssen sie getrennt verarbeitet werden. Der Patient wendet die Zubereitungen zeitlich getrennt voneinander an, z. B. die eine morgens und die andere abends.
- Die ionischen Wirkstoffe werden in eine wasserfreie Grundlage eingearbeitet.
- Verträgt sich der Wirkstoff nicht mit einem Hilfsstoff der Zubereitung, so muss die Grundlage der Zubereitung ausgetauscht werden. Zur Auswahl stehen nichtionische Cremes, wie z. B. Nichtionische hydrophile Creme DAB und Basiscreme DAC, oder nichtionische Gele, wie z. B. Hydroxyethylcellulose-Gel DAB.

2. Reaktionen zwischen phenolischen Stoffen und nichtionischen Tensiden oder nichtionischen Hydrogelbildnern

Außer chemischen Reaktionen, wie der Salzbildung, können auch physikalisch-chemische Reaktionen stattfinden. So können sich Wasserstoffbrücken zwischen den Wasserstoffatomen eines phenolischen Stoffes, z. B. Salicylsäure, und dem Sauerstoffatom einer Etherverbindung, z. B. Polyethylenglykol oder Celluloseether, bilden. Diese Reaktion reicht aus, um einen Emulgator auszufällen oder ein Gel zu dehydratisieren. Vorsicht ist auch geboten, wenn schlecht lösliche Wirkstoffe mit Emulgatoren, wie z. B. Tween®, in Lösung gebracht werden sollen und die Zubereitung phenolische Konservierungsmittel, z. B. Nipagin® und Nipasol®, enthält.

Problemlösung
Phenolische Wirkstoffe dürfen nur mit anionischen Cremes oder Hydrogelen verarbeitet werden.

TIPP

Achten Sie auf Wortbestandteile wie »Macrogol« oder »Polyethylenglykol« in den Bezeichnungen der Emulgatoren. Sie beschreiben beide eine $-O-CH_2-CH_2-O-$Struktur, die mit Phenolen Wasserstoff-Brücken bilden.

3. Reaktionen zwischen grenzflächenaktiven Stoffen und W/O-Cremes

Grenzflächenaktive Stoffe, z. B. Polidocanol 600 (Thesit®), verhalten sich durch ihre amphiphilen Eigenschaften wie Emulgatoren. Sie stören in W/O-Cremes, wie z. B. Eucerin® cum Aqua, den W/O-Emulgator an der Grenzfläche zwischen Öl- und Wasserphase und führen bereits in geringen Konzentrationen zur Verflüssigung oder zum Brechen der Zubereitung.

Problemlösung
Grenzflächenaktive Wirkstoffe sollten in wasserfreien Salbengrundlagen verarbeitet werden. Eine andere Möglichkeit ist, den Wasseranteil zu verringern, z. B. wurde in der Lipophilen Polidocanol-Creme (NRF 11.119.) der Wasseranteil von 70 auf 10 % reduziert.

4. Mischung einer W/O-Creme mit einer O/W-Creme

Nicht selten müssen Salbengrundlagen mit Fertigarzneimitteln gemischt werden, die unterschiedliche Emulsionstypen als Grundlage haben. So werden in den so genannten »Verdünnungsrezepturen« Wirkstoffsalben mit wirkstofffreien Grundlagen verdünnt. Probleme treten dann auf, wenn O/W- mit W/O-Cremes gemischt werden sollen, da sich deren unterschiedliche Emulgatoren gegenseitig beeinflussen. Die Phasen müssen sich neu anordnen und es muss ein neues System aufgebaut werden; dabei ist nicht abzusehen, ob eine W/O- oder O/W-Creme entsteht oder die Zubereitung überhaupt homogen hergestellt werden kann. Abgesehen von den galenischen Problemen sind solche Zubereitungen auch unter therapeutischen Gesichtspunkten kritisch zu sehen. W/O- und O/W-Zubereitungen werden entsprechend dem Hauttyp und -zustand des Patienten verordnet. So werden O/W-Emulsionen beispielsweise bei normaler bis fettiger Haut und akuten Hauterkrankungen, W/O-Emulsionen bei trockener und chronisch erkrankter Haut angewandt.

Problemlösung
Fertigarzneimittelsalben/-cremes dürfen nur mit Grundlagen verdünnt werden, die den gleichen Emulsionstyp haben.

Rezepturbeispiel

Diprogenta®-Creme		25 g (O/W-Creme)
Eucerin® anhydricum	ad	50 g (wasseraufnehmende Salbe Typ W/O)

Werden diese Komponenten miteinander gemischt, bricht die Emulsion. Um das Problem zu lösen, muss bekannt sein, wie die Haut des Patienten beschaffen ist. Wird die Zubereitung auf trockene Haut aufgetragen, kann Diprogenta®-Creme gegen Diprogenta®-Salbe ausgetauscht werden. Leidet der Patient an einer akuten Hauterkrankung, muss Eucerin® anhydricum gegen eine hydrophile Grundlage, wie z. B. Diprosone®-Basiscreme, ausgetauscht werden.

5. Verschiebungen des pH-Wertes

Die meisten Wirkstoffe haben einen pH-Bereich, in dem sie stabil und gut wirksam sind. Wird der Wirkstoff in einer Zubereitung außerhalb dieses Bereiches verarbeitet, verliert er an Wirkung oder wird ggf. völlig wirkungslos.

Ein Beispiel ist die Verarbeitung des Antibiotikums Erythromycin mit einer Grundlage, die mit Sorbinsäure konserviert ist. Erythromycin ist im pH-Bereich von 8 bis 10 stabil. Während der Herstellung ist diese Unverträglichkeit nicht zu erkennen, dennoch zerstört die sauer reagierende Sorbinsäure das Antibiotikum innerhalb kürzester Zeit. Es muss daher eine andere Grundlage verwendet werden, die keine sauer reagierende Konservierungsstoffe enthält. Geeignet ist z. B. Basiscreme DAC, die durch Propylenglykol haltbar ist. Werden mehrere Wirkstoffe, die in unterschiedlichen pH-Bereichen stabil sind oder ihr Wirkoptimum haben, in einer Zubereitung verordnet, müssen die Wirkstoffe getrennt in verschiedenen Zubereitungen verarbeitet werden.

Zusammenfassung der Grundregeln zur Vermeidung von Unverträglichkeiten

- Kationische Wirk- und Hilfsstoffe dürfen nicht mit anionischen Wirk- und Hilfsstoffen gemischt werden, damit die Bildung von Salzen vermieden wird.
- Phenolische oder grenzflächenaktive Wirk- und Hilfsstoffe dürfen nicht mit Polyethylenglykol-haltigen (Macrogol-haltigen) Emulgatoren oder Celluloseether-Gelen verarbeitet werden, da Wasserstoffbrücken entstehen.
- Grenzflächenaktive Wirkstoffe dürfen nicht in W/O-Cremes eingearbeitet werden, da die Emulsion bricht.
- O/W-Cremes dürfen nicht mit W/O-Cremes gemischt werden.
- Es sind stets die pH-Bereiche der Wirkstoffe zu überprüfen, innerhalb derer sie stabil sind.

Tab. 12.8-1: Kationische Wirkstoffe (Auswahl)

Wirkstoffgruppen	Beispiele
Antibiotika	Chlortetracyclinhydrochlorid Gentamycinsulfat Neomycinsulfat Oxytetracyclinhydrochlorid Tetracylinhydrochlorid
Antihistaminika	Diphenhydraminhydrochlorid
Antimykotika	Econazolnitrat Miconazolnitrat

Tab. 12.8-1: Kationische Wirkstoffe (Auswahl) *(Fortsetzung)*

Wirkstoffgruppen	Beispiele
Antiseptika	Benzalkoniumchlorid Chlorhexidindigluconat Dequaliniumchlorid Ethacridinlactat (Rivanol®) Hydroxychinolinsulfat (Chinosol®) Polihexanid Silbernitrat Zinkoxid, Zinksulfat
Lokalanästhetika	Lidocainhydrochlorid Tetracainhydrochlorid
Andere	Aluminiumchlorid-Hexahydrat

Tab. 12.8-2: Anionische Wirkstoffe (Auswahl)

Acetylsalicylsäure Ammoniumbituminosulfonat (Ichthyol®) Anthrarobin Basisches Bismutgallat Clioquinol Diclofenac-Natrium Dithranol Eosin-Natrium Glykolsäure Heparin-Natrium Hyaluronsäure Hydrochinon Steinkohlenteerlösung, -spiritus Povidon-Iod Resorcin*) Salicylsäure Tannin

Tab. 12.8-3: Nichtionische Wirkstoffe (Auswahl)

Wirkstoffgruppen	Beispiele
Antibiotika	Chloramphenicol Erythromycin Metronidazol
Antimykotika	Bifonazol Clotrimazol Nystatin

*) Negative Nutzen-Risiko-Bewertung der Kommission B 7 des ehemaligen BGA

Tab. 12.8-3: Nichtionische Wirkstoffe (Auswahl) *(Fortsetzung)*

Glukocorticoide	Betamethason-17-valerat Clobetasol-17-propionat Dexamethason Hydrocortison, -acetat Prednisolon, -acetat Triamcinolonacetonid
Lokalanästhetika	Benzocain Polidocanol 600
Andere	Dimeticon 350 Harnstoff Menthol Schwefel

Tab. 12.8-4: Anionische Tenside (Auswahl)

Zubereitungstyp	**Beispiele**
Anionische Tenside	Natriumcetylstearylsulfat, enthalten in emulgierendem Cetylstearylalkohol Typ A (Lanette® N) Natriumlaurylsulfat bzw. Natriumdodecylsulfat, enthalten in emulgierendem Cetylstearylalkohol Typ B Natrium- oder Kaliumstearat, enthalten in selbstemulgierendem Glycerinmonostearat (Tegin®) Triethanolaminstearat, enthalten in Stearatcremes und -lotionen

Tab. 12.8-5: Nichtionische Salbengrundlagen (Auswahl)

Zubereitungstyp	**Beispiele**
Hydrophobe Salbe	Weißes Vaselin, gelbes Vaselin
Lipophiles Gel	Hydrophobes Basisgel DAC
Wasseraufnehmende Salbe (W/O)	Wollwachsalkoholsalbe DAB Emulgierendes hydrophobes Basisgel DAC Emulgierende Augensalbe (NRF 15.20.)
W/O-Creme	Wasserhaltige Wollwachsalkoholsalbe DAB Hydrophobe Basiscreme DAC (S. 41.) Weiche Salbe DAC
Amphiphile Creme	Basiscreme DAC
Wasseraufnehmende Salbe (O/W)	Unguentum Cordes®
O/W-Cremes	Nichtionische hydrophile Creme DAB Nichtionische hydrophile Creme SR (NRF S. 26.)
Hydrophile Lotion	Hydrophile Basisemulsion (NRF S. 25.)
Hydrophiles Gel	Hydroxyethylcellulose-Gel DAB

Tab. 12.8-6: Anionische Salbengrundlagen (Auswahl)

Zubereitungstyp	Beispiele
Wasseraufnehmende Salbe (O/W-Salbe)	Hydrophile Salbe DAB
Hydrophile Creme (O/W-Creme)	Wasserhaltige hydrophile Salbe DAB Anionische hydrophile Creme SR DAC (NRF S. 27.) Wasserhaltiges Liniment SR DAC (NRF S. 40.)
Hydrogel	Carmellose-Natrium-Gel DAB Wasserhaltiges Carbomergel DAB 2-Propanol-haltiges Carbomergel DAB

Tab. 12.8-7: Phenolische und phenolhaltige Wirkstoffe (Auswahl)

Clioquinol Dithranol Estradiol Estriol Hydrochinon 4-Hydroxybenzoesäureester (Nipagin®, Nipasol®) Steinkohlenteer	Resorcin*) Salicylsäure Tannin Tetracyclinhydrochlorid Thymol Triclosan

Tab. 12.8-8: Nichtionische Tenside (Auswahl)

Cetylstearylalkohol	Lanette® O
Cholesterol	
Glycerolmonostearat 60 %	Tegin® M
Macrogol-1.000-monocetylether	Cetomacrogol 1.000
Macrogol-20-glycerolmonostearat	Tagat® S 2
Macrogol-glycerolhydroxystearat 40	Cremophor® RH 40
Macrogol-glycerolricinoleat	Cremophor® EL
Macrogol-8-stearat	Simulsol® 45 PHA
Macrogol-4-laurylether	Mulsifan® CPA
Polysorbat 20	Tween® 20
Polysorbat 60	Tween® 60
Polysorbat 80	Tween® 80
Sorbitanmonooleat	Span® 80
Sorbitanmonostearat	Span® 60
Wollwachsalkohole	

*) Negative Nutzen-Risiko-Bewertung der Kommission B 7 des ehemaligen BGA

Tab. 12.8-9: Grenzflächenaktive Wirkstoffe (Auswahl)

Alkoholische Lösungen	
Ammoniumbituminosulfonat	Ichthyol®
Antihistaminika	
Benzalkoniumchlorid	Invertseifen
Helles Ammoniumbituminosulfonat	
Lokalanästhetika	Lidocain
	Novocain
	Tetracain
Polidocanol 600	Thesit®
Steinkohlenteerlösung und -spiritus	

Tab. 12.8-10: Nichtionische Hydrogelbildner (Auswahl)

Hypromellose 4000	Methylhydroxypropylcellulose, MHPC
Hydroxyethlcellulose 250	HEC
Hydroxypropylcellulose 400	Hyprolose HPC
Methylcellulose 400	MC
Poloxamer 407	

Tab. 12.8-11: Anionische Hydrogelbildner (Auswahl)

Arabisch Gummi	
Bentonit	
Carmellose-Natrium	Carboxymethylcellulose-Natrium, CMC-Natrium
Carbomer	Polyacrylsäure, Carbopol®
Traganth	

Übung

Versetzen Sie die genannten Salbengrundlagen mit jeweils höchstens 10 ml der folgenden Lösungen:

- Rivanol®-Lösung 5 %
- Tannin-Lösung 5 %
- Thesit®-Lösung 5 %

1. **Reaktion eines Kations mit einem Anion**
   Mischen Sie je 10 g Ungt. emulsific. aquos. mit den Lösungen.
2. **Reaktion einer phenolischen Substanz mit einem nichtionischen Tensid**
   Mischen Sie je 10 g Nichtionische hydrophile Creme mit den Lösungen.
3. **Reaktion einer grenzflächenaktiven Substanz mit einer W/O-Creme**
   Mischen Sie je 10 g wasserhaltige Wollwachsalkoholsalbe DAB mit den Lösungen.

Notieren Sie Ihre Beobachtungen. Bei welchen Kombinationen treten Unverträglichkeiten auf? Werten Sie die Ergebnisse der neun Versuche in einer Tabelle aus.

Tab. 12.8-12: Übersicht über wichtige topisch anzuwendende Fertigarzneimittel und ihre Unverträglichkeiten nach Angaben der Hersteller

Handelsname	Eigenschaften	Konservierung	pH-Wert	Unverträglichkeiten	Besonderheiten
Asche Basis® Creme	O/W-Emulsion	ja	5,5 bis 6,5	Benzocain Dithranol Gentamycinsulfat Ichthyol® Lidocainhydrochlorid Milchsäure Neomycinsulfat Salicylsäure Triclosan	Die Creme enthält Polyacrylsäure und PEG-40-Emulgator. Saure Substanzen zerstören das Polyacrylsäuregerüst, kationische Wirkstoffe bilden mit Polyacrylat unlösliche Salze. Phenolische Wirkstoffe gehen eine Wechselwirkung mit dem PEG-40-Emulgator ein. Mit Erythromycin keine pH-Korrektur notwendig.
Asche Basis® Lotio	O/W-Emulsion mit Carbomer	ja	5,0 bis 6,5	Benzocain Dithranol Ichthyol® Lidocainhydrochlorid Milchsäure Neomycinsulfat Salicylsäure Triclosan Zinköl	Die Lotio enthält Polyacrylsäure und PEG-40 Emulgator. Saure Substanzen zerstören das Polyacrylsäuregerüst, kationische Wirkstoffe bilden mit Polyacrylat unlösliche Salze. Phenolische Wirkstoffe gehen eine Wechselwirkung mit dem PEG-40-Emulgator ein. Mit Erythromycin keine pH-Korrektur notwendig.
Asche Basis® med Fettcreme	amphiphile Emulsion	ja	3,5 bis 4,5	Benzocain Dithranol Salicylsäure	
Asche Basis® Salbe	W/O-Emulsion	nein	–	Ichthyol® Polidocanol 600	
Asche Basis® Fettsalbe	wasserfrei, emulgatorfrei	nein	–	–	
Cordes® Basis RK	amphiphile Emulsion	Propylenglykol	etwa 5,0		
Cordes® Gel	nichtionisches Hydrogel	Propylenglykol	5,5 bis 7,0		Bei Verarbeitung von Dithranol ist zur Stabilisierung der Zusatz von Salicylsäure empfehlenswert.

Tab. 12.8-12: Übersicht über wichtige topisch anzuwendende Fertigarzneimittel und ihre Unverträglichkeiten nach Angaben der Hersteller *(Fortsetzung)*

Handelsname	Eigenschaften	Konservierung	pH-Wert	Unverträglichkeiten	Besonderheiten
Cordes® Lotio	Schüttelmixtur	Propylenglykol	5,0 bis 6,5	Tretinoin	Nicht empfehlenswert: Verarbeitung von Betamethason-17-valerat, Clobetasolpropionat, Prednisolon, Salicylsäure, Triamcinolonacetonid, Clotrimazol , da es nicht in Lösung geht
Cordes® Milch	O/W-Emulsion	ja	4,0 bis 5,0	Clotrimazol	Nicht empfehlenswert: Clobetasolpropionat, Prednisolon, Salicylsäure; Clotrimazol s. o. Verarbeitung mit Clotrimazol therapeutisch nicht sinnvoll
Cordes® Paste	wasseraufnehmende Salbe, W/O	nein	etwa 7,0	Erythromycin	Verarbeitung mit Dithranol, Erythromycin, Harnstoff, Metronidazol, Polidocanol 600, Prednisolon, Tretinoin therapeutisch nicht sinnvoll
Cordes® T.E.C.	alkoholische , gelhaltige Zubereitung	Isopropylalkohol	7,0 bis 9,0	Tretinoin	Nicht empfehlenswert: Harnstoff Verarbeitung mit Dithranol, Polidocanol therapeutisch nicht sinnvoll
Cordes® Unguentum	wasseraufnehmende Salbe, amphiphil	nein	etwa 6,0	Tretinoin	
Decoderm® Basiscreme	Emulsionsgrundlage, amphiphil	ja	4,5	> 10% Harnstoff > 10% Ichthyol®	
Dermatop® Basiscreme	O/W-Emulsion	ja	5,5 bis 6,5		max. 2% Erythromycin max. 4% Thesit® max. 2% Dithranol max. 10% Salicylsäure Verflüssigung durch Ichthyol®

Tab. 12.8-12: Übersicht über wichtige topisch anzuwendende Fertigarzneimittel und ihre Unverträglichkeiten nach Angaben der Hersteller *(Fortsetzung)*

Handelsname	Eigenschaften	Konservierung	pH-Wert	Unverträglichkeiten	Besonderheiten
Dermatop® Basissalbe	W/O-Emulsion	nein	5,5 bis 6,5		max. 2 % Erythromycin max. 2 % Dithranol max. 10 % Salicylsäure
Dermatop® Basis-Fettsalbe	wasseraufnehmende Salbe, W/O	nein	–		max. 2 % Erythromycin max. 2 % Dithranol max. 10 % Salicylsäure Verflüssigung durch Ichthyol®
Essex® Basiscreme	O/W-Emulsion	ja	5,0 bis 6,0		
Essex® Basissalbe	wasserfrei, emulgatorfrei	nein	–		
Eucerinum® anhydricum	wasseraufnehmende Salbe, W/O	nein	–		
Eucerinum® O/W-Grundlage	O/W-Emulsion	ja	6,5		Verflüssigung mit Polidocanol 600
Eucerinum® W/O-Grundlage	W/O-Emulsion	ja	–		
Eucerinum® cum Aqua	W/O-Emulsion	nein	–		Kein Fertigarzneimittel (Eucerinum anhydricum und Wasser 1 : 1)
Linola® Creme	O/W-Emulsion	ja	7,6	Polidocanol 600	
Linola® Fett-Creme	W/O-Emulsion	nein	6,5	Polidocanol 600	Die Einarbeitung von Harnstoff wird durch Schmelzen der Fettcreme erleichtert.

Tab. 12.8-12: Übersicht über wichtige topisch anzuwendende Fertigarzneimittel und ihre Unverträglichkeiten nach Angaben der Hersteller *(Fortsetzung)*

Handelsname	Eigenschaften	Konservierung	pH-Wert	Unverträglichkeiten	Besonderheiten
Neribas® Creme	O/W-Emulsion	ja	6,5	Clioquinol Erythromycin Harnstoff Ichthyol® Salicylsäure	Mit Steinkohlenteerlösung verfestigt sich die Zubereitung.
Neribas® Salbe	W/O-Emulsion	nein	6,5		Mit Ichthyol® sehr weich
Neribas® Fettsalbe	wasserfrei, emulgatorfrei	nein	–		
Wolff® Basis Creme	O/W-Emulsion	ja	7,6	Polidocanol 600	

13 Zubereitungen zur Anwendung am Auge

Das Auge ist eines der empfindlichsten Organe des Körpers. Seine Hornhaut (Cornea), die nicht durchblutet ist, wird durch Diffusion der Nährstoffe aus dem Kammerwasser und der Tränenflüssigkeit bzw. durch Arteriolen, die sich am Hornhautrand befinden, ernährt. Am gesunden Auge können eindringende Keime durch ein antibakteriell wirkendes Enzym der Tränenflüssigkeit (Lysozym) abgewehrt werden. Die verletzte Hornhaut dagegen hat keine Abwehrfunktion mehr, so dass es durch eindringende Keime zu schweren Augenerkrankungen bis hin zur Erblindung kommen kann. An die Qualität der Arzneimittel, die am Auge angewandt werden, müssen daher hohe Anforderungen gestellt werden.

Arzneimittel zur Anwendung am Auge müssen **reizlos**, **keimfrei** und **möglichst lange haltbar** sein und den **Wirkstoff gut an das Auge abgeben**. So wird vermieden, dass durch die Arzneimittel selbst eine Infektion hervorgerufen oder eine bestehende verschlimmert wird.

Das Auge versucht, jeden Fremdkörper durch vermehrte Bildung von Tränenflüssigkeit und Erhöhung der Lidschlagfrequenz auszuspülen. Auch Augentropfen, die große Partikel enthalten, führen zu dieser Reaktion. Daher müssen Augentropfen und Augenbäder **partikelfrei** sein; Suspensionsaugentropfen dürfen nur Partikel kleiner als 25 µm enthalten.

In der Ph. Eur. sind unter dem Titel »Zubereitungen zur Anwendung am Auge« folgende Darreichungsformen beschrieben:

- Augentropfen, Augenbäder
- Pulver für Augentropfen und Augenbäder
- halbfeste Zubereitungen
- Augeninserte

Augentropfen werden als sterile wässrige oder ölige Lösungen oder als Dispersionen eines oder mehrerer Arzneistoffe verordnet. Sie werden in den Bindehautsack oder auf die Hornhaut getropft. Um die Verträglichkeit zu verbessern, dürfen Augentropfen folgende Hilfsstoffe enthalten:

- Isotonisierungsmittel, die den Salzgehalt der Augentropfen an den der Tränenflüssigkeit anpassen
- Substanzen, die den pH-Wert der Augentropfen einstellen
- Gelbildner, die die Viskosität der Augentropfen erhöhen
- Substanzen, die die Löslichkeit der Wirkstoffe verbessern

13.1 ■ Wässrige Augentropfen

Als Träger wässriger Augentropfen ist Wasser für Injektionszwecke (Aqua ad iniectabilia) vorgeschrieben. Es kann als Fertigprodukt, in Flaschen oder Ampullen abgefüllt, bezogen werden, z. B. Ampuwa®. Folgende Anforderungen werden an wässrige Augentropfen gestellt:

- Sie müssen steril sein.
- Sie müssen den gleichen osmotischen Druck wie die Tränenflüssigkeit haben, d. h. sie müssen isotonisch sein.
- Der pH-Wert sollte dem der Tränenflüssigkeit möglichst angenähert sein, d. h. sie sollen euhydrisch sein.
- Augentropfen in Mehrdosenbehältnissen, die eine mehrmalige tropfenweise Anwendung erlauben, müssen konserviert werden. Ausnahmen sind Augentropfen, deren Wirkstoffe bereits ausreichend antimikrobiell wirken.

Isotonie

Der osmotische Druck der Tränenflüssigkeit entspricht dem einer 0,9 %igen Kochsalzlösung. Augentropfen mit einem deutlich höheren oder niedrigeren osmotischen Druck reizen das Auge, es beginnt zu tränen und die Tropfen mit dem Wirkstoff werden ausgeschwemmt. Augentropfen, deren osmotischer Druck dem einer Natriumchlorid-Lösung im Konzentrationsbereich von 0,7 bis 1,4 % Natriumchlorid entspricht, werden im Allgemeinen gut vertragen. Darüber oder darunter liegende Konzentrationen sollten angeglichen werden. Sie können mit einem geeigneten Salz, z. B. Natriumchlorid, Kaliumnitrat oder Borsäure, isotonisiert, also dem osmotischen Druck der Tränenflüssigkeit angepasst werden.

1. Berechnung der Menge des isotonisierenden Hilfsstoffs über die Gefrierpunkterniedrigung

Der osmotische Druck (Tonizität) einer Lösung kann mit der Gefrierpunkterniedrigung (ΔT) gemessen werden. Wird ein Salz, z. B. Natriumchlorid, in reinem Wasser gelöst, so verteilt es sich gleichmäßig. Soll die Salzlösung gefrieren, muss sie im Vergleich zu reinem Wasser, welches bei 0 °C gefriert, auf eine tiefere Temperatur als 0 °C abgekühlt werden, da die Ionen des Salzes den gleichmäßigen Aufbau der Wasserkristalle stören und ihre Bewegungsenergie aufgefangen werden muss. Der Wert, um den der Gefrierpunkt im Vergleich zu reinem Wasser sinkt, nennt man Gefrierpunkterniedrigung (ΔT). Sie ist abhängig von der Konzentration des gelösten Salzes.

Die Gefrierpunkterniedrigung der Tränenflüssigkeit beträgt im Vergleich zu reinem Wasser $\Delta T = 0{,}52$ °C. Im DAC/NRF, Band 1, Anlage B, sind die Gefrierpunkterniedrigungen der wichtigsten Arzneistoffe aufgeführt. Die Werte beziehen sich auf jeweils 1 %ige Lösungen. Mit den Angaben in dieser Tabelle kann die Gefrierpunkterniedrigung eines

Stoffes berechnet werden, indem die Gefrierpunkterniedrigung der 1%igen Lösung (ΔT) mit der Konzentration des Wirkstoffs in der Lösung (in Prozent) multipliziert wird.

Beispiel

Die Gefrierpunkterniedrigung (ΔT) einer 1%igen Atropinsulfat-Lösung ist 0,07 °C. Sind in einer Lösung 0,5% Atropinsulfat enthalten, sinkt der Gefrierpunkt um 0,035 °C.

ΔT (1% Lösung) · Prozentgehalt der Lösung = 0,07 · 0,5 = 0,035 °C

Diese Berechnung wird mit jedem in den Augentropfen enthaltenen Stoff durchgeführt. Die Summe alle Werte muss einen Wert von 0,52 °C, das ist die Gefrierpunkterniedrigung der Tränenflüssigkeit, ergeben. Ist der Wert geringer als 0,52 °C, muss mit einem Isotonisierungsmittel ausgeglichen werden.

Augentropfen bestehen meistens aus einem Arzneistoff **A**, einem isotonisierenden Hilfsstoff **H** und einem Konservierungsmittel. Die Konzentration des Konservierungsmittels ist jedoch so gering, dass sie vernachlässigt werden kann. Folglich genügt es, wenn die Summe aller Gefrierpunkterniedrigungen der Arznei- und Hilfsstoffe einen Wert von 0,52 ergeben.

$$0{,}52 = (\Delta T_A \cdot \%\ \text{Arzneistoff}) + (\Delta T_H \cdot \%\ \text{Hilfsstoff})$$

Die Konzentration des Arzneistoffes wird durch die ärztliche Verordnung vorgegeben, daher muss die Konzentration des isotonisierenden Hilfsstoffs berechnet werden:

$$\%\ \text{Hilfsstoff} = \frac{0{,}52 - n(\Delta T_A)}{\Delta T_H}$$

0,52 = Gefrierpunkterniedrigung der Tränenflüssigkeit gegenüber reinem Wasser
n = Gehalt der Lösung des Arzneistoffs in %
ΔT_A = Gefrierpunkterniedrigung einer 1%igen Arzneistofflösung gegenüber Wasser in °C
ΔT_H = Gefrierpunkterniedrigung einer 1%igen Hilfsstofflösung gegenüber Wasser in °C

Enthält eine Lösung mehrere Stoffe, so sind die jeweiligen Werte für n (ΔT_A) zu addieren. Als Faustregel für nicht in der Tabelle des Anhangs VI aufgeführte Stoffe gilt:

$$\Delta T_A = \frac{16{,}95}{\text{"Äquivalentgewicht"}}$$

Das »Äquivalentgewicht« eines Stoffes berechnet sich aus seiner Molekülmasse dividiert durch seine Wertigkeit. Für nicht dissoziierte Moleküle, wie z. B. viele organische Augenarzneistoffe, ist das Äquivalentgewicht gleich der Molekülmasse (Wertigkeit = 1). Eine genauere Berechnung ist im DAC/NRF, Band 1, Anlage B, aufgeführt.

Beispiel
Zinksulfat-Augentropfen 0,25 % 10,0 g
Der Wirkstoff liegt in einer Konzentration von 0,25 % vor, das entspricht 0,025 g Zinksulfat in 10 g Augentropfen. Die Gefrierpunkterniedrigung von Zinksulfat ist nach DAC, Anlage B, $\Delta T_A = 0{,}09$. Nach DAC, Anlage B, ist Borsäure mit $\Delta T_H = 0{,}28$ das geeignete Isotonisierungsmittel.

Berechnung der Menge des Hilfsstoffs:

$$\text{Hilfsstoff (\%)} = \frac{0{,}52 - (0{,}25 \cdot 0{,}09)}{0{,}28} = 1{,}7768\,\%$$

Hilfsstoff (g) = 0,178 g Borsäure in 10 g Augentropfen

Es müssen 0,178 g Borsäure und 0,025 g Zinksulfat eingewogen werden, damit die Augentropfen den gleichen osmotischen Druck haben wie die Tränenflüssigkeit.

2. Berechnung der Menge des isotonisierenden Hilfsstoffes mit dem Natriumchloridäquivalent

Diese Berechnungsmethode beruht darauf, dass eine 0,9 %ige Natriumchlorid-Lösung den gleichen osmotischen Druck hat wie die Tränenflüssigkeit. Alle in der Zubereitung enthaltenen Wirkstoffe haben einen osmotischen Druck, der in der Regel geringer ist als der einer 0,9 %igen Natriumchlorid-Lösung. Dieser Unterschied muss mit Natriumchlorid ausgeglichen werden.

Dazu wird die Wirkstoffmasse in die vergleichbare Natriumchloridmasse umgerechnet. Das Ergebnis ist die Natriumchloridmenge, die von den erforderlichen 0,9 g Natriumchlorid für 100 g Augentropfen abgezogen werden muss, damit sie den gleichen osmotischen Druck hat wie die Tränenflüssigkeit. Als letzter Schritt erfolgt die Umrechnung auf die Gesamtmasse der Zubereitung, d. h. auf 10 g Augentropfen. Die Umrechnung erfolgt mit Natriumchloridäquivalenten (E-Werten). Der E-Wert gibt die Menge Natriumchlorid an, die 1 g Wirkstoff entspricht. Dieser Wert muss mit der Menge in Prozent multipliziert werden, mit der die Substanz in der Zubereitung enthalten ist.

$$\text{NaCl} = 0{,}9 - (E_1 \cdot C_1 + E_2 \cdot C_2)$$

E = Natriumchloridäquivalent für 1 g Substanz
C = Menge der Substanz in Prozent

MERKE

Sehr niedrig konzentrierte Bestandteile in Augentropfen, wie Konservierungsmittel, werden in der Berechnung nicht berücksichtigt.

Beispiel
Kaliumiodid-Augentropfen 1 % 10 g

Kaliumiodid	0,1 g	= 1 %
Thiomersal	0,0002 g	= 0,002 %
Wasser für Injektionszwecke	zu 10,0 g	

Kaliumiodid hat einen E-Wert von 0,35, d. h. 1 g Kaliumiodid entspricht osmotisch 0,35 g Natriumchlorid.

Berechnung der erforderlichen Masse Natriumchlorid, die den Augentropfen zugesetzt werden muss:

$$
\begin{aligned}
\text{NaCl} &= 0{,}9\ \text{g} - (0{,}35 \cdot 1) \\
&= 0{,}9\ \text{g} - 0{,}35 \\
&= 0{,}55\ \text{g}
\end{aligned}
$$

0,55 g Natriumchlorid müssen bei der Herstellung von 100,0 g Augentropfen zugesetzt werden, damit 100 g isotonische Lösung resultieren. Laut Vorschrift beträgt die Gesamtmenge der Zubereitung 10 g, daher muss der Wert durch 10 dividiert werden. Der Zubereitung müssen 0,055 g Natriumchlorid zugesetzt werden.

Ergibt sich bei der Errechnung der Menge Natriumchlorid ein negativer Wert, ist also die errechnete Menge Natriumchlorid größer als 0,9, so ist die Lösung hyperton und der Zusatz von Natriumchlorid erübrigt sich.

Tab. 13.1-1: Natriumchloridäquivalente (E-Werte)

1 g Substanz entspricht osmotisch	g NaCl (E-Wert)
Atropinsulfat	0,13
Borsäure	0,50
Cocainhydrochlorid	0,16
Dexamethason-Natriumphosphat	0,17
Dinatriummonohydrogenphosphat-Dihydrat	0,41
Ethylmorphinhydrochlorid	0,16
Fluorescein-Dinatrium	0,30
Homatropinhydrobromid	0,17
Kaliumiodid	0,35
Kaliumnitrat	0,56
Natriumdihydrogenphosphat-Dihydrat	0,36
Natriumhydrogencarbonat	0,65
Natriumiodid	0,38
Natriumnitrat	0,67
Natriumtetraborat-Decahydrat (Borax) < 1 %	0,42
Neomycinsulfat	0,11
Physostigminsalicylat	0,16
Pilocarpinhydrochlorid, -nitrat	0,22
Procainhydrochlorid	0,21
Scopolaminhydrobromid-Trihydrat	0,12
Silbereiweißacetyltannat, boraxhaltiges (Isotonisierung mit KNO_3)	0,29
Tetracainhydrochlorid	0,19
Zinksulfat-Heptahydrat	0,15

Andere Isotonisierungsmittel sind Borsäure und Kaliumnitrat. Sie werden verwandt, wenn der Arzneistoff mit Natriumchlorid unverträglich ist. Die erforderlichen Mengen Kaliumnitrat oder Borsäure werden wie folgt berechnet:

- Berechnung der erforderlichen Menge Natriumchlorid (s. o.)
- Umrechnung der errechneten Natriumchloridmenge mit den E-Werten der Tabelle in g Kaliumnitrat bzw. g Borsäure

Beispiel
0,055 g NaCl sollen durch Borsäure ersetzt werden. Der E-Wert für Borsäure ist 0,50, d. h. 1 g Borsäure entspricht 0,50 g Natriumchlorid.

1 g = 0,50
x g = 0,055

$$\frac{1\,g}{0{,}50\,g} = \frac{x}{0{,}055\,g} \qquad x = 0{,}11\,g$$

Es sind 0,11 g Borsäure zuzusetzen.

Isohydrie/Euhydrie

Isohydrie
Isohydrie bedeutet, dass Augentropfen den gleichen pH-Wert haben wie die Tränenflüssigkeit (pH 7,4). Dieser wird vom Auge optimal vertragen, kann aber nicht immer eingehalten werden, da Wirkstoffe bei diesem pH-Wert instabil und geringer wirksam sein können. In diesen Fällen wird für Augentropfen Euhydrie angestrebt.

Euhydrie
Unter Euhydrie versteht man die bestmögliche Annäherung des pH-Wertes der Augentropfen an den pH-Wert der Tränenflüssigkeit. Sie ist ein Kompromiss aus Verträglichkeit, Arzneistoffstabilität und -wirksamkeit. Der reizarme Toleranzbereich des Auges liegt zwischen pH 7,3 und 9,7, es verträgt also basische Lösungen besser als saure. Augentropfen, die euhydrisch sein sollen, werden mit Säuren oder Basen auf den erforderlichen pH-Wert eingestellt.

Nach dem Einträufeln der Augentropfen gleicht das natürliche Puffersystem der Tränenflüssigkeit den pH-Wert auf den physiologischen Wert an. Die Zugabe von Pufferlösungen ist wegen der besseren Toleranz im Basischen bis zu einem pH-Wert von 8,5 erlaubt, sollte aber vermieden werden, damit keine Konkurrenzsituation zu dem Puffersystem der Tränenflüssigkeit entsteht und die natürliche Schutzfunktion des Auges erhalten bleibt.

Sind Wirkstoffe nur im sauren Bereich stabil, wie z. B. Alkaloidsalze, kann bis zu einem pH-Wert von 5,6 angesäuert werden, ohne dass Augentropfen Schmerzen verursachen. Wegen der angestrebten Haltbarkeit von 5 Jahren kann es für die Industrie schwierig sein, stabile Fertigarzneimittel herzustellen und eine schmerzfreie Applikation zu gewährleisten. In diesem Fall sind die in der Rezeptur angefertigten Augentropfen den industriell produzierten überlegen, da sie für einen Patienten frisch hergestellt werden, zum sofortigen Verbrauch bestimmt sind und wegen der Haltbarkeit keine Kompromisse eingegangen werden müssen.

Vorschriften für Wirkstoffe, die in gepufferten Lösungen angewendet werden sollen, befinden sich z. B. in den Monographien des NRF.

Viskosität

Tränenflüssigkeit ist viskoser als Wasser; so benetzt sie das Auge länger und fließt langsamer ab. Sie enthält neben Wasser den Schleimstoff Mucin und gelöste Eiweißverbindungen. Zusätzlich schützt ein dünner Lipidfilm als äußere Schicht vor zu schneller Verdunstung des Wassers.

Um die Ausschwemmung wässriger Augentropfen zu verzögern, kann ihre Viskosität durch Zugabe von Quellstoffen, wie z. B. Cellulose-Derivaten oder Polyvinylpyrrolidon (PVP), erhöht werden. Alle Zusätze müssen schmerzfrei vertragen werden, dürfen keine Trübungen hervorrufen und die Tränenkanäle nicht verstopfen. Durch Zusatz dieser Hilfsstoffe entstehen »quasiviskose« Flüssigkeiten, d. h. sie werden durch Bewegung (Lidschlag) verflüssigt und verfestigen sich wieder in Ruhe, wenn das Auge geschlossen ist.

Konservierung

Wässrige Augentropfen zur mehrmaligen Anwendung am unverletzten Auge müssen ein Konservierungsmittel enthalten, damit Keime, die in die Zubereitung gelangen, abgetötet oder im Wachstum gehemmt werden (Tab. 13.1-2). Konservierte Augentropfen, die rezepturmäßig hergestellt werden, sind – gerechnet vom Tag der ersten Öffnung des Verschlusses an – vier Wochen haltbar (s. Seite 425). Die Wahl des geeigneten Konservierungsmittels ist abhängig von den Eigenschaften der Arzneistoffe und dem pH-Wert der Lösung. p-Hydroxybenzoesäureester, wie z. B. Nipagin® und Nipasol®, sind nicht geeignet, da sie Reizungen oder Allergien hervorrufen können. Benzalkoniumchlorid ist ein Tensid mit einer allgemeinen Reizwirkung auf das Auge. Gleichzeitig senkt es die Oberflächenspannung der Augentropfen so stark, dass sich die Größe der Tropfen hal-

Tab. 13.1-2: Konservierungsmittel für Augentropfen (DAC, Band 1, Anlage A)

Konservierungsmittel	Konzentration
Benzalkoniumchlorid (B)	0,01 %
Benzalkoniumchlorid in Kombination mit Natriumedetat (B/E)	0,01 % + 0,1 %
Chlorhexidindiacetat (C)	0,01 %
Phenylmercuriborat, Phenylmercurinitrat oder Phenylmercuriacetat (P)	0,002 %
Thiomersal (T)	0,002 %

Tab. 13.1-3: Verträglichkeit der Arzneistoffe mit Konservierungsmitteln in Augentropfen (DAC, Anlage A)

Stoff	Konservierungsmittel	Isotonisierender Zusatz
Atropinsulfat-Monohydrat, bis 2 %	T B/E	Borsäure (siehe NRF 15.2.) Natriumchlorid
Borsäure, bis 3 %	P, B	Natriumchlorid
Fluorescein-Natrium, bis 2 %	P, T	Natriumchlorid Mannitol
Paraoxon (0,0167 %)	B/E, P	Natriumchlorid Natriumcitrat (siehe NRF 15.16.)
Physostigminsalicylat (0,2 %)	T	Borsäure Natriumtetraborat (siehe NRF 15.5.)
Pilocarpinhydrochlorid (1 oder 2 %)	B/E P	Natriumchlorid Natriumchlorid Natriumtetraborat
Povidon-Iod (1,25, 2,5 oder 5 %)	–	Natriumchlorid Natriummonohydrogenphosphat (siehe NRF 15.13.)
Boraxhaltiges Silbereiweiß-acetyltannat, bis 5 %	–	Kaliumnitrat (siehe NRF 15.7.)
Silbernitrat	–	Kaliumnitrat
Tetracainhydrochlorid, bis 1 %	B/E, C	Borsäure

biert. Es wird aber trotzdem in zahlreichen Augentropfen verarbeitet. Eine Aufstellung, welche(s) Konservierungsmittel mit welchem Wirkstoff und in welcher Konzentration verarbeitet werden kann, findet sich im DAC, Anlage A (Tab. 13.1-2 und 13.1-3).

MERKE

Die Konservierung der Augentropfen kann entfallen, wenn der Wirkstoff selbst keimtötende (antimikrobielle) Eigenschaften hat. Beispiel: Polyvidon-Iod-Augentropfen (NRF 15.13.)
Da Konservierungsmittel in sehr geringen Mengen zugesetzt werden müssen, empfiehlt es sich, geeignete Stammlösungen herzustellen. Man geht dazu von der geforderten Konzentration des Konservierungsmittels aus, z. B. 0,01 % Benzalkoniumchlorid, und konzentriert sie auf das 10-fache (0,1 %). So ergibt sich eine Einwaage von 1,0 g Stammlösung für 10,0 g Augentropfen.

Stammlösungen des NRF

Thiomersal-Stammlösung	0,02 %	(Vorschrift S. 4.)
Chlorhexidindiacetat-Stammlösung	0,1 %	(Vorschrift S. 7.)
Edetathaltige Benzalkoniumchlorid-Stammlösung	0,1 %	(Vorschrift S. 18.)

Thiomersal-Stammlösung 0,02 % (NRF S. 4.)

Thiomersal	0,010 g
Wasser für Injektionszwecke	zu 50,0 g

Da die Masse des Thiomersals sehr gering ist, wird bei der Herstellung der Stammlösung nicht versucht, Thiomersal genau einzuwiegen; stattdessen wird eine annähernde Menge Thiomersal analytisch genau ($m_{Thiomersal}$) eingewogen und die Masse des Wassers für Injektionszwecke wird dieser Menge angepasst.

Beispiel

Die Einwaage an Thiomersal beträgt 0,012 g.

Berechnung der herzustellenden Stammlösung nach NRF:

$$m_{Stammlösung} = m_{Thiomersal} \cdot 5.000$$

$$m_{Stammlösung} = 0{,}012\ g \cdot 5.000 = 60\ g\ \text{Stammlösung}$$

Die Berechnung kann auch mit einem einfachen Dreisatz durchgeführt werden:

0,010 g Thiomersal = 50 g Lösung
0,012 g Thiomersal = x

$$\frac{0{,}010\,g}{50\,g} = \frac{0{,}012\,g}{x} \qquad x = \frac{0{,}012\,g \cdot 50\,g}{0{,}010\,g} = 60{,}0\ g\ \text{Stammlösung}$$

Berechnung der Masse an »Wasser für Injektionszwecke«:

$$m_{Stammlösung} - m_{Thiomersal} = m_{Wasser\ für\ Injektionszwecke}$$

$$60\ g - 0{,}012\ g = 59{,}988\ g\ \text{Wasser für Injektionszwecke}$$

Berechnung der benötigten Stammlösung für 10 g Augentropfen:

Laut Tabelle DAC, Band 1, Anlage A, wird mit Thiomersal (T) in einer Konzentration von 0,002 % konserviert. Für 10 g Augentropfen ergibt sich somit die Masse Konservierungsmittel von 0,0002 g. Verwendet wird eine 0,02 %-Stammlösung, um die exakte Einwaage zu ermöglichen.

0,02 g (T) in 100 g Stammlösung
0,0002 g (T) in x g Stammlösung

$$\frac{0{,}0002\,g}{x} = \frac{0{,}02\,g}{100\,g} \qquad x = \frac{0{,}0002\,g \cdot 100\,g}{0{,}02\,g} = 1{,}0\ g\ \text{Stammlösung } 0{,}02\,\%$$

Sterilität

Die Ph. Eur. fordert für Augentropfen die Sterilisation im Endbehältnis, d. h. die fertig hergestellten wässrigen Augentropfen werden im Autoklav bei 121 °C, 2 bar mit Wasserdampf 15 Minuten lang sterilisiert, sofern der Arzneistoff thermostabil ist. Apothekenüblich ist jedoch die Herstellung unter aseptischen Bedingungen mit anschließender Sterilfiltration.

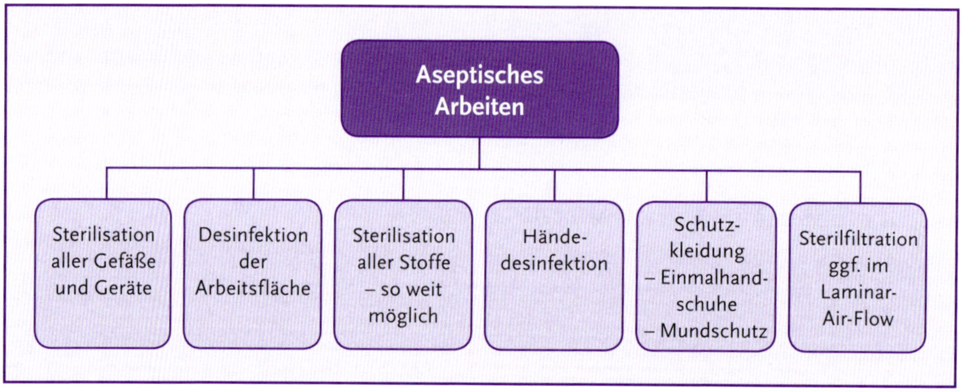

Abb. 13.1-1: Aseptische Herstellung mit anschließender Sterilfiltration

Sterile Augentropfen werden in zwei Arbeitsschritten hergestellt:

1. Einwaage der Substanzen auf der Analysenwaage
2. Sterilfiltration der Augentropflösung im Laminar-Air-Flow (LAF-Gerät) oder, falls dieser nicht vorhanden ist, im staubarmen geschlossenen Raum, z. B. dem ausgeschalteten Abzug, als keimreduziertem Arbeitsbereich.

Das LAF-Gerät erzeugt einen keimarmen Arbeitsbereich, indem Raumluft durch einen Filter gereinigt und vertikal oder horizontal in das Innere des Geräts gedrückt wird (Abb. 13.1-2). So strömt saubere Luft der herstellenden Person entgegen und verhindert, dass Keime von außen eindringen können. Dieses Verfahren erfordert, dass die herstellende Person mit »langen Armen« tief im Inneren des LAF-Geräts arbeiten muss, da Verwirbelungen an der Öffnung Keime aus der Luft in das Innere ziehen können. Im LAF-Gerät dürfen nur Geräte und Substanzen stehen, die für die Herstellung benötigt werden, da andernfalls zusätzliche Luftverwirbelungen entstehen können.

MERKE

Das Laminar-Air-Flow-Gerät benötigt vor der Sterilfiltration 15 Minuten Vorlaufzeit, um einen keimarmen Raum zu erzeugen.

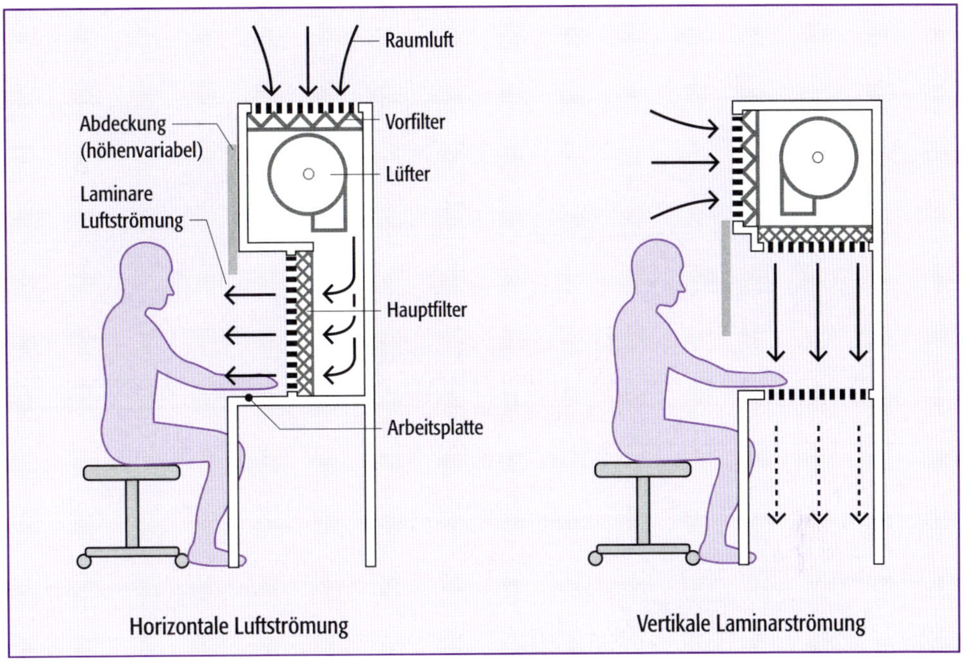

Abb. 13.1-2: Laminar-Air-Flow-Gerät

Geräte

1. *Herstellungsbereich Analysenwaage*
   Analysenwaage
   ggf. Heizplatte
   Spatelschlitten
   kleines Becherglas zur Einwaage des Isotonisierungsmittels
   Uhrgläser oder Wägegläschen für jeden Ausgangsstoff, der gewogen werden muss
   Löffel für jeden Ausgangsstoff [Hilfsstoff + Wirkstoff(e)]
   Sterile Einmalspritze 10 ml
   Sterile Einmalkanüle
   Zellstoff

   - Substanzen: Wirkstoff(e), Isotonisierungsmittel, Konservierungsmittel-Stammlösung, Wasser für Injektionszwecke
   - Mittel zur Händedesinfektion

2. *Herstellungsbereich Laminar-Air-Flow-Gerät*
   Steril verpackte Augentropfenflasche (Abb. 13.1-3)
   Sterile Einmalspritze 10 ml (Abb 13.1-4)
   Sterile Einmalkanüle (Abb 13.1-4)
   Sterile Einmal-Filtereinheit (Abb 13.1-5)
   Flasche mit Isopropylalkohol 70 %
   Spatelschlitten

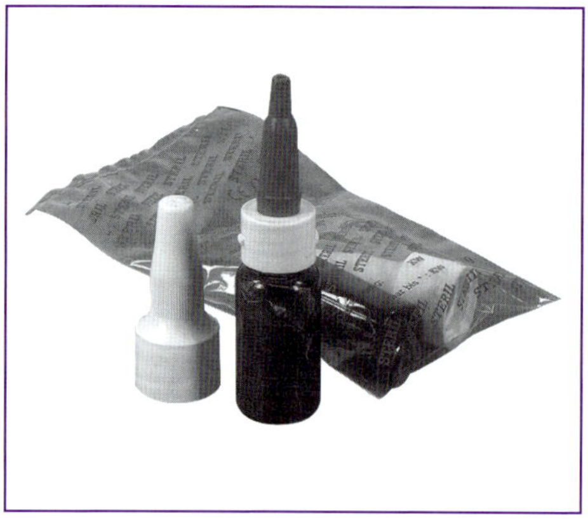

Abb. 13.1-3: Abgabegefäße Aponorm®

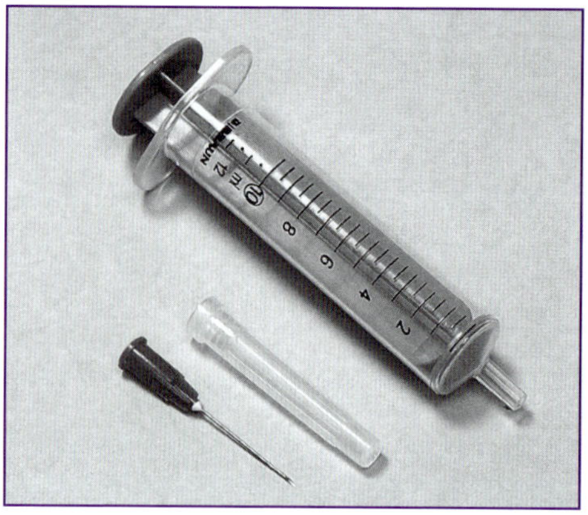

Abb. 13.1-4: Einwegspritze und -kanüle

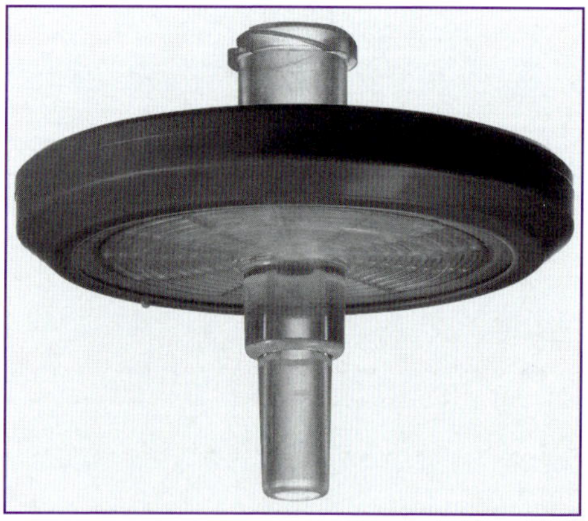

Abb. 13.1-5: Membranfilter

Die Arbeitsflächen bei der Analysenwaage und im LAF müssen vor der Herstellung mit Isopropylalkohol 70 % desinfiziert werden. Bechergläser, Glasstäbe, Spatelschlitten, Löffel und Spatel werden locker in Alufolie verpackt und 30 Minuten bei 180 °C im Trockenschrank sterilisiert. Augentropfenflaschen, Spritzen, Kanülen und Membranfilter werden steril verpackt bezogen. Alle Substanzen und Geräte müssen am jeweiligen Arbeitsplatz bereitstehen, damit die Herstellung schnell und ohne Unterbrechung durchgeführt werden kann.

Hygienemaßnahmen

- Unmittelbar vor der Herstellung müssen die Hände gereinigt und desinfiziert werden. Es empfiehlt sich, anschließend sterile, puderfreie Einmalhandschuhe anzulegen.

Arbeitsschritte an der Analysenwaage

- Die Masse des leeren Becherglases wird notiert. Dadurch kann die Waage vor jeder neuen Einwaage auf null zurückgestellt werden.
- Isotonisierungsmittel in das Becherglas einwiegen.
- Kanüle auf die Spritze aufsetzen und 10 ml Wasser für Injektionszwecke luftfrei aufziehen.

- Etwa 4 ml Wasser für Injektionszwecke zum Isotonisierungsmittel geben, um es zu lösen. Borsäure ggf. durch Wärmezufuhr lösen; heißes Becherglas auf Zellstoff abstellen und erkalten lassen.
- Wirkstoff(e) einzeln auf jeweils einem Uhrglas oder in einem Wägegläschen abwiegen, um eventuell auftretende Wägefehler beseitigen zu können. Uhrgläser nur seitlich anfassen.
- Wirkstoff(e) zu der Lösung geben; dabei mit einem sauberen Löffel leicht auf die Rückseite des Uhrglases klopfen und verbliebene Reste mit etwas Wasser für Injektionszwecke abspülen.
- Konservierungsmittel-Stammlösung zutropfen; dabei muss die Soll-Einwaage unbedingt erreicht werden, da das Konservierungsmittel sonst unterdosiert ist.
- Mit Wasser für Injektionszwecke auffüllen, so dass die Masse 10,0 g mehr als die Tara des Becherglases beträgt.
- Das Becherglas mit der fertigen Lösung wird unter dem LAF schräg in einen Spatelschlitten eingehängt.

MERKE

Das Konservierungsmittel sollte immer zum Schluss, also in die verdünnte Wirkstofflösung, eingewogen werden, um mögliche Unverträglichkeiten zu vermeiden.

Die Desinfektion der Hände sollte wiederholt werden.

Arbeitsschritte im Laminar-Air-Flow

- Lösung in einer Einmalspritze luftfrei aufziehen.
- Augentropfenflasche in der Schutzhülle so ausrichten, das sie leicht verschlossen werden kann.
- Die vorgesehene Einstichstelle mit Isopropylalkohol 70 % desinfizieren, den Alkohol verdunsten lassen.
- Membranfilter auf die Spritze setzen und die Kanüle aufstecken.
- Mit der Kanüle die Schutzfolie der Augentropfenflasche durchstechen (Abb. 13.1-6).

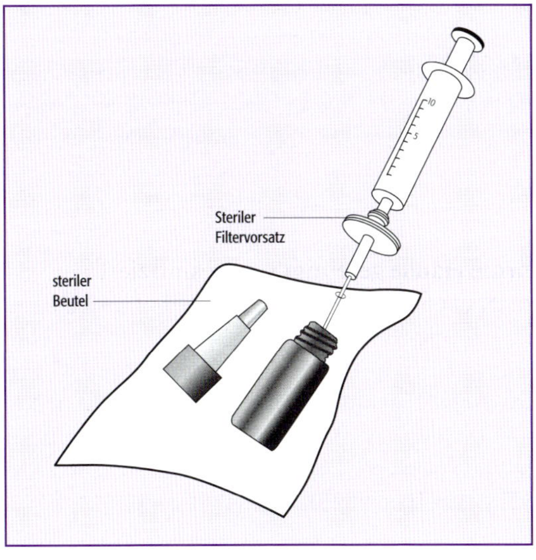

Abb. 13.1-6: Abfüllung sterilfiltrierter Augentropfen

- Lösung mit mäßigem Druck in die Augentropfenflasche filtrieren.
- Flasche **in** der Schutzfolie verschließen.
- Schutzfolie öffnen und Verschluss der Augentropfenflasche kontrollieren.

MERKE

Sterile Verbindungsstellen von Spritzen, Filter und Kanülen dürfen nicht mit den Fingern berührt werden.

Funktionsprüfung des Filters (Bubble-Point-Test, Blasendrucktest)
Mit dem Bubble-Point-Test wird festgestellt, ob der verwendete Membranfilter funktionstüchtig oder defekt ist. Die Poren eines intakten Membranfilters sind mit 0,22 µm so klein, dass 10 ml Luft in einer Spritze bis auf 2 ml zusammengedrückt werden können, ohne dass sie entweicht.

Durchführung des Bubble-Point-Tests
- Becherglas mit etwa 50 ml Wasser füllen.
- Spritze von der Filtereinheit trennen und 10 ml Luft aufziehen.
- Filter und Kanüle wieder auf die Spritze stecken.
- Kanüle ins Wasser eintauchen und die Luft auf 2 ml zusammendrücken.

Der Filter ist funktionstüchtig, wenn die Luft auf 2 ml zusammengedrückt werden kann, ohne dass bis dahin ein *konstanter* Luftblasenstrom im Wasser zu erkennen ist. Einzelne Luftblasen zu Beginn des Tests sind ohne Bedeutung. Sie waren in der Kanüle. Steigen konstant Luftblasen im Wasser auf und lässt sich die Einmalspritze leicht zusammendrücken, muss der Filter mit 10 ml gereinigtem Wasser gespült werden, um evtl. vorhandene grenzflächenaktive Stoffe zu entfernen. Dann wird der Bubble-Point-Test erneut durchgeführt. Steigt wieder Luft auf, ist der Filter defekt. Die Sterilfiltration muss mit frisch sterilisierten Geräten wiederholt werden. Dazu wird die Augentropfenlösung wieder in die Einmalspritze aufgezogen und erneut sterilfiltriert. Der anschließende Bubble-Point-Test des neuen Filters darf nicht vergessen werden.

MERKE

Da die Kapazität einer Filtereinheit bei etwa 100 ml Lösung liegt, können bei Herstellung einer größeren Charge eines Rezepturarzneimittels zur Anwendung am Auge mehrere Portionen durch denselben Membranfilter filtriert werden, bevor der Bubble-Point-Test durchgeführt wird.

Herstellung einer Lösung mit Sterilisation im Endbehältnis
Die Lösung wird, wie oben beschrieben, unter aseptischen Bedingungen hergestellt und im LAF oder in einem geschlossenen, staub- und keimarmen Arbeitsbereich in eine Spritze aufgezogen und durch einen Membranfilter mit einer Porenweite von 0,45 µm in das Abgabegefäß filtriert. Dadurch wird sichergestellt, dass keine Fremdpartikel in die Augentropfen gelangt sind. Diese Filter dürfen nicht mit den Membranfiltern verwechselt werden, deren Porenweite 0,22 µm beträgt. Die partikelfreie Lösung wird anschließend im Autoklav bei 121 °C 15 Minuten lang sterilisiert (s. Seite 330).

Abgabe und Kennzeichnung

Abgabegefäße

Konservierte Augentropfen, die mehrfach angewandt werden sollen, werden in Augentropfenflaschen aus Braunglas, z. B. Aponorm®, mit einem Volumen von höchstens 10 ml abgefüllt.

Augentropfen, die am verletzten Auge oder bei chirurgischen Eingriffen angewandt werden, dürfen nicht konserviert sein. Sie werden in kleine Abgabegefäße aus Polypropylen abgefüllt (Abb. 13.1-7). Diese Ein-Dosis-Ophtiolen (EDO) haben ein Füllvolumen von etwa 0,5 ml und sind zum einmaligen Gebrauch bestimmt und haben einen Sicherheitsstift im Deckel, der bricht, sobald sie geöffnet werden. Augentropfen für den Praxisbedarf sollten immer in EDO verpackt werden, auch wenn sie konserviert sind. Sie sind in der Rezeptur mit einer speziellen Apparatur leicht zu verschließen (Abb. 13.1-8).

Die EDO können keim- und partikelarm bezogen werden. Da sie nicht steril sind, müssen sie nach der Befüllung im Autoklav bei 121 °C 15 Minuten lang sterilisiert werden. Enthalten die Augentropfen einen temperaturempfindlichen Wirkstoff, werden die EDO vor der Befüllung im Autoklav sterilisiert und anschließend mit sterilfiltrierter Lösung befüllt.

Die Klemmvorrichtung wird mit dem seitlichen Bügel geöffnet. Die EDO werden mit der Schutzkappe in die vorgesehenen Öffnungen gesteckt. Die Lösung wird in eine Spritze aufgezogen und durch einen Membranfilter in die EDO filtriert. Die Klemmvorrichtung wird mit dem seitlichen Bügel verschlossen und der Überstand der EDO mit einem Brenner erhitzt und verschweißt. Nach dem Erkalten wird der Bügel geöffnet. Die EDO können entnommen werden.

Stehen EDO nicht zur Verfügung, werden sterile 10-ml-Augentropfenflaschen verwendet, in die jedoch jeweils nur ein Bruchteil der Lösung (etwa 0,5 ml) eingefüllt wird.

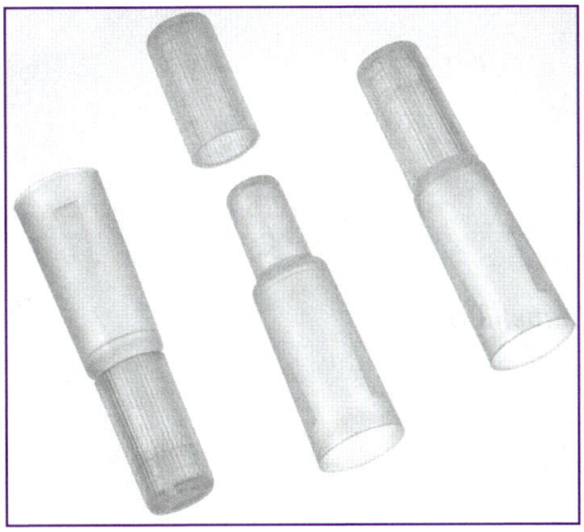

Abb. 13.1-7: Redipac®

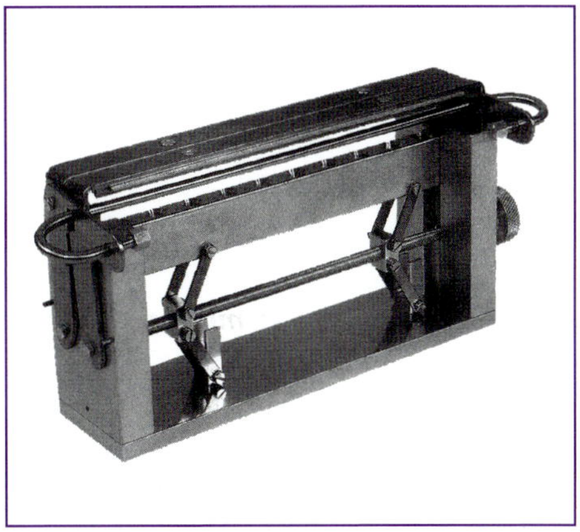

Abb. 13.1-8: Redipac® Apparatur

Haltbarkeit der Augentropfen

Mehrdosenbehältnisse

Konservierte Augentropfen in Mehrdosenbehältnissen haben in der Regel eine Laufzeit von drei Monaten, solange der Patient das Gefäß nicht geöffnet hat. Genaue Haltbarkeitsfristen und Laufzeiten der NRF-Zubereitungen sind im NRF, Kapitel I.4.-3, nachzuschlagen. Nach dem ersten Öffnen ist die Haltbarkeit der Augentropfen in der Regel auf vier Wochen begrenzt.

Ein-Dosis-Ophtiolen

Unkonservierte, steril filtrierte Augentropfen in EDO sollten nach Anbruch sofort angewandt und dann verworfen werden. Sofern die Stabilität gewährleistet ist, kann sie der Patient innerhalb von 24 Stunden mehrmals anwenden und vernichtet den Rest anschließend. Nähere Angaben s. NRF I.4.2. und I.8.1.2.

MERKE

In EDO abgefüllte Augentropfen sind maximal 24 Stunden haltbar, nachdem die Ophtiole geöffnet worden ist. Sie dürfen nur von bzw. an einem Patienten angewandt werden, um gegenseitige Ansteckung zu vermeiden.

Kennzeichnung

Außer den üblichen, nach Apothekenbetriebsordnung vorgeschriebenen Angaben dürfen folgende Angaben auf dem Etikett nicht vergessen werden (Abb. 13.1-9):

- Falls die Augentropfen kein Konservierungsmittel enthalten »Nicht konserviert«
- Konservierte Augentropfen in Mehrdosenbehältnissen »Nach Anbruch 4 Wochen (oder weniger) haltbar« oder bei unkonservierten Augentropfen »Nur zum einmaligen Gebrauch«
- »Vor Gebrauch schütteln«, falls die EDO tiefgefroren gelagert wurden

MERKE

Augentropfen werden in den Bindehautsack des Auges getropft. Der Patient sollte nach oben sehen und jede Berührung des Auges mit der Tropfvorrichtung vermeiden. Weiche Kontaktlinsen sollten während der gesamten Behandlungszeit nicht getragen werden. Harte Kontaktlinsen können etwa 15 Minuten nach dem Eintropfen der Augentropfen wieder eingesetzt werden.

Für Frau Mustermann

Isotonische Atropinsulfat-Augentropfen 0,5 % 10 g NRF 15.2.	Atropinsulfat	0,05	g
Hergestellt am: ...	Borsäure	0,175	g
Verwendbar bis: Tag, Monat, Jahr*)	Thiomersal-Stammlösung 0,02 %	1,0	g
Nach Anbruch 4 Wochen haltbar	Wasser für Injektionszwecke	zu 10,0	g

...-mal täglich ... Tropfen in den Bindehautsack einträufeln.
Augen-Apotheke,

*) Enddatum der Laufzeit

Abb. 13.1-9: Musteretikett für konservierte Augentropfen im Mehrdosenbehältnis

Übungen

Übung 1
Atropinsulfat-Augentropfen 0,5 % 10,0 g (NRF 15.2.)

Atropinsulfat-Monohydrat	0,05	g
Borsäure	0,175	g
Thiomersal-Stammlösung 0,02 %	1,0	g
Wasser für Injektionszwecke	zu 10,0	g

Ziehen Sie etwa 10 ml Wasser für Injektionszwecke in die Spritze auf, wiegen Borsäure in das tarierte Becherglas und geben etwa 4 ml Wasser für Injektionszwecke hinzu. Lösen Sie die Borsäure, eventuell unter Wärmezufuhr. Wiegen Sie Atropinsulfat auf einem Uhrglas ab und geben die Substanz in die kalte Borsäure-Lösung. Fügen Sie Thiomersal-Stammlösung hinzu und füllen mit Wasser für Injektionszwecke auf, so dass die Masse 10,0 g mehr als die Tara des Becherglases beträgt.

In Abweichung von dem hier geschilderten Verfahren werden nach der Vorschrift des NRF zuerst 9,0 g Augentropfen aus Atropinsulfat, Borsäure und Wasser für Injektionszwecke hergestellt und anschließend 1,0 g Thiomersal-Stammlösung zugewogen.

Übung 2
Isotonische Natriumhydrogencarbonat-Augentropfen 0,5 % 10,0 g

Isotonisierungsmittel:	Natriumchlorid ($\Delta T = 0{,}52$)
Konservierungsmittel:	Phenylmercuriborat-Stammlösung 0,02 %
Wirkstoff:	Natriumhydrogencarbonat ($\Delta T = 0{,}38$)

Berechnung:

$$\%\ \text{Hilfsstoff} = \frac{0{,}52 - (0{,}5 \times 0{,}38)}{0{,}52} = \frac{0{,}52 - 0{,}19}{0{,}52} = \frac{0{,}33}{0{,}52} = 0{,}635$$

Hilfsstoff = 0,635 %, entsprechen 0,0635 g Natriumchlorid für 10 g Augentropfen.

Die Konservierungsmittel-Stammlösung ist 0,02 %, d. h. es sind 0,02 g (P) in 100 g Stammlösung enthalten. Für 10 g Augentropfen werden 0,0002 g (P) benötigt.
Wie viel Stammlösung muss eingewogen werden?

0,02 g (P) sind in 100 g Stammlösung enthalten
0,0002 g (P) sind in x g Stammlösung enthalten

$$\frac{0{,}02\,g}{100\,g} = \frac{0{,}0002\,g}{x}$$

$$x = \frac{100\,g \text{ Stammlösung } 0{,}0002\,g \text{ (P)}}{0{,}02\,g \text{ (P)}} = 1\,g \text{ Stammlösung } 0{,}02\%$$

Es muss 1,0 g Stammlösung 0,02 % eingewogen werden.

Übung 3
Tetracainhydrochlorid-Augentropfen 0,5 % pH 6,5 (NRF 15.12.)
20 Einzeldosisbehältnisse zu 0,5 ml

Tetracainhydrochlorid		0,075	g
Natriumchlorid		0,12	g
Natriumtetraborat-Lösung 0,1 %		0,75	g
Wasser für Injektionszwecke	zu	15,0	g

Natriumtetraborat-Lösung 0,1 %

Natriumtetraborat-Decahydrat (Borax)		0,020	g
Wasser für Injektionszwecke	zu	20,0	g

Stellen Sie die Borax-Lösung her (Überschuss). In einem zweiten Becherglas werden Tetracainhydrochlorid und Natriumchlorid in etwa 12 g Wasser gelöst. Alle Feststoffe müssen auf der Analysenwaage abgewogen werden, es wird ausschließlich Wasser für Injektionszwecke verwendet. Die Lösungen werden miteinander vermischt und mit Wasser für Injektionszwecke auf 15,0 g ergänzt.

Die Lösung wird sterilfiltriert und in sterilisierte Einzelophtiolen zu je 0,5 ml eingefüllt. Bei Verwendung eines Filters aus Cellulose-Mischestern als Filtermaterial müssen 2 ml Vorlauf verworfen werden, da sich Tetracainhydrochlorid an das Filtermaterial bindet und der Verlust an Wirkstoff in den ersten Abfüllungen zu groß ist. Daher muss der Rezepturansatz entsprechend erhöht werden.

In Einzeldosen abgefüllte Tetracainhydrochlorid-Augentropfen müssen nicht konserviert werden, da Tetracainhydrochlorid außer anästhesierenden auch antimikrobielle Eigenschaften hat.

Auf dem Etikett sind folgende Angaben zusätzlich anzubringen:

- »Zu Händen des Arztes«
- »1 oder 2 Tropfen in den Bindehautsack einträufeln«
- »Nur zum Einmalgebrauch, Reste verwerfen«

13.2 ■ Suspensions-Augentropfen

Die Teilchengröße der Wirkstoffe in Suspensions-Augentropfen muss kleiner als 25 µm sein. Ein Sediment darf sich absetzen, muss jedoch aufgeschüttelt werden können. Suspensions-Augentropfen können nicht sterilfiltriert, sondern nur aseptisch hergestellt werden, da der Wirkstoff im Filter zurückgehalten würde. Da die Anforderungen an Suspensions-Augentropfen sehr hoch sind, ist ihre Herstellung in der Rezeptur nicht empfehlenswert.

13.3 ■ Ölige Augentropfen

Trägerflüssigkeiten öliger Augentropfen können sein:

- Rizinusöl mit hoher Viskosität
- Erdnussöl oder Sesamöl mit mittlerer Viskosität
- mittelkettige Triglyceride mit geringer Viskosität
- Gemisch aus 90 Teilen mittelkettigen Triglyceriden und 10 Teilen Rizinusöl

Je höher die Viskosität der Öle ist, desto länger verbleiben die Augentropfen am Auge. Nachteilig ist jedoch die Beeinträchtigung der Sehfähigkeit. Daher sollten ölige Augentropfen vorwiegend vor dem Schlafengehen angewandt werden.

MERKE

Ölige Augentropfen mischen sich nicht mit Tränenflüssigkeit. Daher sind Isotonisierung und pH-Angleichung nicht erforderlich. Die Aufbrauchsfrist ist auf vier Wochen begrenzt.

Sterilisation

Hitzesterilisation
Ölige Augentropfen werden nach der Filtration durch einen Membranfilter mit 0,45 µm Porenweite im Endbehältnis im Trockenschrank hitzesterilisiert (180 °C, 30 Minuten), sofern ihr Wirkstoff thermostabil ist. Sie können nicht autoklaviert werden, da sie kein Wasser enthalten.

Entkeimungsfiltration
Die Viskosität von Rizinusöl ist für die Entkeimungsfiltration zu hoch. Jedoch können niedriger viskose Öle genauso wie wässrige Augentropfen durch Entkeimungsfiltration sterilisiert werden, wenn Folgendes beachtet wird:

- Verwendung einer kleinen Spritze (5 ml), mit der ein größerer Druck aufgebaut werden kann

- Verwendung eines hydrophoben Membranfilters mit einer Porenweite von 0,2 µm, wie z. B. Millex® GV (Millipore)
- Verwendung einer Kanüle mit möglichst großem Durchmesser
- Spritze und Filter müssen miteinander verschraubt werden können (Luer-Lock-Verbindung), damit der Filter durch den hohen Filtrationsdruck nicht abplatzt.
- Leichte Erwärmung der Lösung zur Senkung der Viskosität des Öls (nur bei temperaturunempfindlichen Wirkstoffen)

Der Bubble-Point-Test wird wie bei wässrigen Augentropfen durchgeführt (s. Seite 312). Da Öle eine niedrigere Oberflächenspannung als Wasser haben, kann der mit Öl benetzte Filter die Luft nicht so stark zurückhalten, wie es bei wässrigen Augentropfen der Fall ist. Sind mittelkettige Triglyceride die Grundlage öliger Augentropfen, müssen 10 ml Luft auf 3 ml zusammengedrückt werden können, bevor ein konstanter Luftstrom auftritt.

Abgabegefäße

Vorsterilisierte Augentropfenflaschen mit ölresistenter Pipettenmontur oder vorsterilisierte Kunststoffgefäße für Augentropfen aus Polyethylen sind zu verwenden.

Übung 4
Ölige Ciclosporin-Augentropfen 1 % 5,0 g (NRF 15.21.)

Ciclosporin		0,05 g
Raffiniertes Erdnussöl	zu	5,0 g

Wiegen Sie Ciclosporin in das zusammen mit einem Glasstab tarierte Becherglas. Geben Sie das Erdnussöl hinzu und erwärmen das Gemisch auf 60 °C. Ziehen Sie die noch warme Lösung in eine 5-ml-Spritze auf und füllen die Lösung durch einen hydrophoben Membranfilter sofort in die Augentropfenflasche aus Polyethylen.

13.4 ■ Augensalben

Augensalben müssen steril sein. Die Grundlagen werden durch trockene Hitze im Trockenschrank sterilisiert (160 °C, 2 Stunden). Grundlagen sind Gemische aus weißem Vaselin und dickflüssigem Paraffin. Sie müssen Emulgatoren enthalten, wenn wässrige Flüssigkeiten eingearbeitet werden sollen. Die Flüssigkeiten werden wie wässrige Augentropfen hergestellt und anschließend in die Salbengrundlage sterilfiltriert. Augensalben werden in kleine sterile Tuben abgefüllt, die leicht verformbar sind. Sie müssen eine Applikationstülle haben oder es muss eine solche beigelegt werden. Der Inhalt einer Tube darf 5 g nicht überschreiten. Hydrophobe Salben und konservierte lipophile Cremes sind vier Wochen haltbar.

Übung 5
Einfache Augensalbe DAC (NRF 15.19.)

Weißes Vaselin	3,0 g
Dickflüssiges Paraffin	2,0 g

Wiegen Sie Vaselin und dickflüssiges Paraffin in das zusammen mit einem Glasstab tarierte Becherglas ein und erwärmen das Gemisch auf dem Wasserbad, bis eine homogene Masse entstanden ist. Entfernen Sie den Glasstab, bedecken das Becherglas mit Alufolie und stellen es für 30 Minuten bei 180 °C in den Trockenschrank.

Die Augensalbe wird im LAF-Gerät in eine sterile Einmaltube abgefüllt. Ziehen Sie dazu die klar geschmolzene Augensalbe mit einer sterilen Einmalkanüle in eine Einmalspritze auf. Desinfizieren Sie die Einstichstelle der Schutzhülle, durchstechen die Schutzhülle und befüllen die Tube. Wenn die Salbe erstarrt ist, drücken Sie das Tubenende mit den Fingern zusammen. Entfernen Sie die Schutzhülle und falzen die Tube zu.

Anwendung
Kalte Augensalben verstärken den Tränenfluss. Daher sollten sie in der Hand oder der Hosentasche angewärmt werden. Zur Applikation wird das Unterlid nach unten gezogen, der Patient schaut nach oben, während ein 5 bis 10 mm langer Salbenstrang in den Bindehautsack eingebracht wird. Damit sich die Salbe gut verteilt, wird das geschlossene Auge in alle Richtungen bewegt oder das geschlossene Lid leicht massiert. Da die Patienten nach der Anwendung verschwommen sehen, sollten Augensalben vor dem Schlafengehen angewandt werden.

Übung 6
Emulgierende Augensalbe DAC – Oculentum simplex SR (NRF 15.20.)

Cholesterol	0,05 g
Weißes Vaselin	2,825 g
Dickflüssiges Paraffin	2,125 g

Schmelzen Sie Vaselin und dickflüssiges Paraffin auf dem siedenden Wasserbad. Rühren Sie Cholesterol in die Schmelze ein und sterilisieren die Lösung im Trockenschrank (180 °C, 30 min).

In diese Grundlage können unter aseptischen Bedingungen sterile, wässrige Wirkstofflösungen eingearbeitet werden. Verwendet werden Glasplatten und Glaspistille, die vor der Herstellung im Trockenschrank sterilisiert worden sind. Damit können selbst kleinste Ansatzmengen von W/O-Emulsionen hergestellt werden.

Verarbeitung einer Augensalbe mit einer wässrigen Arzneistofflösung
Salbengrundlage und wässrige Arzneistofflösung werden getrennt voneinander hergestellt. Die Salbengrundlage wird hitzesterilisiert und im LAF-Gerät auf die sterilisierte Glasplatte gegeben. In der Mitte wird eine Mulde geformt. Die Herstellung der wässrigen Lösung entspricht der Herstellung wässriger Augentropfen. Die Lösung wird in eine Spritze aufgezogen, durch einen Membranfilter in die Mulde der Salbengrundlage filtriert und mit dem Glaspistill vorsichtig eingearbeitet. Die Salbe wird mit einem Spatel in die Tube gefüllt. Damit diese zur Abfüllung aufrecht steht, wird sie in ein kleines

Becherglas gestellt. Nach der Befüllung wird die Tube mit einer Falzzange verschlossen (s. Seite 220).

Dreispritzentechnik

Alternativ ist die Herstellung von Augencremes auch in einem geschlossenen System möglich. Dazu werden die Salbengrundlage und die Lösung des Wirkstoffs in jeweils eine 10 ml-Spritze aufgezogen. Die Spritze mit der Wirkstofflösung wird mit einem Membranfilter versehen, der über einen Adapter mit einer leeren Einmalspritze verbunden wird. In diese wird die Lösung sterilfiltriert und die entleerte Einheit abgenommen. Die Spritzen mit der Wirkstofflösung und der Salbengrundlage werden miteinander verbunden und ihre Inhalte durch häufiges Hin- und Herdrücken miteinander gemischt. Ausführliche Informationen siehe NRF 1.8.

13.5 ■ Augenbäder

Augenbäder sind sterile wässrige Lösungen, mit denen Augen gebadet oder ausgespült werden. Sie müssen partikelfrei, isotonisch, isohydrisch oder euhydrisch sein und können auch viskose Hilfsstoffe enthalten. In Mehrdosenbehältnissen müssen Augenbäder konserviert sein, falls ihre Wirkstoffe nicht antimikrobielle Eigenschaften haben. Werden sie am verletzten Auge oder bei Operationen angewendet, dürfen sie nicht konserviert sein und werden in Einzeldosisbehältnisse abgefüllt.

Augenbäder werden in Gefäße von maximal 200 ml Füllvolumen oder im EDO von 5 bis 10 g abgefüllt. Ihre Anwendung erfolgt mit »Augenbadewannen«. Um das Auge zu spülen, wird die Wanne mit dem Augenbad gefüllt und fest vor das Auge gehalten. Der Patient neigt den Kopf nach hinten und blinzelt. Die Lösung wird anschließend verworfen. Zum Spülen des anderen Auges wird frische Lösung verwendet.

13.6 ■ Augeninserte

Da Augentropfen schnell aus dem Auge ausgespült werden, kommen wegen der kurzen Verweildauer weniger als 10 % des enthaltenen Arzneistoffs zur Wirkung. Der überwiegende Teil wird über die Bindehaut resorbiert und durch den Tränen-Nasen-Kanal in die Nase abgeführt. Daher wurden therapeutische Kontaktlinsen, Filme oder Lamellen usw. entwickelt, die den Wirkstoff aus einem Speicher über einen längeren Zeitraum in einer konstanten Menge abgeben. Sie verbleiben für längere Zeit auf der Augenoberfläche oder im Augenlidsack.

14 Zubereitungen zur parenteralen Anwendung

Zubereitungen zur parenteralen Anwendung (Parenteralia) sind nach Ph. Eur. sterile Zubereitungen, die zur **Injektion**, **Infusion** oder **Implantation** in den menschlichen oder tierischen Körper bestimmt sind. Sie müssen frei von vermehrungsfähigen Keimen und Schwebstoffen sein und dürfen keine Stoffe enthalten, die Fieber erzeugen, d. h. sie müssen **pyrogenfrei** sein. Parenteralia werden unterschieden in

- Injektionslösungen,
- Infusionslösungen,
- Konzentrate und Pulver zur Herstellung von Injektions- und Infusionslösungen,
- Gele zur Herstellung von Injektionslösungen und
- Implantate.

Injektionslösungen sind sterile Lösungen, Emulsionen oder Suspensionen mit einem Volumen von höchstens 50 ml.

Infusionslösungen sind sterile Lösungen oder O/W-Emulsionen, die meist als Dauerinfusion oder »Tropf« in Mengen von 100 ml bis zu mehreren Litern verabreicht werden. Mit ihnen werden Arzneimittel zugeführt, das Volumen des Blutes aufgefüllt, Elektrolyte ersetzt oder Patienten künstlich ernährt.
Implantate sind feste, sterile Zubereitungen geeigneter Größe und Form zum Einbringen in den Körper. Der Wirkstoff wird über einen längeren Zeitraum freigesetzt. Implantate werden einzeln in sterilen Behältnissen in Verkehr gebracht. So können beispielsweise Patientinnen durch den Arzt kleine wirkstoffhaltige Kunststoffstäbchen zur Empfängnisverhütung unter die Haut des Oberarms geschoben werden. Die empfängnisverhütende Wirkung der enthaltenen Gestagene hält drei Jahre an.

Die parenterale Applikation bietet gegenüber der enteralen folgende Vorteile:

- Die Arzneimittel werden direkt in das Blut oder in den Körper eingebracht und können schnell zum Wirkort transportiert oder direkt an den Wirkort gespritzt werden.
- Schwerkranke, Bewusstlose und Säuglinge können besser mit Arzneimitteln versorgt werden.
- Der Magen-Darm-Trakt wird nicht belastet.
- Empfindliche Arzneistoffe, die im Magen-Darm-Trakt abgebaut bzw. dem First-Pass-Effekt unterliegen, werden nicht verändert.

Für die parenterale Anwendung werden häufig die folgenden Anweisungen genutzt:

epidural	an den Wirbelkanal
intraartikulär	in ein Gelenk
intraglutäal	in den Gesäßmuskel
intrakardial	in das Herz
intralumbal	in das Rückenmark
intramuskulär (i. m.)	in den Muskel
intraneural	in den Nerv
intraokular	in das Auge
intravenös (i. v.)	in die Vene
subcutan (s. c.)	unter die Haut

14.1 Anforderungen an Injektions- und Infusionslösungen

Isotonie

Wie bei den Augentropfen beschrieben, werden Arzneizubereitungen gut vertragen, wenn ihre Salzkonzentration der des Blutes oder des umliegenden Gewebes entspricht. Dies ist der Fall, wenn die Zubereitung den gleichen osmotischen Druck hat wie eine 0,9 %ige Kochsalzlösung. Werden kleine Mengen einer Injektion in die Vene gespritzt, können abweichende Salzkonzentrationen durch den Blutfluss schnell ausgeglichen werden. Dies gilt jedoch nicht für Injektionen in das Gewebe oder in den Muskel. Um Reizungen zu vermeiden, muss daher die Salzkonzentration der Injektionslösungen genau dem Gewebe angepasst sein. Auch große Mengen nicht isotoner Infusionslösungen reizen die Wände der Gefäße. Daher müssen Infusionen isotonisch sein.

Die Hilfsstoffe zur Isotonisierung hypotoner Lösungen lassen sich wie bei der Herstellung der Augentropfen über die Gefrierpunkterniedrigung oder die Natriumchloridäquivalente errechnen (s. Seite 300 f.). Verwendet werden Neutralsalze wie Natriumchlorid, Natrium- und Kaliumnitrat.

pH-Wert (Isohydrie, Euhydrie)

Der physiologische Bereich der Gewebeflüssigkeit und des Blutes liegt bei pH 7,4. Er wird als *isohydrisch* bezeichnet. Nicht immer ist es möglich, eine parenterale Lösung herzustellen, in der ein Wirkstoff bei diesem pH-Wert stabil ist. Oft ist es jedoch ausreichend, wenn der pH-Wert der Lösung dem isohydrischen Bereich nur angenähert, also *euhydrisch* ist. Allerdings sind einige Besonderheiten zu beachten:

- Lösungen zur Infusion oder zur Injektion in das Gewebe müssen isohydrisch sein.
- Lösungen zur Injektion in die Blutbahn können einen pH-Wert von 3,0 bis 10,0 haben, da sie schnell verdünnt und gepuffert werden. Puffersysteme des Blutes sind

Hämoglobin/Oxyhämoglobin, Carbonate/Hydrogencarbonate, primäre/sekundäre Phosphate sowie Plasmaproteine.

- Infusionslösungen sollten nicht zusätzlich mit Puffern, z. B. Acetat- oder Citratpuffern, versetzt werden, damit das physiologische Puffersystem des Blutes funktionsfähig bleibt.

Lösungsmittel, Verbesserung der Löslichkeit

Die Wirk- und Hilfsstoffe von Zubereitungen, die in die Vene gespritzt werden, müssen vollständig gelöst sein, da sich andernfalls Blutgerinnsel bilden können. Suspensionen dürfen daher nur in den Muskel oder unter die Haut gespritzt werden.

Parenteralia werden mit Wasser für Injektionszwecke hergestellt. Sind Wirkstoffe oder Hilfsstoffe darin nicht ausreichend löslich oder sind sie in Wasser instabil, können Hilfsstoffe zugesetzt werden. Zur Verbesserung der Löslichkeit können mit Wasser mischbare Flüssigkeiten, wie Ethanol bis 20 %, Glycerol bis 30 % sowie Propylenglykol oder Macrogol 300 bis zu 50 %, zugesetzt werden. Grenzflächenaktive Lösungsvermittler sollten nicht verwandt werden, da sie Membranen, z. B. der roten Blutplättchen, beschädigen und allergische Reaktionen verursachen können.

Ölige Lösungen werden mit Öl für Injektionszwecke hergestellt. Es handelt sich um Öle mit geringer Viskosität. Verwendet werden pflanzliche Öle mit hohem Reinheitsgrad, wie Erdnuss-, Oliven- und Mandelöl oder mittelkettige Triglyceride (Miglyol® 812).

Stabilisierung

Parenteralia werden in der Regel durch Hitze sterilisiert. Diese beschleunigt allerdings chemische Reaktionen und beeinträchtigt somit deren Stabilität. Daher müssen Wirkstoffe, die schnell oxidieren, durch Antioxidantien, wie Ascorbinsäure, geschützt werden. Auch Licht und Sauerstoff können Veränderungen der Ausgangsstoffe bewirken. Industriell werden Parenteralia unter Inertgas, z. B. Stickstoff, abgefüllt und vor Licht geschützt gelagert. Bei Unverträglichkeiten zwischen den Bestandteilen einer Injektionslösung werden die Substanzen getrennt in Ampullenpaare abgefüllt und erst kurz vor der Applikation gemischt.

Onkotischer Druck

Um die Verweildauer einer Infusionslösung im Blut zu verlängern, werden den Elektrolytlösungen Makromoleküle zugesetzt. Diese erhöhen den osmotischen Druck des Blutes und verhindern, dass Flüssigkeit schnell aus den Blutgefäßen in das umgebende Gewebe austritt. Der osmotische Druck, der durch Makromoleküle entsteht, wird »onkotischer« oder »kolloidosmotischer« Druck genannt. Als Zusatz eignen sich Dextrane, Hydroxyethylstärke und Serumalbumine.

Pyrogenfreiheit

Pyrogene sind fiebererzeugende Stoffe, die vor allem durch den Abbau von Bakterien oder Viren entstehen. Chemisch handelt es sich um Amine, andere stickstoffhaltige Eiweißabbauprodukte oder um Lipopolysaccharide. Gelangen kleinste Mengen von ihnen in das Blut, entstehen hohes Fieber und Schüttelfrost. Es reicht somit nicht aus, eine Lösung zur parenteralen Anwendung im Endbehältnis zu sterilisieren. Die gesamte Herstellung muss unter absolut hygienischen Bedingungen stattfinden, da eingeschleppte Mikroorganismen zwar abgetötet werden, ihre Abbauprodukte jedoch immer noch in der Lösung vorhanden sind und Fieber erzeugen können. Nach Ph. Eur. müssen Lösungen zur parenteralen Anwendung ab einem Volumen von 15 ml pyrogenfrei sein.

Maßnahmen, um pyrogenfreie Zubereitungen herzustellen, sind:

- sauberes Arbeiten mit sterilisierten Geräten und Abgabegefäßen
- Personalhygiene
- Verwendung von Wasser für Injektionszwecke
- Verwendung pyrogenarmer Wirkstoffe; falls diese nicht vorhanden sind, sollten Lösungen der Wirkstoffe durch Membranfilter filtriert werden, die Pyrogene zurückhalten.
- Herstellung im Laminar-Air-Flow

Partikelfreiheit

Injektions- und Infusionslösungen müssen frei von Schwebstoffen sein, da nicht gelöste Teilchen kleine Gefäße sofort verschließen und eine Embolie hervorrufen können. Auch Ansammlungen vieler kleiner Teilchen führen bei Dauerinfusionen zu Schädigungen der Gewebe. Schwebstoffe sind deswegen durch Filtration zu entfernen. Papierfilter sind dafür jedoch ungeeignet, da sie auch in den gehärteten Qualitäten fusseln. Lösungen mit geringer Viskosität werden durch Membranfilter filtriert, bevor sie im Endbehältnis sterilisiert werden. Um die Filtrationszeiten zu verkürzen, wird unter Überdruck filtriert. Schwebstoffe, wie Glassplitter oder Rußteilchen, können während des Zuschmelzens einer Ampulle in die Zubereitung gelangen. Daher werden auch die bereits verschlossenen Gefäße in seitlich einfallendem Licht nochmals auf Partikel überprüft. Werden Parenteralia mit Gummistopfen verschlossen, dürfen beim Durchstich der Nadel keine Gummipartikel in die Lösung gelangen.

Die Ph. Eur. führt unter den Injektionslösungen auch Emulsionen und Suspensionen auf, an deren Partikelgröße strenge Anforderungen gestellt werden. Die Phasen der Emulsionen dürfen sich bei der Lagerung nicht trennen, Suspensionen müssen leicht aufgeschüttelt werden können und für die Dauer der Entnahme stabil sein. Die Partikelgröße darf 40 µm nicht überschreiten.

Konservierung

Injektionslösungen

Injektionslösungen zur Mehrfachentnahme mit Spritze und Kanüle müssen konserviert werden, wenn die Zubereitung selbst keine antimikrobiellen Eigenschaften hat und die Einzeldosis 15 ml nicht überschreitet. Geeignete Konservierungsmittel sind Chlorkresol 0,1 % (m/V), o-Kresol 0,3 % (m/V), Benzylalkohol 1 % (m/V) und Phenylquecksilbersalze 0,002 % (m/V). Durch Bindung an Filtermaterialien oder an Stopfenmaterial können Verluste auftreten. So werden beispielsweise Quecksilbersalze an Gummistopfen absorbiert.

Ist das Volumen der Einzeldosis jedoch größer als 15 ml, darf die Zubereitung nicht konserviert werden und muss in Einzeldosisbehältnissen abgefasst werden. Dies gilt auch, wenn Lösungen unter 15 ml in die Rückenmarkflüssigkeit (intrazisternal), an den Wirbelkanal (epidural) oder in das Auge (intraokular) gespritzt werden.

Infusionslösungen

Da bei Infusionslösungen große Volumina einer Flüssigkeit in den Köper gelangen, dürfen diese nicht konserviert werden.

TIPP

Anbrüche von Injektionslösungen zur Mehrfachentnahme sollten im Kühlschrank gelagert werden, um die Vermehrung eventuell eingeschleppter Keime zu vermeiden.

14.2 Abgabe und Kennzeichnung

Parenteralia müssen in sterile durchsichtige Behältnisse abgefüllt werden, damit sie auf Klarheit und Partikelfreiheit geprüft werden können. Als Materialien geeignet sind Glas oder Kunststoff. Die Verschlüsse müssen ausreichend dicht sein. Bei Mehrdosenbehältnissen müssen Teilmengen ohne Entfernung des Verschlusses entnommen werden können. Elastomere oder andere Materialien der Stopfen müssen daher widerstandsfähig und elastisch sein. Beim Durchstich der Kanülen dürfen keine Stücke ausgestanzt werden und die Löcher müssen sich nach Entfernung der Nadel wieder vollständig schließen.

Als Einzeldosen werden Injektionslösungen meistens in Glasampullen, Spritzampullen oder Einmalspritzen abgefüllt. Für die Herstellung in der Apotheke eignen sich mit Gummistopfen und Alu-Bördelkappe verschließbare Injektionsfläschchen (Vials) (Abb. 14.2-1, 14.2-2, 14.2-3). Sie haben in der Regel ein Füllvolumen von 5 ml und sind als Einzel- oder Mehrdosenbehältnisse auch in Größen von 10, 25 oder 50 ml üblich.

Für die industrielle Fertigung sind spezielle Ampullentypen entwickelt worden, z. B. Spritzampullen, die gleichzeitig Behältnis und Spritze sind und auf die eine Nadel montiert werden muss. Bei *Doppelkammerspritzen* werden beispielsweise ein hydrolyseempfindliches Trockenpulver und ein Lösungsmittel in zwei durch einen Stopfen voneinander getrennten Kammern aufbewahrt. Vor der Applikation wird der Stopfen so verschoben, dass die Flüssigkeit durch einen »By-Pass« im Glas in die Pulverkammer fließen und das Pulver auflösen kann. Zur Verabreichung von Insulin werden *Pens* verwendet, die die Form eines Füllfederhalters haben. Sie dienen zur Injektion einer vorher eingestellten Menge Insulin und lassen sich leicht transportieren und unauffällig anwenden. Mit dem *Jet-Injektor* können durch hohen Druck Arzneimittel ohne Nadel unter die Haut »geschossen« werden. Diese Impfpistolen werden für nadelfreie Insulininjektionen (Injex®) und Massenimpfungen, z. B. gegen Influenza, verwendet.

Als Gefäße für wässrige Infusionslösungen eignen sich Glasbehältnisse der Glasart I und II, Infusionsbeutel und -flaschen aus Polyethylen oder Polyvinylchlorid und große sterile Einmalspritzen. Flaschen aus Glas bzw. Kunststoff müssen aufgehängt werden können.

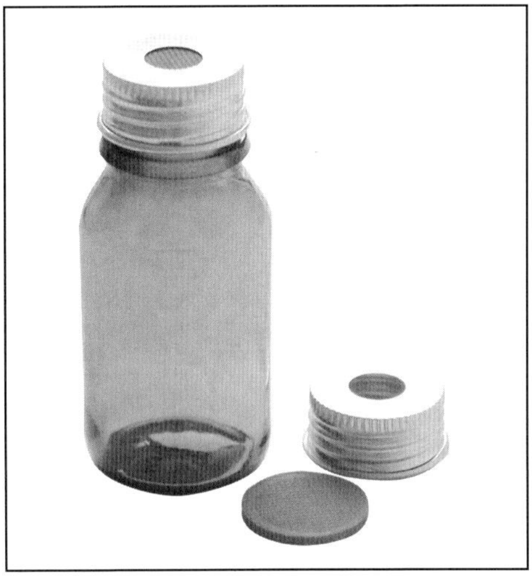

Abb. 14.2-1: Vials

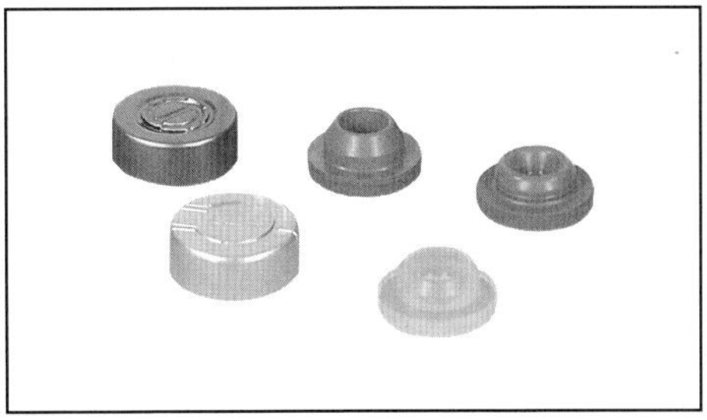

Abb. 14.2-2: Injektionsverschlussmonturen

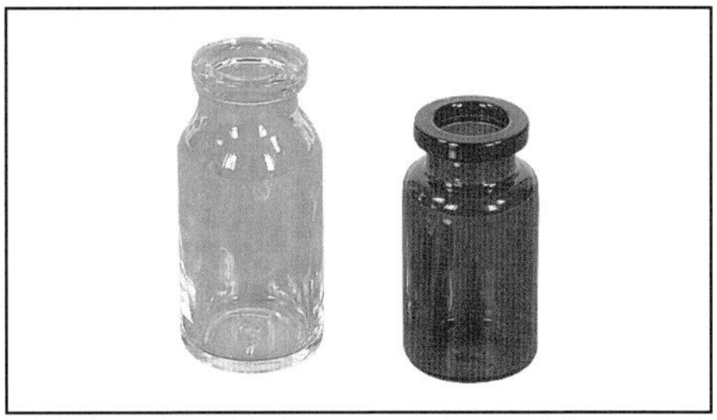

Abb. 14.2-3: Injektionsflaschen

Glasqualitäten

Glas eignet sich wegen seiner Eigenschaften, wie Haltbarkeit, Durchsichtigkeit, Härte und Widerstandsfähigkeit gegen physikalische und chemische Einflüsse, besonders gut als Verpackungsmaterial für Injektions- und Infusionslösungen.

Glas wird durch Schmelzen von Quarzsand (Siliciumdioxid) mit Alkali- bzw. Erdalkalioxiden oder Verbindungen, die in der Hitze Oxide bilden, gewonnen. Durch die hohe Herstellungstemperatur werden die langen Silicium-Sauerstoffketten des Quarzsandes in kleinere Molekülverbände aufgespalten. Die sich dabei bildenden negativen Ladungen der SiO_4-Bruchstücke werden durch positive Alkali- oder Erdalkali-Ionen neutralisiert. Aufgrund dieser Zusammensetzung kann jedes Glas durch Wasser, Säuren und Basen etwas beeinflusst werden. Je höher der Gehalt des Glases an Alkali-Ionen ist, desto leichter lassen sich diese auswaschen, d.h. desto geringer ist die »hydrolytische Resistenz« des Glases. Bei kürzerer Einwirkungsdauer in der Kälte werden nur Alkali-Ionen herausgelöst. Steigt die Temperatur oder verlängert sich die Kontaktzeit des Glases mit Wasser, werden auch Erdalkali-Ionen ausgewaschen. Glas verhält sich also wie ein Ionenaustauscher, da die abgegebenen Kationen gegen Wasserstoff-Ionen des Wassers ausgetauscht werden. Damit steigt der pH-Wert der wässrigen Lösung an. Wegen der Verschiebung des pH-Wertes können bei Lagerung der Parenteralia z. B. Alkaloide ausfallen, Ester und Glykoside gespalten oder Antibiotika inaktiviert werden.
Diese unerwünschten Reaktionen lassen sich durch Behandlung der Oberfläche des Natronkalkglases vermindern. So erhöht Schwefeldioxid die hydrolytische Resistenz. Glas dieser Qualität entspricht der Glasart II. Es kann nicht mehrfach sterilisiert werden, da es seine höhere Hydrolysebeständigkeit verlieren würde. Das Arzneibuch lässt daher zur Wiederverwendung nur Glas mit veränderter Zusammensetzung zu. Diese Qualität erfüllt Borosilikatglas (Glasart I), das große Mengen Bor- und Aluminiumoxide enthält. Es verträgt plötzliche, große Temperaturunterschiede und hat eine hohe hydrolytische Resistenz. Gefäße der Glasart I dürfen außer für Blutzubereitungen wiederverwendet werden. Nach Ph. Eur. werden die Glasarten I, II, und III, wie in Tabelle 14.2-1 angegeben, unterschieden.

Tab. 14.2-1: Glasarten nach Ph. Eur.

Glasart	Qualität
I	Neutralglas, dessen hoher hydrolytischer Widerstand durch die chemische Zusammensetzung des Glases bedingt ist. Behältnisse dürfen außer bei Blutzubereitungen mehrfach verwendet werden.
II	Hoher hydrolytischer Widerstand, der durch die Behandlung der Oberfläche erreicht wird. Wiederverwendung nicht erlaubt.
III	Natronsilikatglas mit geringem hydrolytischem Widerstand. Glasart für Zubereitungen zur nicht parenteralen Anwendung. Ausnahme: Gefäße für nicht wässrige Parenteralia und parenterale Pulver. Wiederverwendung nicht erlaubt.

Kennzeichnung

Außer der nach Apothekenbetriebsordnung vorgeschriebenen Kennzeichnung sind folgende Hinweise sinnvoll bzw. notwendig:

- Auf die Behältnisse von Infusionslösungen werden die Etiketten kopfüber in Aufhängerichtung aufgeklebt, damit sie auch während der Infusion, bei der sie an Ständern aufgehängt werden, gut lesbar sind.
- Gehaltsangaben beziehen sich immer auf ein bestimmtes Volumen und werden in mol/l oder mmol/l und in g/l angegeben (Umrechnung siehe DAC, Anlage C).
- Auf Einzeldosisbehältnissen sollte deutlich darauf hingewiesen werden, dass nur eine Dosis entnommen werden darf und der Rest verworfen werden muss, da die Lösung nicht konserviert ist.
- Manchmal kann es sinnvoll sein, außer dem Herstellungsdatum auch die Uhrzeit anzugeben, wenn z. B. die Haltbarkeit nur einige Stunden beträgt.
- Flüssigkeiten, die auf keinen Fall infundiert werden dürfen, wie z. B. reines Wasser für Injektionszwecke, müssen einen deutlichen Hinweis tragen: »Nicht infundieren«.
- »Frei von Bakterien-Endotoxinen« oder »pyrogenfrei«, falls die Zubereitungen daraufhin überprüft wurden.
- »Unter Verwendung eines Endfilters anwenden«.

Die Haltbarkeit von Injektionslösungen ist sehr stark davon abhängig, wie sie gelagert werden und wie Teilmengen aus ihnen entnommen worden sind. Das NRF gibt für konservierte Injektionslösungen bei aseptischer Entnahme und Aufbewahrung im Kühlschrank eine Haltbarkeit von 72 Stunden an. Unkonservierte Injektionslösungen sind nach Anbruch sofort zu verwenden, Reste müssen verworfen werden.

14.3 Herstellung

In der Monographie »Parenteralia« der Ph. Eur. ist ein bestimmtes Herstellungsverfahren nicht vorgeschrieben. Während der gesamten Herstellung muss jedoch die Verunreinigung mit Mikroorganismen und Pyrogenen ausgeschlossen sein. Daher ist auf Abwesenheit von Pyrogenen zu prüfen (s. Seite 332). Zur Herstellung wässriger Lösungen muss Wasser für Injektionszwecke verwendet werden. Die Konzentration der Wirkstoffe wird auf das Volumen der Zubereitung bezogen und als m/V angegeben. Es muss sichergestellt sein, dass das auf dem Abgabegefäß angegebene Volumen auch wirklich aus dem Gefäß entnommen werden kann. Verluste beim Filtrieren und Reste, die im Gefäß zurückbleiben, werden bei Injektionslösungen durch einen 10 %-Überschuss ausgeglichen.

MERKE

Sauberkeit und Sorgfalt sind bei der Herstellung von Injektions- und Infusionslösungen oberstes Gebot. Sterilisieren ersetzt nicht mangelnde Sauberkeit. Sterilität kann nicht in ein Produkt hineingeprüft werden, sie muss produziert werden.

Herstellungsschritte

- Geräte vorsterilisieren oder sterilisiert beziehen
- Herstellung der Lösung im Verhältnis m/V
- Filtration durch sterilen Membranfilter mit einem Porendurchmesser von 0,22 µm direkt in die sterile Infusionsflasche oder Abfüllung in Ampullen oder Injektionsflaschen zur Mehrfachentnahme
- Kontrolle der Flaschen auf Schwebstofffreiheit, evtl. nochmals filtrieren, Zuschmelzen der Ampullen, Verbördeln der Flaschen
- Sterilisation im Endbehältnis
- Prüfung auf Dichtigkeit (s. Seite 333)
- Kontrolle auf Partikelfreiheit bei seitlich einfallendem Licht mit einer künstlichen Lichtquelle (s. Seite 332)
- Von jeder Charge Proben zur Kontrolle des pH-Wertes, des Gehalts und bakteriologischen Prüfung entnehmen. Von Injektionslösungen über 15 ml Volumen und Infusionslösungen Stichproben zur biologischen Untersuchung auf Pyrogene einschicken

Sterilisationsverfahren

Die Ph. Eur. unterscheidet folgende Sterilisationsverfahren im Endbehältnis:

- Dampfsterilisation (Erhitzen im Autoklav)
- Sterilisation durch trockene Hitze
- Strahlensterilisation
- Gassterilisation

Praktische Bedeutung für die Apotheke haben nur die Dampfsterilisation im Autoklav und die Hitzesterilisation im Trockenschrank. Alle Sterilisationsverfahren müssen einer Inprozesskontrolle unterzogen werden: Prüfung auf Effektivität, d. h. alle Sterilisatoren und Überwachungsinstrumente müssen während der Herstellung kontrolliert werden. Es muss sichergestellt sein, dass bei allen Einheiten einer Charge mindestens die Minimalanforderungen an das Sterilisationsverfahren gewährleistet sind, z. B. bei der Hitzesterilisation im Trockenschrank die Erhitzung für 2 Stunden bei 160 °C.

Ist die Sterilisation im Endbehältnis nicht möglich, muss die Zubereitung unter aseptischen Bedingungen hergestellt und ggf. sterilfiltriert werden.

Sterilisation durch trockene Hitze

Die Heißluftsterilisation wird bei Geräten aus Glas, Porzellan und Metall angewandt. Die Geräte werden locker in Alufolie verpackt, die von der trockenen Hitze gut durchdrungen werden kann und eine erneute Verkeimung bei Herausnahme aus dem Trockenschrank oder Lagerung verhindert. So können die Geräte stets gebrauchsfertig bereitgehalten werden. Auch Stoffe, die gegen feuchte Hitze empfindlich sind, können, sofern sie thermostabil sind, mit Heißluft sterilisiert werden. Dies geschieht in elektrisch geheizten Trockenschränken mit Luftumwälzung. Thermostate halten die gewünschte Temperatur zuverlässig ein. Die Sterilisationszeit von 2 Stunden bei 160 °C reicht aus. Steigert man die Temperatur um 10 °C, halbiert sich die Sterilisationszeit (170 °C 1 Stunde; 180 °C ½ Stunde). Die Anheizzeit gehört nicht zur Sterilisationszeit. Es muss überprüft werden, ob die Sterilisationstemperatur erreicht worden ist. Hat der Trockenschrank Thermofühler, kann der Temperaturverlauf im Innenraum des Trockenschrankes über die Sterilisationszeit hinweg kontrolliert werden. Sind Thermofühler nicht vorhanden, können Testsubstanzen mit verschiedenen Schmelzpunkten in den Hitzesterilisator gelegt werden. Auch selbstklebende wasser-, öl- und dampfbeständige Indikatorpunkte (Celsipoint®) sind geeignet. Sie werden auf das Sterilisationsgut aufgeklebt und verändern ihre Farbe bei Erreichen der geforderten Temperatur. Darüber hinaus sind biologische Funktionsprüfungen mit Testampullen möglich. Sie enthalten Bakteriensporen, die zusammen mit einer Nährlösung, einer vergärbaren Substanz und einem pH-abhängigen Farbindikator in einer fest verschlossenen Packung enthalten sind. Diese Einheiten werden mitsterilisiert und anschließend mehrere Tage bebrütet. Konnten Sporen die Sterilisation überleben, keimen sie aus und vergären die zugesetzte Substanz. Der pH-Wert der Lösung verschiebt sich, es entsteht ein Farbumschlag des Indikators. Die Überprüfung der Sterilisation mit diesen Testampullen muss auf verschiedenen Ebenen der Sterilisationskammer vorgenommen werden, besonders am kältesten Punkt nahe der Tür des Trockenschranks.

Trockene Hitze von über 220 °C dient zur Sterilisation und zur Inaktivierung von Pyrogenen an Glasgeräten.

Dampfsterilisation

Die Dampfsterilisation wird in Autoklaven (Dampfdrucktöpfen) durchgeführt, in denen Wasser durch Erhöhung des Drucks bei einer Temperatur höher als 100 °C siedet (Abb. 14.3-1). Der entstehende »gespannte« Wasserdampf hat eine wesentlich stärker keimabtötende Wirkung als strömender Wasserdampf von 100 °C. Kondensiert der gespannte Wasserdampf an einem Gegenstand, werden 2203 kJ Energie als Kondensationswärme freigesetzt, die z. B. bei 120 °C ein Kilogramm flüssiges Wasser in ein Kilogramm Wasserdampf umwandelt.

Wichtig ist, dass keine Luft mehr im System enthalten ist, sondern ein Gleichgewicht zwischen Wasser und Wasserdampf (gesättigter Wasserdampf) vorliegt. Bereits bei einem Anteil von 10 % Luft im Autoklav wird der Sterilisationseffekt verringert. Die Luft wird entfernt, indem der Autoklav bei offenem Ventil 2 bis 3 Minuten bei 100 °C ausdampft, bevor das Ventil geschlossen wird. Man kann diesen Vorgang verfolgen, indem an das Ventil ein Schlauch angebracht wird, der in ein mit Wasser gefülltes Becherglas führt. Beim Anheizen entweicht die Luft als Blasen aus dem Wasser des Becherglases. Ist Luft nicht mehr im Autoklav vorhanden, versiegt der starke Luftblasenstrom und Wasserdampf tritt unter schwacher Blasenbildung aus. Das Ablassventil kann geschlossen werden.

In verschlossenen Ampullen, Injektions- und Infusionsflaschen bildet sich durch den Druck und die Temperatur gespannter Wasserdampf. Sie sind somit ein Autoklav im Autoklav. In verschlossenen Flaschen können deswegen nur wässrige Lösungen mit dieser Methode sterilisiert werden.

Wasserdampf, nicht jedoch Luft kann Papiere, wie Cellophan oder Pergamentpapier, durchdringen. Es ist daher möglich, Geräte, Flaschen und Verschlüsse in diese Papiere eingepackt im Autoklav zu sterilisieren und über längere Zeit keimfrei zu halten.

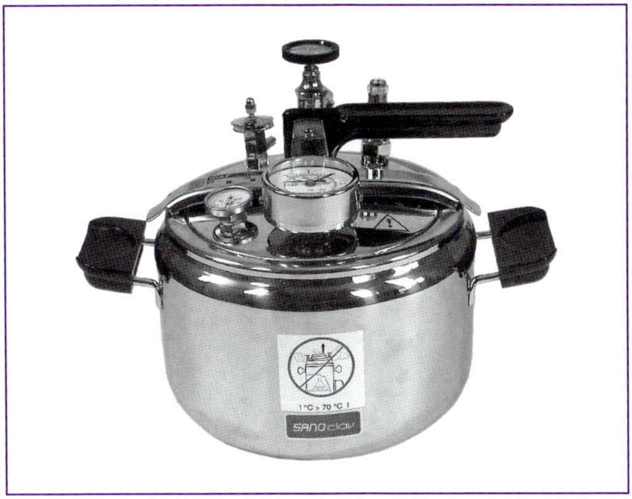

Abb. 14.3-1: Autoklav

Eine große Hilfe für die Verpackung des Sterilgutes ist das »Melag® Steril-System«. Die Beutel und Schläuche, die es in verschiedenen Größen gibt, werden nach der Befüllung verschweißt. Ein aufgedruckter Indikator ändert bei der Temperatur von 121 °C seine Farbe und bietet damit eine gewisse erkennbare Sicherheit, dass die Temperatur erreicht worden ist. Ebenso wie bei der Hitzesterilisation kann bei der Dampfsterilisation der Erfolg durch Bioindikatoren kontrolliert werden. Die Bakteriensporen müssen so widerstandsfähig sein, dass sie gespannten gesättigten Wasserdampf von 121 °C mindestens acht Minuten überleben und erst dann abgetötet werden.

Ablauf der Dampfsterilisation

Anheizzeit

- Gerät mit destilliertem Wasser füllen; dabei müssen die Ampullen und Flaschen sicher stehen und dürfen nicht im Wasser schwimmen.
- Einstellventil auf vorgeschriebenen Druck einstellen. Luftventil öffnen, ggf. einen Schlauch daran befestigen und in ein großes Becherglas mit Wasser einhängen.
- Heizquelle anstellen.
- Strömenden Dampf zwei bis drei Minuten entweichen lassen, bis keine Luftblasen mehr im Becherglas aufsteigen.
- Luftventil schließen.

Ausgleichszeit

- Das im Autoklav befindliche Füllgut heizt langsamer als die Umgebung auf. Man nennt dies »thermisches Nachhinken«. Die Dauer ist abhängig von der Art des Sterilisiergerätes sowie der Anzahl und der Größe der im Autoklav befindlichen Gefäße. Beispielweise benötigen 50 dünnwandige 10-ml-Ampullen zwei bis drei Minuten, zehn 100-ml-Ampullenflaschen 10 Minuten und eine 1000-ml-Infusionsflasche 22 Minuten, um auf 121 °C aufgeheizt zu werden. Die Ausgleichszeit kann nicht errechnet werden. Sie muss experimentell bestimmt werden.
- Temperatur und Druck müssen beobachtet werden.

Sterilisationszeit

- Für die Dauer von 15 Minuten müssen die Temperatur bei 121 °C und der Druck bei 2 bar gehalten werden.
- Heizquelle so regulieren, dass die vorgeschriebene Temperatur und der Druck erhalten bleiben.

Abkühlzeit

- Heizquelle abstellen; Autoklav und Sterilisationsgut abkühlen lassen.
- Bei einer Temperatur von 85 bis 90 °C Luftventil vorsichtig öffnen, damit im Autoklav kein Unterdruck entsteht und Gefäße nicht bersten.
- Größere Gefäße erst bei einer Temperatur von 40 bis 50 °C entnehmen.

14.4 Prüfungen

Überprüfung auf Schwebstofffreiheit (DAC-Probe 5)

Die Prüfung wird visuell von mindestens drei Prüfern durchgeführt. Bei kleinen Behältnissen bis etwa 100 ml wird der Inhalt durch eine kurze Schleuderbewegung aus dem Handgelenk so aufgeschüttelt, dass eine »windhosenartige« Aufwirbelung entsteht, die eventuell am Boden haftende Partikel mitreißen würde. Danach wird das Behältnis vor einer mattschwarzen Wand mit einer geeigneten Beleuchtung fünf Sekunden kontrolliert. Dabei muss es waagrecht gehalten, langsam um die Längsachse gedreht und vorsichtig geschaukelt werden. Es dürfen keine Gasblasen entstehen.

Bei größeren Behältnissen wird der Inhalt vorsichtig in die waagrechte Lage gebracht, ohne dass Gasblasen entstehen. Durch langsame Kippbewegungen werden eventuell am Boden haftende Partikel aufgewirbelt. Die Kontrolle der Probe erfolgt wie oben beschrieben.

Die Ergebnisse sind von den drei Prüfern getrennt zu protokollieren und werden nach einem vorgegebenen Schema bewertet.

Prüfung auf Pyrogene (Ph. Eur. 2.6.8)

Bei dieser Prüfung wird Kaninchen die zu prüfende Substanz intravenös appliziert und der Anstieg der Körpertemperatur gemessen. Es gilt die höchste gemessene Temperatur innerhalb von 3 Stunden nach Injektion. Der Temperaturanstieg darf die vorgegebenen Grenzwerte nicht überschreiten. Mit diesem Test werden alle Pyrogene erfasst.

Prüfung auf Bakterien-Endotoxine (Ph. Eur. 2.6.14)

Diese Prüfung mit dem Limulus-Test ist eine Alternative zum Kaninchentest. Er ist wesentlich empfindlicher und wird mit dem Blut des Pfeilschwanzkrebses (Limulus polyphemus) durchgeführt. Er beruht darauf, dass Endotoxine mit speziellen Blutzellen dieses Krebses, den Amöbocyten, reagieren und sich ein Gel bildet. Er erlaubt allerdings nur den Nachweis von Pyrogenen, die bakterieller Herkunft sind, den sog. Endotoxinen.

Prüfung auf Dichtigkeit der Ampullen

Heiße Ampullen werden in eine Methylenblau-Lösung getaucht. Das bei Abkühlung entstehende Vakuum saugt die Farblösung durch undichte Stellen in die Ampullen und der Inhalt verfärbt sich blau.

15 Zubereitungen zur rektalen und vaginalen Anwendung

15.1 ■ Zubereitungen zur rektalen Anwendung

Rectalia sind Zubereitungen, die in das Rektum, den Enddarm, eingeführt werden. Sie können eine systemische oder eine lokale Wirkung haben oder dienen diagnostischen Zwecken. Zubereitungen zur rektalen Anwendung werden nach Ph. Eur. eingeteilt in

- Zäpfchen (Suppositorien),
- Rektalkapseln,
- Rektallösungen, -emulsionen, -suspensionen, z. B. Klysmen,
- Pulver zur Herstellung von Rektallösungen oder Rektalsuspensionen,
- halbfeste Zubereitungen zur rektalen Anwendung,
- Rektalschäume und
- Rektaltampons.

In der Rezeptur sind Zäpfchen für die Anwendung im Enddarm von Bedeutung. Deshalb werden im Folgenden nur diese beschrieben.

Zäpfchen zur rektalen Anwendung

Zäpfchen (Suppositorien) sind einzeldosierte feste Zubereitungen, deren Größe, Konsistenz und Form die rektale Applikation ermöglicht. Sie enthalten einen oder mehrere Wirkstoffe, die in der Grundmasse dispergiert oder gelöst sind. Zäpfchen müssen im Enddarm bei Körpertemperatur schmelzen oder sich im wässrigen Darmmilieu auflösen, damit der Wirkstoff freigesetzt werden kann. Für die Herstellung sind Hilfsstoffe erlaubt, wie Füllmittel, adsorbierende Stoffe, Emulgatoren, Gleitmittel, Konservierungsmittel und Farbstoffe. Zäpfchen für Erwachsene wiegen 2 g und Zäpfchen für Kinder 1 g. Ihre Form kann torpedoförmig, zylindrisch oder konisch sein und sie sollten eine glatte Oberfläche haben (Abb. 15.1-1). Im Längs- und Querschnitt dürfen keine Pulvernester, Kristalle oder Luftblasen zu erkennen sein.

Zäpfchen sind für Säuglinge und Kleinkinder meist die Darreichungsform der Wahl, da sie einfach verabreicht werden können. Auch bei Erwachsenen mit Schluckbeschwerden, Erbrechen oder Bewusstseinsstörungen sind Zäpfchen sinnvoll. Liegt eine Erkrankung der Leber vor oder wird der Wirkstoff schnell in der Leber abgebaut, sind Zäpfchen wegen der besonderen Resorptionsverhältnisse im Darm vorteilhaft.

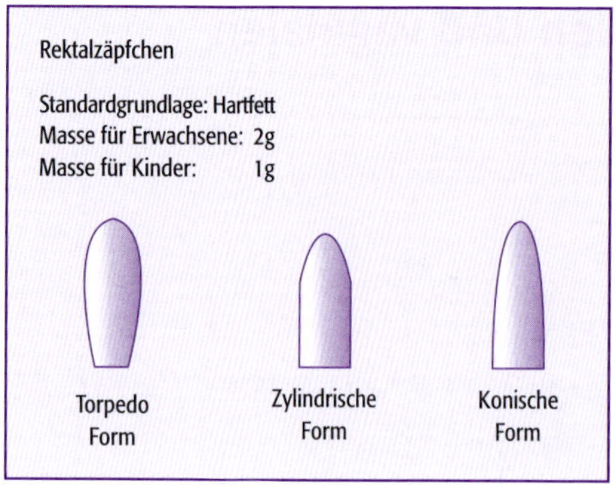

Abb. 15.1-1: Formen der Rektalzäpfchen

Das Rektum wird in einen oberen und einen unteren Abschnitt eingeteilt, in denen Wirkstoffe unterschiedlich resorbiert werden. Werden Wirkstoffe im unteren Rektum freigesetzt, werden sie über die untere und mittlere Hohlvene resorbiert und gelangen so direkt in den peripheren Blutkreislauf. Die Leberpassage wird umgangen, das Organ entlastet und der Abbau der Wirkstoffe in der Leber verhindert.
Wird das Zäpfchen zu weit in das Rektum geschoben, erreicht es den oberen Abschnitt. Hier freigesetzter Wirkstoff wird über die obere Hohlvene resorbiert und gelangt direkt über den Pfortaderkreislauf in die Leber, wo er metabolisiert werden kann (*First-Pass-Effekt*).

Zäpfchen sollten sich schnell auflösen oder schmelzen, da sie durch die normale Bewegung der Darmmuskulatur automatisch nach etwa 10 Minuten in den oberen Darmabschnitt befördert werden. Müssen Zäpfchen lokal im Darm wirken, können Tamponadebinden in die Zäpfchen eingelassen werden, die den Transport in den höheren Darmabschnitt behindern.

Zäpfchen mit lokaler Wirkung – also am Ort der Applikation – werden bei Hämorrhoiden und Obstipation angewandt. Zäpfchen können aber auch angewandt werden, um eine systemische Wirkung zu erzielen. Die Wirkstoffe, z. B. gegen Fieber, Übelkeit oder Schmerzen, müssen dann in den Organismus aufgenommen werden und sich über die Blutbahn verteilen.

Aus dem unteren Dickdarm wird jedoch weniger Wirkstoff resorbiert als aus Magen und Dünndarm. Daher muss die Konzentration an Wirkstoffen in Zäpfchen gegenüber vergleichbaren oralen Arzneiformen, wie z. B. Tabletten, um das etwa 1,5- bis 3-Fache erhöht sein.

Die meisten Zäpfchen enthalten feste Wirkstoffe, die in der Grundmasse fein verteilt sind. Bei der Herstellung dieser *Suspensionszäpfchen* müssen alle Kriterien beachtet werden, die auch für die Herstellung von Suspensionen gelten. Arzneistoffe, die sich in der Zäpfchengrundlage lösen, werden aus dieser schlecht freigesetzt und neigen bei Abkühlung zur Auskristallisation. Die Herstellung von *Lösungszäpfchen* ist deshalb nach Möglichkeit zu vermeiden.

Zäpfchengrundlagen

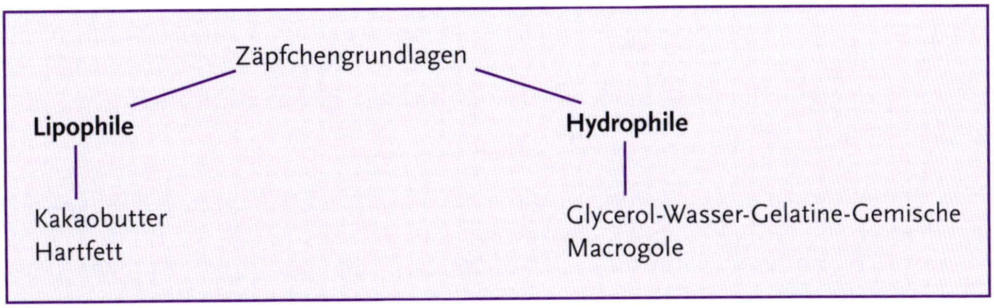

Abb. 15.1-2: Einteilung der Zäpfchengrundlagen

Lipophile Grundlagen

Tab. 15.1-1: Anforderungen an lipophile Zäpfchengrundlagen

- Schnelle Wirkstofffreigabe
- Keine Reizung der Darmschleimhaut
- Gute Verträglichkeit mit Arzneistoffen
- Chemische und physikalische Stabilität über mehrere Jahre
- Schmelzbereich unterhalb der Körpertemperatur (33 bis 36 °C)
- Erstarrungstemperatur nahe dem Schmelzintervall
- Gutes Aufnahmevermögen für flüssige und feste Stoffe
- Formbeständigkeit bei Raumtemperatur
- Bei Erstarrung ausreichende Kontraktion, um die Zäpfchen leicht aus der Zäpfchenform herausdrücken zu können

Kakaobutter

Die aus Kakaobohnen gewonnene Kakaobutter (Cacao oleum) ist ein Triglyceridgemisch aus gesättigten und ungesättigten Fettsäuren und Glycerol. Sie ist wegen ihrer ungesättigten Fettsäuren schlecht haltbar (oxidationsempfindlich) und wird nur noch selten verwendet. Außerdem lässt sie sich schwierig ausgießen und schlecht aus der Form herauslösen. Wird Kakaobutter zu stark erhitzt, erstarrt die Grundmasse extrem langsam. Daher können Zäpfchen mit Kakaobutter nur nach dem Cremeschmelzverfahren (33 bis 35 °C) hergestellt werden. Die Zäpfchenformen müssen mit Formtrennmitteln, wie Seifenspiritus oder dünnflüssigem Paraffin, ausgepinselt werden, da sich Kakaobutter beim Erkalten nicht zusammenzieht und in der Zäpfchenform festkleben würde. Vorteile der Kakaobutter sind die sehr gute physiologische Verträglichkeit, die gute Freigabe der Wirkstoffe und die vorzügliche Verteilung im Darm (Spreiteffekt). Deshalb enthält das Arzneibuch nach wie vor die Monographie Kakaobutter.

Hartfett

Hartfett (Adeps solidus) ist ein synthetisches Gemisch aus Mono-, Di- und Triglyceriden, hergestellt aus gesättigten Fettsäuren und Glycerol. Die Schmelztemperatur muss nach Arzneibuch zwischen 30 und 45 °C liegen. Um Hartfett herzustellen, werden Fette in

Glycerol und Fettsäuren aufgespalten (verseift) und anschließend wieder verestert. Der Anteil der freien OH-Gruppen lässt sich bei der Herstellung der Ester steuern und wird durch die Hydroxylzahl (OHZ) des Produkts angegeben. Die Mono- und Diglyceride wirken als Emulgatoren, deswegen hat Hartfett ein gutes Aufnahmevermögen für hydrophile Wirkstoffe. Da bei der Herstellung nur gesättigte Fettsäuren verwendet werden, die keine Doppelbindungen haben, ist diese Grundlage oxidations**un**empfindlich und gut haltbar.

Hartfette mit einer hohen Hydroxylzahl (OHZ 25 bis 30) haben gute Emulgatoreigenschaften für hydrophile Flüssigkeiten und eine gute Benetzbarkeit für Feststoffe. Sie verteilen sich großflächig auf der Darmschleimhaut. Dies ist bei lokal wirkenden Zäpfchen wünschenswert. Zäpfchen aus Hartfett mit hoher Hydroxylzahl lassen sich gut ausgießen, da sie nicht so schnell erstarren. Allerdings ist es möglich, dass während der langsamen Erstarrung Feststoffe in die Zäpfchenspitzen absinken. Um diese unerwünschte Sedimentation zu verhindern, muss die gefüllte Zäpfchenform gekühlt werden. Nachteilig ist auch die Reaktionsfähigkeit der freien Hydroxylgruppen der Mono- und Diglyceride mit Wirkstoffen, wie z. B. Acetylsalicylsäure oder Paracetamol.

Hartfette mit niedriger Hydroxylzahl (OHZ < 15) sind weniger reaktiv, haben allerdings auch schlechtere Emulgatoreigenschaften. Bei der Lagerung härten sie nur gering nach und eignen sich daher für Zäpfchen mit hohem Feststoffanteil. Werden sie gekühlt, können Risse entstehen.

Bei der Auswahl der Zäpfchengrundlage sind die Art und Menge der zu verarbeitenden Wirkstoffe von großer Bedeutung. Muss ein hoher Feststoffanteil (30 bis 50 %) in die Grundmasse eingearbeitet werden, erhöht sich der Schmelzpunkt des Hartfetts. Es sollte dann Hartfett mit niedrigem Schmelzpunktbereich, wie z. B. Witepsol® H12, gewählt werden. Fette Öle, ätherische Öle und Ammoniumbituminosulfonat erniedrigen die Schmelztemperatur der Grundmasse. Es sollte dann Hartfett mit hohem Schmelzpunktbereich, wie z. B. Witepsol® E 76, verwendet werden.

MERKE

Zäpfchen auf Basis von Hartfett oder Kakaobutter sollten nicht auf Reisen in warme Länder mitgenommen werden.

Hydrophile Grundlagen

Macrogole

Als Zäpfchengrundmassen werden Mischungen aus flüssigen und festen Macrogolen (Polyethylenglykole, PEG) mit einer relativen Molekülmasse von 400 bis 8000 verwendet. Es entstehen Zäpfchen, die erst weit oberhalb der Körpertemperatur schmelzen. Sie geben den Wirkstoff nicht durch Schmelzen, sondern durch Auflösung der Grundmasse in der Rektumflüssigkeit ab. Aus Macrogolen können tropenfeste Suppositorien hergestellt werden. Ihre Verwendung ist jedoch begrenzt, da sie mit vielen Arzneistoffen unverträglich sind, wie z. B. mit Antibiotika und Salicylsäure-Verbindungen. Wegen ihrer hygroskopischen Eigenschaften entziehen sie der Darmschleimhaut Wasser, so dass sie Darmreizungen verursachen können.

Glycerol-Hydrogele
Als Zäpfchengrundlage ist ein Gemisch aus Gelatine, Glycerol und Wasser geeignet, das hauptsächlich zur Herstellung der Vaginalzäpfchen verwandt wird. Aufgrund des hohen Wasseranteils ist die Haltbarkeit begrenzt. Außerdem wird Glycerol-Seifengel mit Natriumstearat als Grundlage eingesetzt. Diese Zäpfchen werden wegen des hohen Glycerolgehaltes als mildes Laxans angewandt.

Herstellung

Herstellungsmethoden

Pressverfahren
Die geraspelten Grundlagen werden mit dem Wirkstoff ohne Anwendung von Druck gemischt, in die Form gefüllt und in einer Zäpfchenpresse gepresst. Als Grundlagen eignen sich Kakaobutter oder weiche Hartfette. Mit diesem Verfahren kann schnell eine kleine Zahl Zäpfchen hergestellt werden. Besonders für temperaturempfindliche Wirkstoffe ist dies ein schonendes Herstellungsverfahren. Die Dosierungsgenauigkeit und das Aussehen der Zäpfchen sind jedoch unbefriedigend. Das Verfahren ist weitgehend obsolet.

Gießverfahren
Hergestellt werden die Zäpfchen in Metallschalen mit Ausguss und Griffhenkel, die Wärme gut leiten und schnell im Wasserbad erwärmt werden können (Abb. 15.1-3). Die Wirkstoffe werden mit der geschmolzenen Grundlage angerieben und in eine Zäpfchenform ausgegossen (Abb. 15.1-4).

Beim **Klarschmelzverfahren** wird die Grundlage erhitzt, bis sie gerade klar geschmolzen ist, und mit den Wirkstoffen verarbeitet. Die Sedimentation der Wirkstoffe muss durch ständiges Rühren verhindert werden. Diese Methode wird bei der industriellen Herstellung großer Chargen bevorzugt, ist jedoch für thermolabile Wirkstoffe nicht geeignet.

In der Regel werden Zäpfchen in der Apotheke nach dem schonenderen **Cremeschmelzverfahren** hergestellt. Die Grundlage wird geschmolzen und der Wirkstoff mit ihr angerieben, sobald sie nach Abkühlung eine cremige Konsistenz hat. Das Cremeschmelzverfahren schont thermolabile Ausgangsstoffe und verhindert ihre schnelle Sedimentation.

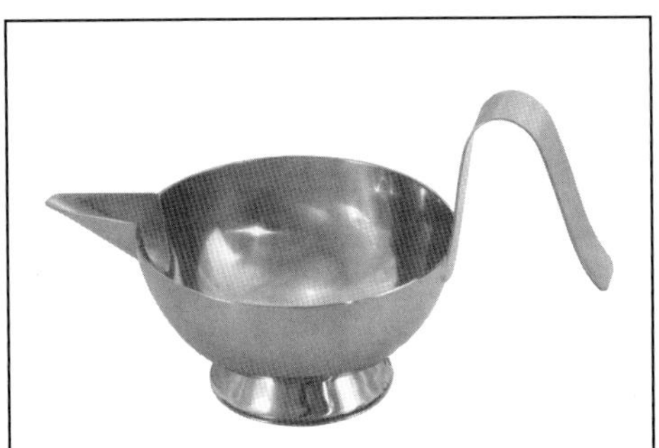

Abb. 15.1-3: Suppositorien-Gießschale

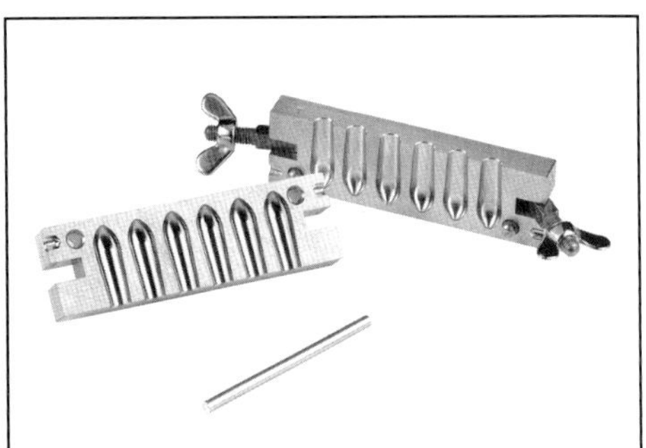

Abb. 15.1-4: Präzisionsgießformen für Suppositorien

MERKE

Vermeiden Sie es, Luft einzuarbeiten. Die Zäpfchenmasse wird schaumig und nimmt dann ein größeres Volumen ein. Dadurch wird die Dosierung ungenau.

Eine andere Möglichkeit zur Herstellung der Zäpfchen ist die Spritztechnik (s. NRF, Allgemeine Hinweise, I.12.4.3.). Die Mischung aus Wirkstoff und geschmolzener Zäpfchengrundlage wird in eine Quetschflasche aus Polypropylen überführt, der Spritzaufsatz aufgeschraubt und die Flasche im Wasserbad erwärmt und dann kräftig geschüttelt; dabei wird die Öffnung mit einem Finger (Einmalhandschuh) verschlossen. Die Schmelze bei etwa 35 °C ausgegossen. Nach etwa drei Füllungen wird erneut geschüttelt.

MERKE

Da Verluste bei der Herstellung der Zäpfchen nicht zu vermeiden sind, ist es notwendig, einen Zuschlag von 10 % auf Grundmasse und Wirkstoffe einzuplanen.

Das NRF empfiehlt bei Zäpfchen mit gelösten oder gut dispergierten mikrofreien Wirkstoffen folgende Überschüsse an Grundmasse (N):

- bis zu 20 Zäpfchen (x) einen Zuschlag von N = x + 2 = 2 Zäpfchen
- bis zu 30 Zäpfchen (x) einen Zuschlag von N = x + 3 = 3 Zäpfchen
- bis zu 40 Zäpfchen (x) einen Zuschlag von N = x + 4 = 4 Zäpfchen usw.

Die Massen des Wirkstoffs müssen entsprechend angepasst werden.

Geräte

Metallgießformen mit Bohrungen für jeweils 1 oder 2 Gramm Suppositorienmasse pro Stück (Abb. 1.5-4)
Wasserbad
Gießschale oder Spritzflasche aus Polyethylen
Kunststoffpistill
Spatel
Becherglas
Glasstab
Gummiwischer

Vorbereitende Übung

Gießen Sie 20 Zäpfchen (x), bestehend aus je 2 g geschmolzenem Hartfett, in einer Metallform aus.

44 g Hartfett (20 Zäpfchen zu je 2 g + 10 % Zuschlag) werden abgewogen und in der Zäpfchengießschale auf dem Wasserbad erwärmt. Die Masse wird mit »Häubchen« in die Zäpfchenform ausgegossen, da sich die Grundlage während der Abkühlung zusammenzieht. Nach Erstarrung der Grundmasse wird der Gießüberstand (Gießschwarte) mit einem warmen Spatel entfernt. Durch leichten Druck auf die Zäpfchen lässt sich erkennen, ob die Masse hart genug ist, um die Zäpfchen aus der Form nehmen zu können. Leichtes »Knacken« bedeutet, dass sich das Hartfett beim Erstarren zusammengezogen

und von der Zäpfchenform gelöst hat. Sie können die Form nun öffnen, indem Sie diese auf die Seite legen und durch leichte Kippbewegungen die Teile voneinander trennen.

MERKE

Die Temperatur des Wasserbades muss so gewählt werden, dass Hartfett nicht überhitzt wird.

TIPP

- Legen Sie aus hygienischen Gründen eine saubere Schutzfolie oder ein Blatt Papier unter die Zäpfchenform.
- Mit einem Gummiwischer lässt sich die Gießschale gut auswischen.

Bestimmung des Eichwertes ($\bar{E}$) der Zäpfchengießform

Wiegen Sie die 20 ausgegossenen Zäpfchen [Gesamtmasse (E)] und teilen Sie die Gesamtmasse durch die Anzahl der Zäpfchen (N).

$$\text{Eichwert der Zäpfchenform } (\bar{E}) = \frac{\text{Gesamtmasse der Zäpfchen (E)}}{\text{Anzahl der Zäpfchen (N)}}$$

Ein Eichwert von z. B. $\bar{E} = 1{,}98$ bedeutet, dass die einzelne Bohrung der Zäpfchengießform nicht 2 g, sondern nur 1,98 g Hartfett fasst. Der Eichwert ($\bar{E}$) wird für die Dosierung der Zäpfchen benötigt, er ist für Folgerezepturen zu notieren, damit er nicht jedes Mal neu bestimmt werden muss.

Dosierungsmethoden für Zäpfchen

Zäpfchen werden nach Gewicht verordnet, aber nach Volumen dosiert. Da Gießformen unterschiedliche Volumina haben und der Wirkstoff auch Volumen einnimmt, muss die Menge des benötigten Hartfetts im Versuch ermittelt oder berechnet werden.

Es gibt drei Dosierungsmethoden für Zäpfchen:

- Dosierungsmethode nach Münzel (DAC, Anlage F, modifiziert)
- Dosierungsmethode nach Starke
- Verdrängungsfaktor-Verfahren (DAC, Anlage F)

Dosierungsmethode nach Münzel (DAC, Anlage F, modifiziert)

Diese Methode empfiehlt sich, wenn sich Wirkstoffe in der Grundlage lösen oder flüssig sind. Grundlage und Wirkstoff(e) werden so dosiert, dass theoretisch ein Zäpfchen mehr entstehen könnte [N = (x+1)]. Der Wirkstoff wird mit wenig geschmolzener Grundlage zu einem Konzentrat angerieben. Dieses Konzentrat wird so ausgegossen, dass keine Bohrung ganz gefüllt ist, sich der gesamte Wirkstoff aber in den Bohrungen befindet (A) (Abb. 15.1-5). In der Gießschale wird erneut Grundlage geschmolzen und die Bohrungen werden aufgefüllt (B). Nach dem Erkalten der Zäpfchen wird die Gießschwarte mit einem Spatel abgestreift und verworfen (C). Sie darf keinen Wirkstoff enthalten. Die erkalteten Zäpfchen (x + 1) werden aus der Form genommen und in einer sauberen Schale erneut auf dem Wasserbad geschmolzen. Aus den inhomogenen Zäpfchen wird anschließend die geforderte Anzahl (x) homogener Zäpfchen ausgegossen (D). Diese Methode ist sehr zeitaufwändig und belastet Wirkstoffe durch die zweimalige Erhitzung.

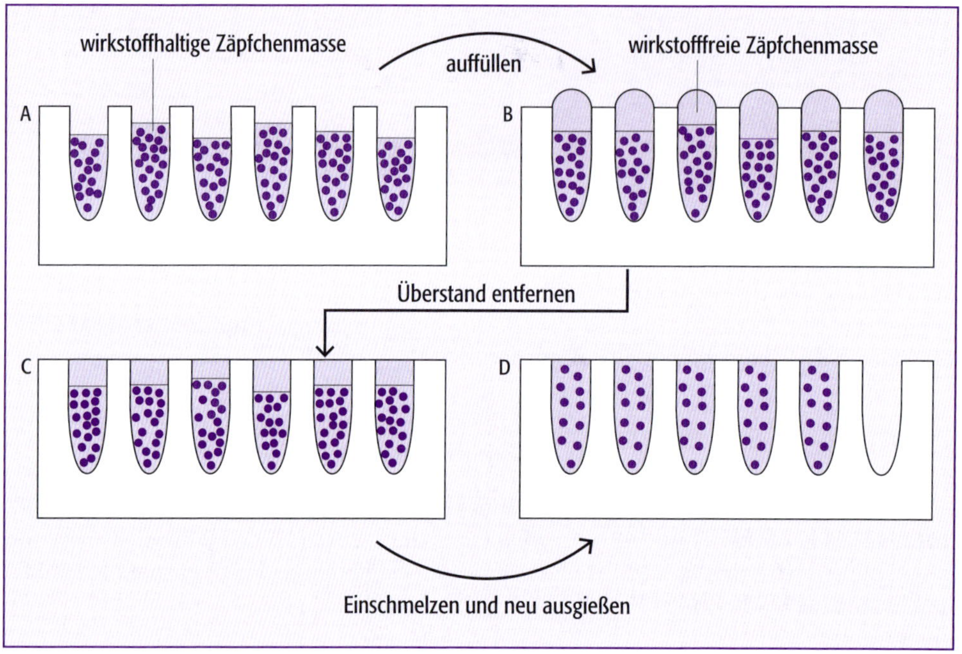

Abb. 15.1-5: Dosierungsmethode nach Münzel, Büchi, Schulz

Übung 1

Bolus rubra	0,03 g
Adeps solidus	q. s.
M. f. supp. dent. tal. dos. Nr. V	

Sie sollen 5 Zäpfchen mit je 0,03 g Rotem Ton herstellen. Da ein Überschusszäpfchen berechnet werden muss, wiegen Sie 6 · 0,03 g = 0,18 g Roten Ton ab. Reiben Sie den Feststoff mit einem Teil der berechneten Masse geschmolzenen Hartfetts an (grob gerechnet 6 · 2 g = 12 g Hartfett).

Da die Bohrungen im ersten Schritt nur zur Hälfte bis zu drei Vierteln gefüllt werden sollen, verarbeiten Sie anfangs nur etwa 8 g Hartfett. Alle Bohrungen werden gleichmäßig mit dem Konzentrat aus Hartfett und Rotem Ton befüllt und mit reiner geschmolzener Grundlage aufgefüllt. Lassen Sie die Masse erkalten und entfernen die Gießschwarte. Sie wird verworfen. Sechs vollständige Zäpfchen werden in einer sauberen Gießschale erneut cremig geschmolzen. Mit dieser Masse werden 5 Bohrungen befüllt. Die 5 fertigen Zäpfchen werden nach Entfernung der Gießschwarte aus der Form genommen. Die Zäpfchen müssen gleichmäßig rot bis rosa gefärbt sein.

Dosierungsmethode nach Starke

Diese Methode empfiehlt sich für häufig herzustellende Rezeptur- und Defekturarzneimittel. Liegt für die Zäpfchenform kein Eichwert vor, werden x + 1 reine Hartfettzäpfchen gegossen und in einem kleinen, schmalen Becherglas geschmolzen. Ein Gummiwischer wird als Rührwerk benutzt. Der Meniskus des Hartfetts einschließlich Gummiwischer wird am Becherglas markiert und das Becherglas entleert. Nun wird die erforderliche Menge Wirkstoff plus Zuschlag vollständig in das Becherglas überführt und in etwas flüssiger Grundmasse verteilt. Anschließend wird mit der Grundlage bis zum Meniskus aufgefüllt und der Wirkstoff mit dem Gummiwischer gleichmäßig verrührt. Die geforderte Zäpfchenanzahl (x) wird bei 40 °C ausgegossen. Nach Entfernung der Gießschwarte werden die fertigen Zäpfchen entnommen.

So kann durch die Markierung das Becherglas auf bestimmte Stückzahlen an Zäpfchen »geeicht« und die Herstellung bei Folgerezepturen beschleunigt werden. Liegt für eine Zäpfchenform ein Eichwert ($\bar{E}$) vor, entfällt die Herstellung der reinen Hartfettzäpfchen, da die zur Eichung des Becherglases benötigte Menge an Hartfett (N) folgendermaßen berechnet werden kann:

$$N = \bar{E} \cdot (x + 1)$$

Verdrängungsfaktor-Verfahren (DAC, Anlage F)

Der Verdrängungsfaktor gibt an, wie viel Gramm Grundmasse durch 1 g nicht löslichen Wirkstoff verdrängt wird. Ein Verdrängungsfaktor von 0,8 bedeutet also, dass 0,8 g Grundmasse durch 1 g Wirkstoff verdrängt wird.

Bei dieser Methode wird die notwendige Menge Hartfett genau berechnet. Der Wirkstoff wird mit der geschmolzenen Grundlage verrieben und die Zäpfchen werden sofort ausgegossen. Auch hierbei müssen Verluste einkalkuliert werden. Daher wird ein Überschuss von 10 % Wirkstoff und Grundlage eingeplant oder ein Überschusszäpfchen hergestellt.

Die notwendige Masse an Hartfett wird nach folgender Formel berechnet:

$$M_N = N \cdot (\overline{E} - f \cdot A)$$

M_N = Masse an Hartfett für N (Anzahl) Zäpfchen
N = Anzahl Zäpfchen
$\overline{E}$ = Eichwert
f = Verdrängungsfaktor
A = Wirkstoffstoffmenge pro Zäpfchen **in Gramm**

MERKE

Punktrechnung geht vor Strichrechnung!

Bei mehreren Arzneistoffen erweitert sich die Gleichung:

$$M_N = N \cdot [\overline{E} - (f_1 \cdot A_1) - (f_2 \cdot A_2) - \ldots (f_n \cdot A_n)]$$

f_1, f_2, f_n = Verdrängungsfaktoren für den 1., 2. und n-ten Wirkstoff
A_1, A_2, A_n = Masse des 1., 2., und n-ten Wirkstoffs pro Zäpfchen **in Gramm**

Eine Tabelle der Verdrängungsfaktoren der wichtigsten Wirkstoffe finden Sie im Anhang III sowie im DAC, Anlage F. Sie gelten nur für Zäpfchen mit Hartfett als Grundmasse.

Es handelt sich um eine schonende Methode, da die Wirkstoffe nur einmal erwärmt werden müssen. Voraussetzung ist, dass der Eichwert der Gießform und die Verdrängungsfaktoren aller verwendeten Wirkstoffe bekannt sind oder ermittelt werden können.

Experimentelle Bestimmung des Verdrängungsfaktors f nach DAC, Anlage F
Bestimmen Sie den Verdrängungsfaktor zweier Ihnen unbekannter Pulver. Versuchen Sie die Substanzen anhand der bekannten Verdrängungsfaktoren des Anhangs III zu identifizieren.

$$f = \frac{100 \cdot (N \cdot \overline{E} - G_N)}{G_N \cdot 25} + 1$$

N = Anzahl der Zäpfchen
$\overline{E}$ = Durchschnittsmasse von einem Zäpfchen aus reiner Grundlage in Gramm
G_N = Gesamtmasse von N wirkstoffhaltigen Zäpfchen in Gramm

2,50 g fein gepulverte und gesiebte Substanz (90) werden mit 7,50 g geschmolzenem Hartfett angerieben und auf dem Wasserbad klar geschmolzen. Bei 36 bis 38 °C werden möglichst viele Zäpfchen ausgegossen. Die Zäpfchen, die sich einwandfrei ausgießen lassen, werden ausgewogen (G_N) und der Verdrängungsfaktor wird berechnet.

Übung 1

Acetylsalicylsäure (ASS)	0,2 g	(f = 0,67)
Hartfett	q. s.	
M. f. supp. dent. tal. dos. Nr. VI		

Dosieren Sie für ein Zäpfchen mehr. Eichwert der Zäpfchenform $\bar{E} = 1{,}97$

Berechnung der Grundmasse: $M_N = (N + 1) \cdot (\bar{E} - f \cdot A)$

$$\begin{aligned} M_N &= 7 \cdot (1{,}97 - 0{,}67 \cdot 0{,}2) \\ &= 7 \cdot (1{,}97 - 0{,}134) \\ &= 7 \cdot 1{,}836 \\ &= 12{,}852\ \text{g} \end{aligned}$$

Berechnung der Arzneistoffmasse (ASS): $0{,}2\ \text{g} \cdot 7 = 1{,}4\ \text{g}$

Schmelzen Sie 12,85 g Hartfett und verreiben Sie 1,4 g Acetylsalicylsäure mit der Schmelze. Diese Masse wird in 6 Bohrungen ausgegossen. Nach Entfernung der Gießschwarte und dem Erkalten können Sie die Zäpfchen entnehmen.

Übung 2

Zinkoxid	2,0 g
Mass. supp.	q.s
M. f. supp. div. in partes aequales Nr. X	

Stellen Sie diese Zäpfchen nach der Münzel-Methode her. Verwenden Sie für diese Rezeptur mit rotem Ton angefärbtes Zinkoxid. So lässt sich leicht erkennen, wie gleichmäßig der Wirkstoff in den Zäpfchen verteilt ist.

Übung 3

Basisches Bismutgallat	0,15 g
Massa supp.	q. s.
M. f. supp. dent. tal. dos. Nr. VI	

Stellen Sie diese Zäpfchen nach der Starke-Methode her. Haben Sie den Unterschied der Rezepturanweisungen von Übung 2 und 3 bemerkt? Worin liegt er?

Übung 4

Acetylsalicylsäure	0,2 g	(f = 0,67)
Hartfett	q. s.	
M. f. supp. dent. tal. dos. Nr. VI		

Stellen Sie diese Zäpfchen nach der Verdrängungsfaktor-Methode her (Berechnung s. o.).

Übung 5
Suppositoria analgetica

Paracetamolum	
Acid. acetylosalicylicum	āā 0,5 g
Mass. supp.	q. s.
M. f. supp. dent. tal. dos. Nr. VI	

Diese Zäpfchen haben einen hohen Feststoffanteil, daher steigt der Schmelzpunkt der Grundmasse. Um den Schmelzpunkt herabzusetzen, werden 5 % Neutralöl, bezogen auf die Zäpfchenmasse, zugesetzt. Zudem lässt sich Paracetamol schlecht verarbeiten. Geben Sie daher 1 bis 2 % Aerosil®, bezogen auf die Zäpfchenmasse, als Dispergierhilfe hinzu. Um Reaktionen der Acetylsalicylsäure mit Hartfett zu vermeiden, verwenden Sie eine Grundmasse mit geringer Hydroxylzahl, wie z. B. Witepsol® H 32 oder Novata® 299.

MERKE

- Als Dispergierhilfen für Wirkstoffe können 1 bis 2 % Aerosil® oder 5 bis 7 % Neutralöl zugesetzt werden.
- Durch Zugabe von Wachsen oder Hartparaffin kann der Schmelzpunkt der Grundlage erhöht werden.
- Die Zugabe von Rizinusöl oder Neutralöl erniedrigt den Schmelzpunkt.

Übung 6
Erkältungszäpfchen 10 Stück

Menthol		0,01 g
Eukalyptusöl		0,12 g
Campher, racemisch		0,15 g
Witepsol® H 15/E 85 (3 + 7)	zu	2,0 g

Stellen Sie diese Zäpfchen nach der Starke-Methode her.

Die enthaltenen Wirkstoffe senken den Schmelzpunkt der Zäpfchengrundlage. Daher wird eine Mischung verschiedener Witepsol®-Sorten mit höherem Schmelzpunkt verwendet.

Übung 7
Hämorrhoidalzäpfchen

Lidocainhydrochlorid	0,02 g
Basisches Bismutgallat	0,10 g
Zinkoxid	0,20 g
Rizinusöl	0,05 g
Hartfett	q. s.
M. f. supp. dent. tal. dos. Nr. X	

Stellen Sie diese Zäpfchen nach der Münzel- oder Starke-Methode her.

Kunststoffgießfolien

Kunststoffgießfolien sind gleichzeitig Gießform und Endverpackung (Abb. 15.1-6). Die Herstellung der Zäpfchen in Kunststoffgießfolien ist hygienischer als die in Metallformen, allerdings sind die visuelle Kontrolle und die eventuelle Ausbesserung misslungener Zäpfchen nicht mehr möglich. Bevor die Gießfolien befüllt werden können, müssen sie in eine Metallschiene eingeführt und in eine Schale eingehängt werden. Die Schale kann mit kaltem Wasser befüllt werden und so als Kühlbad dienen, wenn heiße Schmelzen, wie z. B. Macrogole, verarbeitet werden sollen. Das Kühlbad muss in diesem Fall bis zum Rand mit Wasser gefüllt sein, damit die Kunststofffolie nicht schmilzt. Sind die ausgegossenen Zäpfchen erstarrt, werden die Gießschwarten durch Abziehen mit der Metallschiene entfernt. Die Flächen um die Bohrungen werden gereinigt und die Gießform wird mit einer selbstklebenden Folie verschlossen.

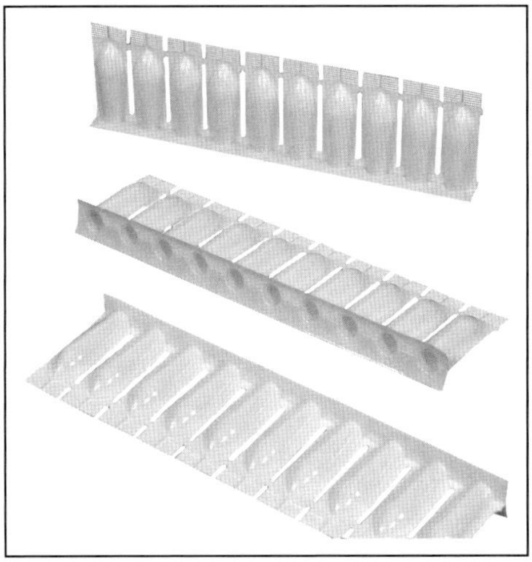

Abb. 15.1-6: Kunststoffgießfolien

Vorbereitende Übung
Bestimmung des Eichwerts (Ē) einer Kunststoffgießfolie
Befüllen Sie eine Kunststoffgießfolie für Kinderzäpfchen (1 g) mit Hartfett. Bestimmen Sie den Eichwert der Kunststoffgießfolie, indem Sie die Masse einer leeren Folie von der Masse der befüllten Folie abziehen. Die Differenz muss durch die Anzahl der Zäpfchen geteilt werden. Das Ergebnis ist der Eichwert (Ē) der Kunststoffgießfolie, der für Folgerezepturen notiert werden sollte.

Übung 8
Hämorrhoidalzäpfchen mit Tamponade 10 Stück

Basisches Bismutgallat	0,1 g
Zinkoxid	0,2 g
Hartfett	q. s.

Herzustellen sind 10 Zäpfchen in einer Kunststoffgießform »Torpedo-Form 2 g«.

Um zu vermeiden, dass die Zäpfchen in den oberen Teil des Rektums rutschen, sollen Tamponadezäpfchen hergestellt werden. In die Zäpfchenbohrungen werden schmale Streifen einer mit Hartfett präparierten elastischen Mullbinde gelegt und mit geschmolzener Zäpfchengrundmasse aufgefüllt. Da die Mullbinde und das zur Präparation der Mullbinde benötigte Hartfett zusätzlich Grundlage verdrängen, muss mit der folgenden Formel die notwendige Hartfettmasse (M) berechnet werden, mit der die Wirkstoffe verrieben werden.

$$M = \overline{E} - (m_{(Mull)} \cdot f_{(Mull)}) - (m_{(Hartfett)} \cdot f_{(Hartfett)}) - (m_{(Arzneistoff\ 1)} \cdot f_{(Arzneistoff\ 1)}) - (m_{(Arzneistoff\ 2)} \cdot f_{(Arzneistoff\ 2)})$$

M = Masse Hartfett
$\overline{E}$ = Eichwert der Zäpfchenform
f = Verdrängungsfaktor
m = Masse eines Stoffes in g pro Zäpfchen

$m_{(Hartfett)}$ = 0,25 g = Masse des zur Imprägnierung notwendigen Hartfetts
$f_{(Hartfett)}$ = 1,0
$m_{(Mull)}$ = 0,11 g
$f_{(Mull)}$ = 0,8
$f_{(basisches\ Bismutgallat)}$ = 0,37
$f_{(Zinkoxid)}$ = 0,16
$\overline{E}_{(2\text{-}g\text{-}Zäpfchengießform)}$ = 2,07

Bei dieser Vorschrift wird ein Zuschlag von 20 % berechnet (Erfahrungswert).

Die Zäpfchen werden in zwei Schritten hergestellt:

- Präparierung der Mullstreifen
- Herstellung der Zäpfchen

Geräte und Materialien
Zentimetermaß
Elastische Mullbinde 4 cm x 4 m
10 Einmalpipettenspitzen 1 ml aus Polypropylen, z. B. Spitzen für Eppendorfpipetten
Schere
Hartfett
Kapselmaschine
Zäpfchengießflasche
Kunststoffgießfolie

Es werden 10 Abschnitte zu 20 bis 25 cm Länge von der Mullbinde abgeschnitten. Jeder Streifen wird V-förmig zusammengelegt, so dass sich die Länge der Abschnitte halbiert (Abb. 15.1-7). Das gefaltete Ende wird mit der Spitze einer Schere so weit wie möglich in jeweils eine Pipettenspitze geschoben.

Etwa 10 g Hartfett werden auf dem Wasserbad geschmolzen und in Pipettenspitzen gefüllt, die zur besseren Standsicherheit in die Bohrungen einer Kapselmaschine gesteckt werden. Der eingebrachte Teil des Mullstreifens wird auf diese Weise mit Hartfett

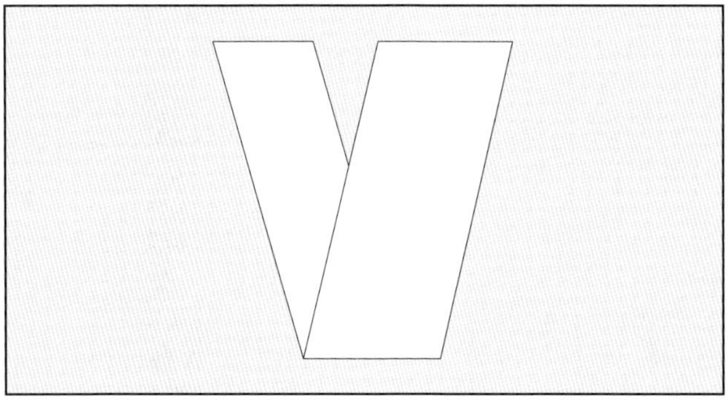

Abb. 15.1-7: Mullstreifen

getränkt. Die so präparierten Mullstreifen werden nach Erstarrung der Grundmasse aus den Pipettenspitzen herausgezogen.

Die fein verriebenen Wirkstoffe werden mit der errechneten Menge geschmolzenen Hartfetts gut verrieben und die Mischung wird quantitativ in eine Zäpfchenspritzflasche überführt. Die erwärmte Schmelze wird unter wiederholtem Erwärmen und kräftigem Schütteln in die mit den präparierten Mullstreifen versehenen Bohrungen der Zäpfchengießfolien eingefüllt. Die Bohrungen werden so gefüllt, dass kein Überstand, also keine Gießschwarte, entsteht.

Verarbeitung flüssiger Arzneistoffe

Übung 9
Glycerol-Zäpfchen (NRF 6.15.)

	10 Stück	100 Massenteile
Stearinsäure 50 %	0,9 g	3,0 g
Natriumcarbonat-Monohydrat	0,3 g	1,0 g
Glycerol (wasserfrei)	21,9 g	73,0 g
Gereinigtes Wasser	zu 30,0 g	zu 100,0 g

Standardabgabemenge: 10 Zäpfchen

Die Zäpfchen sind in eine Kunststoffgießform »Torpedo-Form 2 g« einzufüllen.

Herstellung
Wiegen Sie Stearinsäure und Natriumcarbonat-Monohydrat in ein zusammen mit einem Glasstab tariertes Becherglas ein und füllen es mit gereinigtem Wasser zu etwa 7,5 g auf. Erhitzen Sie den Ansatz für mindestens 10 Minuten unter Umrühren auf dem siedenden (!) Wasserbad. Nachdem Sie Glycerol hinzugefügt haben, wird die Mischung erneut auf 90 °C (!) erhitzt und umgerührt. Nach etwa 10 Minuten muss die Flüssigkeit klar und nahezu farblos sein. Luftblasen und weißer Schaum auf der Oberfläche sind erlaubt. Ergänzen Sie den Ansatz mit gereinigtem Wasser und lassen die Mischung unter Rühren auf etwa 70 °C abkühlen. Gießen Sie die Zäpfchen anschließend aus.

Erläuterungen

Aus Stearinsäure und Natriumcarbonat-Monohydrat bildet sich bei etwa 90 °C Natriumstearat, eine Seife, die als Emulgator und neben Glycerol als Abführmittel wirkt.
Die Glycerol-Dosis sollte annähernd 2 g betragen, darf aber nicht darüber liegen. Deshalb kann die Verwendung von 2-g-Zäpfchengießformen mit einem Eichwert größer als $\overline{E}_{(Hartfett)} = 2{,}18$ problematisch sein. Die empfohlene Glycerol-Dosis wäre überschritten.

Zäpfchen auf Hydrogelbasis

Die Hydrogelbasis in ein Glycerol-Gelatine-Wasser-Gemisch (Hydrogelbasis) und entspricht der Grundlage der Vaginalzäpfchen (s. Seite 351).

Abgabe und Kennzeichnung

Zäpfchen, die in einer Metallgießform hergestellt worden sind, werden in Alufolie gewickelt und in einer beschrifteten Kruke oder Suppositorienschachtel abgegeben.
Kunststoffgießfolien werden mit einem selbstklebenden Band verschlossen, das an jedem Ende mit dem Wirkstoff nach Art und Menge und dem Haltbarkeitsdatum beschriftet wird. 10er-Folien können in der Mitte durchtrennt werden, so dass zwei Teile zu je fünf Zäpfchen entstehen. Sie werden in einer beschrifteten Faltschachtel oder Tüte abgegeben.
Außer den üblichen, nach Apothekenbetriebsordnung vorgeschriebenen Angaben dürfen auf dem Etikett folgende Angaben nicht vergessen werden:

- Zum Einführen in den Enddarm
- Verwendbar bis: 1 Jahr für Zäpfchen aus Hartfett, Kakaobutter oder Macrogolen, 4 Wochen für Zäpfchen auf Glycerol-Gelatine-Basis (s. Seite 429)
- Für Hartfettzäpfchen: Bei Raumtemperatur lagern

Für Helene Mustermann
Paracetamol-Zäpfchen 0,5 g
10 Stück
3-mal täglich ein Zäpfchen in den Enddarm einführen
Hergestellt am: ...
Verwendbar bis: Tag, Monat, Jahr*)
Bei Raumtemperatur 15 bis 25 °C lagern
Beispiel-Apotheke, Musterstadt

Ein Zäpfchen enthält:
Paracetamol 0,5 g
Hartfett: nach Bedarf

*) Enddatum der Laufzeit (Verfallsdatum).

Abb. 15.1-8: Musteretikett

Prüfungen

Prüfung auf Gleichförmigkeit der Masse (Ph. Eur. 2.9.5)
Entnehmen Sie nach dem Zufallsprinzip aus einer Charge 20 Zäpfchen. Wiegen Sie die Zäpfchen einzeln aus und ermitteln die Durchschnittsmasse. Höchstens zwei der 20 Zäpfchen dürfen um mehr als 5 %, kein Zäpfchen darf um mehr als 10 % von der Durchschnittsmasse abweichen.

Prüfung der Zerfallszeit von Suppositorien und Vaginalzäpfchen (Ph. Eur. 2.9.2)
Drei Zäpfchen werden in drei Zerfallstestern unter Wasser bei einer Temperatur von 36 bis 37 °C geprüft. Sie ruhen zwischen zwei Siebplatten. Diese drehen sich unterhalb des Wasserspiegels alle 10 Minuten um 180° und simulieren zusammen mit einem langsam laufenden Rührer die Darmbewegung. Zäpfchen aus Hartfett und Kakaobutter müssen innerhalb von 30 Minuten, Macrogol- und Hydrogelzäpfchen innerhalb von 60 Minuten zerfallen sein.

15.2 ■ Zubereitungen zur vaginalen Anwendung

Vaginalia sind flüssige, halbfeste oder feste Zubereitungen zur Anwendung in der Scheide (Vagina), die einen oder mehrere Wirkstoffe in einer geeigneten Grundlage enthalten und in der Regel direkt in der Scheide wirken. Zubereitungen zur vaginalen Anwendung nach Ph. Eur. werden unterschieden in

- Vaginaltabletten,
- Vaginalzäpfchen,
- Vaginalkapseln,
- Vaginallösungen, -emulsionen, -suspensionen,
- Tabletten zur Herstellung von Vaginallösungen und Vaginalsuspensionen,
- halbfeste Zubereitungen zur vaginalen Anwendung und
- Vaginalschäume/Vaginaltampons.

In der Rezeptur der Apotheke sind nur Vaginalzäpfchen von Bedeutung. Deshalb werden im Folgenden nur diese beschrieben.

Vaginalzäpfchen

Vaginalzäpfchen sind einzeldosierte Zubereitungen, die auch als **Vaginalglobuli** (kugelförmig) oder **Vaginalovula** (eiförmig) bezeichnet werden (Abb. 15.2-1). Vaginalzäpfchen sind in der Regel etwa 3 g schwer und ihr Volumen und ihre Konsistenz sind der vaginalen Anwendung angepasst. Die Grundlagen müssen sich in Wasser lösen und verteilen oder sie müssen bei Körpertemperatur schmelzen. Es sind die gleichen Hilfsstoffe wie bei Rektalzäpfchen erlaubt.

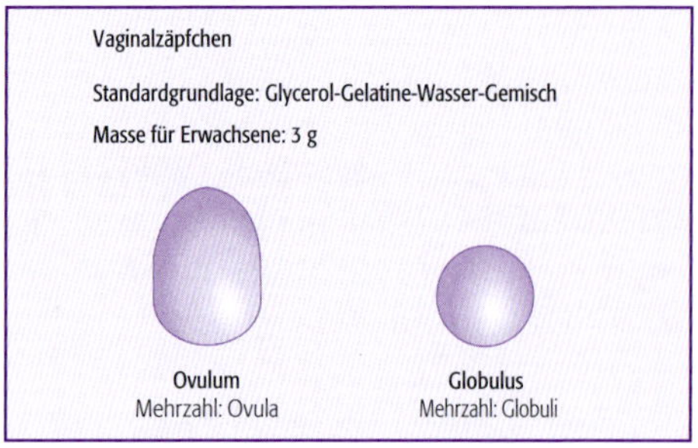

Abb. 15.2-1: Formen der Vaginalzäpfchen

Grundlagen für Vaginalzäpfchen

Das Arzneibuch erlaubt für Vaginalzäpfchen die Verwendung der gleichen Grundlagen wie für Rektalzäpfchen. Allerdings ist zu bedenken, dass lipophile Grundlagen, wie Hartfett oder Kakaobutter, schmieren. Sie werden deshalb nur noch selten verwendet. Daher sind hydrophile Gelatine-Glycerol-Wasser-Gemische Grundlagen der Wahl. Sie lösen sich gut im wässrigen Milieu der Scheide. Üblich ist eine Mischung aus Gelatine, Wasser und Glycerol 85 % im Verhältnis 1 : 2 : 5. Die Masse haftet gut in der Vagina, ist allerdings wegen des Wassergehalts mikrobiell anfällig und nicht lange haltbar. Eine andere hydrophile Grundlage für Vaginalzäpfchen ist ein Gemisch aus Macrogolen verschiedener Polymerisationsgrade (Polyethylenglykole), in denen sich viele Wirkstoffe lösen. Bei der Anwendung entstehen im Gegensatz zur rektalen Anwendung kaum Reizungen der Schleimhaut.

Dosierung

Auch Vaginalzäpfchen werden nach Gewicht verordnet und nach Volumen dosiert. Daher muss für die Gießformen, wie für die der Zäpfchen der Eichwert bestimmt werden. Der Substanzverlust bei der Herstellung variiert je nach Grundlage. Bei Macrogol-Gemischen und Hartfett wird ein Aufschlag von mindestens 10 % berechnet, bei Gelatine-Glycerol-Wasser-Massen wird ein Aufschlag von 20 bis 30 % eingeplant, da sich diese zähe Masse schlechter verarbeiten lässt.

Vorbereitende Übung

Bestimmung des Eichwerts der Globuliform aus Metall für eine Gelatine-Glycerol-Wasser-Masse:

Gelatine	1 Teil	3,0 g
Gereinigtes Wasser	2 Teile	6,0 g
Glycerol 85 %	5 Teile	15,0 g
	8 Teile	24,0 g

Berechnen Sie die einzuwiegenden Mengen Glycerol 85 %, Wasser und Gelatine für 6 Vaginalzäpfchen aus je 3 g reiner Grundmasse (3 g · 6 + 30 % Aufschlag).

Wiegen Sie Wasser und Gelatine in ein zusammen mit einem Glasstab tariertes Becherglas und lassen die Gelatine 15 Minuten im Wasser quellen. Geben Sie Glycerol 85 % hinzu und erwärmen die Mischung auf dem Wasserbad auf maximal 65 °C, bis eine klare Lösung entstanden ist. Es darf nur vorsichtig gerührt werden, damit kein Schaum entsteht. Pinseln Sie die Globuliform mit dünnflüssigem Paraffin aus, damit sich die Vaginalzäpfchen anschließend leicht aus der Form lösen lassen. Ergänzen Sie verdunstetes Wasser mit heißem (!), gereinigtem Wasser und gießen die Masse in die Bohrungen aus. Lassen Sie diese zuerst auf Raumtemperatur und anschließend 15 Minuten im Kühlschrank erkalten. Entfernen Sie die Gießschwarte mit einer Rasierklinge oder einem scharfen Messer und nehmen die fertigen Vaginalzäpfchen aus der Gießform. Globuli haben einen »Hals«, der mit einem scharfen Messer abgeschnitten werden muss. Um den Eichwert der Gießform berechnen zu können, muss die Gesamtmasse der 6 Globuli ohne »Hals« ausgewogen werden. Er ist für Folgerezepturen zu notieren.

$$\text{Berechnung des Eichwerts } (\overline{\text{E}}) = \frac{\text{Gesamtmasse der Vaginalzäpfchen}}{\text{Anzahl der Vaginalzäpfchen}}$$

Beispiel

Gesamtmasse von 6 Vaginalzäpfchen ohne Hals:	18,6 g
Eichwert ($\overline{\text{E}}$) der Gießform:	18,6 g : 6 = 3,1 g

TIPP

- Stellen Sie die Gießform auf den Rand des Wasserbades, damit die zähe Masse leicht durch die engen Öffnungen fließen kann und nicht erstarrt.
- Stellen Sie die ausgepinselte, warme Gießform kurz vor dem Ausgießen der Masse kopfüber auf ein Blatt Papier. Wenn sich überschüssiges dünnflüssiges Paraffin in den Spitzen der Form angesammelt hat, läuft es heraus. Wird dieser Vorgang vergessen, entstehen Hohlräume in den Zäpfchen.

Übung 10
Clotrimazol-Vaginalzäpfchen

Clotrimazol	0,5 g
Mass. glob. vag.	q. s.
M. f. glob. vag. dent. tal. dos. Nr. VI	

Eichwert der Globuliform: 3,3

Berechnung der benötigten Grundmasse

3,3 · 6 Globuli + 30 % Aufschlag = 25,74 g

Die Grundmasse setzt sich aus 3 verschiedenen Bestandteilen im Verhältnis 5 : 2 : 1 zusammen: 25,74 g Grundmasse entsprechen 8 Teilen. 1 Teil entspricht 25,74 g : 8 = 3,22 g

1 Teil Gelatine	=	3,22 g
2 Teile gereinigtes Wasser	=	6,44 g
5 Teile Glycerol 85 %	=	16,10 g
		25,76 g

Stellen Sie die Grundmasse wie oben beschrieben durch Quellung und Erwärmung her, halten aber etwas Glycerol 85 % zurück, um damit Clotrimazol anzureiben. Geben Sie den angeriebenen Wirkstoff zur geschmolzenen Grundmasse und mischen beides unter vorsichtigem Rühren. Gießen Sie die Globuli aus und entfernen nach dem Erkalten die

Gießschwarte. Die Globuli werden dünn mit Talkum bestreut oder einzeln in Alufolie gewickelt.

MERKE

Werden die Globuli mit Talkum bestäubt, darf folgender Hinweis auf dem Etikett nicht fehlen: »Vor Gebrauch kurz mit Wasser abspülen und sofort in die Scheide einführen«.

Übung 11
Progesteron-Vaginalzäpfchen 25 mg mit Macrogolgrundlage (NRF 25.1.)

	1 Stück
Progesteron (mikrofein gepulvert)	0,025 g
Macrogolgrundlage	q. s.

Macrogolgrundlage:	
Macrogol 400	60,0 g
Macrogol 6000	40,0 g

Standardabgabemenge:	30 Stück
Gießform:	Metallform oder Ovula-Form aus Kunststoff 3 g
Zuschlag:	+ 3 Vaginalzäpfchen (10 %)

Berechnen Sie die erforderliche Menge an Macrogolgrundlage nach der Verdrängungsfaktor-Methode. Für Progesteron gibt das NRF einen Verdrängungsfaktor von $f = 1$ an. Dieser gilt nur für diese Rezeptur.
Werden Metallformen verwendet, muss der Eichwert für die Macrogolgrundlage bestimmt werden. Für Ovula-Formen aus Kunststoff ist ein Eichwert ($\bar{E}$) von 3,33 angegeben.

Herstellung
Schmelzen Sie die Macrogolgrundlage in einem zusammen mit einem Glasstab tarierten Becherglas auf dem siedenden Wasserbad. Fügen Sie Progesteron hinzu und lösen es in der Grundmasse. Der Ansatz wird bei maximal 65 °C in die Gießformen ausgegossen (Temperaturkontrolle!).

Übung 12
Progesteron-Vaginalzäpfchen 100mg/200mg/400 mg mit Hartfettgrundlage (NRF 25.5.)

	100 mg	200 mg	400 mg
Nennvolumen der Form	1 g	1 g	2 g
Progesteron (mikrofein gepulvert)	0,1 g	0,2 g	0,4 g
Hartfett (OHZ ≤ 15)	zu 1,09 g	zu 1,1 g	zu 2,16 g

Standardabgabemenge:	30 Stück
Gießform:	Torpedo-Form aus Kunststoff 1 g bzw. 2 g
Zuschlag:	+ 2 Globuli
Ausgießen:	Spritzflasche aus Polyethylen

Herstellung

Reiben Sie in einer zusammen mit einem Pistill tarierten Suppositoriengießschale das Progesteron mit so viel geschmolzenem Hartfett an, dass eine weiche, homogene Paste entsteht. Ergänzen Sie den Ansatz mit weiterem geschmolzenen Hartfett und rühren die Masse auf dem Wasserbad zu einer homogenen Mischung. Überführen Sie die Schmelze in eine Spritzflasche und schütteln diese kräftig. Gießen Sie die Schmelze in Intervallen aus. Nach Befüllung von jeweils drei Bohrungen muss die Flasche erneut erwärmt und kräftig geschüttelt werden. Bilden sich bei Erstarrung der Masse Vertiefungen an den Bohrungen, müssen sie mit Schmelze aufgefüllt werden. Ist die Mischung vollständig erstarrt, entfernen Sie die Gießschwarte.

Erläuterungen

Das NRF schreibt bei diesen Vaginalzäpfchen Hartfett als Grundlage vor. Das Hartfett soll die Hydroxylzahl ≤ 15, also geringe Emulgatoreigenschaften, haben und chemisch neutral sein. Andere Grundlagen für die Herstellung dieser Zäpfchen sind ungeeignet. Die Gelatine-Glycerol-Wasser-Grundlage lässt sich bei dieser hohen Dosierung des Progesterons nicht mehr ausgießen. Macrogole können zu Ausfluss führen, so dass ein Teil des Wirkstoffs verloren gehen kann.

Für die Progesteron-Vaginalzäpfchen 400 mg wird eine größere Zäpfchenform vorgeschrieben. Der hohe Feststoffanteil beeinträchtigt die Fließfähigkeit der Schmelze so stark, dass sie bei der geringen Menge Hartfett für 1-g-Zäpfchen nicht mehr auszugießen wäre.

Alternative Herstellungsverfahren

Werden andere Gießformen benutzt, muss der Eichwert ($\bar{E}$) ermittelt und die benötigte Menge Hartfett nach folgender Formel errechnet werden:

$$M_N = N \cdot (\bar{E} - A \cdot 0{,}85)$$

M_N	= Masse an Hartfett für N (Anzahl) Zäpfchen
N	= Anzahl Zäpfchen
$\bar{E}$	= Eichwert
f	= Verdrängungsfaktor (f = 0,85 für Progesteron)
A	= Wirkstoffstoffmenge pro Zäpfchen in Gramm

Als Gießformen sind geeignet:
Suppositoriengießform aus Metall (1-g-Formen für Progesteron-Vaginalzäpfchen 100 mg und 200 mg, 2-g-Formen für Progesteron-Vaginalzäpfchen 400 mg) oder andere Kunststoffgießfolien.

Abgabe und Kennzeichnung

Die Öffnungen der Kunststoffgießfolien werden mit einem selbstklebenden Band verschlossen und an jedem Ende mit dem Wirkstoff nach Art und Menge und dem Haltbarkeitsdatum beschriftet. Die Folienstreifen werden in zwei Teile zu je 5 Vaginalzäpfchen geteilt und in eine vollständig beschriftete Faltschachtel abgepackt. Werden die Vaginalzäpfchen in Metallformen ausgegossen, kann nach Erstarrung überprüft werden, ob sie vollständig und unversehrt sind. Zur Abgabe werden sie mit Talkum bepudert oder einzeln in Alufolie gewickelt und in eine Kunststoffdose oder in ein Weithalsglas gefüllt.

Außer den üblichen nach Apothekenbetriebsordnung vorgeschriebenen Angaben dürfen auf dem Etikett folgende Angaben nicht vergessen werden (Abb. 15.2-3):

- Zum Einführen in die Scheide
- Kühl lagern (bei Glycerol/Gelatine/Wasser-Gemischen)
- Vor Gebrauch kurz mit Wasser abspülen und sofort in die Scheide einführen (bei mit Talkum gepuderten Vaginalzäpfchen)

Für Helene Mustermann
Progesteron-Vaginalzäpfchen 30 Stück
NRF 25.1.
Ab dem 14. Zyklustag bis zum Einsetzen der Periode täglich morgens und abends ein Zäpfchen in die Scheide einführen
Hergestellt am: ...
Verwendbar bis: Tag, Monat, Jahr*)
Beispiel-Apotheke, Musterstadt

Ein Vaginalzäpfchen enthält:	
Progesteron	25 mg
Macrogol 400	60 T
Macrogol 6000	40 T

*) Enddatum der Laufzeit (Verfallsdatum). 1 Jahr für Zäpfchen aus Hartfett, Kakaobutter und Macrogolen, 4 Wochen für Zäpfchen auf Glycerol-Gelatine-Basis.

Abb. 15.2-3: Musteretikett

16 Extrakte und Tinkturen

Nach der Definition der Ph. Eur. sind Extrakte Drogenzubereitungen flüssiger, halbfester oder fester Beschaffenheit, die üblicherweise aus getrockneten pflanzlichen Drogen oder tierischen Materialien hergestellt werden.

Zu den flüssigen Extrakten gehören **Tinkturen** und **Fluidextrakte**. Wird ihnen ein Teil der Flüssigkeit entzogen, entstehen zähflüssige Extrakte, die in **Dickextrakte** und **Oleoresine** unterschieden werden. Wird Extrakten die gesamte Flüssigkeit entzogen, entstehen **Trockenextrakte**.

Extrakte

Flüssige Extrakte	Zähflüssige Extrakte	Trockenextrakte
– Tinkturen – Fluidextrakte	– Dickextrakte – Oleoresine	

16.1 ■ Auszugsmittel

Damit medizinisch wirksame Inhaltsstoffe aus Pflanzen gewonnen werden können, muss das Auszugsmittel (Extraktionsmittel) die pflanzlichen Zellen aufquellen und die Wirkstoffe herauslösen. Die wichtigsten Extraktionsmittel sind Ethanol-Wasser-Gemische unterschiedlicher Konzentrationen. Das Wasser lässt die Zellen quellen, ist aber für viele Inhaltsstoffe kein gutes Lösungsmittel. Ethanol dagegen löst viele pharmazeutisch wichtigen Inhaltsstoffe, lässt die Zellen aber nicht quellen. Ethanol-Wasser-Gemische haben die vorteilhaften Eigenschaften beider Lösungsmittel und sind somit geeignete Auszugsmittel für Wirkstoffe, wie z. B. Glykoside, Alkaloide, Bitterstoffe, Flavonoide oder ätherische Öle.

16.2 ■ Extraktion

Drogen werden in zwei Phasen extrahiert:

- die Auswaschphase
- die eigentliche Extraktionsphase

Aus den durch Zerkleinerung der Drogen beschädigten Zellen können Inhaltstoffe einfach und schnell extrahiert werden (*Auswaschphase*). Je größer der Zerkleinerungsgrad der Drogen ist, desto größer ist der Anteil der Inhaltsstoffe, der sofort in Lösung gehen kann. Um Inhaltsstoffe auch aus den unbeschädigten Zellen zu extrahieren, muss das Auszugsmittel die Zellwände aufquellen, damit sie für große Moleküle durchlässig werden. Anschließend dringt das Extraktionsmittel in die Zellen ein, die Inhaltstoffe können in Lösung gehen und diffundieren aufgrund des Konzentrationsgefälles aus der Zelle (*Extraktionsphase*). Da dies ein langsamer Prozess ist, können Auszugsverfahren mehrere Stunden dauern.

Die Diffusion aus den Zellen ist konzentrationsabhängig. Umspült reines Lösungsmittel die Zelle, treten die gelösten Inhaltsstoffe schnell aus. Je mehr Inhaltsstoffe sich bereits im Lösungsmittel befinden, umso langsamer verläuft die Diffusion. Liegt innerhalb und außerhalb der Zelle die gleiche Wirkstoffkonzentration vor, kommt die Diffusion zum Stillstand. Um die Inhaltsstoffe möglichst vollständig aus der Droge zu extrahieren, muss ein hohes Konzentrationsgefälle erhalten bleiben. Dies erreicht man z. B. durch mehrfache Zugabe frischen Auszugsmittels (sog. mehrstufige Extraktion). Umschütteln bewirkt lediglich die schnellere Einstellung des Konzentrationsgleichgewichtes, erhöht aber nicht die Ausbeute an Inhaltsstoffen.

Extraktionsverfahren

Zur Extraktion pflanzlicher Inhaltstoffe haben sich in der Praxis zwei Verfahren bewährt:

- Mazeration
- Perkolation

Mazeration

Die Mazeration entspricht dem Prinzip der häuslichen Teezubereitung. Die Teedroge wird mit der gesamten Extraktionsflüssigkeit versetzt und für eine bestimmte Zeit stehen gelassen. Bei diesem Extraktionsverfahren werden die pflanzlichen Inhaltsstoffe bis zum Konzentrationsgleichgewicht zwischen Zelle und Auszugsmittel ausgezogen. Im DAC ist das folgende Verfahren zur Kaltmazeration beschrieben:

Die zerkleinerten Pflanzenteile werden mit der berechneten Menge Extraktionsflüssigkeit versetzt und in vor Licht geschützten, dicht schließenden Gefäßen unter wiederholtem Schütteln mehrere Tage bei Raumtemperatur stehen gelassen. Nach dem Dekantieren oder Kolieren des Ansatzes werden der Drogenrückstand abgepresst, die Flüssigkeiten vereinigt, diese einige Tage kühl aufbewahrt und Ausfällungen abfiltriert. Es handelt sich um ein einfaches Verfahren, das wenig Arbeitsaufwand erfordert. Außer einer Drogenpresse werden keine besonderen Geräte benötigt. Nachteilig ist, dass die Droge nur bis zum Konzentrationsausgleich ausgezogen werden kann, so dass ein Teil der Inhaltsstoffe ungenutzt in der abgepressten Droge verbleibt.

Um die Ausbeute zu erhöhen und/oder das Verfahren zu beschleunigen, werden industriell weiterentwickelte Verfahren angewandt.

- Remazeration — Das Extraktionsmittel wird hälftig in zwei Portionen geteilt. Zuerst wird die Droge mit der ersten Portion extrahiert und anschließend abgepresst. Der Rückstand wird mit der zweiten

Portion erneut ausgezogen, so dass sich die Herstellungszeit zwar verdoppelt, die Ausbeute aber erhöht.

- **Schüttelmazeration** Bei der Schüttelmazeration, auch als Bewegungsmazeration bezeichnet, verkürzt sich die Extraktionszeit durch Bewegung des Ansatzes auf etwa 30 Minuten. Der Konzentrationsausgleich wird schneller erreicht.
- **Wirbelmazeration** Sie erfolgt in hochtourigen Geräten, in denen die Droge sehr stark bewegt und dadurch weiter zerkleinert wird. Die Ansatzzeit verringert sich auf 5 bis 10 Minuten.
- **Digestion** Sie ist eine Mazeration bei erhöhter Temperatur, die ebenfalls zum schnelleren Konzentrationsausgleich führt. Zu beachten ist, dass sich mit zunehmender Temperatur mehr Ballaststoffe lösen, die bei Abkühlung ausfallen und den Ansatz trüben.

Perkolation

Die Perkolation ist ein Extraktionsverfahren, bei dem die Drogen kontinuierlich mit frischem Lösungsmittel extrahiert werden (Abb. 16.2-1). Es besteht somit immer ein Konzentrationsgefälle zwischen Zelle und Lösungsmittel, so dass die Droge am Ende

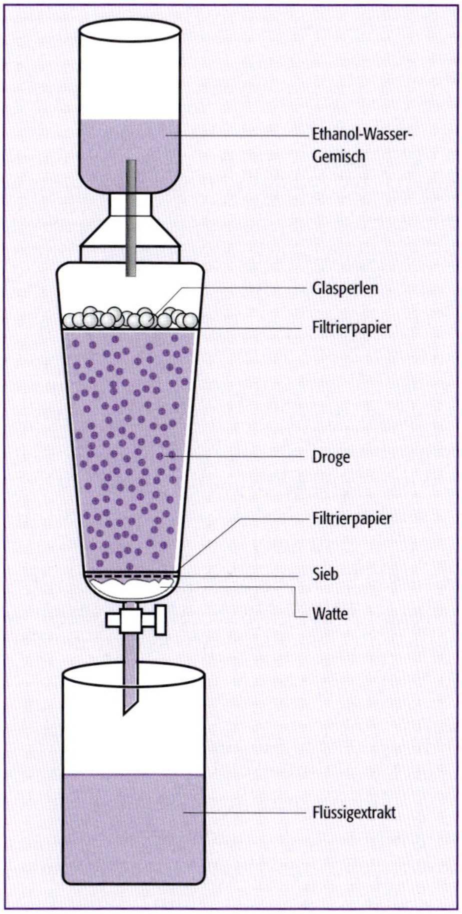

Abb. 16.2-1: Perkolation

der Perkolation praktisch keine oder nur noch sehr wenige lösliche Bestandteile enthält. Sie wird bis zur »Erschöpfung« ausgezogen. Die Perkolation entspricht daher im Prinzip der häuslichen Kaffeezubereitung in der Kaffeemaschine. Die Extraktion wird in zylindrischen Glasgefäßen mit Auslaufhahn, den **Perkolatoren**, durchgeführt. Der Durchmesser des Perkolators muss immer so gewählt werden, dass die Einfüllhöhe der Droge mindestens dem Fünffachen des Durchmessers entspricht.

Durchführung

Die vorschriftsmäßig zerkleinerte Droge wird mit Auszugsflüssigkeit (30 % der Drogenmasse) gleichmäßig durchfeuchtet und in einem gut schließenden Gefäß etwa zwei Stunden zum Quellen stehen gelassen. Diese **Vorquellung** ist notwendig, um zu verhindern, dass der Perkolator wegen der großen Volumenzunahme der Droge verstopft oder gar platzt. Die angefeuchtete Droge wird durch Sieb 2800 gegeben, um trockene Drogennester zu zerstören. Anschließend wird die krümelige Masse so in den Perkolator eingefüllt, dass keine Hohlräume entstehen. Der Perkolator darf nur mit schwachem Druck befüllt werden, da die Droge während des Auszugs noch weiter aufquillt.

MERKE

Damit der Ablaufhahn des Perkolators nicht verstopft, muss er mit einem Wattebausch abgedeckt werden.

Die Drogenoberfläche wird mit einem Filtrierpapier, das mit Kugeln beschwert wird, oder mit Mull abgedeckt, damit beim Nachgießen der Extraktionsflüssigkeit keine Partikel aufgewirbelt werden. Anschließend wird bei geöffnetem Ablaufhahn so lange Extraktionsmittel auf die Droge gegeben, bis Flüssigkeit aus dem Perkolator abzutropfen beginnt. Der Hahn wird geschlossen und so viel Extraktionsflüssigkeit nachgegossen, dass die Oberfläche der Droge bedeckt ist. Der Perkolator wird abgedeckt 24 Stunden stehen gelassen. In dieser Zeit quillt die Droge vollständig auf und wird so **vormazeriert**. Danach beginnt die eigentliche Perkolation. Der Abtropfhahn des Perkolators wird geöffnet und so eingestellt, dass pro 100 g der Droge, die sich im Perkolator befinden, 4 bis 6 Tropfen Perkolat in der Minute abtropfen. Da die Drogenoberfläche stets mit Extraktionsflüssigkeit bedeckt sein muss, wird kontinuierlich frische Extraktionsflüssigkeit nachgegossen. Um diesen Vorgang zu vereinfachen, können spezielle Vorratsgefäße auf den Perkolator aufgesetzt werden, die mit Extraktionsflüssigkeit befüllt werden. Diese läuft automatisch nach, sobald die Flüssigkeitsoberfläche über der Droge absinkt. Ist die vorgeschriebene Menge Auszugsmittel abgetropft, wird der Hahn geschlossen. Der Drogenrückstand wird in die Drogenpresse überführt und ausgepresst. Perkolat und Presssaft werden vereinigt und fünf Tage lang bei einer Temperatur unter 15 °C gelagert. Während der Lagerung bei niedrigen Temperaturen fallen Ballaststoffe aus, die den Auszug trüben. Sie werden durch Filtration entfernt.

Andere Verfahren, die auf dem Prinzip der Perkolation beruhen, sparen Lösungsmittel ein oder beschleunigen das Auszugsverfahren. Um Extraktionsmittel einzusparen, kann die Droge in mehrere Portionen geteilt und jeweils in mehrere kleinere Perkolatoren eingefüllt werden. Auch das Extraktionsmittel wird portioniert. Mit dem ersten Perkolator wird die Perkolation durchgeführt und das Perkolat in einen Vorlauf und einen Nachlauf geteilt. Der Nachlauf, der nur eine geringe Konzentration an Inhaltstoffen hat, ist das

Extraktionsmittel des zweiten Perkolators *(Reperkolation)*. Am Ende werden alle Perkolate vereinigt. Um die Abtropfgeschwindigkeit des Perkolats zu erhöhen, kann an den Ablaufhahn Unterdruck angelegt werden *(Evakolation)* oder die Extraktionsflüssigkeit wird mit Überdruck durch den Perkolator gepresst *(Diakolation)*.

Trennverfahren

Nach der Extraktion wird die Droge in der Regel ausgepresst, da sie noch etwa 30 % der Extraktionsflüssigkeit festhält. Weil es nicht reicht, die Droge nur leicht auszupressen, werden Spindelpressen oder hydraulische Pressen eingesetzt.

Spindelpresse

Der Drogenrückstand wird in einen Leinensack gefüllt und in einen runden, durchlöcherten Presskorb gelegt, der in einem Metallzylinder mit Ablauf steht (Abb. 16.2-2). Durch Drehen des Gewindes wird eine Platte abgesenkt, und so die Droge zusammengepresst. Die Spindel darf nur langsam angezogen werden, damit die Flüssigkeit gleichmäßig aus der Droge abgegeben wird. Bei zu schnellem Pressen kann der Beutel platzen.

Hydraulische Presse

Mit hydraulischen Pressen können Drücke von mehreren hundert bar erzeugt werden. Jedes Gerät hat ein Manometer, auf dem der maximale Druck markiert ist, der nicht überschritten werden darf. Die Droge wird in einen Presskorb gefüllt, dessen untere

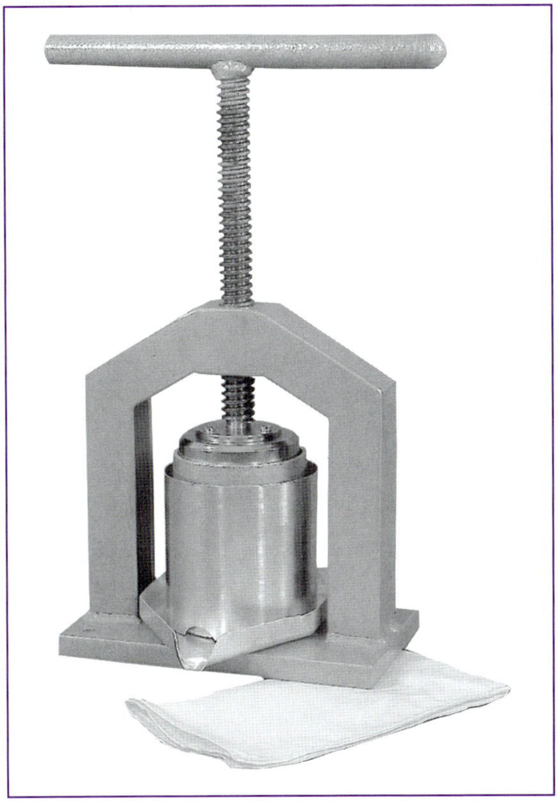

Abb. 16.2-2: Tinkturen-Spindelpresse

Siebplatte mit Filtrierpapier abgedeckt ist (Abb. 16.2-3). Der Presskorb wird mit einem Deckel verschlossen und verriegelt. Durch Betätigung des Hebels wird Druck erzeugt und die Siebplatte nach oben gegen die Droge gepresst. Die Presse sollte mit dem Tisch fest verschraubt sein und der Druck darf durch vorsichtige Bewegung des Hebels nur langsam gesteigert werden.

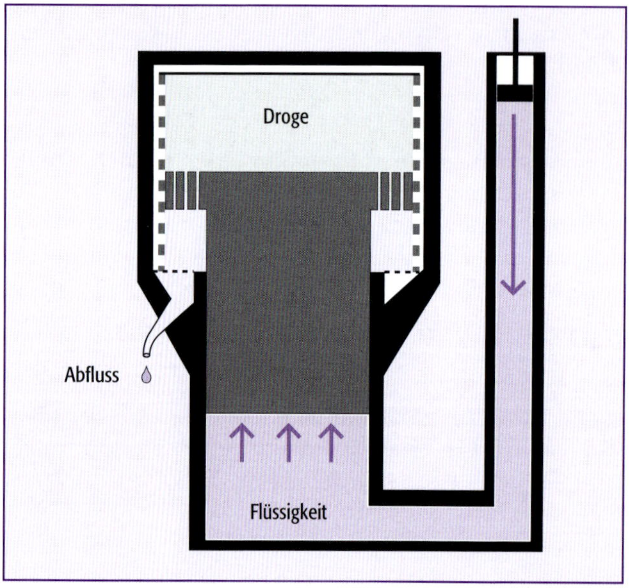

Abb. 16.2-3: Hydraulische Presse

16.3 ■ Einteilung der Extrakte

Flüssige Extrakte

Flüssige Extrakte sind flüssige, wässrige oder meist alkoholisch-wässrige Drogenzubereitungen, die durch Auszug im Allgemeinen getrockneter Pflanzen oder aus Materialien von Tieren gewonnen werden. Sie können auch durch Verdünnung eines Dickextrakts oder Lösung eines Trockenextrakts gewonnen werden. Zu den flüssigen Extrakten gehören Tinkturen und Fluidextrakte.

Tinkturen

Tinkturen (Tincturae) werden in der Regel in einem Ansatzverhältnis von 1 Teil Droge auf 5 bis 10 Teile Auszugsmittel hergestellt (Tab. 16.3-1). Meistens wird als Extraktionsflüssigkeit Ethanol 70 % (V/V) verwandt. Als Extraktionsverfahren eignen sich die Mazeration oder Perkolation. Andere Methoden sind ausdrücklich zugelassen, wenn ein gleichwertiges Produkt erhalten wird.

Tab. 16.3-1: Tinkturen der Arzneibücher und des DAC (Auswahl)

Bezeichnung	Extraktionsmittel Ethanol % (V/V)	Ansatz-verhältnis	Extraktions-verfahren
Arnikatinktur	60–70	1 : 10	Perkolation
Baldriantinktur	60–80	1 : 5	Perkolation
Belladonnatinktur, eingestellte	70	1 : 10	Perkolation
Chinatinktur, zusammengesetzte (DAB)	70	1 : 20	Perkolation
Enziantinktur	70	1 : 5	Perkolation
Ipecacuanhatinktur, eingestellte	70	1 : 8–10*)	Perkolation
Myrrhentinktur	90	1 : 5	Mazeration
Opiumtinktur, eingestellte	35	1 : 8–10*)	Mazeration
Pomeranzen-(Bitterorangenschalen-) Tinktur	70	1 : 5	Perkolation
Ratanhiatinktur	70	1 : 5	Perkolation
Salbeitinktur	70	1 : 10	Perkolation
Tormentilltinktur	70	1 : 5	Perkolation

Myrrhen- und Opiumtinktur können nur durch Mazeration, nicht aber durch Perkolation hergestellt werden, da die feinen Pulver den Hahn des Perkolators verstopfen würden. Myrrhe enthält Harze, die sich nur in Ethanol 90 % V/V lösen. Opium enthält lipophile Inhaltsstoffe, die nicht in den Drogenauszug gelangen sollen. Daher wird die Tinktur mit Ethanol 35 % (V/V) angesetzt.

Haltbarkeit und Lagerung

Tinkturen werden lichtgeschützt und dicht verschlossen aufbewahrt. Bei sachgemäßer Lagerung sind Tinkturen lange haltbar. Während der Lagerung darf sich bei den üblicherweise klaren Tinkturen nur wenig Niederschlag bilden. Nach Ph. Eur. ist die Lagerzeit nicht begrenzt, doch sollten Tinkturen regelmäßig auf ihre Kennzahlen überprüft werden. Der Alkoholgehalt einer Tinktur liegt wegen des in der Droge enthaltenen Wassers in der Regel um bis zu 10 % unter der Konzentration der Ansatzflüssigkeit.

Kennzeichnung und Abgabe

Tinkturen müssen in dicht schließenden Gefäßen abgegeben werden. Außer den in der Apothekenbetriebsordnung und der Arzneimittel-Warnhinweisverordnung vorgeschriebenen Angaben sollten auf dem Etikett vermerkt sein:

- Art der Extraktionsflüssigkeit
- Drogen-Extrakt-Verhältnis (**DEV**)
- Lösungsmittel, die bei der Extraktion verwendet wurden

*) Nach Angabe des Lieferanten.

Bei der Anfertigung von Rezepturarzneimitteln werden Tinkturen häufig mit wässrigen Flüssigkeiten verdünnt. Lipophile Inhaltstoffe fallen dann aus und führen zu Trübungen. Diese Zubereitungen müssen vor Gebrauch umgeschüttelt werden.

MERKE

Tinkturen und Fluidextrakte enthalten Ethanol. Zubereitungen zur oralen Anwendung müssen einen Alkoholwarnhinweis tragen (s. Seite 157).

Übung 1
Baldriantinktur Ph. Eur. 200,0 g
Baldriantinktur wird aus 1 Teil zerkleinerter Baldrianwurzel und 5 Teilen Ethanol 70 % (V/V) nach einem für Tinkturen in der Monographie »Extrakte« (Extracta) beschriebenen Verfahren, vorzugsweise durch Perkolation, hergestellt.

Stellen Sie die geforderte Menge der Tinktur her. Verwenden Sie für die Perkolation die pulverisierte Droge (710). Bestimmen Sie den Trockenrückstand dieser Tinktur (s. Seite 366).

Übung 2
Myrrhentinktur Ph. Eur. 100,0 g
Die Tinktur wird durch ein geeignetes Verfahren aus 1 Teil Droge und 5 Teilen Ethanol 90 % (V/V) hergestellt. Stellen Sie die Tinktur durch Mazeration her.

Fluidextrakte

Fluidextrakte (Extracta fluida) sind flüssige Zubereitungen, die in einem Ansatzverhältnis ein Teil Droge zu einem Teil Auszugsmittel hergestellt werden (Tab. 16.3-2). Sie sind konzentrierter als Tinkturen. Die üblichen Extraktionsverfahren sind Perkolation und Mazeration mit Ethanol unterschiedlicher Konzentrationen.

Übung 3
Thymianfluidextrakt DAB

Thymian, gepulvert (710)	1 Teil

Pulverisieren und sieben Sie die Droge und extrahieren die Inhaltstoffe durch Mazeration mit 2 bis 3 Teilen der folgenden Mischung:

Ammoniak-Lösung (10 %)	1 Teil
Glycerol 85 %	20 Teile
Ethanol 90 % (V/V)	70 Teile
Gereinigtes Wasser	109 Teile

Der Zusatz der Ammoniak-Lösung erhöht die Löslichkeit des Thymols. Thymianfluidextrakt wird häufig in Hustensäften verarbeitet und sollte daher mit Wasser und Sirupen klar mischbar sein. Deswegen sind der Ethanolgehalt erniedrigt und Glycerol 85 % in die Vorschrift aufgenommen worden. Bei längerer Lagerung muss der pH-Wert des Extrakts überprüft und eventuell korrigiert werden, da bei Verschiebung in den sauren Bereich Ausflockungen auftreten können.

Zähflüssige Extrakte (Extracta spissa)

Dickextrakte sind halbfeste Zubereitungen, die durch Eindampfen oder teilweises Eindampfen des Lösungsmittels (Ethanol und/oder Wasser) hergestellt werden. Der Trocknungsrückstand muss der Monographie entsprechen (s. Seite 366). Dickextrakte können zur Herstellung von Fluidextrakten und Tinkturen verwendet werden.

Oleoresine (Oleoresina) sind ebenfalls halbfeste Extrakte, die durch Verdampfung des Extraktionsmittels aus fetthaltigen Drogen, z. B. Fructus Capsici, erhalten werden. Sie haben in der Regel einen Trocknungsverlust oder Wassergehalt von maximal 5 Prozent (m/m). Damit entsprechen sie eigentlich den Trockenextrakten, doch ihre Konsistenz ist nicht fest, sondern halbfest bzw. ölig.

Trockenextrakte

Trockenextrakte (Extracta sicca) sind feste Drogenzubereitungen (Tab. 16.3-2). Sie werden ebenfalls durch Mazeration oder Perkolation hergestellt. Anschließend wird der Extrakt auf dem Wasserbad bis zur Trockene eingedampft. Falls erforderlich, wird der Gehalt an Inhaltsstoffen bestimmt und der Extrakt auf den geforderten Gehalt eingestellt. Trockenextrakte sind in der Regel hygroskopisch und sollten mit einem Trocknungsmittel gelagert werden. Sie dürfen zur Herstellung flüssiger und dickflüssiger Extrakte mit Ethanol verdünnt werden.

Tab. 16.3-2: Fluidextrakte und Trockenextrakte der Arzneibücher und des DAC (Auswahl)

Bezeichnung	Extraktionsflüssigkeit Ethanol % (V/V)	Ansatzverhältnis	Extraktionsverfahren
Süßholzwurzelfluidextrakt, eingestellter ethanolischer	70	keine Angabe*)	Perkolation
Thymianfluidextrakt	etwa 35	1 : 2 bis 1 : 3	Mazeration
Aloetrockenextrakt, eingestellter	siedendes Wasser	keine Angabe*)	geeignetes Verfahren
Sennesblättertrockenextrakt, eingestellter	50 bis 80	keine Angabe*)	geeignetes Verfahren

*) Es gibt keine Angaben zum Ansatzverhältnis, da diese Extrakte eingestellt werden müssen.

Drogen-Extrakt-Verhältnis (DEV)

Das Drogen-Extrakt-Verhältnis gibt an, aus welcher Menge Pflanzenteil welche Menge Extrakt gewonnen wurde. Ein DEV von 6:1 bedeutet, dass aus 6 g (oder 6 kg ...) Droge 1 g (bzw. 1 kg) Trockenextrakt gewonnen wurde.
Enthält die Tablette eines Fertigarzneimittels 300 mg Trockenextrakt, entspricht dies 6 · 300 mg = 1800 mg getrockneter Droge. Die Kenntnis über die Menge der verwendeten Droge ist erforderlich, um Fertigarzneimittel miteinander vergleichen und die Dosierungsangaben überprüfen zu können.

Beispiel:
Ein Fertigarzneimittel enthält 300 mg Trockenextrakt pro Einzeldosis (7–8:1). Ein anderes Fertigarzneimittel enthält 500 mg des gleichen Trockenextrakts pro Einzeldosis (3–4:1). Im ersten Fall enthält die Einzeldosis 7,5 (Mittelwert) · 300 = 2250 mg Droge, im zweiten Fall 3,5 (Mittelwert) · 500 = 1750 mg Droge. Trotz der höheren Angabe »500 mg« ist das zweite Präparat schwächer dosiert.

Die Kommission E des damaligen Bundesinstituts für Arzneimittel (BGA) gibt in ihren Monographien Empfehlungen über die Dosierungen von Drogen, z. B. 1-mal tägl. 2–5 g Droge.

Beispiel:
1 Dragee enthält 440 mg eines Trockenextraktes (6–7 : 1). Gebrauchsanweisung 1-mal tägl. 1 Dragee. 1 Dragee enthält 6,5 (Mittelwert) · 440 mg = 2992 mg bzw. 2,992 g Droge. Der oben angegebenen Empfehlung der Kommission E wird somit entsprochen.

16.4 ■ Prüfung

Pflanzen haben einen schwankenden Gehalt an Inhaltsstoffen, der je nach Standort, klimatischen Verhältnissen, Pflanzenteil und Erntezeit variiert. Deshalb ist verständlich, dass die Arzneibücher die Prüfung der Qualität der Drogen, aber auch ihrer Extrakte vorschreiben.
Die Prüfung auf Identität und ggf. die Gehaltsbestimmung sind in den jeweiligen Monographien der Tinkturen festgelegt. Die Reinheitsprüfung umfasst bei allen Tinkturen und Fluidextrakten die Bestimmung des Ethanolgehalts und des Trockenrückstandes sowie die Prüfung auf Methanol und 2-Propanol. Bei Dickextrakten, Fluidextrakten und Tinkturen wird immer der Trockenrückstand bestimmt, bei Trockenextrakten der Trocknungsverlust oder ggf. der Wassergehalt.

Bestimmung des Trockenrückstands (Ph. Eur. 2.8.16)

Als Trockenrückstand wird der in Prozent (m/m) angegebene Rest bezeichnet, der nach Verdampfen des Lösungsmittels und anschließender Trocknung zurückbleibt.

Übung 4
Trockenrückstand der Baldriantinktur
Überprüfen Sie den Trockenrückstand Ihrer Baldriantinktur aus Übung 1 (s. Seite 364). Er muss mindestens 3 % betragen.

In ein Wägegläschen von 45 bis 55 mm Durchmesser und 20 bis 33 mm Höhe mit ebenem Boden und konstanter Masse werden 2,00 g Tinktur eingewogen und auf dem Wasserbad zur Trockne eingedampft. Das Wägegläschen mit Inhalt wird genau gewogen, drei Stunden im Trockenschrank bei 100 bis 105 °C getrocknet, im Exsiccator erkalten gelassen und gewogen. Ist die Massenabweichung höher als 0,5 mg, muss erneut wie oben beschrieben getrocknet werden, bis die Vorgaben der Ph. Eur. erfüllt sind und Massekonstanz erreicht ist.
Der Trockenrückstand der Baldriantinktur ist die Differenz der Wägungen des leeren und des befüllten Wägegläschens, berechnet in Prozent.

MERKE

Trocknen zur konstanten Masse bedeutet nach Ph. Eur., dass zwei aufeinander folgende Wägungen um höchstens 0,5 mg voneinander abweichen dürfen.

Bei dieser Bestimmung werden flüchtige Bestandteile, wie Ethanol und Wasser, entfernt. Zurück bleiben feste Bestandteile. Obwohl sich dabei nicht unterscheiden lässt, ob diese Rückstände typische oder fremde Bestandteile der Zubereitung sind, ist die Bestimmung des Trockenrückstandes eine Reinheitsprüfung der Ph. Eur.

16.5 ■ Klassifizierung der Extrakte

Pflanzliche Wirkstoffe sind heute in der Regel als pulverisierte Droge oder als standardisierter Extrakt in Phytopharmaka enthalten. Die Inhaltsstoffe, die medizinisch genutzt werden, liegen in der Pflanze nicht als einzelne definierte Verbindungen, sondern als Wirkstoffkomplex vor. Dieser setzt sich aus Hauptwirkstoffen, Nebenwirkstoffen und Ergänzungsstoffen zusammen. Die Ergänzungsstoffe können die Resorption der Wirkstoffe erhöhen, wie z. B. Saponine, oder verzögern, wie z. B. Gerbstoffe. In der modernen Phytotherapie werden häufig Wirkstoffkomplexe verwandt, auch wenn isolierte Reinsubstanzen exakter dosiert werden könnten und besser haltbar wären. Nach der Ph. Eur. werden folgende Extrakttypen unterschieden (Tab. 16.5-1):

- standardisierte (eingestellte) Extrakte
- quantifizierte Extrakte
- andere Extrakte

Standardisierte Extrakte

Standardisierte (eingestellte) Extrakte, früher als normierte Extrakte bezeichnet, enthalten chemisch verwandte Inhaltsstoffe, die wesentlich zu ihrer therapeutischen Wirkung beitragen. Hierzu zählen z. B. die Hydroxyanthracen-Glykoside der Sennesblätter, die Tropanalkaloide der Belladonna (Tollkirsche), die Silymarine der Mariendistel oder die Triterpenglykoside der Rosskastanie. Die Zubereitungen werden auf den vorgegebenen Gehalt eines Inhaltstoffes der jeweiligen Stoffgruppe eingestellt, der innerhalb zulässiger Grenzen abweichen darf. Sie werden auf den geforderten Gehalt durch Mischung verschiedener Chargen mit unterschiedlich hohem Gehalt eingestellt. Trockenextrakte, deren Gehalt zu hoch ist, können mit indifferenten Hilfsstoffen, wie Maltodextrin, Lactose oder Siliciumdioxid, verdünnt werden.

Quantifizierte Extrakte

Bei den quantifizierten Extrakten ist die Kenntnis über die wirksamkeitsbestimmenden Inhaltsstoffe nicht so eindeutig, wie das bei den standardisierten Extrakten der Fall ist. Deshalb werden diese Extrakte über eine oder mehrere definierte Leitsubstanzen auf einen vorgegebenen Gehaltsbereich eingestellt (Haupt- und Nebenwirkstoffe). Hierzu zählen z. B. die Terpenlactone und Flavonglykoside der Ginkgoblätter, das Hypericin mit Nebenwirkstoffen des Johanniskrauts und das Salicin mit Nebenwirkstoffen der Weidenrinde. Diese Extrakte werden ausschließlich durch Mischung verschiedener Extraktchargen eingestellt.

Andere Extrakte

Dieser Extrakttyp wird ungenau als »anderer Extrakt« bezeichnet. Die meisten offizinellen Extrakte gehören zu dieser Gruppe. Bei ihnen ist eine Zuordnung der Inhaltsstoffe oder Stoffgruppen zu ihrer Wirksamkeit nicht möglich. Der Gesamtextrakt, nicht eine einzelne Substanz oder Substanzgruppe, ist der Wirkstoff.

Die Ph. Eur. gibt für diese Extrakte nur an, dass sie durch ihr Herstellungsverfahren eine gleichbleibende Qualität haben sollen (Herkunft und Qualität der Droge, Art des Extraktionsmittels, Extraktionsbedingungen). Diese Vorgaben, die früher als »Standardisierung« bezeichnet worden sind, gelten gleichermaßen auch für die anderen beiden Extrakttypen. Bei »anderen Extrakten« kann eine reproduzierbare Qualität und damit Wirksamkeit nur durch einen standardisierten Herstellungsprozess erreicht werden.

Tab. 16.5-1: Definition pflanzlicher Inhaltsstoffe und die sich daraus ableitende Klassifizierung der Extrakte nach Ph. Eur. und EMA-Guidelines

Klassifizierung der Inhaltsstoffe nach Ph. Eur. und EMA-Guidelines	Definitionen	Beispiele		Klassifizierung der Extrakte nach Ph.Eur. und EMA-Guidelines
		Inhaltsstoffe	Extrakte	
1. Wirksamkeitsbestimmende Inhaltsstoffe, Inhaltsstoffgruppen	Chemisch definierte Stoffe oder Stoffgruppen, die *allgemein anerkannt wesentlich* zur Wirksamkeit beitragen (= wirksamkeitsbestimmend)	Silymarine Escine Sennoside	Extr. Cardui Mariae sicc. normat. Extr. Hippocastani sicc. normat. Extr. Sennae sicc. normat.	= standardisierte Extrakte
2. Marker ■ Aktive Marker	Chemisch definierte Stoffe oder Stoffgruppen, die *allgemein anerkannt* zur Wirksamkeit beitragen	Hypericin Rutosid Hyperforine	Extr. Hyperici	= quantifizierte Extrakte
	(= wirksamkeits**mit**bestimmend)	Flavonolglykoside Terpenlactone	Extr. Ginkgo	
■ Analytische Marker (Leitsubstanzen)	Chemisch definierte Stoffe oder Stoffgruppen, die ausschließlich Kontrollzwecken dienen	Valerensäuren	Extr. Valerianae sicc.	= andere Extrakte
■ charakteristische	Geeignet zur *Identifizierung und Gehaltsbestimmung* (chargenspezifische Kontrolle)			
■ ubiquitäre	Geeignet nur zur *Gehaltsbestimmung* (= chargenspezifische Kontrolle)	Rutosid Chlorogensäure	Extr. Solidaginis sicc. Extr. Cynarae sicc.	

Nach F. Gaedcke 2006, modifiziert

17 Homöopathie

Der Begriff Homöopathie kommt aus dem Griechischen und bedeutet »ähnliches Leiden«. Begründer der Homöopathie ist der deutsche Arzt Dr. Samuel Hahnemann (1755–1843), dessen »Organon der Heilkunst« bis heute ein Standardwerk der Homöopathen ist. Anders als die so genannte Schulmedizin (**Allopathie**) behandelt die Homöopathie nicht die Krankheit, sondern den kranken Menschen in seiner Gesamtheit. Nach der homöopathischen Lehre ist der gesunde Körper ein System im Gleichgewicht, während dieses im kranken Organismus gestört ist. Durch Gabe homöopathischer Mittel soll ihm der Anstoß gegeben werden, von selbst in das Gleichgewicht zurückzukommen. Die Homöopathie ist also eine Reiztherapie und beruht auf dem sog. *Ähnlichkeitsprinzip (Simile-Prinzip)*: »Ähnliches werde durch Ähnliches geheilt« (similia similibus curentur). Damit ist gemeint, dass eine kleine Menge eines Naturstoffes bei einer Erkrankung angewandt wird, die dieser Stoff in einer großen Menge auslösen würde.
Beispiel: Die Berührung der Haut mit einer Brennnessel verursacht juckende, schmerzende Bläschen. In hoher Verdünnung werden Zubereitungen der Brennnessel daher bei leichten Verbrennungen und Insektenstichen angewandt. Zwiebeln reizen die Schleimhäute, d. h. die Augen tränen und die Nase läuft. Ihre homöopathischen Zubereitungen werden also in hoher Verdünnung gegen Schnupfen und bei Erkältungen angewandt.

17.1 ■ Herstellung homöopathischer Arzneimittel

Homöopathische Arzneimittel werden nach den Vorschriften des Homöopathischen Arzneibuchs (HAB) hergestellt. Sie stehen in Verbindung mit den Angaben der Ph. Eur. in der Monographie »Homöopathische Zubereitungen« und Einzelmonographien über Stoffe für homöopathische Zubereitungen. Ausgangsstoffe für homöopathische Arzneimittel sind Pflanzen, Tiere, Mineralien, Salze, synthetische Substanzen und **Nosoden** (Zubereitungen aus Krankheitsprodukten von Mensch und Tier). Diese Ausgangsstoffe werden nach genau vorgeschriebenen Verfahren verdünnt. Dabei werden die homöopathischen Grundsubstanzen schrittweise mit einer festen oder flüssigen Trägersubstanz verrieben oder verschüttelt. Nach der homöopathischen Lehre wird die Wirkung der Ausgangssubstanzen durch ihre Verdünnung verstärkt, also potenziert. Die Produkte werden daher auch **Potenzen** genannt.

Potenzen

Werden Potenzen durch schrittweise Verdünnung im Verhältnis 1 zu 10 hergestellt, erhält man als Produkte *Dezimalpotenzen*, die mit dem Zeichen »D« gekennzeichnet sind. Beispielsweise bedeutet die Kennzeichnung D4, dass die Zubereitung aus vier Verdünnungsstufen jeweils im Verhältnis 1 zu 10 hergestellt wurde.

Werden Potenzen durch schrittweise Verdünnung im Verhältnis 1 zu 100 hergestellt, erhält man als Produkte *Centesimalpotenzen*, die mit dem Zeichen »C« gekennzeichnet sind. Beispielsweise bedeutet C2, dass die Zubereitung aus zwei Verdünnungsstufen jeweils im Verhältnis 1 zu 100 hergestellt wurde. Obwohl der Wirkstoffgehalt gleich ist, sind D4 und C2 nach der homöopathischen Lehre nicht das Gleiche, weil sie in unterschiedlichen Potenzierungsschritten hergestellt worden sind.

Verdünnungen ab D60 bzw. C30 werden als *Hochpotenzen* bezeichnet. Sie werden häufig bei chronischen Erkrankungen angewandt. So genannte *LM-Potenzen*, auch als *Q-Potenzen* bezeichnet, entwickelte Hahnemann erst am Ende seines Lebens. Sie werden aus Verreibungen oder Lösungen C1 bis C3 hergestellt und im Verhältnis 1 zu 50 000 verdünnt.

MERKE

Bei der Herstellung homöopathischer Zubereitungen darf keine Potenz übersprungen werden.

Zubereitungen

Urtinkturen

Urtinkturen (∅) oder Muttertinkturen (TM = Tinctura maternalis) sind entweder Mischungen pflanzlicher Presssäfte mit Ethanol oder Auszüge aus frischen Pflanzen oder Pflanzenteilen. Nur ausländische Pflanzen oder Pflanzenteile, die nicht frisch erhältlich sind, werden in getrockneter Form verarbeitet. Die Herstellung der Urtinkturen ist im HAB in den Vorschriften 1 bis 4 aufgeführt. Nach welcher Vorschrift die Urtinktur hergestellt werden muss, wird in den jeweiligen Monographien der homöopathisch verwendeten Ausgangsstoffe angegeben. Die Verdünnungen der Urtinkturen werden als *Dilutiones* (Dilutio) bezeichnet.

Beispiel
Vorschrift 1a: Urtinkturen
Urtinkturen sind Mischungen gleicher Teile Presssaft und Ethanol 86 % (m/m) [= 90 % V/V], die verschlossen fünf Tage bei ≤ 20 °C gelagert und anschließend filtriert werden.

Potenzierung:
Die Urtinktur nach Vorschrift 1a hat einen Arzneigehalt von 50 %, weil sie aus einem Teil Presssaft und einem Teil Ethanol hergestellt worden ist.

2 Teile Urtinktur	+ 8 Teile Ethanol 43 % (m/m)	= D1
1 Teil D1	+ 9 Teile Ethanol 43 % (m/m)	= D2

Lösungen

Lösungen sind flüssige Zubereitungen, die aus Ausgangsstoffen und flüssigen Arzneiträgern hergestellt werden. Als Verdünnungsmittel werden Wasser für Injektionszwecke, Glycerol 85 %, Ethanol und deren Gemische verwendet. Sie werden in Flaschen hergestellt, deren Volumen um mindestens ein Drittel größer sein muss als das der herzustellenden Lösung. Zur Potenzierung wird nach der jeweiligen Vorschrift verdünnt und mindestens zehnmal kräftig geschüttelt. Für jede Verdünnungsstufe muss ein neues Gefäß verwandt werden (**Mehrglasmethode**). Das Lösungsmittel und seine Konzentration werden in den jeweiligen Monographien des Homöopathischen Arzneibuchs angegeben.

MERKE

Alle Konzentrationen für Mischungen aus Ethanol und Wasser für Injektionszwecke werden in Massenprozent (m/m) angegeben.

Beispiele

Vorschrift 5a: Lösungen

1 Teil Ausgangsstoff in 9 Teilen flüssigem Arzneiträger lösen und verschütteln		= D1
1 Teil D1	+ 9 Teile Ethanol 43 % (m/m)	= D2
1 Teil D2	+ 9 Teile Ethanol 43 % (m/m)	= D3

Vorschrift 5b: Wässrige Lösungen

1 Teil Ausgangsstoff in 9 Teilen Wasser für Injektionszwecke lösen und verschütteln		= D1
1 Teil D1	+ 9 Teile Wasser für Injektionszwecke	= D2
1 Teil D2	+ 9 Teile Wasser für Injektionszwecke	= D3

Wässrige Verdünnungen nach Vorschrift 5b werden in der Regel nach ihrer Herstellung gleich weiterverarbeitet. Sie und die daraus hergestellten Darreichungsformen erhalten nach Angabe der Potenz die Zusatzbezeichnung »aquos.«.

Übung 1

Natrium sulfuricum D4 dil. 10,0 g

Die Dilution wird aus der Ursubstanz »Entwässertes Natriumsulfat« nach Vorschrift 5a zubereitet.

Stellen Sie vier 20-ml-Flaschen bereit und nummerieren diese. In Flasche Nr. 1 lösen Sie 1 g Natriumsulfat in 9 g Wasser für Injektionszwecke auf und schütteln die Mischung zehnmal. Es entsteht die Dilution D1.

Filtrieren Sie 1 g dieser Lösung in Glas Nr. 2 und geben 9 g Ethanol 15 % (m/m) hinzu. Schütteln Sie das Gemisch ebenfalls zehnmal. Es entsteht die Dilution D2. Arbeiten Sie folgendermaßen weiter:

1 g D2 wird in Glas Nr. 3 mit 9 g Ethanol 43 % (m/m) geschüttelt (D3).
1 g D3 wird in Glas Nr. 4 mit 9 g Ethanol 43 % (m/m) geschüttelt (D4).

Streukügelchen

Streukügelchen (Globuli homöopathici) bestehen aus Saccharose. In der Regel wird die Größe 3 verwandt: 110 bis 130 Streukügelchen wiegen 1 g. Sie werden nach Vorschrift 10 mit einer flüssigen Zubereitung gleichmäßig unter Umschwenken beträufelt und an der Luft getrocknet. Die Globuli werden mit dem Verdünnungsgrad der verwandten Dilution gekennzeichnet.

100 g Streukügelchen + 1 g Dilution D2 = D2-Globuli

Ihr eigentlicher Arzneigehalt liegt jedoch um zwei Potenzen niedriger, in diesem Beispiel also bei D4.

Da Saccharose wasserlöslich ist, dürfen Streukügelchen nur mit Potenzen, die mindestens 60 % (m/m) Ethanol enthalten, hergestellt werden. Wenn die Vorschrift einen geringeren Gehalt verlangt, ist abweichend davon die letzte Potenzierung mit Ethanol 62 % (m/m) durchzuführen.
Globuli sind besser einzunehmen als Flüssigkeiten. Man lässt sie langsam im Mund zergehen. Bei Säuglingen und Kleinkindern empfiehlt es sich, Globuli in Wasser gelöst zu verabreichen, weil sie die Kügelchen häufig wieder ausspucken.

Übung 2
Aesculus hippocastanum D4 glob. 20,0 g
Stellen Sie die Dilution D3 aus der Urtinktur nach Vorschrift 5a her. Zur letzten Potenzierung (D4) verwenden Sie Ethanol 62 % (m/m). Befeuchten Sie die Globuli mit der Dilution in einem geschlossenen Gefäß, schütteln sie durch und lassen sie anschließend an der Luft trocknen. Die Kügelchen müssen vor dem Abfüllen vollkommen trocken sein. Sie dürfen nicht angelöst oder miteinander verklebt sein.

Globuli velati (»verschleierte« Kügelchen) sind Saccharose-Kügelchen der Größe 5, die zusätzlich mit Zuckersirup versetzt werden. Die Herstellung ist in Vorschrift 39 beschrieben.

Verreibungen

Verreibungen (*Singular: Trituratio; Plural: Triturationes*) sind feste Zubereitungen, die mit Milchzucker als Träger nach den Vorschriften 6 und 7 hergestellt werden. Außer der Handverreibung ist unter bestimmten Voraussetzungen auch die maschinelle Verreibung erlaubt. Die manuelle Herstellung einer Verdünnungsstufe verläuft nach folgendem Schema und dauert 1 Stunde:

3,0 g Milchzucker (zum Auskleiden des Mörsers wird eine kleine Portion Milchzucker ohne Ausgangsstoff kurz verrieben)	+ 1,0 g Ausgangsstoff	6 Min. verreiben 4 Min. abschaben 6 Min. verreiben 4 Min. abschaben 20 Min.	
+ 3,0 g Milchzucker		6 Min. verreiben 4 Min. abschaben 6 Min. verreiben 4 Min. abschaben 20 Min.	
+ 3,0 g Milchzucker		6 Min. verreiben 4 Min. abschaben 6 Min. verreiben 4 Min. abschaben 20 Min.	
9,0 g Milchzucker	+ 1,0 g Ausgangsstoff	= D1	60 Min.
9,0 g Milchzucker	+ 1,0 g D1	= D2 s. o.	60 Min.
9,0 g Milchzucker	+ 1,0 g D2	= D3 s. o.	60 Min.

Übung 3

Carbo vegetabilis D2 10,0 g
M. f. trituratio

Stellen Sie die Verreibung nach der oben angegebenen Vorschrift her.

Übung 4

Carbo vegetabilis 0,001 g
Sacchar. Lactis ad 10,0 g
M. f. pulv.

Stellen Sie das Pulver durch einfaches Verreiben der Substanzen, wie im Kapitel »Pulver« beschrieben (s. Seite 103), her und vergleichen unter dem Mikroskop die Teilchengrößen mit der unter Übung 3 hergestellten Trituratio.

Andere Zubereitungen

Im Homöopathischen Arzneibuch sind insgesamt 58 spezielle Herstellungsvorschriften aufgeführt. Die Wichtigsten werden im Folgenden beschrieben.

Homöopathische Salben

Homöopathische Salben werden aus einer oder mehreren nach Vorschriften des Homöopathischen Arzneibuchs hergestellten Zubereitungen und einer geeigneten Grundlage hergestellt. Die Salben müssen den Anforderungen der Monographie »Halbfeste Zubereitungen zur kutanen Anwendung« (Ph. Eur.) entsprechen. Zusätze, wie Antioxidanzien, Stabilisatoren und Konservierungsmittel, sind (außer bei Hydrogelen und hydrophilen Cremes) nicht zugelassen. Bei vielen Salben wird das homöopathische Arzneimittel im Verhältnis 1 zu 10 mit Wollwachsalkoholsalbe gemischt.

Tabletten

Tabletten werden aus Verreibungen und deren Mischungen hergestellt und haben als Basis meist Milchzucker und etwas Weizenstärke. Sie müssen, mit Ausnahme der Prüfung »Gleichförmigkeit des Gehaltes«, den Anforderungen der Monographie »Tabletten«, Abschnitt »Nicht überzogene Tabletten« (Ph. Eur.), entsprechen. Erlaubte Hilfsstoffe werden mit einer maximalen Konzentration detailliert aufgeführt. Gebräuchlich sind Tabletten zu 250 mg, seltener zu 100 mg.

MERKE

Bei einer Lactoseintoleranz können statt Tabletten Globuli oder Dilutionen verabreicht werden. Für den Fall einer Glutenallergie sind Schüßler-Salze unter der Bezeichnung »karto« im Handel, die mit Kartoffelstärke anstelle von Weizenstärke als Grundlage hergestellt sind.

Suppositorien

Suppositorien werden aus einer oder mehreren nach Vorschriften des Homöopathischen Arzneibuchs hergestellten Zubereitungen und einer geeigneten Grundmasse hergestellt. Als Zäpfchengrundlage wird in der Regel Hartfett verwendet. Die Zäpfchen müssen den Anforderungen der Monographie »Zubereitungen zur rektalen Anwendung«, Abschnitt »Suppositorien« (Ph. Eur.), entsprechen. Zusätze, wie Konservierungsstoffe, Farbstoffe oder oberflächenaktive Substanzen, sind nicht erlaubt.

Augentropfen

Augentropfen sind sterile wässrige Verdünnungen mit einem Gehalt an Ethanol von höchstens einem Prozent. Sie werden aus einer oder mehreren Zubereitungen nach Vorschriften des Homöopathischen Arzneibuchs hergestellt und müssen den Anforderungen der Monographie »Zubereitungen zur Anwendung am Auge«, Abschnitt »Augentropfen« (Ph. Eur.) entsprechen. Es sind nur Zusätze zur Konservierung, Isotonisierung und pH-Einstellung erlaubt. Als Isotonisierungsmittel ist in der Regel Natriumchlorid zu verwenden.

17.2 Abgabe und Kennzeichnung

Dilutionen werden in Tropfflaschen, Verreibungen in Weithalsgläsern und Globuli in Pillengläsern mit Schnappdeckel abgegeben. Außer den üblichen, nach Apothekenbetriebsordnung vorgeschriebenen Angaben dürfen auf dem Etikett folgende Angaben nicht vergessen werden:

- die Ethanolkonzentration, falls zur Herstellung einer flüssigen Verdünnung anstelle der in der Vorschrift angegebenen eine andere Konzentration verwendet wurde
- zusätzliche Regeln zur Kennzeichnung, die in den »Speziellen Herstellungsvorschriften« des HAB unter H 5.4.4 unter »Beschriftung« aufgeführt sind
- Alkoholwarnhinweis auf flüssigen alkoholischen Potenzen zur oralen Anwendung
- bei Streukügelchen die Potenz der bei der Herstellung verwendeten Dilution

MERKE

Homöopathische Arzneimittel, deren Wirkstoffe der Verordnung über verschreibungspflichtige Arzneimittel unterliegen, sind bis zur Verdünnungsstufe D3 verschreibungspflichtig. Ab Verdünnungsstufe D4 sind sie apothekenpflichtig.

Die meisten Dilutionen sind aufgrund ihres Ethanolgehaltes mikrobiell nicht anfällig. Verreibungen und Streukügelchen sind, trocken gelagert, chemisch und physikalisch stabil und drei Jahre haltbar.

18 Tabletten und Dragees

18.1 ■ Tabletten (Compressi)

Die Tablette ist die moderne Weiterentwicklung anderer, über Jahrhunderte hinweg verwandter fester, oral anzuwendender Arzneiformen, wie z. B. der Pille. Ihr Name leitet sich von dem lateinischen Wort »tabuletta« (Brettchen, Täfelchen) ab. Im Arzneibuch wird jedoch der Begriff »Compressi« verwandt, der aus dem lateinischen Wort »comprimere« (zusammenpressen) abgeleitet ist. Tabletten sind die am häufigsten angewandte Arzneiform, da sie viele Vorteile haben (Tab. 18.1-1).

Tab. 18.1-1: **Vorteile der Tabletten**
■ Fast alle Feststoffe können tablettiert werden
■ Exakte Dosierung der Wirkstoffe
■ Die Freisetzung der Wirkstoffe kann optimiert werden
■ Bequeme Einnahme durch den Patienten
■ Gute Haltbarkeit
■ Preiswerte maschinelle Herstellung
■ Einfache Lagerung und Transport

Tabletten, deren Wirkstofffreisetzung nicht verändert ist, zerfallen schnell im Magen und geben den Wirkstoff frei, der über die Magenschleimhaut in die Blutbahn aufgenommen wird. Sind die Tabletten allerdings gegenüber der Magensäure stabil, werden sie durch den Magenpförtner in den Dünndarm transportiert. Partikel kleiner als 2 mm können den Pförtner unmittelbar passieren. Größere Partikel werden bei Öffnung des Pförtners weitertransportiert – so, wie ein Kirschkern aus dem Magen in den Darm wandert. Im neutralen bis basischen Milieu des Dünndarms werden die Wirkstoffe dann durch die Dünndarmzotten resorbiert und über die Pfortader in die Leber geleitet.

Gründe für die Veränderung der Freisetzung der Wirkstoffe sind z. B.

- Schutz des Magens vor aggressiven Wirkstoffen,
- Gewährleistung einer konstanten Wirkstoffkonzentration im Blutplasma,
- Verhinderung der Resorption über die Magenschleimhaut,
- schnellere Bereitstellung des Wirkstoffs zur Resorption,
- Beschränkung der Resorption auf einen bestimmten Bereich des Darms.

Einteilung der Tabletten

Nach der Definition der Ph. Eur. sind Tabletten feste Zubereitungen, die eine bestimmte Dosis eines oder mehrerer Wirkstoffe enthalten und zum Einnehmen bestimmt sind. Sie werden unzerkaut oder zerkaut geschluckt, vor der Anwendung in Wasser gelöst oder zerfallen gelassen oder zur Freisetzung der Wirkstoffe im Mund behalten. Erlaubte Hilfsstoffe zur Tablettenherstellung sind Füll-, Binde-, Spreng-, Gleit- und Schmiermittel, zerfallsbeeinflussende Stoffe, Farb- und Geschmackskorrigenzien. Tabletten haben normalerweise eine zylindrische Form mit flacher oder konvexer Oberfläche (Abb. 18.1-1). Die Ränder können abgeschrägt (facettiert) sein, damit die Kanten nicht absplittern. Am wenigsten gefährdet in dieser Hinsicht sind bikonvexe Presslinge mit und ohne Steg. Sie sind meistens Zwischenprodukte für die Herstellung von Dragees. Die Teilung der Tabletten kann durch Bruchkerben erleichtert werden, sie können Prägungen und Markierungen haben, die der Arzneimittelsicherheit dienen.

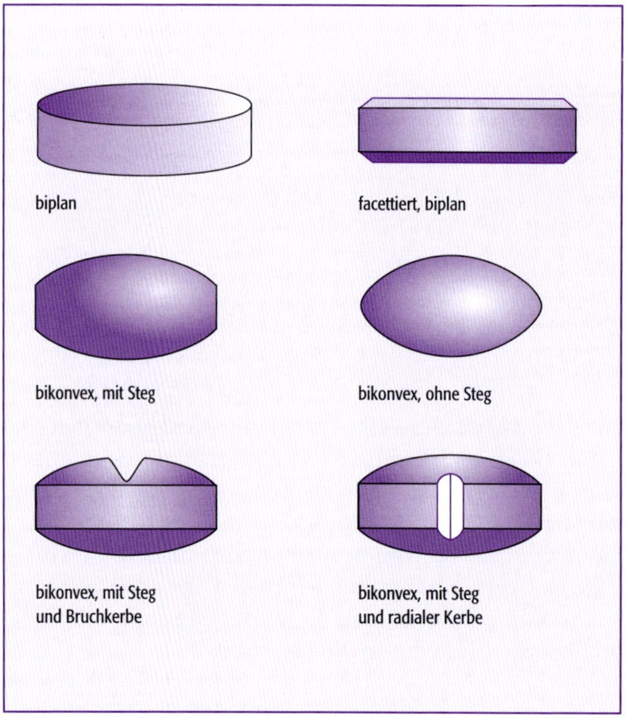

Abb. 18.1-1: Tablettenformen mit unterschiedlichem Querschnitt

In der Ph. Eur. werden folgende Tabletten zur Einnahme mit unterschiedlichen Lösungsgeschwindigkeiten und Zerfallszeiten beschrieben:

- nicht überzogene Tabletten
- überzogene Tabletten
- Brausetabletten
- Tabletten zur Herstellung einer Lösung bzw. einer Suspension zum Einnehmen
- Schmelztabletten
- magensaftresistente Tabletten

- Tabletten mit veränderter Wirkstofffreisetzung
- Tabletten zur Anwendung in der Mundhöhle
- Lyophilisate zum Einnehmen

Nicht überzogene Tabletten

Nicht überzogene Tabletten sind entweder einschichtig und in einem Pressvorgang hergestellt oder mehrschichtig, indem die Schichten aufeinanderfolgend gepresst werden. Die Schichten können parallel (**Mehrschichttabletten**) oder konzentrisch (Manteltabletten) angeordnet sein, d. h. sie bilden einen Kern mit umgebender Hülle. Die Zusammensetzung der einzelnen Schichten kann unterschiedlich sein. Werden die Tabletten durchgebrochen, ist an der Bruchstelle ihr Aufbau zu erkennen.

Überzogene Tabletten

Überzogene Tabletten (Filmtabletten und Dragees) sind mit einer oder mehreren Schichten aus verschiedenen Stoffen überzogen. Die Überzüge werden als Suspension oder Lösung mit leicht flüchtigen Lösungsmitteln aufgetragen. Sie bestehen aus natürlichen oder synthetischen Harzen, Gummen, Gelatine, inaktiven und unlöslichen Füllstoffen, Zuckern, Weichmachern, Polyolen, Wachsen, Farbstoffen und Geschmackskorrigenzien. Auch Wirkstoffe können im Überzug enthalten sein. Überzogene Tabletten haben eine glatte, häufig glänzende und meist gefärbte Oberfläche. Besteht der Überzug nur aus einem dünnen Polymerfilm, heißen sie **Filmtabletten**, ist er vielschichtig, handelt es sich um **Dragees**.

Brausetabletten

Brausetabletten enthalten Carbonate oder Hydrogencarbonate, die mit sauer reagierenden Substanzen, wie z. B. Citronen- oder Weinsäure, verarbeitet werden. Bei Lösung in Wasser zerfallen sie unter Freisetzung von Kohlendioxid. Da der Wirkstoff schon vor Anwendung gelöst bzw. dispergiert ist, kann er sehr schnell aus dem Magen-Darm-Trakt in die Blutbahn aufgenommen werden. Beispiel: Aspirin® plus C Brausetabletten.

Tabletten zur Herstellung einer Lösung zum Einnehmen

Die nicht überzogenen Tabletten oder Filmtabletten (Lösungstabletten) werden vor Anwendung in Wasser gelöst. Die Lösung darf durch Hilfsstoffe leicht getrübt sein.

Tabletten zur Herstellung einer Suspension zum Einnehmen

Die Tabletten werden vor Anwendung homogen in Wasser suspendiert. Eine aus 2 Tabletten in 200 ml hergestellte Suspension muss sich durch Sieb 710 gießen lassen.

Schmelztabletten

Es handelt sich um nicht überzogene Tabletten, die sich im Mund schnell lösen, bevor sie geschluckt werden. Sie werden durch Gefriertrocknung hergestellt und sind daher sehr hygroskopisch. Bei Kontakt mit Speichel zerfallen sie augenblicklich und ihre Wirkstoffe werden sofort resorbiert. Beispiel: Imodium® lingual

Tabletten mit veränderter Wirkstofffreisetzung

Es handelt sich um überzogene oder nicht überzogene Tabletten, deren Freisetzungsgeschwindigkeit, -ort oder -zeitpunkt gezielt verändert worden sind. Sie können besondere

Hilfsstoffe enthalten oder nach einem besonderen Verfahren hergestellt werden. Auch eine Kombination beider Verfahren ist möglich. Zu dieser Gruppe gehören

- Retardtabletten mit verlängerter Wirkstofffreisetzung,
- Tabletten mit verzögerter Wirkstofffreisetzung und
- Tabletten mit pulsierender Wirkstofffreisetzung.

Die verlängerte oder verlangsamte Freisetzung des Wirkstoffs kann auf verschiedene Weise erreicht werden: Bei schwer wasserlöslichen Wirkstoffen werden z. B. **grobe Kristalle** verwandt, die im Vergleich zu ihrem Volumen eine kleine Oberfläche haben. Nach Zerfall der Tablette steuert die Größe der Kristalloberfläche die Auflösungsgeschwindigkeit. Andere Möglichkeiten der Retardierung sind die **Einbettung des Wirkstoffs** in eine Hydrogelmatrix oder eine bioabbaubare Polymermatrix. Bei Kontakt mit Flüssigkeit quillt die Hydrogelmatrix und gibt nach einer Initialdosis den Wirkstoff verzögert frei. Aus bioabbaubaren Systemen wird der Wirkstoff kontinuierlich durch Erosion der Matrix freigegeben.

Die Namen der Fertigarzneimittel, deren Wirkstoffe verzögert freigesetzt werden, haben häufig Zusätze, wie z. B. »retard«, »SR« oder »SRO«, die Hinweise auf die Art der Wirkstofffreisetzung geben (Tab. 18.1-2).

Magensaftresistente Tabletten

Magensaftresistente Tabletten sind Tabletten mit verzögerter Freisetzung der Wirkstoffe. Sie sind im Magensaft beständig und zerfallen erst im Darm. Sie werden entweder aus magensaftresistenten Granulaten hergestellt oder mit magensaftresistenten Überzügen, z. B. aus Celluloseacetatphthalat (**CAP-Lack**), versehen.

Tabletten zur Anwendung in der Mundhöhle

Es handelt sich um nicht überzogene Tabletten, die ihre Wirkstoffe langsam im Mund freisetzen. Zu dieser Gruppe gehören:

- Lutschtabletten, die die Wirkstoffe zur lokalen Wirkung im Mund langsam freisetzen, wie z. B. Tabletten gegen Halsschmerzen
- Kautabletten, deren Wirkstoff durch Zerkauen teilweise im Mund gelöst und daher schnell aufgenommen wird. Kautabletten sind praktisch für unterwegs, da sie ohne Flüssigkeit eingenommen werden können. Beispiel: Aspirin® direkt
- Buccaltabletten, die in der Wangentasche gehalten werden und sich im Speichel auflösen. Der Wirkstoff wird durch die Wangenschleimhaut oder die Zunge aufgenommen. So wird der First-Pass-Metabolismus umgangen. Zu dieser Gruppe gehören auch mukoadhäsive Tabletten, die an der Mundschleimhaut haften und den Wirkstoff kontinuierlich über längere Zeit freigeben.
- Eine besondere Applikationsart über die Wangenschleimhaut ist der Schmerzlutscher Actiq®. Der Wirkstoff ist – vergleichbar einem Wattestäbchen – in eine Matrix eingebettet, die sich an einem Stick befindet. Die Matrix wird mit Hilfe des Stäbchens so lange an der Wangenschleimhaut entlanggestrichen, bis sie sich völlig aufgelöst hat. Die schmerzlindernde Wirkung tritt bereits nach etwa fünf Minuten ein.
- Sublingualtabletten, die unter die Zunge gelegt werden und den Wirkstoff langsam freigeben, der über die Mundschleimhaut aufgenommen wird. Beispiel: Temgesic® sublingual

- Lyophilisate zum Einnehmen, die durch Gefriertrocknung hergestellt werden. Sie werden im Mund gehalten oder in Wasser dispergiert bzw. gelöst.

Tab. 18.1-2: Namenszusätze der Fertigarzneimittel mit veränderter Wirkstofffreisetzung

Eins	Die Tabletten bestehen aus Mantel und Kern. Der Mantel gibt den im Kern eingebetteten Wirkstoff durch Quellung des Hilfsstoffs langsam frei. Beispiel: Adalat® Eins
Dispers	Die Tabletten werden in Wasser dispergiert und die Suspension getrunken. Beispiel: Voltaren® dispers
Duriles®	Der Wirkstoff ist in eine unlösliche Matrix aus Polyvinylchlorid eingebettet. Wasser aus dem Magen-Darm-Trakt dringt in die Matrix ein und löst den Wirkstoff, der durch die Poren der Matrix herausdiffundiert. Die Geschwindigkeit der Wirkstofffreigabe nimmt im Laufe der Zeit ab, da die zurückzulegenden Diffusionswege immer länger werden. Am Ende bleibt nur die Matrix zurück. Sie wird ausgeschieden. Der Patient sollte vor Abgabe der Tabletten auf den Formling im Stuhl hingewiesen werden. Die Tabletten dürfen nicht geteilt werden. Beispiele: Bricanyl-Duriles®, Coleb-Duriles®
FAST	FAST ist die Abkürzung für »Fast Acting Sublingual Technology«. Die Tabletten zerfallen innerhalb weniger Sekunden in kleine Partikel, die sich an die Mundschleimhaut binden (mukoadhäsive Tabletten). Der intensive Kontakt mit der Mundschleimhaut führt zur Resorption der Wirkstoffe im Mund. Beispiel: Abstral®
ID	»Initial Dosis«; siehe SL
MUPS	MUPS ist die Abkürzung für »Multiple Unit Pellet System«. Es handelt sich um eine mit einem wasserlöslichen Lack überzogene Tablette, die aus je 1000 bis 2000 Mikropellets besteht. Jedes Pellet enthält Wirkstoff und ist mit einem magensaftresistenten Überzug versehen. Im Magen zerfällt die Tablette in einzelne Pellets, die aufgrund ihrer geringen Größe sofort den Magenpförtner passieren können. Im Dünndarm wird der Wirkstoff freigesetzt und resorbiert. Der Namenszusatz »MUPS« ist patentrechtlich geschützt. Beispiele: Antra MUPS®, Nexium® mups
NK, NT	NT heißt »Neue Technologie«. Siehe ZOK
OCAS	OCAS ist die Abkürzung für »Oral Controlled Absorption System«. Die Retardtabletten bestehen aus einer Gelmatrix, die im Magen Wasser aufnimmt. Dadurch kann der Wirkstoff im Darm auch dann abgegeben werden, wenn nur wenig Wasser vorhanden ist. Es kann die gleichmäßige Wirkstoffabgabe über 24 Stunden erreicht werden, die nicht durch Nahrung beeinflusst wird. Beispiele: Alna® Ocas®, Omnic® Ocas®

Tab. 18.1-2:	Namenszusätze der Fertigarzneimittel mit veränderter Wirkstofffreisetzung *(Fortsetzung)*
PP	PP ist die Abkürzung für »Push and Pull« (drücken und ziehen). Die Tabletten gehören zu den Gastrointestinalen Therapeutischen Systemen (GITS). Sie bestehen aus zwei Schichten: Eine enthält den Wirkstoff und ist osmotisch aktiv, die andere besteht aus einem Quellstoff, oft Hypromellose. Die Tablette ist von einer wasserunlöslichen, semipermeablen Lackschicht umhüllt, in die mit einem Laser ein Loch definierter Größe eingebrannt ist. Im Magen-Darm-Trakt diffundiert Wasser in die Tablette, der Quellstoff quillt und drückt die Wirkstofflösung durch die Öffnung der Lackschicht, da sie den Lack nicht passieren kann. Bei diesem System wird die unverdauliche Lackhülle ausgeschieden. Darauf ist der Patient bei Abgabe der Tabletten unbedingt hinzuweisen. Die Tabletten dürfen nicht geteilt werden. Beispiel: Cardular® PP
OROS	OROS ist die Abkürzung für »Osmotic Release Oral System«. Die Tabletten gehören ebenfalls zu den Gastrointestinalen Therapeutischen Systemen (GITS). Sie bestehen aus einem osmotisch aktiven Kern, der von einer Lackhülle mit eingebrannter Austrittsöffnung umgeben ist. Wasser aus dem Magen-Darm-Trakt durchdringt die Lackschicht und löst den Wirkstoff. Wegen des erhöhten osmotischen Drucks im Inneren des Systems wird die Wirkstofflösung durch die Öffnung gepresst. Solange noch fester Wirkstoff in der einströmenden Flüssigkeit in Lösung geht, wird dieser Effekt aufrechterhalten und der Wirkstoff bis zu über 10 Stunden konstant abgegeben. Da die unverdauliche Lackhülle ausgeschieden wird, ist der Patient bei der Abgabe der Tabletten unbedingt darauf hinzuweisen. Die Tabletten dürfen nicht geteilt werden. Beispiel: Lopresor® OROS® (Sankyo, Schweiz)
Resinat	Wirkstoffe, die Salze bilden können, werden an Kunstharze gebunden. Verbindungen aus Wirkstoff und Kunstharz werden Resinate genannt. Der Wirkstoff wird hauptsächlich gegen Austausch von H^+-Ionen im sauren Milieu des Magens freigesetzt. Beispiel: Voltaren® Resinat Kapseln
Retard	Verzögerte Wirkstofffreigabe. Beispiel: Adalat® retard
SL	SL ist die Abkürzung für »schnell und langsam«. Die Tabletten enthalten in der gut wasserlöslichen Hülle molekulardispers Wirkstoff verteilt, der rasch freigesetzt wird. Der Kern der Tablette enthält größere Wirkstoffkristalle, die sich nach Zerfall der Tablettengrundmasse nur langsam auflösen und erst später resorbiert werden. Die Tabletten dürfen nicht geteilt werden. Der Namenszusatz SL ist geschützt. Eine andere Bezeichnung für die gleiche Technologie ist ID der Firma Hexal. Beispiele: Adalat® SL, Diclac ID®

Tab. 18.1-2: Namenszusätze der Fertigarzneimittel mit veränderter Wirkstofffreisetzung *(Fortsetzung)*

SR	SR ist die Abkürzung für »slow release«. Langsame Wirkstofffreigabe. Beispiel: Natrilix® SR
SRO	SRO ist die Abkürzung für »slow release oral«. Verzögerte Wirkstofffreigabe bei peroraler Anwendung.
ZOK	ZOK ist die Abkürzung für »Zero Order Kinetic« (Kinetik nullter Ordnung). Kinetik nullter Ordnung bedeutet, dass pro Zeiteinheit jeweils gleiche Mengen des Wirkstoffs freigegeben werden. Die Tabletten bestehen aus Pellets von etwa 0,5 mm Durchmesser, die mit Hilfsstoffen zu einer Tablette verpresst werden. Jedes Pellet ist von einer wasserdurchlässigen Polymermembran umhüllt. Wenn Wasser eindringt, entsteht eine gesättigte Lösung, aus der konstant Wirkstoff durch die Membran abgegeben wird. Ist die Lösung nicht mehr gesättigt, verlangsamt sich die Freisetzungsgeschwindigkeit des Wirkstoffs. Der Name »ZOK« ist patentgeschützt, die Technologie jedoch nicht. Es sind daher eine Reihe Fertigarzneimittel im Handel, die die gleiche Galenik haben. Beispiele: Beloc-ZOK®, Metoprolol ZOT Stada®, Metoprolol-Z® AL 50 retard, Metoprolol-ratiopharm® NK Retardtabletten
Z, Zero, ZOT	Siehe ZOK

Teilung der Tabletten

Um die Dosierung anzupassen, werden Tabletten häufig geteilt. Haben die Tabletten eine Bruchkerbe oder mehrere Bruchrillen, können sie in der Regel mit der richtigen Technik geteilt werden (Abb. 18.1-2). Informationen, ob und ggf. wie die Tabletten geteilt werden können, sind in der Gebrauchsinformation aufgeführt. Aufgrund nachlassender Fingerfertigkeit und/oder Sehschwäche haben jedoch ältere Patienten oft Probleme, die Tabletten richtig zu teilen, so dass es zu Unter- oder Überdosierungen kommen kann. Ein mechanischer Tablettenzerteiler kann daher eine gute Hilfe sein. Vorsicht ist geboten, Tabletten mit dem Messer zu teilen, da die Teilstücke nicht unbedingt die gleiche Größe und damit die gleiche Dosierung haben. **Nicht** zerteilt werden dürfen Tabletten,

- die Überzüge zum Schutz der Wirkstoffe, wie Nifedipin, Furosemid oder Johanniskraut-Trockenextrakt, vor Licht, Feuchtigkeit oder Magensäure haben,
- Retard- oder Manteltabletten sind sowie
- Gastrointestinale Therapeutische Systeme.

Damit Arzneimittel in Tablettenform über Sonden verabreicht werden können, müssen sie verrieben werden. Nicht alle sind jedoch dazu geeignet. Durch Verreibung kann z. B. bei Retardtabletten die Freisetzung verändert werden, so dass große Mengen des Wirkstoffs zu schnell freigesetzt werden und es damit zu Überdosierungen kommen kann. Hilfsstoffe können durch Quellung die Sonde verstopfen. Informationen über die Sondenapplikation von Arzneimitteln sind ohne Gewähr im Internet unter **www.pharmatrix.de** zu erhalten.

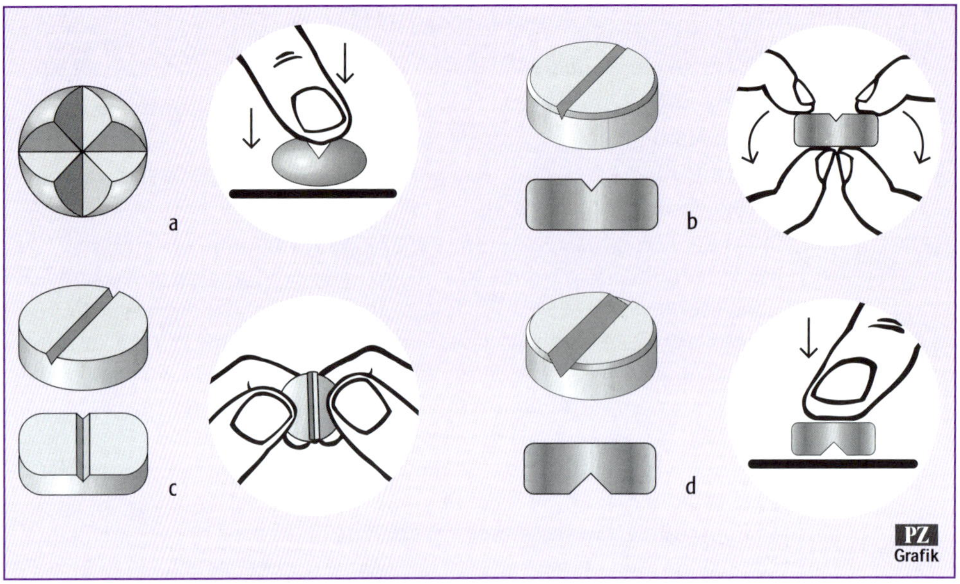

Abb. 18.1-2: Teilung der Tabletten. Gewölbte Tabletten mit großen Bruchkerben lassen sich teilen, indem man sie mit der Kerbe nach oben auf eine harte Fläche drückt (a). Nicht zu dicke Tabletten (b und c) lassen sich häufig unter Zuhilfenahme von Daumen und Zeigefinger beider Hände brechen. Eine große Bruchkerbe und ein flacher Boden: Diese Tabletten lassen sich häufig mit der Bruchkerbe nach unten gegen einen harten Untergrund teilen (d). Eine Methode fehlt in der Aufstellung aus gutem Grund: Teilt man Tabletten mit einem Küchenmesser, ist nur selten mit einer ausreichenden Dosiergenauigkeit zu rechnen.

Herstellung

Tabletten werden durch Verpressen konstanter Volumina Tablettierguts hergestellt. Der einfachste Weg ist die Direkttablettierung, bei der Wirkstoff oder die Wirkstoff-Hilfsstoff-Mischung direkt ohne Herstellung eines Granulats verpresst werden. Folgende Stoffe und Zubereitungen können beispielsweise direkt tablettiert werden: Alkalihalogenide, Acetylsalicylsäure, eingebettetes Paracetamol, Pflanzenpulver und Trockenextrakte. Die Direkttablettierung ist nur möglich, wenn sich die Tablettenmasse plastisch verformen lässt, gute Fließeigenschaften hat und sich nicht entmischt.

Da viele Wirkstoffe diese Anforderungen nicht erfüllen, muss aus Wirk- und Hilfsstoffen zuerst ein Granulat hergestellt werden, das anschließend verpresst wird.

Tablettenmaschinen
Tabletten werden in Tablettenmaschinen gepresst, die unterschiedliche Leistungskapazitäten haben. Das Prinzip der Tablettierung ist jedoch immer das gleiche: Das Tablettiergut wird durch Presswerkzeuge zusammengepresst. Zu diesen gehören

- die zylindrische Matrize mit Bohrung,
- der zur Bohrung passende Unterstempel, der von unten in die Bohrung der Matrize taucht, und

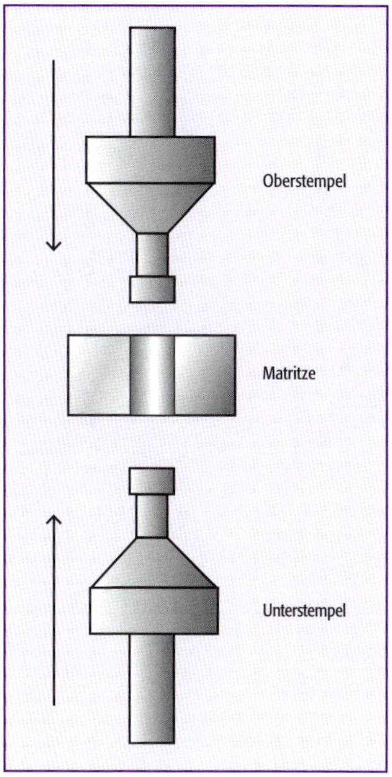

Abb. 18.1-3: Werkzeug einer Exzenterpresse

- der Oberstempel, der sich oberhalb der Matrize befindet und sich in die Bohrung der Matrize absenkt.

Exzenterpresse

Die Exzenterpresse hat nur einen Satz Presswerkzeuge und kann etwa 1.500 bis 3.000 Tabletten pro Stunde pressen (Abb. 18.1-3). Sie wird zur Herstellung kleiner Chargen oder großer Tabletten verwendet. Die Matrize ist fest im Matrizentisch eingebaut und bewegt sich nicht. Ein Füllschuh mit aufgesetztem Fülltrichter, der das Tablettiergut enthält, fährt horizontal immer vor und zurück und füllt die Matrizenöffnung, deren Tiefe von der Einstellung des Unterstempels abhängt (Abb. 18.1-4:I). Ist die Matrize befüllt, fährt der Füllschuh zurück, der Oberstempel senkt sich in die Matrize und presst das Tablettiergut (II). Seine Bewegung wird durch eine exzentrische Scheibe – daher der Name Exzenterpresse – gesteuert, mit der er über eine Schubstange verbunden ist. Der Oberstempel fährt aus der Matrize zurück, so dass der Unterstempel die Tablette aus der Matrizenbohrung stoßen kann (III). Anschließend kehrt er in die Ausgangsstellung zurück, damit eine neue Tablette gepresst werden kann (IV).

Die Größe der Tablette wird durch den Durchmesser der Matrizenöffnung und die Einstellung des Unterstempels bestimmt. Die Steghöhe und Tablettenhärte sind von der Einstellung des Pressdrucks am Exzenter abhängig. Da der Pressdruck nur vom Oberstempel ausgeht, sind die Tablettenunterseiten härter als die Oberseiten. Der Füllschuh bewegt sich ruckartig vor und zurück, so dass die Möglichkeit der Entmischung des Tablettierguts besteht. Aus diesem Grund werden meist Granulate mit gleichmäßiger Teilchengröße verpresst.

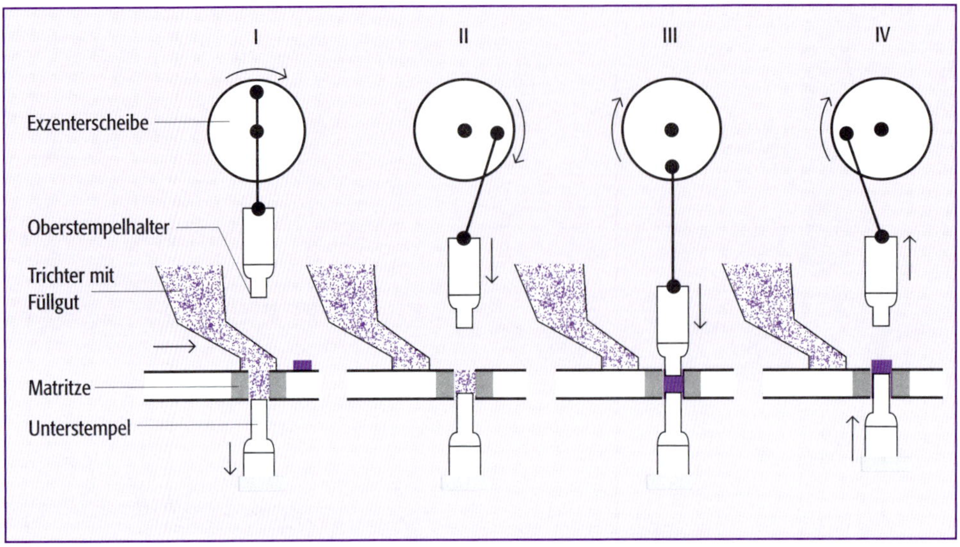

Abb. 18.1-4: Schematischer Aufbau und Arbeitstakt der Exzenterpresse

Rundläuferpresse

Mit Rundläuferpressen werden große Tablettenchargen hergestellt. Die leistungsstärksten Modelle können pro Stunde bis zu 1 Million Tabletten pressen. Im Gegensatz zu den Exzenterpressen haben die Rundläuferpressen viele Matrizen auf dem Matrizentisch (Abb. 18.1-5). Ober- und unterhalb der Matrizen laufen die Stempelpaare auf Gleit- oder Rollbahnen mit gleicher Geschwindigkeit mit. Die Matrizen laufen an den fest installierten Füllschuhen vorbei und werden befüllt. Anschließend drücken Druckrollen die Ober- und Unterstempel zusammen und pressen die Tabletten.

Bei Rundläuferpressen geht der Pressdruck vom Ober- und Unterstempel aus. Die Tabletten werden mit gleichmäßiger Härte produziert. Da der Pressdruck insgesamt nicht so stark ist wie bei Exzenterpressen, sind die mit Rundläuferpressen hergestellten Tabletten vergleichsweise weicher und zerfallen leichter. Aus diesem Grund ist auch die herzustellende Tablettengröße beschränkt. Große oder sehr feste Tabletten müssen daher mit Exzenterpressen hergestellt werden. Die Entmischung des Tablettierguts ist unwahrscheinlich, da der Füllschuh fest installiert ist und sich nicht bewegt.

Mehrschicht- und Manteltabletten werden in Rundläuferpressen hergestellt. Sie benötigen dazu mindestens zwei Füllschuhe und einen Unterstempel, der auf unterschiedliche Füllhöhen eingestellt werden kann. An der ersten Füllstation wird eine einschichtige Tablette gepresst. Anschließend senkt sich der Unterstempel mit der Tablette ab und es entsteht erneut ein Hohlraum, der über den folgenden Füllschuh befüllt wird. Das lockere Granulat wird dann durch Ober- und Unterstempel fest auf die erste Schicht aufgepresst.

Anforderungen an das Tablettiergut

Damit die Tablettenmaschinen störungsfrei pressen und Tabletten gleichmäßiger Qualität entstehen, muss das Tablettiergut folgende Anforderungen erfüllen:

- gute Fließfähigkeit
- hohe Schüttdichte, damit die Matrizenbohrungen gleichmäßig befüllt werden
- mechanische Festigkeit und Stabilität
- Bindefähigkeit der Massen, damit sie gut komprimiert werden können
- kein Kleben an Stempel oder Matrizenwand
- keine Entmischung

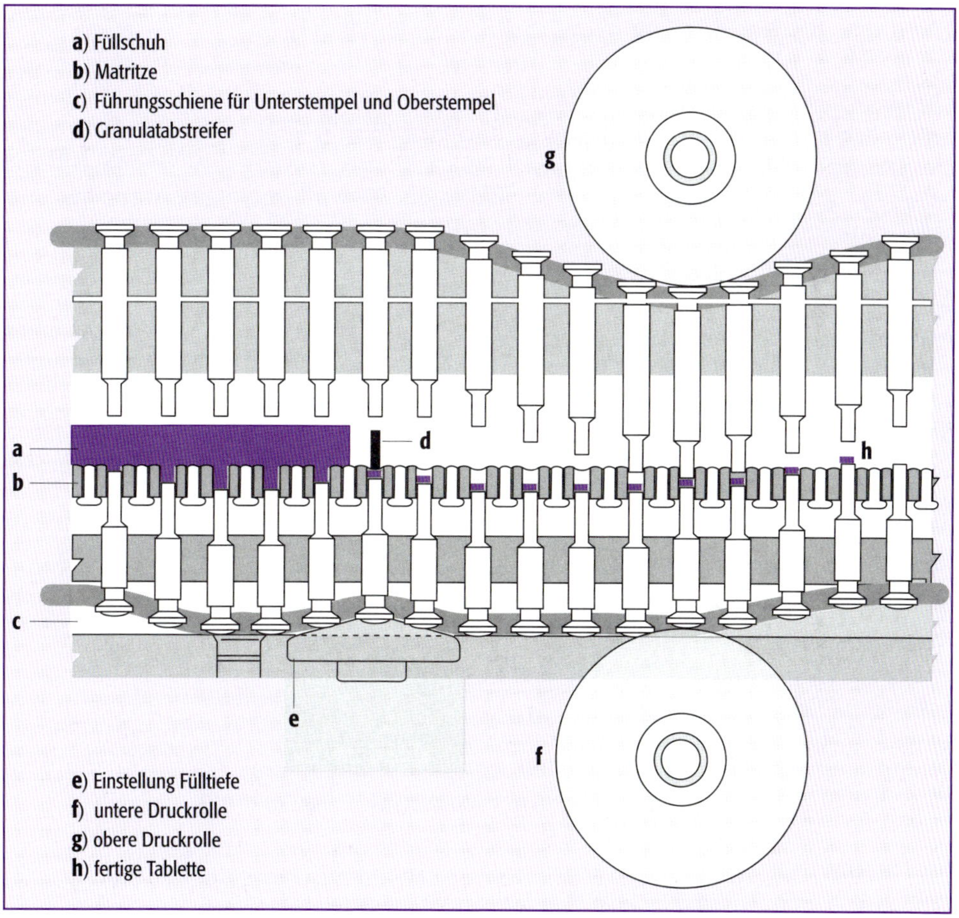

Abb. 18.1-5: Rundläuferpresse

Tablettierhilfsstoffe

Tablettierhilfsstoffe werden benötigt, um Wirkstoffe zu einer Mischung zu verarbeiten, die gut tablettiert werden kann und die formstabil und angenehm einzunehmen ist. Aufgrund ihrer Funktion unterscheidet man:

- Füllstoffe
- Bindemittel
- Gleitmittel
- Zerfallsbeschleuniger
- Farb- und Aromastoffe

Füllstoffe

Füllstoffe bilden den Tablettenkörper. Sie werden benötigt, damit auch mit sehr geringen Wirkstoffmengen Tabletten mit handlicher Größe hergestellt werden können. Sie dienen damit der Auffüllung geringer Wirkstoffmengen.

Stärke

Mais-, Reis- oder Kartoffelstärke wird bei 30 bis 40 °C vorgetrocknet. Stärke wirkt als Zerfallsbeschleuniger, Feuchtigkeitsregulator und Bindemittel.

Lactose-Monohydrat

Milchzucker ist in vielen verschiedenen Kornformen und -größen erhältlich. Er kann ohne Zusätze schlecht tablettiert werden, da er nachhärtet. Gut geeignet für Drageekerne ist eine Mischung aus Lactose und Kartoffelstärke. Sie wird in einigen Arzneibüchern als »Granulum simplex« bezeichnet.

Maltodextrin

Maltodextrin ist ein Gemisch aus Glukose, Di- und Polysacchariden. Aufgrund seines süßen Geschmacks ist es sehr gut als Füllmittel für Kau- und Lutschtabletten geeignet.

Saccharose

Saccharose eignet sich als Füllmittel für Lutsch- und Brausetabletten. Da sie die Stempel verklebt, ist sie für die Direkttablettierung nicht geeignet.

Sorbitol, Mannitol

Sie sind Füllmittel in zuckerfreien Kau- und Lutschtabletten. Mannitol ist im Gegensatz zu Sorbitol nicht hygroskopisch.

Cellulose, gemahlen oder granuliert

In der Ph. Eur. sind mikrokristalline Cellulose, die wegen ihres hohen Kristallanteils gut komprimiert werden kann, sowie Cellulosepulver mit einem vergleichsweise geringeren Kristallanteil und verschiedenen Polymerisationsgraden beschrieben.

Bindemittel

Bindemittel sind für die Festigkeit und Widerstandsfähigkeit der Tabletten notwendig. Sie sorgen für den Zusammenhalt der Pulverpartikel in den Granulatkörnern und sind maßgeblich für die Zerfallseigenschaften der Tabletten verantwortlich. Sollen sie schnell zerfallen, müssen die Bindemittel leicht wasserlöslich sein. Sollen sie langsam zerfallen, wie z. B. in Lutsch- oder Retardtabletten, werden schlecht wasserlösliche Bindemittel verwandt oder ihre Konzentration wird erhöht (s. Seite 391: Gegensprengmittel). Als Bindemittel werden beispielsweise verwandt:

- Stärkekleister
- Polyvinylpyrrolidon
- Gelatine, Alginate, Arabisches Gummi, Tragant
- Celluloseether (Natriumcarboxymethylcellulose)
- mikrokristalline Cellulose

Gleitmittel

Gleitmittel werden benötigt, damit das Tablettiergut gleichmäßig in die Matrize eingefüllt werden kann, die Reibung zwischen Tabletten- und Matrizenwand verringert wird und die Tabletten beim Ausstoßen aus der Matrize nicht kleben bleiben.

Fließregulierungsmittel

Sie verbessern die Rieselfähigkeit des Tablettierguts aus dem Fülltrichter, so dass die Matrize vollständig und gleichmäßig befüllt wird, somit immer gleiche Tablettenmassen erhalten werden. Verwendet werden z. B. Aerosil®, Talkum, Magnesium- und Calciumstearat.

Schmiermittel

Sie senken die Reibung zwischen Tablettiergut und Matrizenwand, so dass die Tabletten leicht ausgestoßen werden können. Geeignet sind schichtartig aufgebaute Substanzen wie Talkum, Metallseifen (Calcium-, Aluminium- und Magnesiumstearat), Stearinsäure oder Macrogole (4.000 bis 6.000).

Form-, Trennmittel

Sie verhindern, dass die Tablette mit den Stempeln verklebt. Diese fettigen Substanzen verzögern, wie Bindemittel, den Zerfall der Tabletten. Geeignet sind z. B. Talkum, Paraffin und gesättigte Fettsäuren.

Die Mischung aus **F**ließregulierungs-, **S**chmier- und **T**rennmitteln wird als **FST-Komplex** bezeichnet, der z. B. auf die Oberfläche der Granulatkörner aufgebracht wird.

Sprengmittel, Zerfallsbeschleuniger

Sie sorgen für den schnellen Zerfall der Tablette und die schnelle Bioverfügbarkeit der Wirkstoffe. Sie werden nach ihrer Funktionsweise in verschiedene Gruppen eingeteilt.

Quellstoffe

Sie vergrößern in Gegenwart von Wasser ihr Volumen. Beispiele sind Stärke, Pektin und seine Derivate, Alginate sowie besonders quellfähige Carboxymethylderivate der Cellulose.

Gasbildende Stoffe

Als schwache Säuren setzen sie im Magensaft Kohlendioxid frei. Beispiele sind Natriumhydrogencarbonat und Calciumcarbonat.

Hydrophilisierungsmittel

Sie erhöhen die Benetzbarkeit der Tablette und erleichtern das Eindringen von Wasser in ihre Poren, haben also die Wirkung eines Dochts. Beispiele sind Aerosil®, Natriumlaurysulfat und Tween®.

Gegensprengmittel

Soll eine Tablette langsam zerfallen, wie es z. B. bei Lutsch- oder Retardtabletten erwünscht ist, wird der Zerfall durch ein Gegensprengmittel verzögert. Verwendet werden z. B. Arabisches Gummi, gesättigte Fettsäuren, Rohrzucker oder Tragant.

Feuchthaltemittel
Sie vermeiden die zu starke Austrocknung des Granulats und das Zerbröseln der Tablette. Verwendet werden Glycerol, Sorbitol und Propylenglykol. Auch Stärke ist ein Feuchthaltemittel. Da sie Wasser aus der Luft binden, verhindern sie, dass Tabletten zu feucht werden.

Adsorptionsmittel
Adsorptionsmittel, z. B. Aerosil®, können dünn- oder zähflüssige Substanzen aufnehmen, so dass diese anschließend zu Tabletten verpresst werden können.

Farb- und Aromastoffe
Erlaubt sind zugelassene Lebensmittelfarben und Aromen.

Entwicklung einer Tablettenrezeptur

Jeder Wirkstoff hat bestimmte physikalische und chemische Eigenschaften, wie Löslichkeit, Kristallform und -oberfläche oder Oxidationsempfindlichkeit. Die Art und Menge der Hilfsstoffe müssen auf diese Eigenschaften abgestimmt sein. Ein großes Problem bei der Tablettierung ist, dass Tabletten eine hohe mechanische Festigkeit haben müssen, aber nach Einnahme schnell zerfallen sollen. Ein hoher Pressdruck erhöht zwar die Härte der Tablette am wirksamsten, verzögert aber ihren Zerfall. Man muss daher andere Maßnahmen ergreifen, um dieses Problem zu lösen. Insbesondere geschieht dies durch die Granulierung als Zwischenschritt der Tablettierung. Die Granluatkörner haben eine raue Oberfläche, so dass sie leicht ineinander verhaken und für Festigkeit sorgen.

Muss eine neue Tablettenrezeptur entwickelt werden, kann man auf Basisvorschriften für Tablettenmischungen zurückgreifen. In einigen Pharmakopöen werden Modellrezepturen als *Simplexgranulate* beschrieben.

I.	Stärke (Sprengmittel)		10 bis 20 %
	Bindemittel		1 bis 15 %
	Milchzucker (Füllmittel)	ad	100 %
II.	Stärke (Sprengmittel)		10 %
	Talkum (Gleitmittel)		5 bis 8 %
	Magnesiumstearat oder Stearinsäure (Schmiermittel)		1 %

Aus der inneren Phase (I) wird ein Granulat hergestellt, dem die äußere Phase (II) als sehr feines Pulver (125) zugemischt wird. Diese Pulvermischung soll etwa 10 bis 20 % der Rezeptur ausmachen. Sprengmittel sind in der äußeren Phase (II) enthalten, damit die Tablette in Granulatkörner zerfallen kann. Auch in der inneren Phase sind sie notwendig, damit die Granulatkörner wieder in Pulverbestandteile zerfallen können und die Tablette sich vollständig auflöst. Während der weiteren Entwicklung der Tablette kann das Füllmittel ganz oder teilweise durch Wirkstoff ersetzt werden.

Pressen der Tabletten

- Der Stempelsatz wird für die Größe der Tablette passend ausgesucht und mit der Matrize in die Maschine eingesetzt.
- Eine der erforderlichen Tablettenmasse entsprechende Menge Tablettenmischung wird in die Matrize eingefüllt und ihr Volumen durch Einstellung der Höhe des Unterstempels reguliert.
- Der annähernd geeignete Pressdruck wird durch Einstellung des Oberstempels in die richtige Höhe bestimmt.
- Der Füllschuh wird eingesetzt, gefüllt und eine Probepressung wird vorgenommen (Handbetrieb).
- Die Tabletten werden auf Gewicht, Dicke, Steghöhe, Härte der Ober- und Unterseite, Abriebfestigkeit und Zerfallszeit überprüft. Falls erforderlich, werden das Volumen und/oder der Pressdruck neu eingestellt. Gegebenenfalls ist die Zusammensetzung des Granulats zu verbessern.
- Sind alle Fehlerquellen ausgeschaltet, werden die Tabletten unter fortlaufender Qualitätskontrolle gepresst.
- Die Tabletten werden auf einem Sieb abgestaubt und beschädigte Tabletten werden aussortiert.
- Die notwendigen Prüfungen werden durchgeführt und dokumentiert.

Probleme bei der Herstellung der Tabletten

Schwierigkeiten bei der Tablettenherstellung können zahlreiche Ursachen haben (Tab. 18.1-3). Jeder Ausgangsstoff ist vor der Verarbeitung auf ordnungsgemäße Qualität zu überprüfen. Manche Wirkstoffe oder deren Mischungen lassen sich schlecht verarbeiten, doch oft liegen die Fehlerquellen im Granulat oder an der Einstellung der Tablettenmaschinen.

Tab. 18.1-3: Probleme bei der Tablettierung

Fehler	Ursachen	
	Granulat	**Maschine**
Deckelbildung	zu voluminös zu wenig Bindemittel zu trocken	zu hoher Druck zu hohe Geschwindigkeit abgenutzte Matrize
Kleben der Tabletten	zu feucht	beschädigte Stempel schlecht polierte Stempel
Unzureichende Festigkeit der Tablette	falsche Granulatform oder -größe zu porös zu wenig Bindemittel	zu geringer Pressdruck
Zu harte Tabletten	zu viel Binde- oder Gleitmittel zu wenig Sprengmittel zu wenig benetzbar	zu hoher Druck
Schlechte Dosierungsgenauigkeit	zu wenig Gleitmittel Granulat zu grob	zu hohe Geschwindigkeit

Tablettenherstellung durch Extrusion

Die Herstellung der Tabletten durch Extrusion verläuft in einem kontinuierlichen Prozess. Die Wirkstoffe werden mit geeigneten Hilfsstoffen bei 80 bis 130 °C in einem Extruder (extrudere = herausstoßen) zu einer plastischen Masse verarbeitet. Diese wird anschließend mit einem Druck von 20 bis 60 bar durch eine Düse zu einem flachen Band verpresst, das zwischen zwei Formwalzen entlangläuft, die fortlaufend Tabletten, die Extrudate, formen. Eine andere Möglichkeit ist, die Masse durch feine Düsen zu drücken. Es entstehen spaghettiartige Stränge, die zu Pellets geschnitten werden (s. Seite 117).

Prüfung der Tabletten

Bestimmung der Gleichförmigkeit des Gehalts (Ph. Eur. 2.9.6)

Tabletten mit weniger als 2 mg oder 2% Wirkstoff in der Gesamtmasse müssen der »Prüfung auf Gleichförmigkeit des Gehalts« entsprechen. Mit einem geeigneten Analyseverfahren wird der Gehalt des Wirkstoffs von 10 nach dem Zufallsprinzip aus der Charge entnommenen Tabletten bestimmt und der Durchschnittswert wird ermittelt. Enthalten Tabletten mehrere Wirkstoffe mit weniger als 2 mg oder 2% in der Gesamtmasse, muss die Prüfung für jeden einzelnen Wirkstoff durchgeführt werden. Wenn die Prüfung auf Gleichförmigkeit des Gehaltes für alle Wirkstoffe vorgeschrieben ist, entfällt die Prüfung auf Gleichförmigkeit der Masse.

MERKE

Bei überzogenen Tabletten (Dragees) mit Ausnahme von Filmtabletten muss die Prüfung auf Gleichförmigkeit des Gehalts unabhängig von der Wirkstoffkonzentration immer durchgeführt werden.

Bestimmung der Gleichförmigkeit der Masse (Ph. Eur. 2.9.5)

Diese Prüfung muss nur bei nicht überzogenen Tabletten und Filmtabletten durchgeführt werden. Aus einer Charge werden 20 Tabletten stichprobenartig entnommen. Es werden jeweils ihre Einzel- und daraus ihre Durchschnittsmasse bestimmt. Abhängig von der Durchschnittsmasse sind folgende Abweichungen der Einzelmassen erlaubt:

Durchschnittsmasse	≤ 80 mg:	zulässige Abweichung ± 10%
Durchschnittsmasse	> 80 bis < 250 mg:	zulässige Abweichung ± 7,5%
Durchschnittsmasse	≥ 250 mg:	zulässige Abweichung ± 5%

2 von 20 Tabletten dürfen bis zum Doppelten dieser Werte abweichen.

Bestimmung der Zerfallszeit (Ph. Eur. 2.9.1)

Die Zerfallszeit einer Tablette ist für den schnellen Wirkungseintritt nach der Einnahme wichtig. Der Zerfallstester ist ein rundes Gestell, in dem 6 Glasröhrchen kreisförmig angeordnet sind und auf einem Sieb mit 2 mm Maschenweite stehen (Abb. 18.1-6). In jedes Röhrchen wird eine Tablette eingefüllt und, falls gefordert, mit einer Platte verschlossen, die ebenfalls Löcher von 2 mm Durchmesser hat. Das Gestell wird in ein Becherglas eingehängt, das die vorgeschriebene Prüfflüssigkeit enthält. Um die Magen-Darm-Bewegung zu simulieren, wird das Gestell während der Prüfung auf- und abbewegt. Am Ende der Prüfung müssen die Tabletten so weit zerfallen sein, wie in der Monographie »Zerfallszeit von Tabletten und Kapseln« der Ph. Eur. beschrieben (Tab. 18.1-4).

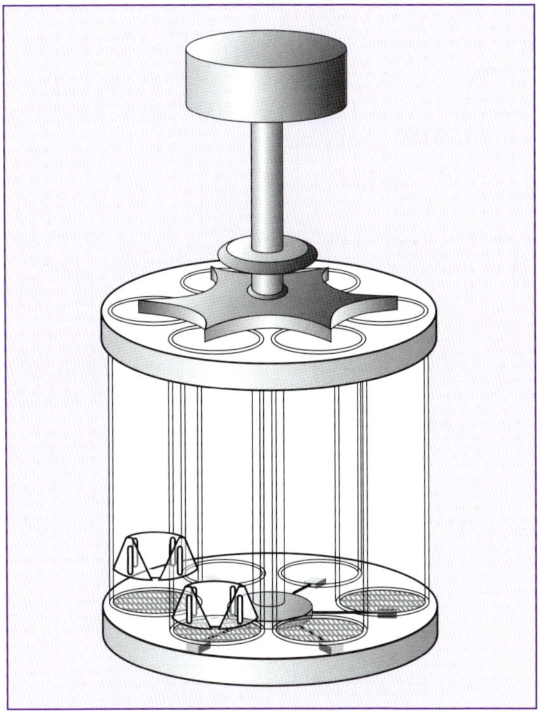

Abb. 18.1-6: Gerät zur Prüfung der Zerfallszeit
Quelle: ERWEKA® GmbH, Heusenstamm

Tab. 18.1-4: Zerfallszeiten der Tabletten

Tablettenart	Zerfallszeit und Prüfflüssigkeit
Nicht überzogene Tabletten	15 min in Wasser (36 bis 38 °C)
Dragees	60 min in Wasser oder anschließend 60 min in 0,1 M-HCl
Filmtabletten	30 min in Wasser oder anschließend 30 min in 0,1 M-HCl
Brausetabletten	5 min in 200 ml Wasser (15 bis 25 °C)
Tabletten zur Herstellung von Lösungen, Suspensionen bzw. Schmelztabletten	3 min in Wasser (15 bis 25 °C) 3 min in Wasser
Tabletten zur Anwendung in der Mundhöhle	Prüfung entfällt
Magensaftresistente Tabletten	in 0,1 M-HCl kein Zerfall innerhalb von 120 bis 180 min; in Phosphatpuffer (pH = 6,8) Zerfall innerhalb von 60 min

Bestimmung der Wirkstofffreisetzung
Mit dieser Prüfung wird festgestellt, wie viel Wirkstoff in einem bestimmten Zeitraum aus den Tabletten freigesetzt wird. Wird die Bestimmung der Wirkstofffreisetzung durchgeführt, kann die Prüfung auf Zerfall entfallen. Die Ph. Eur. beschreibt drei verschiedene Apparaturen zur Bestimmung der Wirkstofffreisetzung:

Drehkörbchen-Apparatur
Die Tablette liegt in einem zylinderförmigen Drahtkörbchen, das an einem Drehstab befestigt ist (Abb. 18.1-7:A). Dieser rotiert in einem mit Prüflösung gefüllten Gefäß.

Blattrührer-Apparatur
Die Tablette befindet sich in einem zylindrischen Gefäß mit halbkugelförmigem Boden. Über ihr dreht sich ein Rührblatt mit einer bestimmten Drehzahl, so dass der gelöste Wirkstoff gleichmäßig in der Prüflösung verteilt wird (Abb. 18.1-7:B).

Durchflusszellen-Apparatur
Die Tablette befindet sich in einer kleinen Kammer, durch die Prüfflüssigkeit gepumpt wird (Abb. 18.1-7:C). Die zu untersuchenden Proben werden jeweils am Auslass der Durchflusszelle entnommen.

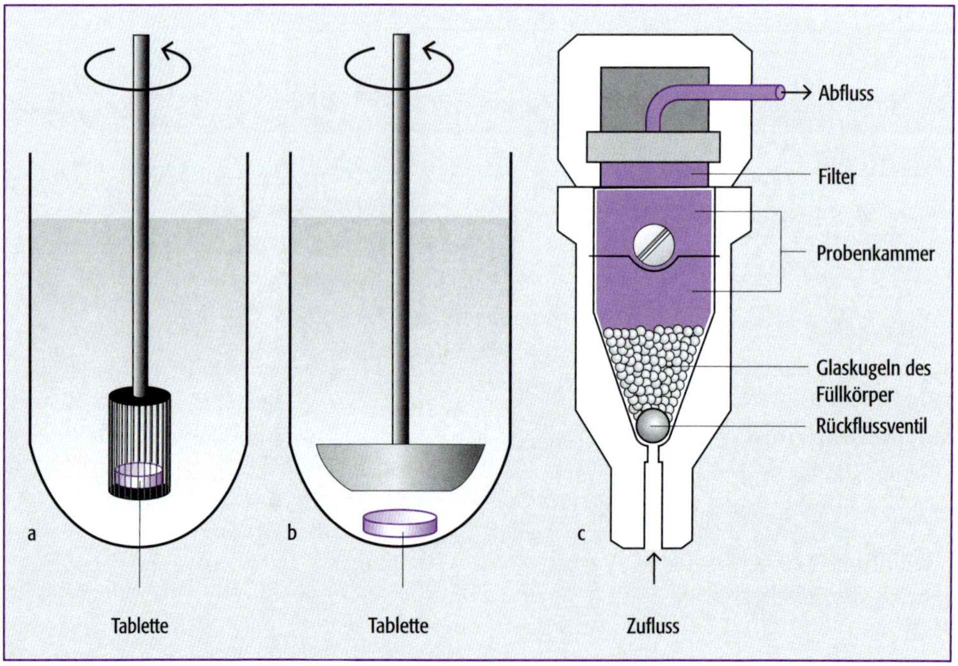

Abb. 18.1-7: Geräte zur Bestimmung der Wirkstofffreisetzung

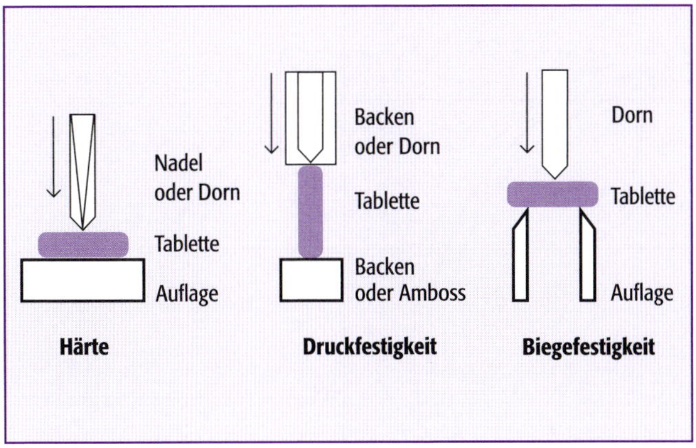

Abb. 18.1-8: Prüfung der Tabletten auf Bruchfestigkeit

Bestimmung der mechanischen Stabilität
Außer der biopharmazeutischen Qualität sind Tabletten auch auf ihre mechanische Festigkeit zu prüfen, d. h. ihre Widerstandsfähigkeit gegen Druck, Zug und Schlag, Biegen, Rollen, Schleifen und Fallen. Diesen Belastungen sind Tabletten bei der Herstellung, Verpackung, beim Transport und bei der Lagerung ausgesetzt.

Bestimmung der Bruchfestigkeit der Tabletten
Die Bruchfestigkeit einer Tablette kann durch folgende Methoden überprüft werden:

- Mit der *Härte*prüfung wird die Härte der Tablettenoberfläche bestimmt. Geprüft wird, wie weit ein spitzer Gegenstand, ein Dorn oder eine Nadel, in die Tablette eindringen kann.
- Die *Druckfestigkeit* ist definiert als die Belastbarkeit gegen diametrale Kräfte. Es wird also geprüft, wie schnell die Tablette zerbricht, wenn auf ihre Stege Druck einwirkt (Abb. 18.1-8).
- Als *Biegefestigkeit* bezeichnet man den Widerstand der Tablettenoberfläche gegen axial einwirkende Kräfte.

Bestimmung des Abriebs (Ph. Eur. 2.9.7)
Die Prüfung wird in einer rotierenden Trommel mit Schaufelarm (Friabilität, Friabilator) durchgeführt, in der die Tabletten rollen, gleiten und fallen (Abb. 18.1-9). Durch den gegenseitigen Abrieb und das Aufschlagen auf die Trommel kann die Tablettenoberfläche beschädigt werden. Von den Tabletten springen dann dünne Schichten ab (Deckeln) oder sie zerbrechen. Die Tabletten werden vor und nach der Prüfung gewogen und es wird der prozentuale Massenverlust im Verhältnis zum Ausgangsgewicht berechnet. Der Abrieb muss unter 1 % liegen.

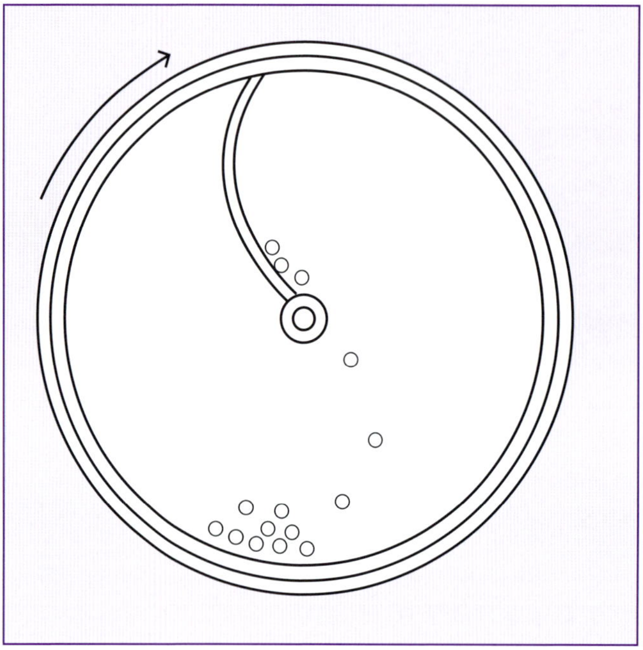

Abb. 18.1-9: Friabilator

Übungen

Übung 1
Traubenzuckertabletten

I. *Innere Phase*	
Kakaopulver	80,0 g
Aerosil®	4,0 g
Sorbitol	20,0 g
Traubenzucker	1836,0 g
II. *Äußere Phase*	
Kakaopulver	12,0 g
Calciumarachinat	6,0 g
Aerosil®	6,0 g
Talkum	36,0 g

Verreiben Sie alle Substanzen der inneren Phase miteinander und sieben das Gemisch durch Sieb 1400. Die Granulation ist nicht erforderlich. Sieben Sie die Bestandteile der äußern Phase gleichmäßig auf die innere Phase und mischen die Phasen. Pressen Sie Tabletten von jeweils 500 mg Masse.

Übung 2
Drageekerne (Placebos)

I. Amylum Solani	700,0 g
Saccharum Lactis	300,0 g
Mucilago Aerosil® gelatinosum	q. s.

II.	Aerosil®	10,0 g
	Magnesium stearinicum	10,0 g
	Talcum albissimum	80,0 g
III.	Mucilago Aerosil® gelatinosum	
	Gelatinelösung 4 %	920,0 g
	Aerosil®	60,0 g
	Glycerol 85 %	20,0 g
		1000,0 g

Mischen Sie Stärke und Milchzucker und durchfeuchten Sie die Mischung mit Granulierflüssigkeit (III). Sie wird im Feuchtgranulierer verarbeitet und anschließend getrocknet. Mischen und sieben Sie das Gleitmittel (II) (Sieb 180) und streuen es auf das Granulat. Pressen Sie Dragееkerne mit einer Masse von jeweils 0,1 g.

18.2 ■ Dragees und Filmtabletten

Filmtabletten und Dragees gehören nach Ph. Eur. zu den überzogenen Tabletten. Die Definition ist weit gefasst, so dass die Angaben für viele moderne Zubereitungsformen gelten können. Unabhängig von der Form werden feste Wirkstoffzubereitungen, bei denen Kerne mit einem mehrschichtigen, gleichmäßigen und lückenlosen Überzug versehen sind, als »Dragees« bezeichnet (Abb. 18.2-1). Presslinge mit dünnen Überzügen heißen »Filmtabletten«. Die Wirkstoffe sind dabei im Allgemeinen im Kern enthalten, können aber auch auf den Kern und die Umhüllung aufgeteilt oder nur in der Hülle sein. Der Überzug der Dragees besteht aus natürlichen oder synthetischen Harzen, Gummen, Zuckern, Polyolen oder Wachsen, inaktiven und unlöslichen Füllmitteln sowie Weichmachern. Die dünnen Überzüge der Filmtabletten bestehen vorwiegend aus Polymeren. Der Zusatz von Farbstoffen, Geschmackskorrigentien und Stabilisatoren ist zulässig. Die Zusätze müssen physiologisch unbedenklich sein und dürfen die Inhaltsstoffe der Zubereitung nicht nachteilig beeinflussen. Die Herstellung von Dragees ist sehr aufwändig, wird jedoch durch ihre Vorteile ausgeglichen:

- gute Einnahmeeigenschaften des unzerkauten Dragees durch die abgerundete Form
- Verdecken eines unangenehmen Geruchs und Geschmacks der Tablettenkerne
- Schutz der Kerne vor Licht, Sauerstoff und Feuchtigkeit
- große Widerstandsfähigkeit gegen mechanische Belastung
- steuerbare Freisetzung der Wirkstoffe durch magensaftresistente Überzüge
- Trennung miteinander unverträglicher Wirkstoffe durch Verarbeitung in Hülle und Kern
- hohe Arzneimittelsicherheit durch geringere Verwechslungsgefahr farbiger Dragees

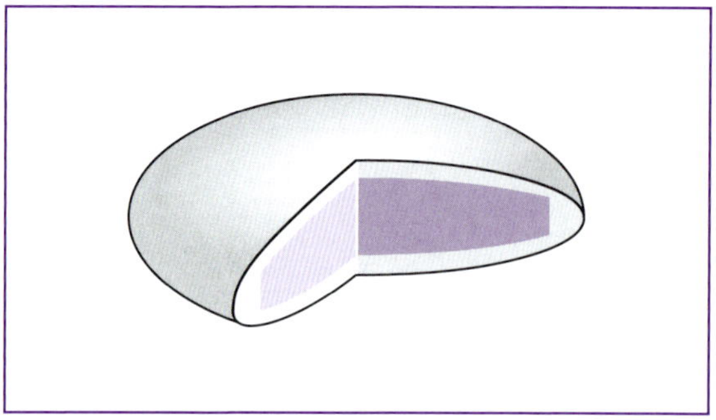

Abb. 18.2-1: Querschnitt durch ein Dragee

Herstellung

Dragees

Dragеekerne

In der Regel sind Drageekerne bis zu 0,5 g schwer und können aus mehreren Schichten bestehen. Sie werden in Tablettenmaschinen gepresst und müssen im Vergleich zu Tabletten einige zusätzliche Anforderungen erfüllen. So müssen sie im Magen oder Darm schnell zerfallen, um die durch den Überzug verlängerte Zerfallszeit auszugleichen. Außerdem müssen die Kerne besonders abriebfest sein, um die hohe Beanspruchung im Dragierkessel ohne Beschädigung zu überstehen. Die Kerne dürfen nur geringe Mengen Feuchtigkeit enthalten, da diese auch in die Hülle eindringen könnte. Die Dragees werden dann fleckig oder bekommen Risse.

Die Kerne sollten kugelig, eiförmig oder bikonvex sein. Die abgerundete Form verhindert, dass sie bei der Dragierung miteinander verbacken, da sie sich nicht flächig berühren können. Die Seitenkanten (Stege) sollten nicht höher als 1 bis 1,5 mm sein. Kerne mit höheren Stegen sind schwierig zu überziehen und benötigen eine dickere Dragierdecke. Es dürfen nur völlig staubfreie, glatte Kerne dragiert werden, da jede Unebenheit zu Höckern führt oder »Zwillinge« (zusammenklebende Kerne) entstehen.

Dragierkessel

Viele Dragees werden im Rollverfahren überzogen. Der Überzug wird in Dragierkesseln aufgebracht, die aus Kunststoff, Edelstahl oder Kupfer bestehen können (Abb. 18.2-2). Sie rotieren mit einer Geschwindigkeit von 10 bis 50 Umdrehungen pro Minute auf einer Achse, deren Neigungswinkel eingestellt werden kann. Der kugelförmige, etwas abgeflachte Kessel wird, falls er aus Kupfer ist, vor der Benutzung mit einer Schutzschicht aus Andecksirup ausgekleidet. Anschließend wird der steil gestellte Kessel bis zu einem Drittel mit Drageekernen befüllt und in Betrieb gesetzt. Die Kerne werden mit der Dragierfüssigkeit befeuchtet, so dass sie an der Wandung kleben bleiben, in dem sich drehenden Kessel nach oben steigen und durch ihre Eigenmasse wieder nach unten fallen. Dort nehmen sie erneut Flüssigkeit auf und der Rollprozess wiederholt sich. Die Kerne sollen kräftig rollieren, damit die Flüssigkeit in einer gleichmäßigen Schicht auf der Oberfläche aufgetragen werden kann. Die Eigenschaften der Flüssigkeit, besonders ihre Flüchtigkeit und Viskosität, bestimmen weitgehend den Dragiervorgang. Industriell

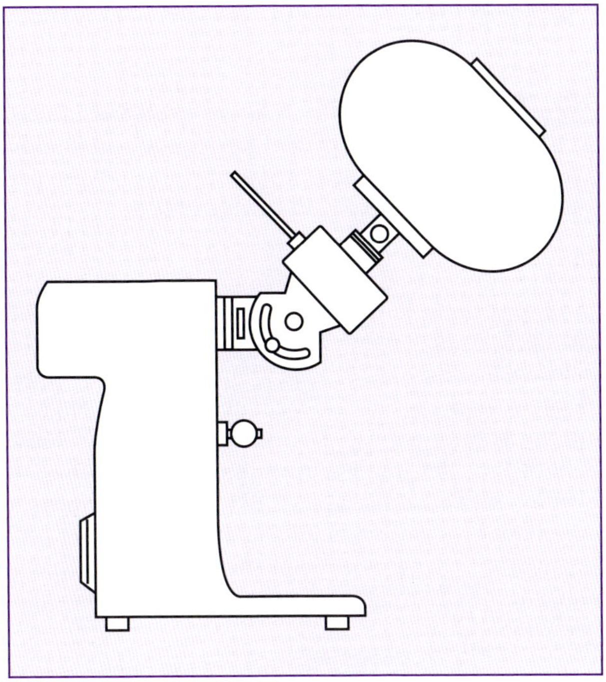

Abb. 18.2-2: Dragierkessel mit Antrieb

werden Flüssigkeiten automatisiert aufgetragen. Zum Trocknen wird der Kessel flacher gestellt und die Geschwindigkeit reduziert, damit die Kanten der Dragees geschont werden. Jeder Dragierkessel sollte mit einem Warm- und Kaltluftgebläse (Föhn) oder einer Infrarotlampe ausgerüstet sein und verschlossen werden können, um die Trocknung zu beschleunigen.

Herstellung von Zuckerdragees

Ziel der Dragierung ist eine lückenlose, gleichmäßige Hülle aus vielen Einzelschichten, die sehr glatt, hochglänzend und einheitlich gefärbt ist. Durch das Auftragen der Dragierschicht verdoppelt sich die Masse der Drageekerne. Der Dragiervorgang besteht aus 4 Phasen:

- Andecken
- Auftragen
- Glätten und Färben
- Polieren

Andecken

Durch Aufbringen der ersten Schicht sollen die Kerne größere Stabilität erhalten und vor eindringender Feuchtigkeit des Dragiersirups geschützt werden. Gleichzeitig werden die Kanten abgerundet und es entsteht eine Verbindung zwischen Kern und Hülle. Wechselweise werden nun

- Andecksirup, bestehend aus einer konzentrierten Zuckerlösung (50 bis 65 %) mit wenig Arabischem Gummi, Gelatine und Aerosil®, und

- Andeckpuder, bestehend aus Talk, Puderzucker, Stärke und Aerosil®, auf die rotierenden Kerne aufgebracht.

Nach jeder Zugabe von Flüssigkeit wird die Feuchtigkeit durch Andeckpuder adsorbiert. Der Überschuss des Puders wird von den Kernen und aus dem Kessel entfernt und die Kerne werden getrocknet. Dieser Vorgang wird drei- bis achtmal wiederholt. Abschließend werden die Rohlinge 24 Stunden lang im Trockenschrank getrocknet.

Auftragen

Bei dem eigentlichen Dragiervorgang werden nacheinander bis zu 30 Zuckerschichten aufgetragen. Die entstehende Drageehülle erreicht dabei 30 bis 50 % des Kerngewichts. *Dragiersirupe* bestehen hauptsächlich aus Saccharosesirup, dem Stärkesirup zur Verzögerung der Kristallisation zugesetzt ist, so dass die Saccharose nicht kristallin, sondern glasartig erstarrt. Die warme Lösung wird portionsweise so aufgetragen, dass alle Kerne gleichmäßig und gerade ausreichend befeuchtet werden. Anschließend wird *Dragierpuder* aufgestreut, der aus Talkum oder einem Gemisch aus Talkum mit Puderzucker besteht. Die feuchten Dragees werden durch abwechselndes Einblasen von kalter und warmer Luft getrocknet. Dieser Vorgang wird so lange wiederholt, bis die vorgeschriebene Schichtdicke erreicht ist oder die Dragees ihre Endmasse erreicht haben. Die entstandenen Drageerohlinge haben eine raue Oberfläche.

Glätten und Färben

Im ausgewaschenen staubfreien Kessel werden die ebenfalls staubfreien Dragees mehrmals mit Glättsirup gering befeuchtet (etwa 5 ml auf 1 kg Kerne). Er besteht aus reinem Zuckersirup, dem Farbpigmente und Stärkesirup zugesetzt werden können. Die Dragees werden langsam gerollt, bis die Flüssigkeit auf der Drageeoberfläche eingetrocknet ist. Nach dem letzten Aufragen muss der Kessel für 10 bis 30 Minuten verschlossen rotieren, damit sich die Dragees in der feuchten Atmosphäre glatt schleifen und ein blankes Aussehen erhalten. Die Dragees werden durch Zusatz von 1 bis 5 % Farbstoff gefärbt. Verwendet werden lösliche Farbstoffe, Pigmente (Eisenoxid, Titandioxid) oder synthetische Farblacke.

Polieren

Im letzten Arbeitsgang erhalten die Dragees ihren dauerhaften Glanz und einen Schutz gegen Feuchtigkeit durch Auftragen einer Schicht aus Fetten oder Hartwachsen (Carnaubawachs, Bienenwachs, Paraffin, Kakaofett). Die Dragees werden mit der Wachslösung befeuchtet, deren Lösungsmittel anschließend verdunstet. Der Dragierkessel muss wiederum sauber und staubfrei sein. Um besonders schönen und haltbaren Glanz zu erhalten, sollte die Polierung in mit Filz ausgekleideten Poliertrommeln durchgeführt werden.

Schnelldragierung

Da die Zuckerdragierung ein sehr zeitaufwändiges Verfahren ist, das nicht automatisiert werden kann, wurde das rationellere, heute vorwiegend angewandte Schnelldragierverfahren entwickelt. Man verzichtet dabei auf die Verwendung der Dragierpuder und trägt einen Zuckersirup mit Feststoffanteil, z. B. mit Puderzucker, auf. Diese sog. Dragiersuspensionen erzeugen eine gleichmäßige Hülle, die nicht aus einzelnen Schichten besteht.

Durch schnelltrocknende Auftragflüssigkeiten oder die Verwendung von Farbpigmenten anstelle wasserlöslicher Farbstoffe lassen sich die Dragierzeiten wesentlich verkürzen. Falls Kerne besonders empfindlich sind, stark riechende oder hygroskopische Substanzen enthalten, müssen sie jedoch vor dem Auftragen der ersten Zuckerschicht gegen Feuchtigkeit geschützt werden. Als Isolierungsmittel, auch Absperrmittel genannt, werden Lacke, wie z. B. Schellack und Harze, verwandt. Sollen die Dragees einen besonderen Glanz erhalten, werden zum Schluss der Dragierung noch mindestens fünf Portionen klarer Glättsirup aufgetragen. Die Hülle der mit dem Schnelldragierverfahren hergestellten Dragees ist dünner als die der Zuckerdragees und beträgt nur 10 bis 40 % der Kernmasse. Die Herstellungszeit verkürzt sich um 50 bis 75 %.

Filmtabletten (Lacktabletten)

Werden Tabletten nicht mit einer Zuckerschicht, sondern mit einem dünnen Lackfilm überzogen, entstehen Filmtabletten, deren Überzug weniger als ein Zehntel der Gesamtmasse ausmacht. Die Lacke bestehen aus klebrigen Polymeren, die in einem Lösungsmittel gelöst oder dispergiert sind und auf die Kerne aufgesprüht werden. Nachdem das Lösungsmittel verdunstet ist, bleiben Lackschichten von 40 bis 200 µm Dicke auf den Kernen zurück. Filmtabletten können im Dragierkessel, in dem sie jedoch leicht zusammenkleben, oder im Wirbelschichtverfahren hergestellt werden, bei dem die Kerne durch einen Luftstrom in der Schwebe gehalten und mit der Lacklösung besprüht werden (Abb. 18.2-3).

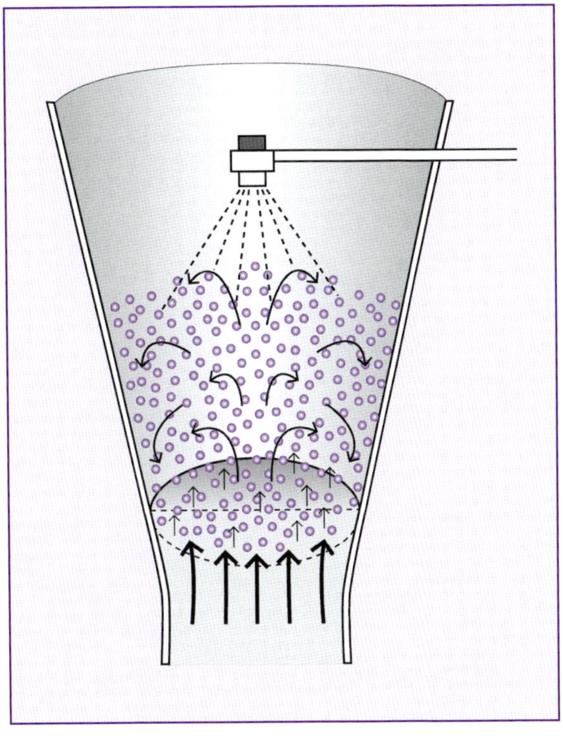

Abb. 18.2-3: Wirbelschichtgranulator bzw. -trockner

Soll sich eine Filmtablette nicht im Magen, sondern erst im Dünndarm auflösen, kann sie mit magensaftresistenten Lacken, z. B. aus Celluloseacetatphthalat (CAP-Lack) oder polymeren Methacrylsäurederivaten (Eudragit® L100), überzogen werden, die sich erst im leicht alkalischen Milieu des Dünndarms auflösen.

Mit der Filmdragierung können alle Formen von Kernen außer biplane Tabletten, die bei Befeuchtung geldrollenartig aneinanderkleben würden, überzogen werden. Prägungen der Drageekerne bleiben erhalten. Weitere Vorteile sind der geringe Material- und Zeitaufwand.

19 Transdermale Therapeutische Systeme (TTS)

Transdermale Pflaster (Emplastra transcutanea) sind nach der Definition der Ph. Eur. flexible, unterschiedlich große pharmazeutische Zubereitungen, die einen oder mehrere Wirkstoffe enthalten und dazu bestimmt sind, auf der unverletzten Haut angewandt zu werden, um den Wirkstoff oder die Wirkstoffe nach Passage der Hautbarriere an den Blutkreislauf abzugeben.

Viele Arzneimittel müssen in relativ kurzen Abständen angewandt werden, da der Wirkstoff nur eine vergleichsweise kurze Halbwertszeit hat und z. B. bei einer einmal täglichen Anwendung ein konstanter Wirkstoffspiegel im Blut nicht erreicht werden kann. Die transdermalen Pflaster hingegen sind eine Arzneiform, mit der der Wirkstoff einer Dauerinfusion vergleichbar zugeführt wird, ohne dass die Haut verletzt wird. Sie werden auf die Haut geklebt und geben über einen bestimmten Zeitraum eine gleichmäßige Menge Wirkstoff ab. Transdermale Pflaster eignen sich besonders für Wirkstoffe, die

- über den Gastrointestinal-Trakt aufgenommen einen hohen First-Pass-Metabolismus,
- eine kurze biologische Halbwertszeit und
- eine geringe therapeutische Breite

haben.

Allerdings kann nicht jeder Wirkstoff in einem transdermalen Pflaster verarbeitet werden. Er muss folgende Anforderungen erfüllen:

- Kleine Wirkstoffmengen müssen eine ausreichende therapeutische Wirkung haben, da die Wirkstoffmenge, die ein Pflaster aufnehmen kann, begrenzt ist.
- Er muss für die Langzeittherapie geeignet sein.
- Er muss durch die Haut penetrieren können.
- Er muss gut hautverträglich sein und darf nicht reizend oder sensibilisierend wirken.

Bei der Anwendung transdermaler Pflaster ist der Wirkungseintritt verzögert, da zuerst in den oberen Hautschichten ein Wirkstoffdepot aufgebaut wird, bevor der Wirkstoff in den Blutkreislauf gelangt. Nach Entfernung des Pflasters setzt das in der Haut aufgebaute Depot den Wirkstoff über viele Stunden frei. Auch das Wirkungsende ist verzögert.

Bei folgenden Indikationen werden transdermale Pflaster u. a. angewandt:

- zur Empfängnisverhütung, z. B. EVRA®
- bei koronaren Herzerkrankungen, z. B. Nitroderm® TTS
- zur Raucherentwöhnung, z. B. NICORETTE® Pflaster
- zur Bekämpfung starker Schmerzen mit Fentanyl, z. B. Durogesic® SMAT
- zur Hormonersatztherapie, z. B. FEM7® 50 μg
- im Anfangsstadium des Morbus Parkinson, z. B. Neupro® Transdermales Pflaster

19.1 ■ Aufbau und Funktionsweise

Membran-permeationskontrollierte TTS

Der Wirkstoff wird von einer Membran mit feinsten Poren umgeben (Mikroporenmembran), die eine spezifische Durchlässigkeit für den Wirkstoff hat. Sie bestimmt, wie viel Wirkstoff freigesetzt und durch die Haut in die Blutgefäße abgegeben wird. Die freigesetzte Wirkstoffmenge bleibt während der Anwendung konstant.

MERKE

Wird die Membran beschädigt, wird die gesamte Wirkstoffmenge schlagartig freigesetzt, was zu starker Überdosierung führen kann. Membranpflaster dürfen daher nicht geteilt werden.

Matrix-diffusionskontollierte TTS

In Matrixpflastern befindet sich der Wirkstoff nicht wie bei Membranpflastern in einem »Ballon mit Löchern«, sondern er ist gleichmäßig in einer Polymermatrix verteilt (Abb. 19.1-1). Dieser Aufbau ist vergleichbar einem Schwamm mit eingetrockneter Wirkstofflösung. Der Wirkstoff ist an die Struktur des Schwammes gebunden und wird erst wieder freigesetzt, wenn Feuchtigkeit in den Schwamm eindringt, die ihn durch Diffusion herauslöst. Dieser Aufbau bedingt, dass eine konstante Abgabemenge wie bei Membranpflastern nicht möglich ist, da die Diffusion erst langsam beginnt und vom Feuchtigkeitsgehalt der Haut abhängig ist. Matrixpflaster können grundsätzlich zerschnitten werden, da die Möglichkeit einer schlagartigen Freisetzung des Wirkstoffs im Gegensatz zu den Membranpflastern nicht besteht. Dennoch ist dringend davon abzuraten, da die Resorptionsverhältnisse nicht kalkuliert werden können.

Einschichtige oder mehrschichtige Matrixpflaster

Der Wirkstoff wird an eine Polymermatrix gebunden. Bei mehrschichtigen Pflastern werden unterschiedliche Schichten zusammen verarbeitet. Die Wirkstofffreisetzung ist abhängig vom Quellungsverhalten des Trägers.

Trägerfixierte Matrixpflaster

Ein Teil des Wirkstoffs wird zusätzlich an einen Träger, wie z. B. Lactose, gebunden, damit er verzögert freigesetzt werden kann. Der restliche Wirkstoff liegt frei in der Polymermatrix vor.

Mikroreservoir-lösungskontrollierte TTS

Die Matrix enthält zahlreiche Mikrokompartimente mit einer Größe von 10 bis 200 μm, die den Wirkstoff enthalten. Aus ihnen muss der Wirkstoff herausgelöst werden.

19.2 Abgabehinweise

Transdermale Pflaster müssen bei Raumtemperatur gelagert werden. Wichtig für die Resorption des Wirkstoffs ist der direkte und vollständige Kontakt der Klebeschicht des Pflasters mit der Haut. Folgende Hinweise sollten dem Patienten gegeben werden:

- Die Hautstelle, auf die das Pflaster geklebt wird, muss unverletzt, sauber und enthaart sein; sie darf durch Rasur nicht gereizt oder verletzt worden sein.
- Pflaster können auf Rumpf, Oberarm oder Hüfte geklebt werden.
- Die Schutzfolie muss abgezogen werden, ohne die Klebefläche zu berühren.
- Das Pflaster wird kurz mit der flachen Hand ohne großen Druck angepresst.
- Löst sich das Pflaster ab, muss ein neues aufgeklebt werden.
- Während des Tragens ist Duschen möglich.
- Gebrauchte Pflaster müssen ordnungsgemäß entsorgt werden, da Restmengen des Wirkstoffs im Pflaster zurückbleiben, die z. B. bei Kindern zu Vergiftungen führen können.
- Die Klebestelle sollte bei Verwendung eines neuen Pflasters gewechselt werden.

MERKE

Wärme verändert die Freisetzung der Wirkstoffe aus den TTS. Sie sollten daher nicht auf Körperstellen aufgebracht werden, die der direkten Sonneneinstrahlung ausgesetzt sind. Auch die Verwendung von Heizkissen und der Besuch des Solariums verändert die Freisetzung.

Irritationen der Haut können durch allergische Reaktionen auf Bestandteile der in den TTS verwendeten Kleber entstehen. Hautschädigungen sind auch durch Beeinflussung der Hautflora oder -enzyme möglich, insbesondere wenn Pflaster häufig auf die gleiche Hautstelle geklebt werden.

Transdermale Pflaster werden als Fertigarzneimittel bezogen und sind als solche beschriftet. Die Beschriftung gibt, falls zutreffend, u. a. Folgendes an:

- die Gesamtmenge des Wirkstoffs/der Wirkstoffe je Pflaster und
- die Wirkstoffdosis, die in einem bestimmten Zeitraum abgegeben wird
- die Freisetzungsoberfläche.

20 Zubereitungen zur Inhalation

Schon im Altertum wurden zur Behandlung von Erkrankungen der Atemwege Meersalz und iodhaltige Luft inhaliert. Diese Behandlungsart hat sich bis heute bewährt. Gasförmige oder leicht mit Wasserdampf flüchtige Wirkstoffe, wie z. B. ätherische Öle, können ohne großen Aufwand inhaliert werden. Da jedoch die meisten Wirkstoffe, die zur inhalativen Therapie angewandt werden, diese Eigenschaften nicht haben, mussten spezielle Arzneiformen entwickelt werden. Vorteile der inhalativen Therapie sind:

- Die Wirkstoffe gelangen direkt in das Zielorgan.
- Es werden nur geringe Mengen Wirkstoff benötigt.
- Die Wirkung tritt schnell ein.
- Nebenwirkungen treten nur selten auf.
- Der Organismus ist wenig belastet.

Die Teilchengröße der Wirkstoffe, die inhaliert werden sollen, muss überwiegend zwischen 1 und 5 μm liegen. Zu große Teilchen bleiben auf der Schleimhaut von Nase, Mund und Rachen hängen. Zu kleine Teilchen schweben in der Lunge und werden nicht resorbiert, sondern wieder ausgeatmet.

20.1 Grundlagen

Zubereitungen zur Inhalation sind nach Ph. Eur. flüssige oder feste Darreichungsformen, die als Dampf oder Aerosol angewandt werden. »Aerosol« heißt Dispersion fester oder flüssiger Teilchen in einem Gas. Sie werden hauptsächlich zur lokalen Behandlung der Bronchialerkrankungen eingesetzt, können aber auch bei einer systemischen Therapie angewandt werden. Der oder die Wirkstoffe sind in einem geeigneten Vehikel gelöst oder dispergiert. Zubereitungen zur Inhalation können Treibgase, Konservierungsmittel, Kosolvenzien, Lösungsvermittler oder Stabilisatoren als Hilfsstoffe enthalten. Diese dürfen jedoch die Funktion der Bronchialschleimhäute und Zilien nicht beeinträchtigen. Zubereitungen zur Inhalation kommen in Einzel- oder Mehrdosenbehältnissen in den Handel. Enthalten sie Treibgase, müssen sie zusätzlich der Monographie »Zubereitungen in Druckbehältnissen« (Ph. Eur.) entsprechen.

Nach Ph. Eur. werden folgende Zubereitungen zur Inhalation unterschieden:

- Zubereitungen, die in Dampf überführt werden
- Flüssige Zubereitungen zur Zerstäubung: Lösungen oder Suspensionen werden mit Druckluft oder Ultraschall in ein Aerosol überführt und inhaliert.

- Flüssige Zubereitungen als Druckgas-Dosieraerosole: Lösungen oder Suspensionen werden durch Treibgase in Pulver- oder Flüssigkeitsaerosole überführt und inhaliert.
- Pulver zur Inhalation: Pulver werden nur durch den Atemzug eingesaugt.

20.2 In Dampf überführte Zubereitungen

Diese Zubereitungen können aus einer Lösung, Emulsion, Suspension oder aus einem Feststoff bestehen, denen heißes Wasser zugesetzt wird. Der entstehende Dampf wird, beladen mit dem Wirkstoff, inhaliert, wie z. B. bei einem Kamillen-Dampfbad.

20.3 Flüssige Zubereitungen zur Zerstäubung

Flüssige Zubereitungen können mit *elektrischen Verneblern* durch Pressluft oder Ultraschall, z. B. MicroAir® U22, in Aerosolform überführt werden (Abb. 20.3-1). Mit Pressluft betriebene Geräte bestehen aus einem Kompressor, der die Pressluft erzeugt. Er ist über einen druckfesten Schlauch, der in einer Düse endet, mit der Verneblerkammer verbunden. In ihr befindet sich der Wirkstoff in wässriger Lösung. Die aus der Düse austretende Luft reißt Wirkstofflösung aus einem Reservoir mit und schleudert sie auf eine Prallfläche. So entsteht aus der Lösung ein feindisperses Nebelaerosol, das eingeatmet wird. Die Anwendung elektrischer Vernebler ist sinnvoll bei sehr starker Verschleimung, schwerer Atemnot oder sehr schlechter Lungenfunktion, bei der nicht tief genug eingeatmet werden kann. Nachteilig ist jedoch die lange Inhalationszeit von 20 bis 30 Minuten pro Anwendung.

MERKE

- Flüssige Zubereitungen zur Zerstäubung, die inhaliert werden, müssen frisch hergestellt werden und sollten steril sein, um die Infektion der Lunge zu vermeiden.
- In Mehrdosenbehältnissen können sie ein Konservierungsmittel enthalten, wenn die Lösung nicht selbst ausreichende antimikrobielle Wirkung hat.
- Die vorschriftsmäßige Reinigung des Verneblers ist oberstes Gebot. Zur Herstellung der Inhalationslösungen sollte Wasser für Injektionszwecke verwendet werden.

Mit dem Respimat® Soft Inhaler steht für die COPD-Therpaie ein einfach zu bedienender, treibgasfreier Inhalator der neuen Klasse der Doppelstrahl-Impaktionsinhalatoren zur Verfügung (Abb. 20.3-2). Über 70 % der vom Respimat freigesetzten Partikel haben die für die Lungendeposition besonders geeignete Größe von unter 6 µm. Die Sprühwolke breitet sich langsam aus (< 1 m/s) und hält rund 1,5 Sekunden an. Dadurch haben die Patienten für die Koordination zwischen Auslösen des Sprühstoßes und Einatmen ca. 6-mal mehr Zeit als bei einem Dosieraerosol. Im Ergebnis erreicht durch die lang anhaltende Sprühwolke deutlich mehr Wirkstoff den Zielort Lunge als mit einem Dosieraerosol. Zusätzlich erleichtert die nur einmal monatliche Beladung des Inhalators (multiple-dose device) die Anwendung für den Patienten.

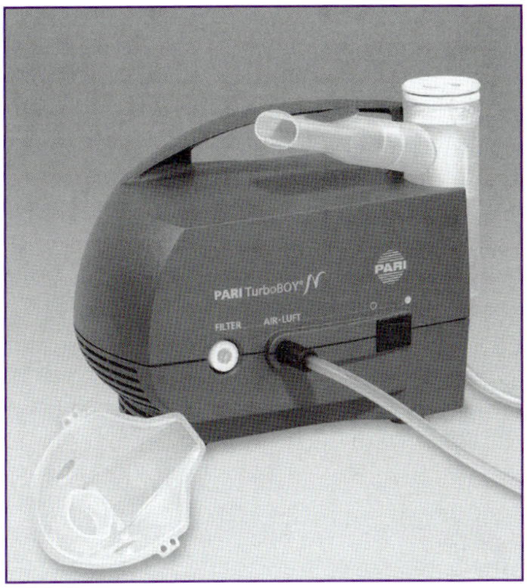

Abb. 20.3-1: Pari Boy®

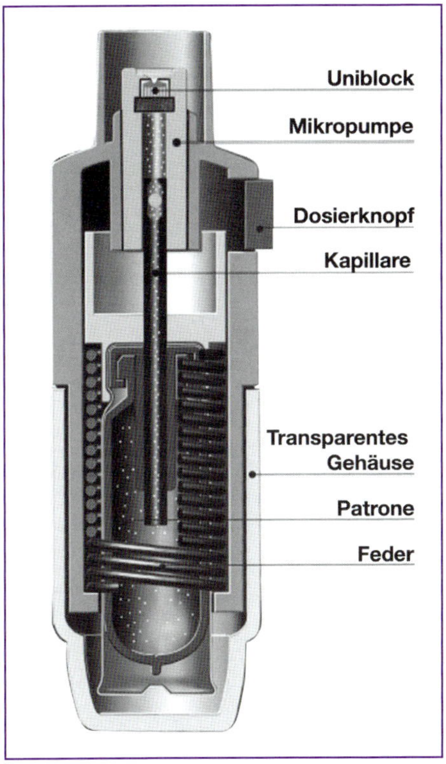

Abb. 20.3-2: Patrone und Gesamtansicht des Respimat®

Druckgas-Dosieraerosole

Ein Druckgas-Dosieraerosol besteht aus einem Druckbehälter und einem Sprühventil. Die Druckbehälter bestehen entweder aus Metall, Kunststoff, Glas mit Kunststoffmantel oder aus deren Kombinationen. Sie enthalten den Wirkstoff und das Treibgas. Das Ventil dichtet das Druckbehältnis ab, wenn die Zubereitung nicht benötigt wird, und es regelt die Freisetzung des Wirkstoffs während der Anwendung. Es gibt Ventile, bei denen Aerosol abgegeben wird, solange der Sprühkopf betätigt wird, andere dagegen geben nur eine definierte Menge Aerosol ab. Die Ventile bestehen aus Sprühkopf, Ventilträger und Ventilkörper und bestimmen die Eigenschaften des Sprühnebels, u. a. den Sprühwinkel. Wird bei einem Dosieraerosol der Druckbehälter gegen das Sprühventil gedrückt, gelangt eine definierte Menge Flüssigkeit durch eine kleine Bohrung in den Sprühkopf. Dort verdampft das flüssige Treibgas unter starker Volumenzunahme und reißt den Wirkstoff mit. Für einen feinen Sprühnebel wird ein Treibgasanteil von über 80 % benötigt.

Ist der Wirkstoff in dem Treibgas löslich, entsteht beim Vernebeln ein Zweiphasen-Aerosol, mit dem eine sehr feine Zerstäubung möglich ist. Mischt sich die Wirkstoffzubereitung nicht mit dem Treibgas, entsteht ein Dreiphasen-Aerosol aus einer Emulsion oder Suspension des Wirkstoffs mit dem Treibgas und der überstehenden Gasphase. Dreiphasen-Aerosole müssen vor der Anwendung immer gut geschüttelt werden, um die gleichmäßige Wirkstoffverteilung im Treibgas zu gewährleisten.

Treibgase

Treibgase sind unter Druck stehende Gase, mit denen Wirkstofflösungen aus einem Vorratsgefäß zu einem Aerosol versprüht werden können. Als Hilfsstoffe in Arzneimitteln müssen sie folgende Anforderungen erfüllen:

- toxikologisch unbedenklich
- gutes Lösungsmittel für Wirk- und Hilfsstoffe
- verträglich mit Wirk- und Hilfsstoffen
- betriebssicher, nicht brennbar und nicht explosiv
- geschmacksneutral und geruchlos
- umweltschonend

Treibgase werden aufgrund ihrer Eigenschaften in drei Gruppen eingeteilt:

- komprimierbare Gase
- unter Druck verflüssigbare Gase
- Flüssigkeiten mit niedrigem Siedepunkt

Komprimierbare Gase

Beispiele:
Stickstoff (N_2), Kohlendioxid (CO_2), Lachgas (N_2O)

Diese Gase lassen sich durch Druck zusammenpressen, d. h. sie können komprimiert werden. Die vollständige Entleerung des Dosiergerätes ist mit ihnen nicht möglich, da der Betriebsdruck mit zunehmender Entleerung des Füllgutes schnell abnimmt. Ist die Dose zur Hälfte geleert, hat sich auch der Druck des komprimierten Gases halbiert.

Unter Druck verflüssigbare Gase

Beispiele:
Fluorkohlenwasserstoffe (Norfluran®), Butan, Propan

Diese Gase sind bei Normaldruck und Raumtemperatur gasförmig, lassen sich aber unter geringer Druckerhöhung verflüssigen. Sie eignen sich zur Herstellung von Aerosolen, Schäumen und feindispersen Pudersprays, da der Druck auch bei zunehmender Entleerung nahezu konstant bleibt. Entweicht Treibgas, so geht verflüssigtes Gas in den gasförmigen Zustand über. Der Ausgangsdruck bleibt so lange erhalten, bis kein verflüssigtes Gas mehr im Behältnis ist. Aus diesem Grund lassen sich Spraydosen mit unter Druck verflüssigbaren Gasen fast vollständig entleeren.

Fluorkohlenwasserstoffe werden auch »Sicherheitstreibgase« genannt, da sie chemisch sehr stabil, nicht brennbar, nicht giftig und umweltverträglich sind. Sie reizen die Schleimhäute nicht, erzeugen aber durch Verdunstung einen Kältereiz.

Niedrige Kohlenwasserstoffe, wie Butan oder Propan, sind physiologisch indifferent und preisgünstig. Von Nachteil sind ihre Brennbarkeit und die Explosionsgefahr.

Flüssigkeiten mit niedrigem Siedepunkt

Beispiel:
Dimethylether

Anwendung

Inhalieren ist immer besser als Schlucken. Der Erfolg der Inhalationstherapie ist jedoch abhängig von der richtigen Anwendung der Inhalationshilfen. Vor der ersten Anwendung muss der Sprühkopf mehrfach betätigt werden, um die Dosierkammer richtig zu befüllen. Bei der Inhalation muss der Behälter senkrecht mit dem Mundstück nach unten gehalten werden. Der Kopf wird in den Nacken gelegt, damit sich der rechte Winkel zwischen Kinn und Hals zu einem stumpfen Winkel abflacht und eine laminare Strömung ohne Verwirbelungen entstehen kann. So bleibt weniger Wirkstoff im Rachen hängen und mehr Wirkstoff gelangt in die Bronchien. Aus hygienischen Gründen müssen Dosieraerosole immer mit verschlossenem Mundstück gelagert werden.

Inhalation ohne Inhalierhilfen
- Dosieraerosol schütteln
- Schutzkappe abnehmen
- tief ausatmen
- Mundstück fest mit den Lippen umschließen
- gleichmäßig kräftig einatmen und Sprühstoß auslösen
- Atem etwa 5 bis 10 Sekunden anhalten
- langsam ausatmen
- Schutzkappe aufsetzen

MERKE

- Glukocorticoide sollten vor den Mahlzeiten inhaliert oder der Mund nach Inhalation gut ausgespült werden, um die Entstehung von Mundsoor zu vermeiden.

Inhalierhilfen

Mundstückverlängerungen
Mundstückverlängerungen sind etwa 10 cm lange röhrenförmige Kunststoffteile, die auf das Mundstück aufgesetzt werden. Sie verlängern den Abstand zwischen dem Mundstück des Dosieraerosols und dem Patienten. Hierdurch sinkt die Geschwindigkeit der inhalierten Partikel, so dass weniger Wirkstoff im Mund-Rachen-Raum aufprallt und sich dort ablagert.

Spacer
Spacer sind unterschiedlich geformte runde oder birnenförmige Behälter mit einem Volumen von bis zu 750 ml. Zur Anwendung wird das Aerosol in den verschlossenen Spacer gesprüht. Anschließend inhaliert der Patient den Inhalt des Spacers mit mehreren Atemzügen (Abb. 20.3-3).

Spacer haben gegenüber der einfachen Inhalation folgende Vorteile:

- Koordinationsprobleme entfallen, da die Einatmung vom Sprühstoß entkoppelt ist.
- Große Partikel setzen sich im Spacer und nicht im Mund ab.
- Durch geringere Ablagerungen in Mund und Rachen gelangt mehr Wirkstoff in die Lunge.
- Die Partikelgeschwindigkeit sinkt noch stärker als bei Mundstückverlängerungen.
- Der Kälteeffekt durch Verdunstung des Treibgases im Mund entfällt.
- Vermeidung von Mundsoor bei Inhalation von Glukocorticoiden.

Einige Spacer haben am Mundstück ein Ventil, damit bei versehentlicher Ausatmung keine Atemluft in den Spacer gelangt. Für Kinder gibt es spezielle Spacer mit einer Maske, die Mund und Nase verschließt. Bei größeren Kindern kann die Nase auch durch eine Klammer verschlossen werden. Dadurch wird verhindert, dass durch die Nase eingeatmet wird und somit zu wenig Aerosol in die Lunge gelangt.

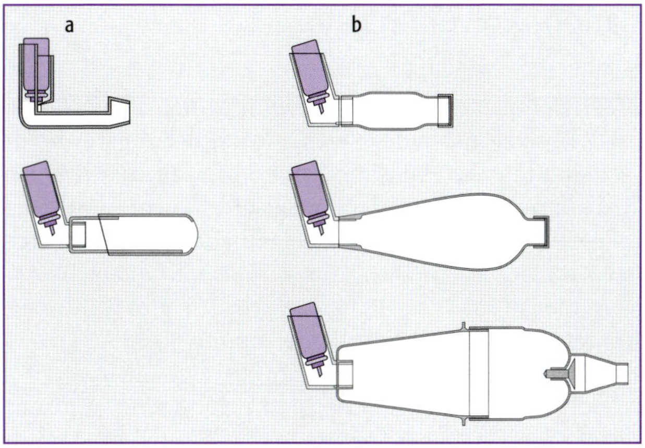

Abb. 20.3-3: Mundstückverlängerungen und Spacer
a Mundstückverlängerungen,
b Spacer

Lagerung
Druckgasaerosole müssen unterhalb von 50 °C gelagert werden. Bei Temperaturen um 60 °C, wie sie in einem in der Sonne geparkten Auto entstehen können, kann sich ein Druck von bis zu 11 bar aufbauen (Berstgefahr).

Atemzuginduzierte Dosieraerosole

Bei herkömmlichen Dosieraerosolen müssen das Einatmen und die Auslösung des Sprühstoßes genau koordiniert werden, was den Patienten häufig Probleme bereitet. Daher wurden atemzugausgelöste Dosieraerosole entwickelt. Das Dosieraerosol wird geladen und der Sprühstoß erst beim Einatmen des Patienten ausgelöst. So wird der Wirkstoff immer zur richtigen Zeit mit einer vorher festgesetzten Dosierung zu Beginn der Einatemphase abgegeben. Es gibt zwei verschiedene Systeme.

Autohaler®
Beim Autohaler® wird durch Hochklappen eines Spannhebels Druck auf die Kartusche ausgeübt. Eine mechanische Vorrichtung verhindert, dass die Kartusche in den Sprühkopf einsinkt. Erst durch den Atemzug des Patienten wird eine Flügelklappe im Mundstückbereich angehoben. Jetzt kann die unter Spannung stehende Aerosoldose in den Sprühkopf gedrückt werden. Bei automatischer Auslösung des Sprühstoßes ist ein Klicken zu hören.

Easi-Breathe®
Beim Easi-Breathe® wird nach einer Inhalation, wenn die Schutzkappe aufgesetzt wird, eine Feder gespannt, die Druck auf die Aerosoldose ausübt. Erst wenn der Patient das nächste Mal inhaliert, wird ein Ventil geöffnet. Die Dosis gelangt in den Sprühkopf und der Sprühstoß wird ausgelöst. Als Geräusch ist ein leises Pfeifen zu hören.

20.4 ■ Pulver zur Inhalation, Pulverinhalatoren

Um die Menge der Treibgase zu reduzieren, werden die Wirkstoffe zunehmend in Pulverinhalatoren abgefüllt (Abb. 20.4-1). Für sie gelten die gleichen Anforderungen wie für Aerosole. Die Teilchengröße der Wirkstoffe muss zwischen 1 und 5 µm sein, damit sie in die Lunge gelangen können. Pulver können also nur in mikronisierter Form verarbeitet werden. Partikel mit einer derart geringen Teilchengröße neigen aber durch van-der-Waal'sche Kräfte, Kapillarkräfte und statische Aufladung zur Verklumpung. Solche Agglomerate sind für die Aufnahme in die Alveolen der Lunge zu groß. Es gibt wahlweise folgende Möglichkeiten zur Verhinderung einer solchen Verklumpung:

- Der mikrofeine Wirkstoff wird locker an größere Lactosepartikel gebunden. Wird das Gemisch inhaliert, löst sich der Wirkstoff von der Lactose und gelangt in die Lunge, die Ablagerung der Lactose im Rachen wird vom Patienten bemerkt.
- Der Wirkstoff wird mit einer sehr kleinen Menge mikronisierter Lactose gemischt, die mit eingeatmet wird.
- Der Wirkstoff wird zu Pellets verarbeitet, die bei der Inhalation zerfallen.

MERKE

Die in den Inhalatoren befindlichen Pulvergemische sind sehr feuchtigkeitsempfindlich; daher darf in einen Pulverinhalator nicht ausgeatmet werden.

Vorteile der Pulverinhalatoren:

- Sie erzeugen in Mund und Rachen keinen Kältereiz.
- Die Koordination von Einatmen und Auslösung des Sprühstoßes ist nicht erforderlich.
- Es werden keine Treibgase verwendet.
- Die Dosis ist niedrig (< 1 mg).

Nachteile der Pulverinhalatoren:

- Kleinkinder und Säuglinge können nicht den erforderlichen Volumenstrom von 30 l/min erzeugen; erst ab einem Alter von etwa 5 Jahren reicht die Stärke des Atemzugs aus.
- Der Patient muss gut geschult werden. 70 % der Anwendungsfehler beruhen auf falscher Handhabung.

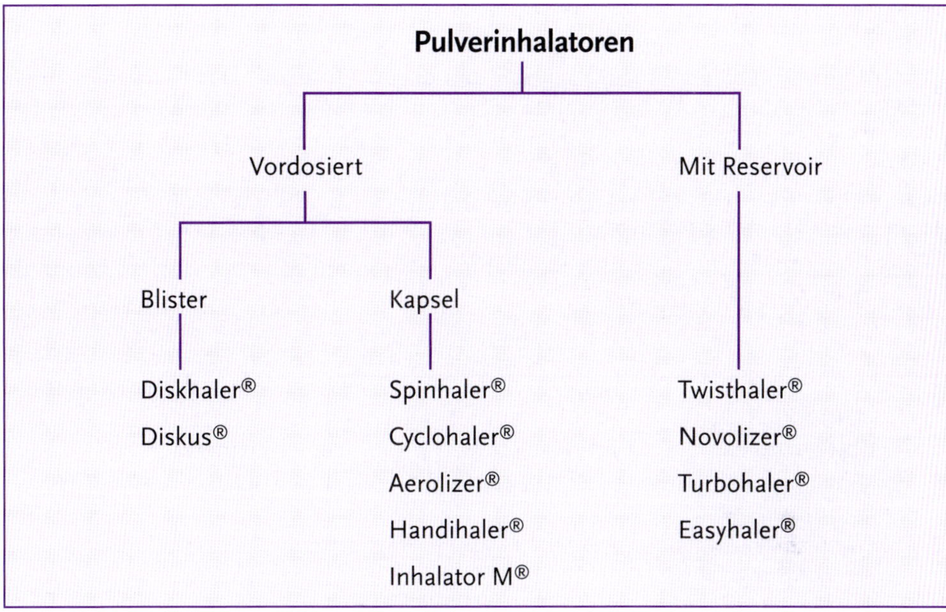

Abb. 20.4-1: Atemzuginduzierte Pulverinhalatoren

Typen von Pulverinhalatoren

- Mehrdosenbehältnisse, in denen der Wirkstoff als Pulver abgefüllt ist, z. B. Turbohaler®, Easyhaler®
- Einzeldosierte Pulver in Blisterpackungen, z. B. Diskhaler® und Diskus®
- Einzeldosierte Pulver in Hartgelatinekapseln, z. B. Spinhaler®, Cylclohaler®

Turbohaler®

Der Wirkstoff wird zu Pellets verarbeitet, die in die Vorratskammer des Turbohalers® abgefüllt werden. Unterhalb dieser Vorratskammer liegt eine Dosierscheibe mit fünf Bohrungen, die jeweils eine bestimmte Menge Pellets aufnehmen können, wenn sie unter die Vorratskammer gedreht werden. Je eine befüllte Bohrung gelangt durch vor- und anschließendes Zurückdrehen der Dosierscheibe in den Inhalationskanal. Durch den Atemzug des Patienten entsteht ein Luftstrom, der die Pellets, die während der Inhalation in kleinste Einzelpartikel zerfallen, ansaugt. Der Turbohaler® muss zum »Laden« senkrecht gehalten werden, damit die Pellets in den Inhalationskanal fallen können. Bei Inhalation muss der Turbohaler® dann waagerecht gehalten werden.

MERKE

Ein Zählwerk zeigt die genaue Anzahl der verbrauchten Einzelgaben an. Das Rasselgeräusch eines leeren Turbohalers® entsteht durch das Trockenmittel.

Easyhaler®

Der Easyhaler® ist rein äußerlich dem Behältnis eines Dosieraerosols ähnlich. Er enthält in einem Vorratsbehälter den an Lactose gebundenen Wirkstoff. Der Easyhaler® muss vor jeder Anwendung gut geschüttelt werden, um das Pulver aufzulockern und zu homogenisieren. Die Dosierung erfolgt durch Zusammendrücken des Easyhalers®. Hinter dem Zählwerk befindet sich eine Dosiervorrichtung, die einer Walze mit länglichen Vertiefungen ähnlich ist. Je eine Vertiefung nimmt eine Einzeldosis Wirkstoff auf und wird anschließend vor die Atemöffnung gedreht (Abb. 20.4-2). Das Pulver kann eingeatmet werden. Beim Einatmen muss das Mundstück nach unten gehalten werden, damit die genaue Dosierung gewährleistet ist.

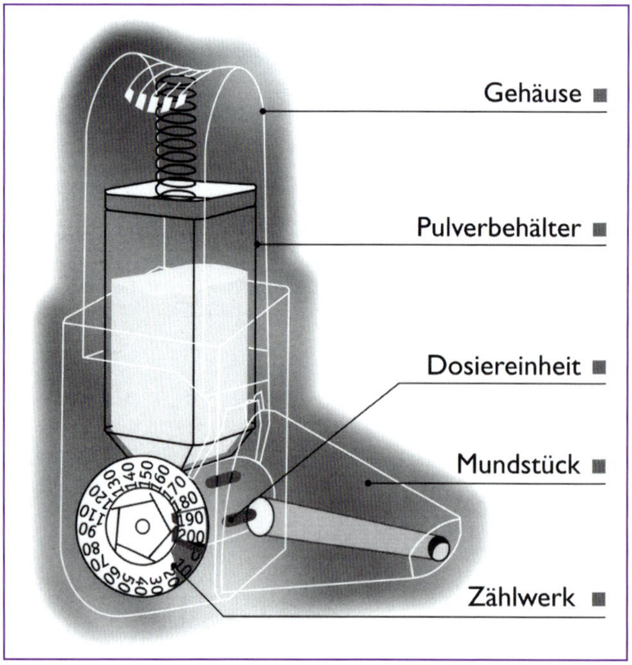

Abb. 20.4-2: Easyhaler®
Quelle: HEXAL AG

MERKE

Eine Dosis, die nicht sofort inhaliert wird, muss durch Ausklopfen des Mundstücks auf eine Platte entfernt werden.

Diskhaler®

Der Diskhaler® ist ein Inhalationsgerät, in das eine Blisterscheibe mit vier oder acht Einzeldosen (Rotardisk®) eingelegt wird. Das Pulver ist also vordosiert. Durch Hochklappen des Deckels wird die Schutzfolie der Blisterscheibe mit einem Dorn auf der Ober- und Unterseite vollständig durchstochen; dadurch fällt eine einzelne Dosis in den Luftkanal. Zur Anwendung muss der Diskhaler® waagrecht gehalten werden. Da der Wirkstoff mit Lactose als Träger versetzt ist, bemerkt der Patient die Ablagerung der Lactose im Rachen.

Diskus®

Der Diskus® ist ähnlich wie eine Tipp-Ex®-Maus aufgebaut. Von einer Vorratsrolle wird Blisterband mit 60 Einzeldosen ab- und nach Gebrauch wieder aufgerollt. Bedient man einen Spannhebel, wird vor der Atemöffnung eine Einzeldosis durch Abziehen der oberen Blisterfolie freigegeben und eingeatmet. Bei dieser Anwendung bemerkt der Patient die Ablagerung der Lactose im Rachen.

Spinhaler®

Vor der Inhalation muss der Spinhaler® mit einer Hartkapsel befüllt werden. Dazu wird das äußere Gehäuse am Mundstück abgeschraubt. Auf dem Mundstück wird ein Propeller sichtbar, auf den die Kapsel gesteckt wird. Das Gehäuse wird wieder aufgeschraubt und die äußere, farbige Hülse fest heruntergedrückt. Zwei Dorne, die sich seitlich in der Hülse befinden, durchstechen die Kapsel. Das Pulver wird dann durch die Schleuderbewegung des Propellers und den Luftstrom des Atemzugs freigesetzt (Abb. 20.4-3). Zur vollständigen Entleerung der Kapsel muss drei- bis viermal eingeatmet werden.

MERKE

Bei der Befüllung muss der Spinhaler® mit dem Mundstück nach unten gehalten werden.

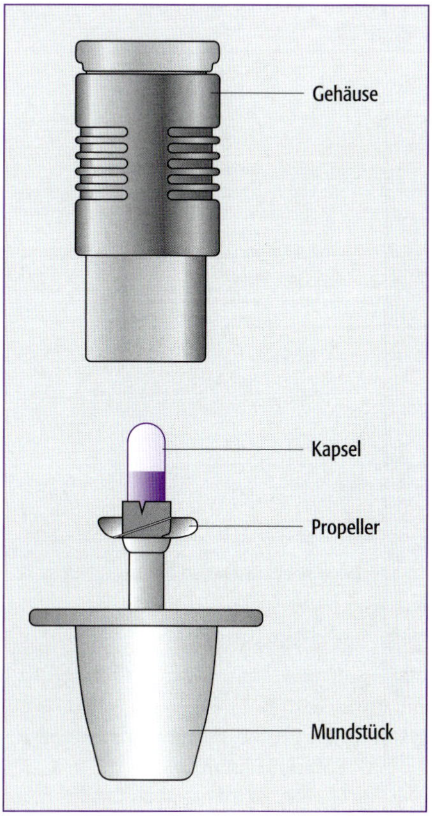

Abb. 20.4-3: Spinhaler®
Quelle: adaptiert nach Sanofi-Aventis Deutschland GmbH, Potsdamer Str. 8, 10785 Berlin

Cromohaler®, Cyclohaler®, Flui-Inhaler®, Foradil Aerolizer®

Diese Pulverinhalatoren setzen Pulver aus Hartgelatinekapseln frei und sind weitgehend baugleich. Die Kapsel wird in den Inhalator eingelegt und beidseitig von Dornen durchstochen. Der Wirkstoff wird freigesetzt, indem die Kapseln in eine Rotationskammer angehoben werden und durch eine tangentiale Luftführung schnell rotieren (Abb. 20.4-4).

Anwendung

Die Anwendung aller Pulverinhalatoren beginnt mit dem Laden der zu inhalierenden Dosis. Dieser Vorgang ist vom Typ des Geräts abhängig und muss dem Patienten genau erklärt werden. Die folgenden Schritte einer Inhalation sind unabhängig vom Gerätetyp:

- tief ausatmen
- Mundstück zwischen den Lippen fixieren
- langsam einatmen
- den Atem für 5 bis 10 Sekunden anhalten
- Mundstück aus dem Mund nehmen und langsam ausatmen

MERKE

Pulverinhalatoren müssen trocken gelagert werden.

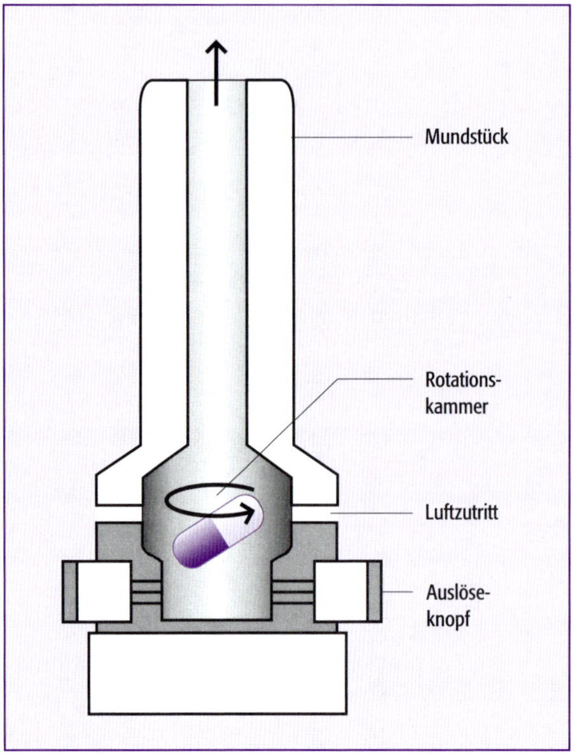

Abb. 20.4-4: Pulverinhalator mit Rotationskammer
Quelle: adaptiert nach Sanofi-Aventis Deutschland GmbH, Potsdamer Str. 8, 10785 Berlin

Anhang I

Tropfentabelle DAC, Band 1, Anlage E (Auszug)
Die Angaben gelten für Raumtemperatur und für den Normaltropfenzähler, der vor dem ersten Gebrauch zu kalibrieren ist (s. Seite 155). Zur Ermittlung der Tropfenzahl die untere Olive des Normaltropfenzählers mit Flüssigkeit füllen. Soweit möglich, lässt man die Tropfen aus dem senkrecht gehaltenen Tropfenzähler ohne Anwendung von Druck ab. Ist die Anwendung von Druck mit einem Gummiball notwendig, wird der Druck so gewählt, dass möglichst ein Tropfen je Sekunde frei fallen kann.

Stoff	1 g entspricht etwa … Tropfen	1 Tropfen wiegt etwa … mg
Aceton	65	15
Aluminiumacetat-tartrat-Lsg.	23	43
Anisölhaltige Ammoniak-Lsg.	57	18
Ammoniak-Lsg. 10 %	22	45
Ammoniak-Lsg., konzentrierte	25	40
Anisöl	43	23
Arnikatinktur	56	18
Baldriantinktur	56	18
Belladonnatinktur, eingestellte	55	18
Benzalkoniumchlorid-Lsg. (500 g/l)	49	20
Benzoetinktur	60	17
Bitterfenchelöl	45	22
Bitterorangenschalentinktur	56	18
Campheröl 20 %	50	20
Campherspiritus	57	18
Chinatinktur, zusammengesetzte	56	18
Chlorhexidindigluconat-Lsg. (200 g/l)	27	37
Cineol	56	18
Citronellöl	55	18
Citronenöl	53	19
Enziantinktur	60	17
Epinephrin-Lsg. (1 : 1000)	20	50

Stoff	1 g entspricht etwa … Tropfen	1 Tropfen wiegt etwa … mg
Erdnussöl, raffiniertes	45	22
Ethanol 96 %	66	15
Ethanol 90 % (V/V)	63	16
Ethanol 80 % (V/V)	59	17
Ethanol 70 % (V/V)	56	18
Ethanol 45 % (V/V)	49	20
Ether	91	11
Eukalyptusöl	54	19
Fichtennadelöl	53	19
Glycerol	23	43
Glycerol 85 %	24	42
Iodlösung, ethanolhaltige	54	19
Ipecacuanhatinktur, eingestellte	55	18
Kamillenfluidextrakt	52	19
Kiefernnadelöl	55	18
Krauseminzöl	49	20
Kümmelöl	50	20
Latschenkiefernöl	54	19
Lavendelöl	54	19
Mandelöl, raffiniertes	44	23
Milchsäure	35	29
Minzöl	52	19
Myrrhentinktur	61	16
Natriumhydroxid-Lsg. 10 %	18	56
Natriumlactat-Lsg.	23	43
Nelkenöl	44	23
Octyldodecanol	48	21
Oleyloleat	45	22
Opiumtinktur, eingestellte	45	22
Paraffin, dickflüssiges	46	22
Paraffin, dünnflüssiges	49	20
Pfefferminzöl	53	19
2-Propanol	71	14
Propylenglykol	40	25

Stoff	1 g entspricht etwa ... Tropfen	1 Tropfen wiegt etwa ... mg
Ratanhiatinktur	55	18
Rosmarinöl	52	19
Salbeiöl, dalmatinisches	50	20
Salbeiöl, spanisches	50	20
Salbeitinktur	55	18
Salzsäure 10%	21	48
Sorbitol-Lsg. 70%	19	53
Steinkohlenteerlösung	55	18
Terpentinöl, gereinigtes	57	18
Thymianfluidextrakt	44	23
Thymianöl	51	20
Tormentilltinktur	56	18
Triglyceride, mittelkettige	50	20
Wasser, gereinigtes	20	50
Wasserstoffperoxid-Lösung 3%	20	50
Weißdornfluidextrakt	55	18
Zimtblätteröl	42	24

Anhang II

Richtwerte für Aufbrauchsfristen von Rezepturzubereitungen in Mehrdosenbehältnissen *(Quelle: DAC/NRF Band 1, Allgemeine Hinweise I.4.2.)*		
Darreichungsform	**Aufbrauchsfrist**	**Hinweis**
Feste Zubereitungen		
Granulate	1 Jahr	–
Kapseln	1 Jahr	–
Pulver	1 Jahr	–
Zäpfchen		
Hartfett-Basis	1 Jahr	Fettreif wird in der Regel nicht als Qualitätsmangel angesehen
Macrogol-, Kakaobutter-Basis	1 Jahr	–
Glycerol-Gelatine-Basis, unkonserviert	4 Wochen	–
Teemischungen		
geschnitten, ohne flüchtige Bestandteile (ätherische Öle)	1 Jahr	Zerkleinerungsgrad > 2800
geschnitten, mit flüchtigen Bestandteilen (ätherische Öle)	1 Jahr	Zerkleinerungsgrad > 2800
gepulvert, ohne flüchtige Bestandteile	6 Monate	–
gepulvert oder angestoßen, mit flüchtigen Bestandteilen	2 Wochen	–
Halbfeste Zubereitungen		
Kutane, nasale, rektale, vaginale Anwendung, Anwendung in der Mundhöhle		
Hydrophobe Salben, Wasser aufnehmende Salben, lipophile Gele, Pasten		
Tube, Spenderdose	1 Jahr	–
Kruke	6 Monate	Ausnahmefall, z. B. bei sehr hoher Konsistenz
Lipophile Cremes		
konserviert; Tube	1 Jahr	–
konserviert; Spenderdose	6 Monate	–

Richtwerte für Aufbrauchsfristen von Rezepturzubereitungen in Mehrdosenbehältnisen *(Quelle: DAC/NRF Band 1, Allgemeine Hinweise I.4.2.) (Fortsetzung)*

Darreichungsform	Aufbrauchsfrist	Hinweis
konserviert; Kruke	4 Wochen	Ausnahmefall, z. B. bei Unverträglichkeit mit Tuben
nicht konserviert; Tube, Spenderdose	4 Wochen	–
Hydrophile Salben		
Tube, Spenderdose	1 Jahr	–
Hydrophile Cremes, Hydrogele		
konserviert; Tube	1 Jahr	–
konserviert; Spenderdose	6 Monate	–
konserviert; Kruke	4 Wochen	Ausnahmefall, z. B. bei Unverträglichkeit mit Tuben
nicht konserviert; Tube, Spenderdose	1 Woche	starke Abhängigkeit vom pH-Wert, Inhaltsstoffen und Temperatur; 2 Wochen im Kühlschrank
Anwendung am Auge		
Hydrophobe Salben	4 Wochen	Empfehlung laut Ph. Eur.; Herstellung bei suspendiertem Wirkstoff problematisch
Lipophile Cremes		
konserviert	4 Wochen	Empfehlung laut Ph. Eur.; gelöster Wirkstoff
nicht konserviert	24 Stunden	möglichst sterile Einzeldosisbehältnisse; gelöster Wirkstoff
Hydrogele		
konserviert	4 Wochen	Empfehlung laut Ph. Eur.; Herstellung bei suspendiertem Wirkstoff problematisch
Anwendung am Ohr		
Hydrophobe Salben		
Tube, Spenderdose	4 Wochen	in begründeten Fällen 6 Monate
Lipophile Cremes		
konserviert; Tube, Spenderdose	4 Wochen	Empfehlung laut Ph. Eur.

Richtwerte für Aufbrauchsfristen von Rezepturzubereitungen in Mehrdosenbehältnisen *(Quelle: DAC/NRF Band 1, Allgemeine Hinweise I.4.2.) (Fortsetzung)*

Darreichungsform	Aufbrauchsfrist	Hinweis
Hydrogele		
konserviert; Tube, Spenderdose	4 Wochen	Empfehlung laut Ph. Eur.
Flüssige Zubereitungen (Emulsionen, Suspensionen, Lösungen)		
Anwendung am Auge		
wässrig, konserviert	4 Wochen	Empfehlung laut Ph. Eur.
wässrig, nicht konserviert	24 Stunden	möglichst sterile Einzeldosisbehältnisse
ölig (Augentropfen)	4 Wochen	Ausnahme bei unkonservierten immunsuppressiv wirkenden Wirkstoffen: 1 Woche
Anwendung auf Wunden		
konserviert	24 Stunden	bei aseptischer Entnahme und Aufbewahrung im Kühlschrank
Kutane, rektale, vaginale Anwendung, Oralia, Anwendung in der Mundhöhle		
konserviert	6 Monate	–
nicht konserviert	1 Woche	starke Abhängigkeit von pH-Wert, Inhaltsstoffen und Aufbewahrungstemperatur
wasserfrei	6 Monate	–
Anwendung in der Nase		
Nasenemulsionen		–
konserviert; Tube, Spenderdose mit Applikator	3 Monate	–
konserviert, Pipettenflasche	2 Wochen	–
nicht konserviert; Tube, Spenderdose mit Applikator	1 Woche	–
nicht konserviert; Pipettenflasche	24 Stunden	–
Nasentropfen, Nasenspray		
konserviert; Pipettenglas oder Nasensprayflasche aus Kunststoff (Quetschflasche)	2 Wochen	hohes Kontaminationsrisiko bei Anwendung; höchstens 10 ml je Abgabegefäß
konserviert; Flasche mit Druckzerstäuberpumpe	6 Monate	vergleichsweise geringes Kontaminationsrisiko bei Anwendung

Richtwerte für Aufbrauchsfristen von Rezepturzubereitungen in Mehrdosenbehältnisen *(Quelle: DAC/NRF Band 1, Allgemeine Hinweise I.4.2.) (Fortsetzung)*

Darreichungsform	Aufbrauchsfrist	Hinweis
nicht konserviert	24 Stunden	möglichst sterile Einzeldosisbehältnisse
Inhalationslösungen		
konserviert	4 Wochen	in Anlehnung an Augentropfen
nicht konserviert	24 Stunden	sterile Einzeldosisbehältnisse
wasserfrei	1 Jahr	insbesondere ätherische Öle
Anwendung am Ohr		
wässrig, konserviert	4 Wochen	Empfehlung laut Ph. Eur.
wässrig, nicht konserviert	24 Stunden	möglichst sterile Einzeldosisbehältnisse
wasserfrei	4 Wochen	Empfehlung laut Ph. Eur.; in begründeten Fällen 6 Monate
Sklerosierungslösungen zur submukösen Anwendung		
ölig, alkoholisch oder wässrig mit stark antimikrobieller Wirkung	3 Tage	bei aseptischer Entnahme
Wässrige Zubereitungen aus Teemischungen (Abkochungen, Aufgüsse)		
nicht konserviert	24 Stunden	bei Raumtemperatur
	3 Tage	im Kühlschrank

Anhang III

Verdrängungsfaktoren für Hartfett *(Quelle: DAC/NRF Band 1, Anlage F)*

Stoff	f
Acetylsalicylsäure	0,67
Adipheninhydrochlorid	0,75
Allantoin	0,52
Eingestellter Aloetrockenextrakt	0,65
Basisches Aluminiumacetat	0,59
Basisches Aluminiumacetat-tartrat	0,68
Aluminiumchlorid-Hexahydrat	0,53
Ambroxolhydrochlorid	0,51
Amobarbital	0,81
Atropinsulfat-Monohydrat	0,74
Baldrianwurzeltrockenextrakt	0,62
Eingestellter Belladonnablättertrockenextrakt	0,63
Benzocain	0,83
Betamethasonvalerat	0,92
Bisacodyl	0,76
Bismutchloridoxid	0,13
Basisches Bismutgallat	0,37
Basisches Bismutnitrat	0,20
Bismutoxid	0,18
Bromhexinhydrochlorid	0,59
Brompheniraminmaleat	0,66
Bufexamac	0,90
Butoxycainhydrochlorid	0,82
Butylscopolaminiumbromid	0,70
Carbamazepin	0,70
Chininhydrochlorid-Dihydrat	0,76
Chlordiazepoxid	0,72

Verdrängungsfaktoren für Hartfett *(Quelle: DAC/NRF Band 1, Anlage F)(Fortsetzung)*

Stoff	f
Chlorphenoxaminhydrochlorid	0,76
Chlortheophyllin	0,60
Cinchocainhydrochlorid	0,79
Clotrimazol	0,73
Codein-Monohydrat	0,74
Codeinphosphat-Hemihydrat	0,69
Coffein	0,67
Coffeincitrat	0,60
Coffein-Natriumbenzoat	0,63
Dequaliniumchlorid	0,80
Dexamethason	0,71
Dextropropoxyphenhydrochlorid	0,80
Diazepam	0,70
Diclofenac-Natrium	0,64
Dicycloverinhydrochlorid	0,82
Dihydroergotaminmesilat	0,74
Dimenhydrinat	0,75
Diphenhydraminhydrochlorid	0,82
Diphenylpyralinhydrochlorid	0,81
Diprophyllin	0,64
Docusat-Natrium	0,82
Doxylaminhydrogensuccinat	0,74
Drofeninhydrochlorid	0,85
Emetindihydrochlorid-Pentahydrat	0,79
Ephedrin	0,94
Ephedrinhydrochlorid	0,76
Ergotamintartrat	0,77
Erythromycin	0,79
Estradiolbenzoat	0,78
Estriol	0,75
Ethenzamid	0,74
Ethylendiamindihydrochlorid	0,66
Ethylmorphinhydrochlorid-Dihydrat	0,71
Etofyllin	0,66

Verdrängungsfaktoren für Hartfett *(Quelle: DAC/NRF Band 1, Anlage F)(Fortsetzung)*

Stoff	f
Flupentixoldihydrochlorid	0,68
Fomocain	0,89
Fomocainhydrochlorid	0,76
Gereinigtes Wasser (bis 25 Prozent (m/m))	1,00
Guaifenesin	0,67
Hamamelisextrakt	0,66
Heparin-Natrium	0,56
Hydrocortison	0,79
Hydrocortisonacetat	0,73
Ibuprofen	0,90
Indometacin	0,68
Lactose-Monohydrat	0,62
Lidocainhydrochlorid-Monohydrat	0,81
Mepyraminmaleat	0,85
Metamizol-Natrium-Monohydrat	0,70
Methylatropiniumnitrat	0,77
Methylscopolaminiumbromid	0,65
Metoclopramid	0,73
Metoclopramidhydrochlorid	0,74
Metronidazol	0,67
Morphinhydrochlorid-Trihydrat	0,80
Moxaverinhydrochlorid	0,78
Naproxen	0,70
Natriumbenzoat	0,64
Natriumdihydrogenphosphat-Dihydrat	0,47
Natriumhydrogencarbonat	0,46
Neomycinsulfat	0,79
Nystatin	0,77
Opium	0,67
Oxazepam	0,63
Papaverin	0,73
Papaverinhydrochlorid	0,72
Paracetamol	0,72
Phenazon	0,75

Verdrängungsfaktoren für Hartfett *(Quelle: DAC/NRF Band 1, Anlage F)(Fortsetzung)*

Stoff	**f**
Phenobarbital	0,68
Phenobarbital-Natrium	0,68
Phenylbutazon	0,83
Piroxicam	0,66
Povidon-Iod	0,78
Prednisolon	0,70
Prednisolonacetat	0,75
Prednison	0,75
Procainhydrochlorid	0,80
Progesteron	0,85
Promethazinhydrochlorid	0,77
Propanthelinbromid	0,69
Propyphenazon	0,84
Pyridoxinhydrochlorid	0,69
Eingestellter Rhabarbertrockenextrakt	0,70
Eingestellter Rosskastaniensamentrockenextrakt	0,64
Salicylamid	0,70
Sulfanilamid	0,62
Sulfathiazol	0,61
Sulindac	0,72
Testosteron	0,82
Theophyllin	0,66
Theophyllin-Ethylendiamin	0,69
Theophyllin-Monohydrat	0,65
Thiaminchloridhydrochlorid	0,70
Yohimbinhydrochlorid	0,74
Zinkoxid	0,16

Anhang IV

Auszug aus der Ethanoltabelle (Ph. Eur.)		
Ethanolgehalt % (V/V)	Ethanolgehalt % (m/m)	Dichte ρ_{20} (kg·m^{-3})
1,0	0,79	996,70
2,0	1,59	995,23
3,0	2,38	993,81
4,0	3,18	992,41
5,0	3,98	991,06
6,0	4,78	989,73
7,0	5,59	988,43
8,0	6,40	987,16
9,0	7,2	985,92
10,0	8,01	984,71
11,0	8,83	983,52
12,0	9,64	982,35
13,0	10,46	981,21
14,0	11,27	980,08
15,0	12,09	978,97
16,0	12,91	977,87
17,0	13,74	976,79
18,0	14,56	975,71
19,0	15,39	974,63
20,0	16,21	973,56
21,0	17,04	972,48
22,0	17,87	971,40
23,0	18,71	970,31
24,0	19,54	969,21
25,0	20,38	968,10
26,0	21,22	966,97
27,0	22,06	965,81
28,0	22,91	964,64

Auszug aus der Ethanoltabelle (Ph. Eur.) *(Fortsetzung)*

Ethanolgehalt % (V/V)	Ethanolgehalt % (m/m)	Dichte ρ_{20} (kg·m^{-3})
29,0	23,76	963,44
30,0	24,61	962,21
31,0	25,46	960,95
32,0	26,32	959,66
33,0	27,18	958,34
34,0	28,04	956,98
35,0	28,91	955,59
36,0	29,78	954,15
37,0	30,65	952,69
38,0	31,53	951,18
39,0	32,41	949,63
40,0	33,30	948,05
41,0	34,19	946,42
42,0	35,09	944,76
43,0	35,99	943,06
44,0	36,89	941,32
45,0	37,80	939,54
46,0	38,72	937,73
47,0	39,64	935,88
48,0	40,56	934,00
49,0	41,49	932,09
50,0	42,43	930,14
51,0	43,37	928,16
52,0	44,31	926,16
53,0	45,26	924,12
54,0	46,22	922,06
55,0	47,18	919,96
56,0	48,15	917,84
57,0	49,13	915,70
58,0	50,11	913,53
59,0	51,10	911,33
60,0	52,09	909,11
61,0	53,09	906,87
62,0	54,09	904,60
63,0	55,11	902,31
64,0	56,12	899,99

Auszug aus der Ethanoltabelle (Ph. Eur.) *(Fortsetzung)*

Ethanolgehalt % (V/V)	Ethanolgehalt % (m/m)	Dichte ρ_{20} (kg·m^{-3})
65,0	57,15	897,65
66,0	58,18	895,28
67,0	59,22	892,89
68,0	60,27	890,48
69,0	61,32	888,03
70,0	62,39	885,56
71,0	63,46	883,06
72,0	64,53	880,54
73,0	65,62	877,99
74,0	66,72	875,40
75,0	67,82	872,79
76,0	68,93	870,15
77,0	70,06	867,48
78,0	71,19	864,78
79,0	72,33	862,04
80,0	73,48	859,27
81,0	74,64	856,46
82,0	75,82	853,62
83,0	77,00	850,74
84,0	78,20	847,82
85,0	79,40	844,85
86,0	80,63	841,84
87,0	81,86	838,77
88,0	83,11	835,64
89,0	84,38	832,45
90,0	85,66	829,18
91,0	86,97	825,83
92,0	88,29	822,39
93,0	89,64	818,85
94,0	91,01	815,18
95,0	92,41	811,38
96,0	93,84	807,42
97,0	95,31	803,27
98,0	96,81	798,90
99,0	98,38	794,25
100,0	100,0	789,24

Falls zur Umrechnung von Prozent (V/V) in Prozent (m/m) – oder umgekehrt – benötigte Zahlenwerte fehlen (x), können sie durch Interpolation ermittelt werden:

Beispiel

Der Ethanolgehalt einer Tinktur beträgt 66,8 % (V/V). Zur Ermittlung des Alkoholwarnhinweises benötigen Sie die Angabe in % (m/m). Sie lesen in der Ethanoltabelle die Ethanolgehalte für % (V/V) ab, die den Wert 66,8 % (V/V) einschließen und notieren die dazugehörigen Angaben in % (m/m).

1,0	66,0 % (V/V) 66,8 % (V/V) 67,0 % (V/V)	0,8	1,04	58,18 % (m/m) x % (m/m) 59,22 % (m/m)	y

Die Differenzen der Ethanolgehalte in % (V/V) und % (m/m) werden ins Verhältnis gesetzt.

$1{,}0 : 1{,}04 = 0{,}8 : y \qquad \frac{1{,}0}{1{,}04} = \frac{0{,}8}{y} \qquad y = 0{,}832$

Sie erhalten den benötigten Zahlenwert (x), indem Sie den Wert (y) zu 58,18 % (m/m) addieren.

$x = 58{,}18 + 0{,}832$
$x = 59{,}012\,\%$ (m/m)

66,8 % Ethanol (V/V) entsprechen 59,012 % (m/m).

Herstellung der wichtigsten Ethanol-Wasser-Gemische DAB

Ethanol 90 % (V/V), Spiritus, entsprechend 85,7 % (m/m); relative Dichte: 0,828 bis 0,834;
Herstellung: 91,3 g Ethanol 96 % werden zu 100,0 g verdünnt.
Ethanol 80 % (V/V), entsprechend 73,5 % (m/m); relative Dichte: 0,858 bis 0,8363;
Herstellung: 78,3 g Ethanol 96 % werden zu 100,0 g verdünnt.
Ethanol 70 % (V/V), Spiritus dilutus, entsprechend 62,4 % (m/m); relative Dichte: 0,885 bis 0,889;
Herstellung: 66,5 g Ethanol 96 % werden zu 100,0 g verdünnt.
Ethanol 60 % (V/V), entsprechend 52,1 % (m/m); relative Dichte: 0,909 bis 0,912;
Herstellung: 55,5 g Ethanol 96 % werden zu 100,0 g verdünnt.
Ethanol 50 % (V/V), entsprechend 42,4 % (m/m); relative Dichte: 0,931 bis 0,933 Herstellung: 45,2 g Ethanol 96 % werden zu 100,0 g verdünnt.
Ethanol 45 % (V/V), entsprechend 37,8 % (m/m); relative Dichte: 0,940 bis 0,942;
Herstellung: 40,2 g Ethanol 96 % werden zu 100,0 g verdünnt.
Ethanol 40 % (V/V), entsprechend 33,3 % (m/m); relative Dichte: 0,951 bis 0,949;
Herstellung: 35,5 g Ethanol 96 % werden zu 100,0 g verdünnt.
Ethanol 30 % (V/V), entsprechend 24,6 % (m/m); relative Dichte 0,963 bis 0,965;
Herstellung: 26,2 g Ethanol 96 % werden zu 100,0 g verdünnt.

Ethanol 25 % (V/V), entsprechend 20,4 % (m/m); relative Dichte: 0,969 bis 0,971;
Herstellung: 21,7 g Ethanol 96 % werden zu 100,0 g verdünnt.
Ethanol 20 % (V/V), entsprechend 16,2 % (m/m); relative Dichte: 0,940 bis 0,942;
Herstellung: 10,4 g Ethanol 96 % werden zu 100,0 g verdünnt.

Herstellung der wichtigsten 2-Propanol-Wasser-Gemische DAC

2-Propanol 90 % (V/V); relative Dichte: 0,813 bis 0,825;
Herstellung: 86,6 g 2-Propanol werden mit gereinigtem Wasser zu 100,0 g ergänzt.
2-Propanol 80 % (V/V); relative Dichte: 0,844 bis 0,855;
Herstellung: 74,4 g 2-Propanol werden mit gereinigtem Wasser zu 100,0 g ergänzt.
2-Propanol 70 % (V/V); relative Dichte: 0,871 bis 0,882;
Herstellung: 63,1 g 2-Propanol werden mit gereinigtem Wasser zu 100,0 g ergänzt.
2-Propanol 60 % (V/V); relative Dichte: 0,897 bis 0,910;
Herstellung: 52,6 g 2-Propanol werden mit gereinigtem Wasser zu100,0 g ergänzt.
2-Propanol 50 % (V/V); relative Dichte: 0,922 bis 0,932;
Herstellung: 42,3 g 2-Propanol werden mit gereinigtem Wasser zu 100,0 g ergänzt.
2-Propanol 40 % (V/V); relative Dichte: 0,944 bis 0,951;
Herstellung: 33,0 g 2-Propanol werden mit gereinigtem Wasser zu 100,0 g ergänzt.
2-Propanol 30 % (V/V); relative Dichte: 0,961 bis 0,967;
Herstellung: 25,5 g 2-Propanol werden mit gereinigtem Wasser zu 100,0 g ergänzt.

Anhang V

Offizinelle Dermatika-Grundlagen aus Arzneibüchern und Formularien *(Quelle: Gebler, H., Kindl, G.: Pharmazie für die Praxis, Tab. 3.8.1, S. 518ff., 6. Aufl. 2013)*			
Grundlagentyp	**Charakteristik**	**Emulgator/ Gelbildner**	**Konservierung**
Hydrophobe Salben			
Weißes Vaselin DAB	Wasserfrei, paraffinhaltig, mit Wasser nicht mischbar, nicht abwaschbar	Emulgatorfrei	Keine Konservierung; mikrobiell nicht anfällig
Gelbes Vaselin Ph. Eur.	Siehe Weißes Vaselin	Emulgatorfrei	Keine Konservierung, mikrobiell nicht anfällig
Einfache Augensalbe DAC (vgl. NRF 15.19.)	Siehe Weißes Vaselin, mit Wasser bzw. der Tränenflüssigkeit nicht mischbar	Emulgatorfrei	Keine Konservierung; mikrobiell nicht anfällig
Schweineschmalz DAB	Nahezu wasserfrei (höchstens 0,3 %), paraffinfrei, mit Wasser nicht mischbar, nicht abwaschbar, oxidationsanfällig	Emulgatorfrei	Keine Konservierung
Wasser aufnehmende Salben			
Emulgierende Augensalbe DAC (vgl. NRF 15.20.)	Wasserfrei, paraffinhaltig, auch dermatologisch anwendbar	Nichtionisch: Cholesterol	Keine Konservierung; mikrobiell nicht anfällig
Hydrophile Salbe DAB	Wasserfrei, paraffinhaltig, Halbfertigware zur Herstellung der Wasserhaltigen hydrophilen Salbe DAB, als Grundlage keine eigenständige Indikation	Anionisch: Emulgierender Cetylstearylalkohol (Typ A)	Keine Konservierung; mikrobiell nicht anfällig
Lanolin DAB	Enthält 20 % Wasser, paraffinhaltig, schwer abwaschbar, als Bestandteil in Dermatika, als eigenständige Grundlage nicht geeignet	Nichtionisch: Wollwachs	Keine Konservierung

Offizinelle Dermatika-Grundlagen aus Arzneibüchern und Formularien *(Fortsetzung)*
(Quelle: Gebler, H., Kindl, G.: Pharmazie für die Praxis, Tab. 3.8.1, S. 518ff., 6. Aufl. 2013)

Grundlagentyp	Charakteristik	Emulgator/ Gelbildner	Konservierung
Weiche Salbe DAC (früher: Unguentum molle DAB 6, SR)	Enthält 10 % Wasser, paraffinhaltig, schwer abwaschbar	Nichtionisch: Wollwachs	Keine Konservierung; mikrobiell nicht anfällig
Wollwachsalkoholsalbe DAB	Wasserfrei, paraffinhaltig, schwer abwaschbar	Nichtionisch: Wollwachsalkohole, Cetylstearylalkohol	Keine Konservierung; mikrobiell nicht anfällig
Unguentum Alcoholum Lanae SR	Siehe Wollwachsalkoholsalbe DAB	Nichtionisch: Wollwachsalkohole, Sorbitanmonooleat/Glycerolmonooleat	Keine Konservierung; mikrobiell nicht anfällig
Hydrophile Salben			
Macrogolsalbe DAC (früher: Polyäthylenglykolsalbe DAB)	Wasserfrei, lipidfrei, leicht streichbar, wasserlöslich, leicht abwaschbar, ausgeprägtes Lösungsvermögen für Arzneistoffe	Emulgatorfrei	Keine Konservierung; mikrobiell nicht anfällig
Lipophile Cremes (W/O-Cremes)			
Kühlsalbe DAB	Enthält 25 % Wasser, wollwachsalkoholfrei, geringes Wasseraufnahmevermögen, schwer abwaschbar, begrenzt haltbar, als Rezepturgrundlage ungeeignet, da physikalisch instabil	Emulgatorfrei	Keine Konservierung; DAB erlaubt Zusatz von Antioxidanzien. Die Bezeichnung des zugesetzten Antioxidans ist kennzeichnungspflichtig
Wasserhaltige Wollwachsalkoholsalbe DAB	Enthält 50 % Wasser, schwer abwaschbar, inkompatibel mit grenzflächenaktiven Arznei- und Hilfsstoffen	Nichtionisch: Wollwachsalkohole, Cetylstearylalkohol	Keine Konservierung vorgeschrieben, jedoch empfehlenswert
Unguentum Alcoholum Lanae aquosum SR	Siehe Wasserhaltige Wollwachsalkoholsalbe DAB	Nichtionisch: Wollwachsalkohole, Sorbitanmonooleat, Glycerolmonooleat	Keine Konservierung vorgeschrieben, jedoch empfehlenswert

Offizinelle Dermatika-Grundlagen aus Arzneibüchern und Formularien *(Fortsetzung)*
(Quelle: Gebler, H., Kindl, G.: Pharmazie für die Praxis, Tab. 3.8.1, S. 518ff., 6. Aufl. 2013)

Grundlagentyp	Charakteristik	Emulgator/ Gelbildner	Konservierung
Hydrophobe Basiscreme DAC (vgl. Lipophile Cremegrundlage NRF S. 41)	Enthält 65 % Wasser, paraffinhaltig, wollwachsfrei, weiche, leicht streichfähige Creme, inkompatibel mit grenzflächenaktiven Arznei- und Hilfsstoffen	Nichtionisch: Triglyceroldiisostearat	Kaliumsorbat 0,14 %
Hydrophile Cremes (O/W-Cremes)			
Wasserhaltige hydrophile Salbe DAB	Enthält 70 % Wasser, paraffinhaltig, leicht abwaschbar, Verdünnung mit Wasser möglich, Verflüssigung etwa ab dem Verhältnis (1 + 2), inkompatibel mit kationischen Arznei- und Hilfsstoffen	Anionisch: Emulgierender Cetylstearylalkohol (Typ A)	Sorbinsäure 0,1 % oder PHB-Ester 0,1 %
Nichtionische hydrophile Creme DAB	Enthält 50 % Wasser, paraffinhaltig, leicht abwaschbar, kompatibel mit ionischen Arznei- und Hilfsstoffen, inkompatibel mit bestimmten phenolischen Arzneistoffen	Nichtionisch: Cetylstearylalkohol, Polysorbat 60	Sorbinsäure 0,1 % oder PHB-Ester0,14 %
Basiscreme DAC	Enthält 40 % Wasser, paraffinhaltig, hoher Emulgatoranteil, abwaschbar mit Wasser und mit Lipiden mischbar, kompatibel mit ionischen Arznei-und Hilfsstoffen, inkompatibel mit bestimmten phenolischen Arzneistoffen	Nichtionisch: Glycerolmonostearat 60, Cetylalkohol, Macrogol-20-glycerolmonostearat	Keine Konservierung; durch 20 % Propylenglykol-Anteil (bezogen auf die Wasserphase der Basiscreme) vor mikrobiellem Verderb geschützt
Nichtionische hydrophile Creme SR DAC (vgl. NRF S. 26)	Enthält 65 % Wasser, paraffinfrei, leicht abwaschbar, Verdünnung mit Wasser im Verhältnis (1 + 1) ergibt dickflüssige Emulsion (vgl. Nichtionisches Wasserhaltiges Liniment DAC), kompatibel mit ionischen Arznei-und Hilfsstoffen	Nichtionisch: Cetylstearylalkohol, Glycerolmonostearat, Macrogol-80-cetylstearylether	Kaliumsorbat 0,14 %

Offizinelle Dermatika-Grundlagen aus Arzneibüchern und Formularien *(Fortsetzung)* *(Quelle: Gebler, H., Kindl, G.: Pharmazie für die Praxis, Tab. 3.8.1, S. 518ff., 6. Aufl. 2013)*

Grundlagentyp	Charakteristik	Emulgator/ Gelbildner	Konservierung
Anionische hydrophile Creme SR DAC (vgl. NRF S. 27)	Enthält 65 % Wasser, paraffinfrei, leicht abwaschbar, inkompatibel mit kationischen Arznei- und Hilfsstoffen	Anionisch: Emulgierender Cetylstearylalkohol (Typ A)	Kaliumsorbat 0,14 %
Lipophile Gele (Oleogele)			
Hydrophobes Basisgel DAC	Wasserfrei, paraffinhaltig, nur geeignet für kaltemulgierbare lipophile Cremes (vgl. Hydrophobe Basiscreme DAC)	Nichtionisch: Polyethylen	Keine Konservierung; mikrobiell nicht anfällig
Hydrophile Gele			
Carmellose-Natrium-Gel DAB (Syn.: Carboxymethylcellulosegel)	inkompatibel mit kationischen Arznei- und Hilfsstoffen, toleriert nur geringe Alkoholkonzentrationen, säureempfindlich	Anionisch: Carmellose-Natrium	Sorbinsäure 0,1 % zusammen mit Kaliumsorbat 0,1 % oder PHB-Ester 0,14 %
Hydroxyethylcellulosegel DAB	Herstellung weitgehend pH-unabhängig, inkompatibel mit Alkoholkonzentrationen über 20 % und phenolischen Verbindungen, kompatibel mit ionischen Arznei- und Hilfsstoffen	Nichtionisch: Hydroxyethylcellulose	Siehe Carmellose-Natrium-Gel
2-Propanolhaltiges Carbomergel DAB	Neutralisation mit Natriumhydroxid-Lösung erforderlich, inkompatibel mit kationischen Arznei- und Hilfsstoffen, bedingte Verträglichkeit mit Salzen, Säure- und Basen-empfindlich, hitzesterilisierbar, nur zur kutanen Anwendung auf der unverletzten Haut – nicht zur oralen, rektalen oder vaginalen Anwendung zulässig	Anionisch: Carbomer 50000 (Polyacrylsäure)	Keine Konservierung; mikrobiell nicht anfällig
Wasserhaltiges Carbomergel DAB	Siehe 2-Propanolhaltiges Carbomergel	Siehe 2-Propanolhaltiges Carbomergel	Siehe Carmellose-Natrium-Gel

Offizinelle Dermatika-Grundlagen aus Arzneibüchern und Formularien *(Fortsetzung)*
(Quelle: Gebler, H., Kindl, G.: Pharmazie für die Praxis, Tab. 3.8.1, S. 518ff., 6. Aufl. 2013)

Grundlagentyp	Charakteristik	Emulgator/ Gelbildner	Konservierung
Pasten			
Zinkpaste DAB	Paraffinhaltig, wollwachsfrei, nicht abwaschbar, schwer streichbar, gute Haftfähigkeit	–	Keine Konservierung; mikrobiell nicht anfällig
Weiche Zinkpaste DAB	Paraffinhaltig, wollwachsfrei, nicht abwaschbar, gut streichbar, gute Haftfähigkeit, fettend	–	Keine Konservierung; mikrobiell nicht anfällig
Lipophile Zinkoxid-Paste 30 % (NRF 11.111)	Siehe Weiche Zinkpaste DAB	–	Keine Konservierung; mikrobiell nicht anfällig
Flüssige Dermatika-Grundlagen			
Hydrophile Basisemulsion (Hydrophile Hautemulsionsgrundlage) (NRF S. 25)	Enthält 85 % Wasser, leicht abwaschbare, hydrophile O/W-Emulsion, frei von Cetylstearylalkohol, kompatibel mit ionischen Arznei- und Hilfsstoffen, inkompatibel mit Tannin	Nichtionisch: Macrogol-8-stearat, Sorbitanmonostearat	Kaliumsorbat 0,14 %; abweichende Konservierung in begründeten Fällen siehe NRF S. 25.
Wasserhaltiges Liniment SR DAC (vgl. NRF S. 40)	Enthält 82 % Wasser, leicht abwaschbare, hydrophile O/W-Emulsion, inkompatibel mit kationischen Arznei- und Hilfsstoffen	Anionisch: Emulgierender Cetylstearylalkohol (Typ A)	Kaliumsorbat 0,14 %
Nichtionisches wasserhaltiges Liniment DAC (vgl. NRF S. 39)	Enthält 82 % Wasser, abwaschbare, hydrophile O/W-Emulsion, kompatibel mit ionischen Arznei- und Hilfsstoffen	Nichtionisch: Glycerolmonostearat, Cetylstearylalkohol, Macrogol-80-cetylstearylether	Kaliumsorbat 0,14 %
Zinkoxidschüttelmixtur DAC	Enthält 30 % Wasser, dickflüssige Suspension, sedimentiert beim Stehenlassen, vgl. auch NRF 11.22.	–	Keine Konservierung; mikrobiell nicht anfällig

Offizinelle Dermatika-Grundlagen aus Arzneibüchern und Formularien *(Fortsetzung)*
(Quelle: Gebler, H., Kindl, G.: Pharmazie für die Praxis, Tab. 3.8.1, S. 518ff., 6. Aufl. 2013)

Grundlagentyp	Charakteristik	Emulgator/ Gelbildner	Konservierung
Zinkoxidöl DAC (vgl. Zinkoxidöl NRF 11.20.)	Dickflüssige, ölige Suspension, sedimentiert beim Stehenlassen, begrenzte Haltbarkeit wegen Autoxidation von Olivenöl		Antioxidantienzusatz ohne Rücksprache mit dem verschreibenden Arzt nicht vorgesehen
Ethanol-Wasser-Gemische DAB	Zur kutanen Anwendung, zur Anwendung im Gehörgang, steigender Alkoholanteil erhöht die Tiefenwirkung und Austrocknung, Zusatz von rückfettenden Hilfstoffen vermindert austrocknende Wirkung, ausgeprägtes Lösungsvermögen für Arzneistoffe		Keine Konservierung; mikrobiell nicht anfällig bei Ethanol > 20 % (V/V)
2-Propanol-Wasser-Gemische DAC	Vgl. Ethanol-Wasser-Gemische DAB		Keine Konservierung; mikrobiell nicht anfällig bei 2-Propanol > 15 % (V/V)

Anhang VI

Gefrierpunkterniedrigungen 1-prozentiger Lösungen apothekenüblicher Ausgangsstoffe (DAC/NRF, Band 1, Anlage B)

Stoff	Gefrierpunktserniedrigung [°Q]
Aceclidinhydrochlorid	0,16
Acetylcholinchlorid	0,19
Acetylcystein	0,13
Adrenalinhydrochlorid	0,12
Aluminiumkaliumsulfat-Dodecahydrat	0,08
Amikacinsulfat	0,03
Amphetaminsulfat	0,13
Antazolinhydrochlorid	0,11
Ascorbinsäure	0,10
Atropinsulfat-Monohydrat	0,07
Bacitracin	0,03
Benzylalkohol	0,10
Benzylpenicillin-Natrium	0,10
Borsäure	0,28
Calciumchlorid-Dihydrat	0,30
Calciumchlorid-Hexahydrat	0,20
Carbachol	0,20
Cefazolin-Natrium	0,08
Cefotaxim-Natrium	0,08
Chloramphenicolhydrogensuccinat-Natrium	0,08
Chlortetracyclinhydrochlorid	0,06
Ciprofloxacinhydrochlorid	0,05
Clonidinhydrochlorid	0,13
Cocainhydrochlorid	0,09
Dexamethasondihydrogenphosphat-Dinatrium	0,10
Dexpanthenol	0,09
Dihydrostreptomycinsulfat für Tiere	0,03
Diphenhydraminhydrochlorid	0,12

Gefrierpunkterniedrigungen 1-prozentiger Lösungen apothekenüblicher Ausgangsstoffe *(Fortsetzung)*

Stoff	Gefrierpunktserniedrigung [°Q]
Epinephrinhydrogentartrat	0,11
Ergometrintartrat	0,09
Ethacridinlactat-Monohydrat	0,03
Ethylmorphinhydrochlorid-Dihydrat	0,09
Flucloxacillin-Natrium	0,08
Fluorescein-Dinatrium	0,18
Fructose	0,10
Gentamycinsulfat	0,04
Wasserfreie Glukose	0,10
Glukose-Monohydrat	0,09
Glycerol 85%	0,18
Guanethidinmonosulfat	0,14
Harnstoff	0,33
Histamindihydrochlorid	0,25
Histidinhydrochlorid-Monohydrat	0,15
Homatropinhydrobromid	0,10
Hydrocortisonhydrogensuccinat-Natrium	0,09
Hyoscyaminhydrobromid	0,10
Kaliumchlorid	0,43
Kaliumdihydrogenphosphat	0,24
Kaliumiodid	0,20
Kaliummonohydrogenphosphat	0,26
Kaliumnitrat	0,32
Kupfer(II)-sulfat-Pentahydrat	0,10
Lidocainhydrochlorid-Monohydrat	0,12
Magnesiumsulfat-Heptahydrat	0,10
Mannitol	0,10
Meglumin	0,10
Mercaptaminhydrochlorid	0,29
Methacholiniumchlorid	0,18
Methylatropiniumnitrat	0,10
Mezlocillin-Natrium	0,06
Morphinhydrochlorid-Trihydrat	0,08

Gefrierpunkterniedrigungen 1-prozentiger Lösungen apothekenüblicher Ausgangsstoffe *(Fortsetzung)*

Stoff	Gefrierpunktserniedrigung [°Q]
Naphazolinhydrochlorid	0,14
Naphazolinnitrat	0,12
Natriumacetat-Trihydrat	0,26
Natriumbutyrat	0,33
Natriumchlorid	0,58
Natriumcitrat-Dihydrat	0,20
Natriumdihydrogenphosphat-Dihydrat	0,21
Natriumedetat-Dihydrat	0,15
Natriumhydrogencarbonat	0,38
Natriumiodid	0,22
Natriummonohydrogenphosphat-Dodecahydrat	0,13
Natriumnitrat	0,40
Natriumpropionat	0,35
Natriumsalicylat	0,21
Natriumtetraborat-Decahydrat	0,28
Natriumthiosulfat-Pentahydrat	0,17
Neomycinsulfat	0,06
Neostigminbromid	0,12
Oxybuprocainhydrochlorid	0,11
Oxybutininhydrochlorid	0,08
Oxytetracyclinhydrochlorid	0,08
Phenylephrinhydrochlorid	0,19
Pholedrinsulfat	0,11
Physostigminsalicylat	0,09
Pilocarpinhydrochlorid	0,14
Pilocarpinnitrat	0,14
Piperacillin-Natrium	0,06
Polihexanid	0,07
Polymyxin-B-sulfat	0,05
Povidon 25	0,01
Povidon-Iod	0,01
Prednisolonhydrogensuccinat-Natrium	0,09
Procainhydrochlorid	0,12

Gefrierpunkterniedrigungen 1-prozentiger Lösungen apothekenüblicher Ausgangsstoffe *(Fortsetzung)*

Stoff	Gefrierpunktserniedrigung [°Q]
Ribavirin	0,07
Saccharose	0,06
Scopolaminhydrobromid-Trihydrat	0,07
Silbereiweiß	0,05
Boraxfreies Silbereiweiß-Acetyltannat	0,15
Boraxhaltiges Silbereiweiß-Acetyltannat	0,10
Silbernitrat	0,19
Sulfacetamid-Natrium-Monohydrat	0,14
Sulfadiazin-Natrium	0,13
Tannin	0,02
Tetracainhydrochlorid	0,11
Tobramycinsulfat	0,04
Tolazolinhydrochlorid	0,19
Uridin	0,07
Vancomycinhydrochlorid	0,02
Zinksulfat-Heptahydrat	0,09

Anhang VII

Unter der deutschen Bezeichnung der Stoffe sind die jeweils wichtigsten Eigenschaften, die üblichen Anwendungen sowie die Vorschriften zur Lagerung und die Kennzeichnung als Gefahrstoff aufgeführt. Andere Bezeichnungen sind in der Regel nur bei sehr abweichendem Namen aufgenommen worden. Die Stichworte sind alphabetisch geordnet. Vorangestellte Adjektive sind im Alphabet nicht berücksichtigt. Also suchen Sie jeweils unter der Hauptbezeichnung, z. B. »Arabisches Gummi« unter »G« oder »hochdisperses Siliciumdioxid« unter »S«.
♣ = Gefahrstoff
Vorsichtig zu lagern = Separandum (Beschriftung rot auf weiß)
Sehr vorsichtig zu lagern = Venenum (Beschriftung weiß auf schwarz)

A

Acaciae gummi → Gummi, Arabisches

♣**Aceton** Ph. Eur.; Acetonum; klare, farblose, aromatisch riechende, leicht flüchtige, brennbare Flüssigkeit, mischbar mit Wasser und Ethanol 96 %; Anwendung: Lösungsmittel für Fette und Harze, Mikronisierung von Campher, Herstellung von Klebemitteln

Acetum → Essig

♣**Acetylsalicylsäure** Ph. Eur.; Acidum acetyl(o)salicylicum, ASS, Aspirin®; farblose Kristalle oder weißes kristallines Pulver, schwer löslich in Wasser, leicht löslich in Ethanol 96 %; Anwendung: Antirheumatikum, Analgetikum und schwaches Antipyretikum

Acidum aceticum → Essigsäure
Acidum ascorbi(ni)cum → Ascorbinsäure
Acidum benzoicum → Benzoesäure
Acidum boricum → Borsäure
Acidum citricum → Citronensäure
Acidum hydrochloricum 25 % → Salzsäure 25 %
Acidum hydrochloricum concentratum → Salzsäure 36 %
Acidum hydrochloricum dilutum → Salzsäure 10 %
Acidum lacticum → Milchsäure
Acidum olei(ni)cum → Ölsäure
Acidum polyacrylicum → Carbomere
Acidum salicylicum → Salicylsäure
Acidum sorbi(ni)cum → Sorbinsäure

Acidum steari(ni)cum → Stearinsäure
Acidum tannicum → Tannin
Acidum tartaricum → Weinsäure

Adeps lanae (anhydricus) → Wollwachs
Adeps solidus → Hartfett
Adeps suillus → Schweineschmalz

Aerosil® → Siliciumdioxid, hochdisperses

Aesculus hippocastanum, Aesculus HAB; Anwendung: Durchblutungsstörungen
Aethacridinum lacticum monohydricum → Ethacridinlactat-Monohydrat
Aethanolum → Ethanol
Aethyl-4-hydroxybenzoat → Parahydroxybenzoesäureester
Aethylium p-aminobenzoicum → Benzocain
Aethylium hydroxybenzoicum → Parahydroxybenzoesäureester
Ätznatron → Natriumhydroxid

Agar Ph. Eur.; Agar Agar; farbloses bis blassgelbes Pulver oder zerknitterte Bänder

Aktivkohle → Kohle, medizinische

Alaun → Aluminiumkaliumsulfat
Alcohol absolutus → Ethanol
Alcohol cetylicus → Cetylalkohol
Alcohol cetylicus et stearylicus → Cetylstearylalkohol
Alcohol cetylicus et stearylicus emulsificans → Cetylstearylalkohol, emulgierender
Alcoholes adipis lanae → Wollwachsalkohole
Alcoholes Lanae → Wollwachsalkohole
Alcohol isopropylicus → 2-Propanol
Alcohol methylicus → Methanol
Alcohol pantothenylicus → Dexpanthenol
Alexandriner-Sennesfrüchte → Sennesfrüchte
Alginsäure → Natriumalginat
Algeldrat → Aluminiumoxid

Aloe Ph. Eur.; schwarz-braune Stücke oder hellbraunes Pulver, in kaltem Wasser wenig löslich, teilweise löslich in siedendem Wasser, löslich in heißem Ethanol 96 %; Anwendung: stark wirkendes Laxans
Eingestellter **Aloetrockenextrakt** Ph. Eur.; Aloes extractum siccum normatum, Extractum Aloes siccum normatum; Anwendung: s. Aloe

Althaeae radix → Eibischwurzel
Alumen → Aluminiumkaliumsulfat

Aluminiumacetat-tartrat-Lösung DAB; Aluminii acetatis tartratis solutio, Liquor Aluminii acetico-tartarici, essigweinsaure Tonerde; klare farblose bis schwach grünliche Flüssig-

keit, die schwach nach Essigsäure riecht; Anwendung: äußerlich als Adstringens bei Prellungen und Verstauchungen, Zerrungen und Insektenstichen
♣**Aluminiumchlorid-Hexahydrat** Ph. Eur.; Aluminii chloridum hexahydricum, Aluminium chloratum hexahydricum; weißes kristallines hygroskopisches Pulver, leicht löslich in Wasser und Ethanol 96 %, die wässrige Lösung reagiert stark sauer; Anwendung: Adstringens, schweißhemmendes Mittel
Aluminiumkaliumsulfat Ph. Eur.; Alumen, Alaun; farblose Kristalle oder weißes kristallines Pulver, löslich in Glycerol und verdünnten Säuren, leicht löslich in kaltem Wasser, sehr leicht löslich in siedendem Wasser, praktisch unlöslich in Ethanol 96 %; Anwendung: Adstringens, Ätzmittel in der Gerberei
Wasserhaltiges **Aluminiumoxid** Ph. Eur.; Aluminii oxidum hydricum, Aluminium oxydatum aquosum, Algeldrat; weißes amorphes Pulver, unlöslich in Wasser, löslich in verdünnten Mineralsäuren und in Alkalihydroxid-Lösungen. Anwendung: Antacidum

p-Aminobenzoesäureethylester → Benzocain

Ambroxolhydrochlorid Ph. Eur.; Ambroxoli hydrochloridum, Ambroxolum hydrochloricum; weißes bis gelbliches Pulver, wenig löslich in Wasser; Anwendung: Expectorans
♣**Ammoniaklösung 10 %;** Ammoniae hydroxidi solutio 10 per centum, Liquor Ammonii caustici, Salmiakgeist; klare, farblose Flüssigkeit mit stechendem Geruch; Anwendung: äußerlich zur Behandlung von Insektenstichen, zur Neutralisierung oder Alkalisierung von Lösungen, Reinigungsmittel; Innerlich als Expektorans; ♣ Konzentrierte **Ammoniaklösung** Ph. Eur.; Ammoniae solutio concentrata, Liquor Ammonii caustici triplex; klare farblose, stark ätzende 25 %ige Ammoniaklösung; vorsichtig zu lagern
♣**Ammoniumbituminosulfonat** Ph. Eur.; Ichthammolum, Ammonium bituminosulfonicum
Ammoniumcarbonat DAB 2008; Ammonii carbonas, Ammonicum carbonicum, Ammonium carbonicum et carbamas, Hirschhornsalz; weißes kristallines Pulver, Gemisch aus Ammoniumcarbonat und Ammoniumcarbamat; langsam löslich in Wasser; Anwendung: Backtreibmittel
♣**Ammoniumchlorid** Ph. Eur.; Ammonii chloridum, Ammonium chloratum, Salmiak; weißes kristallines Pulver, leicht löslich in Wasser; Anwendung: Expektorans, Alkalose, Ansäuerung des Harns

Amygdalae oleum raffinatum (virginale) → Mandelöl, raffiniertes (natives)
Amylum Maydis → Stärke
Amylum Oryzae → Stärke
Amylum Solani → Stärke
Amylum Tritici → Stärke
Amylum non mucilaginosum (ANM-Pudergrundlage®) → siehe Seite 110 Pudergrundlagen

Anaesthesin® → Benzocain

Anis Ph. Eur.; Anisi fructus, Fructus Anisi; Anwendung: Spasmolytikum, Expektorans, Geschmackskorrigens

♣**Anisöl** Ph. Eur.; Anisi aetheroleum, Oleum Anisi; klare, farblose bis blassgelbe Flüssigkeit, löslich in Ethanol 90 % V/V, flüssigen Paraffinen und fetten Ölen; Anwendung: Expektorans, Carminativum; vor Licht geschützt zu lagern

Aqua conservata → Wasser, konserviertes
Aqua calcariae→ Kalkwasser
Aqua Rosae → Rosenwasser

Arachidis oleum hydrogenatum (raffinatum) → Erdnussöl, hydriertes (raffiniertes)
Argentum albuminoacetylotannicum cum borace → Silbereiweißacetyltannat
Argentum proteinicum → Silbereiweiß
Arlacel® → Sorbitan

Aristarom Orange; Zusatzstoff als Geschmackskorrigens
Arnikatinktur Ph. Eur.; Arnicae tinctura, Tinctura Arnicae; gelbbraune Tinktur aus Arnikablüten; Anwendung: äußerlich zu Umschlägen bei Prellungen und Muskelzerrungen, Bluterguss, Verstauchungen; innerliche Anwendung unzulässig

Ascorbinsäure Ph. Eur.; Acidum ascorbi(ni)cum, Vitamin C; weißes kristallines Pulver, leicht löslich in Wasser, löslich in Ethanol 96 %; Anwendung: Vorbeugung grippaler Infekte, Antioxidans in Arzneimitteln und Lebensmitteln

♣**Atropinsulfat** Ph. Eur.; Atropini sulfas, Atropinum sulfuricum; weißes Pulver, leicht löslich in Wasser, sehr leicht löslich in Ethanol 96 %; Anwendung: Spasmolytikum, in Augentropfen als Mydriatikum; sehr vorsichtig zu lagern

Aurantii amari epicarpium et mesocarpium → Bitterorangenschalen
Aureomycin® → Chlortetracyclinhydrochlorid

Avicel® → Cellulose

Raffiniertes **Avocadoöl** DAC; Oleum Avocado raffinatum, Avocado oleum raffinatum, natives **Avocadoöl** DAC, Avocado oleum virginale, Oleum Avocado virginale, Oleum Perseae; Anwendung: Grundlage für Salben, Cremes, Lotionen und Emulsionen

B

Bärentraubenblätter Ph. Eur.; Uvae ursi folium, Folia Uvae ursi; Anwendung: Desinfiziens in alkalischem Harn, färbt den Harn rot
Baldriantinktur Ph. Eur.; Valerianae tinctura, Tinctura Valerianae; Anwendung: Unruhezustände, Nervosität und Einschlafstörungen
Baldrianwurzel Ph. Eur.; Valerianae radix, Radix Valerianae; Anwendung: Ausgangsstoff für die Herstellung der Baldriantinktur und des eingestellten Baldriantrockenextrakts

Balsamum peruvianum → Perubalsam

Eingestellte **Belladonnatinktur** Ph. Eur.; Belladonnae folii tinctura normata, Tinctura Belladonnae normata; Anwendung: Spasmolytikum; vorsichtig zu lagern
Bentonit Ph. Eur.; Betonitum; feines, grauweißes bis rosa getöntes Pulver, unlöslich in Wasser, mit wenig Wasser Quellung; siehe auch Seite 180
♣**Benzalkoniumchlorid** Ph. Eur.; Benzalkonii chloridum, Benzalkonium chloratum, Zephirol®; weißes bis gelblich weißes Pulver oder gelatineartige, gelblich-weiße Stücke, hygroskopisch, sehr leicht löslich in Wasser und Ethanol 96 %; Anwendung: kationenaktiver Emulgator, Wundspülung, Schleimhautspülung, in Lutschtabletten als Halsdesinfiziens, Konservierungsmittel; siehe auch Seite 56
♣**Benzocain** Ph. Eur.; Benzocainum, Aethylium-p-aminobenzoicum, Anaesthesin®; farblose Kristalle oder fast weißes kristallines Pulver, leicht löslich in Ethanol 96 %, sehr schwer löslich in Wasser; Anwendung: Lokalanästhetikum; vorsichtig zu lagern
♣**Benzoesäure** Ph. Eur.; Acidum benzoicum; weißes kristallines Pulver oder farblose Kristalle; schwer löslich in Wasser, löslich in siedendem Wasser, leicht löslich in Ethanol 96 %; siehe auch Seite 56
♣Wasserhaltiges **Benzoylperoxid** Ph. Eur.; Benzoylis peroxidum cum aqua, Benzoylium peroxydatum aquosum; weißes bis fast weißes amorphes oder körniges Pulver, praktisch unlöslich in Wasser, schwer löslich in Ethanol 96 %; Anwendung: äußerlich bei Akne; vorsichtig zu lagern
♣**Benzylnicotinat** DAB; Benzylis nicotinas, Benzylium nicotinicum; ölige gelbliche Flüssigkeit, wenig löslich in Wasser, löslich in Ethanol; Anwendung: hyperämisierendes Arzneimittel; vorsichtig zu lagern
♣**Betamethason und Salze** Ph. Eur.; s. Seite 251; vorsichtig zu lagern

Birkenblätter Ph. Eur.; Betulae folium, Folia Betulae; Anwendung: schwaches Diuretikum
♣**Bisacodyl** Ph. Eur.; Bisacodylum; weißes kristallines Pulver, unlöslich in Wasser, wenig löslich in Ethanol 96 %; Anwendung: Laxans; vorsichtig zu lagern
Basisches **Bismutgallat** Ph. Eur.; Bismuthi subgallas, Bismutum subgallicum, Dermatol®; gelbes Pulver, praktisch unlöslich in Wasser und Ethanol 96 %; Anwendung: äußerlich als Hautdesinfiziens
Bitterfenchelöl Ph. Eur.; Foeniculi amari fructus aetheroleum, Oleum Foeniculi amari; Inhaltsstoffe: Anethol, Fenchon, Pinen; Anwendung: Geschmackskorrigens, Carminativum, Stomachikum
Bitterorangenschalen Ph. Eur.; Aurantii amari epicarpium et mesocarpium, Pericarpium Aurantii, Pomeranzenschalen; Anwendung: Tonikum, dyspeptische Beschwerden
Bitterorangenschalentinktur Ph. Eur.; Aurantii amari epicarpii et mesocarpii tinctura, Tinctura Aurantii; Anwendung: Tonicum, dyspeptische Beschwerden

Bittersalz → Magnesiumsulfat

Bolus alba → Ton, weißer
Bolus rubra → Ton, roter
Borax → Natriumtetraborat

♣**Borsäure** Ph. Eur.; Acidum boricum; farblose, glänzende, sich fettig anfühlende Kristalle oder weißes feinkristallines Pulver, löslich in Wasser und Ethanol 96 %, leicht löslich in siedendem Wasser und Glycerol 85 %; Anwendung: Puffer, Isotonisierungsmittel; vorsichtig zu lagern

Brechwurzel → Ipecacuanhawurzel

Brombeerblätter DAC; Rubi fruticosi folium, Folia Rubi fruticosi; Anwendung: Haustee
♣**Brennspiritus**; Spiritus denaturatus, denaturierter Spiritus, vergällter Spiritus; Anwendung: technische Zwecke

Brij® 30 → Macrogollaurylether

♣**Butylscopolaminiumbromid** Ph. Eur.; Hyoscini butylbromidum, Butylscopolaminium bromatum, Scopolamini butylbromidum, Scopolaminum butylbromatum; weißes bis fast weißes kristallines Pulver, leicht löslich in Wasser, wenig löslich in wasserfreiem Ethanol; Anwendung: Spasmolytikum; sehr vorsichtig zu lagern

C

Cacao oleum → Kakaobutter
Calcariae Aqua – Kalkwasser

Calciumarachinat DAC 79: Calcii arachinas, Calcium arachinicum; weißes, sich fettig anfühlendes Pulver, unlöslich in Wasser und Ethanol; Anwendung: Tablettenherstellung, Pudergrundlagen
Calciumcarbonat Ph. Eur.; Calcii carbonas, Calcium carbonicum, Kreide, Kalkstein, Marmor; weißes Pulver, unlöslich in Wasser, löslich in Säuren; Anwendung: Antacidum

Calcium carboxymethylcellulosum → Carmellose-Calcium

♣**Calciumchlorid-Dihydrat** Ph. Eur.; Calcii chloridum dihydricum, Calcium chloratum siccatum; weißes hygroskopisches Pulver, leicht löslich in Wasser und Ethanol 96 %
♣**Calciumchlorid-Hexahydrat** Ph. Eur.; Calcii chloridum hexahydricum, Calcium chloratum hexahydricum; weiße Kristalle, sehr leicht löslich in Wasser und Ethanol 96 %; Anwendung: Calciummangel
Wasserfreies **Calciumhydrogenphosphat** Ph. Eur.; Calcii hydrogenophosphas anhydricus, Calcium phosphoricum anhydricum, sekundäres Calciumphosphat; weißes kristallines Pulver, praktisch unlöslich in Wasser und Ethanol 96 %; Anwendung: Calciummangel, Hilfsstoff bei Tablettierung
♣**Calciumhydroxid** Ph. Eur.; Calcii hydroxidum, Calcium hydroxydatum, gelöschter Kalk; weißes Pulver, praktisch unlöslich in Wasser, löslich in Salzsäure
Calciumlactat-Pentahydrat Ph. Eur.; Calcii lactas pentahydricus, Calcium lacticum pentahydricum; weißes Pulver, löslich in Wasser, leicht löslich in siedendem Wasser, sehr schwer löslich in Ethanol 96 %; Anwendung: Calciumtherapie, Osteoporose
Calciumsulfat-Hemihydrat DAB; Calcii sulfas hemihydricus, Calcium sulfuricum hemihydricum, gebrannter Gips; Anwendung: Gipsverbände
♣**D-Campher** Ph. Eur.; D-Camphora; racemischer **Campher** Ph. Eur.; Camphora racemica, Camphora, D-/L-Campher; weißes kristallines Pulver, leicht flüchtig, schwer löslich in Wasser, sehr leicht löslich in Ethanol 96 %, leicht löslich in fetten Ölen, sehr schwer löslich in Glycerol; Anwendung: hyperämisierendes Arzneimittel

CAP → Celluloseacetatphthalat

♣**Carbachol** Ph. Eur.; Carbacholum; weißes hygroskopisches Pulver, sehr leicht löslich in Wasser, wenig löslich in Ethanol 96 %; Anwendung: Miotikum; sehr vorsichtig zu lagern

Carbo activatus/medicinalis → Kohle, medizinische

Carbo vegetabilis HAB; Carbo ligni pulveratus DAB 6, gepulverte Holzkohle; schwarzes leichtes Pulver ohne Geruch und Geschmack

Carbomere Ph. Eur.; Carbomera, Acidum polyacrylicum, Polyacrylsäure, Carbopol®; weißes, lockeres hygroskopisches Pulver, Quellung in Wasser nach Dispersion und Neutralisation mit Natriumhydroxid-Lösung; siehe auch Seite 182; Anwendung: Quellstoff in Hydrogelen

Carbopol® → Carbomere

Carmellose-Calcium Ph. Eur.; Carmellosum calcicum, Calcium carboxymethylcellulosum, Carboxymethylcellulosi Calcium; weißes bis gelblich weißes, nach Trocknung hygroskopisches Pulver, unlöslich in Ethanol 96 %, Quellung in Wasser als Suspension; Anwendung: Zerfallsbeschleuniger in Tabletten

Carmellose-Natrium Ph. Eur.; Carmellosum natricum, Natrium carboxymethylcellulosum, Carboxymethylcellulosi Natrium, Tylopur®C; weißes körniges, nach Trocknung hygroskopisches Pulver, unlöslich in wasserfreiem Ethanol, in Wasser löslich als kolloidale Lösung; s. Seite 182; die angefügte Zahl kennzeichnet die Viskosität einer 2 %igen Lösung in mPa·s

Carbowachse → Macrogole
Carvi fructus → Kümmel
Carthami oleum (virginale) → Färberdistelöl, raffiniertes (natives)

Mikrokristalline **Cellulose** Ph. Eur.; Cellulosum microcristallinum, MCC, Avicel®; weißes bis fast weißes körniges Pulver, praktisch unlöslich in Wasser und Ethanol 96 %; Anwendung: Tablettenhilfsstoff

Celluloseacetatphthalat Ph. Eur.; Cellulosi acetas phthalas, CAP; weißes hygroskopisches Pulver oder Schuppen, unlöslich in Wasser und wasserfreiem Ethanol; Anwendung: magensaftresistente Überzüge auf Tabletten und Dragees

Centaurii herba → Tausendgüldenkraut
Cera alba (flava) → Wachs, gebleichtes (gelbes)
Cetaceum artificiale → Cetylpalmitat
Cetiol® → Oleyloleat
Cetomacrogol® 1000 → Macrogolcetylstearylether

Cetylalkohol Ph. Eur.; Alcohol cetylicus, Lanette® 16, Lanette® C; weißes fettiges Pulver, Körner oder Schuppen, unlöslich in Wasser, leicht bis wenig (!) löslich in Ethanol 96 %; Anwendung: nichtionogener W/O-Emulgator, Schmiermittel

Cetylpalmitat Ph. Eur.; Cetylis palmitas, Cetaceum artificiale, künstlicher Walrat, Cutina® CPA; weiße bis fast weiße wachsartige Plättchen, Flocken, Pulver, praktisch unlöslich in Wasser und wasserfreiem Ethanol, löslich in siedendem wasserfreien Ethanol; Anwendung: Konsistenzerhöhung von Cremes, Salben, Stiften

♣**Cetylpyridiniumchlorid** Ph. Eur.; Cetylpyridinii chloridum, Cetylpyridinium chloratum; weißes seifiges Pulver, löslich in Wasser und Ethanol 96 %; siehe auch Seite 56

Cetylstearylalkohol Ph. Eur.; Alcohol cetylicus et stearylicus, Alcohol cetylstearylicus, Lanette® O; weiße wachsartige Tafeln, Schuppen, Körner, löslich in Ethanol 96 %, praktisch unlöslich in Wasser, geschmolzen mischbar mit fetten Ölen, Mineralölen und Wollwachs; Anwendung: W/O-Emulgator und als Stabilisator in Komplexemulgatoren (O/W-Emulgatoren)

Emulgierender **Cetylstearylalkohol** Ph. Eur.; Alcohol cetylicus et stearylicus emulsificans, Alcohol cetylstearylicus; **Typ A**: enthält Cetylstearylalkohol und Natriumcetylstearylsulfat (Lanette N®); **Typ B**: enthält Cetylstearylalkohol und Natriumdodecylsulfat (Natriumlaurylsulfat); weiße wachsartige Tafeln, Schuppen, Körner, schwer löslich in Ethanol 96 %, löslich in heißem Wasser, praktisch unlöslich in kaltem Wasser; s. auch Seite 210; Anwendung: anionenaktive Emulgatoren

Chinarinde Ph. Eur.; Cinchonae cortex, Cortex Chinae; Anwendung: Amarum, Roborans

Zusammengesetzte **Chinatinktur** DAB; Cinchonae tinctura composita, Tinctura Chinae composita; alkoholischer Auszug aus Bitterorangenschalen, China-, Zimtrinde und Enzianwurzel; Anwendung: Amarum, Roborans

♣**Chininhydrochlorid** Ph. Eur.; Chinini hydrochloridum, Chininum hydrochloricum; weiße bis farblose kristalline Nadeln, löslich in Wasser, leicht löslich in Ethanol 96 %; Anwendung: Chemotherapeutikum gegen Malaria, Bittermittel in Tonika und Stomachika; vorsichtig zu lagern

Chinolinolsulfat-Kaliumsulfat DAB; Chinolinoli et kalii sulfas, Kalium oxychinolinum sulfuricum, Chinosol®; gelbes kristallines Pulver, leicht löslich in Wasser, teilweise löslich in Ethanol; Anwendung: Desinfektions- und Gurgelmittel

Chinosol® → Chinolinolsulfat-Kaliumsulfat

♣**Chlorhexidindiacetat** Ph. Eur.; Chlorhexidini acetas, Chlorhexidinum aceticum; s. Seiten 56 und 253

♣**Chlorhexidindihydrochlorid** Ph. Eur.; Chlorhexidini dichloridum, Chlorhexidinum hydrochloricum; Anwendung: Konservierungsmittel

♣**Chlorhexidindigluconat-Lösung 20 %** Ph. Eur.; Chlorhexidini digluconatis solutio, Solutio Chlorhexidini gluconici; s. Seiten 56 und 253

♣**Chlorocresol** Ph. Eur.; Chlorocresolum; weißes bis fast weißes kristallines Pulver oder Plätzchen, schwer löslich in Wasser, sehr leicht löslich in Ethanol 96 %, leicht löslich in fetten Ölen; Anwendung: Desinfektionsmittel, Konservierungsmittel; vorsichtig zu lagern

♣**Chlortetracyclinhydrochlorid** Ph. Eur.; Chlortetracyclini hydrochloridum, Chlortetracyclinum hydrochloridum, Aureomycin®; gelbes Pulver, schwer löslich in Wasser und Ethanol 96 %; Anwendung: Antibiotikum; vorsichtig zu lagern

Cholesterol Ph. Eur.; Cholesterolum, Cholesterinum; weißes kristallines Pulver, praktisch unlöslich in Wasser, wenig löslich in Ethanol 96 %, leicht löslich in fettem Öl; Anwendung: W/O-Emulgator

Cignolin® → Dithranol

Cinchonae cortex → Chinarinde
Cinchonae tinctura composita → Chinatinktur, zusammengesetzte

Ciclosporin Ph. Eur.; Ciclosporinum; weißes Pulver, unlöslich in Wasser, leicht löslich in wasserfreiem Ethanol; Anwendung: Immunsuppressivum
Citronenöl Ph. Eur.; Limonis aetheroleum, Oleum Citri; hellgelbe bis grünlich-gelbe Flüssigkeit; Anwendung: Aromatikum
♣**Citronensäure-Monohydrat** Ph. Eur.; Acidum citricum monohydricum; wasserfreie **Citronensäure** Ph. Eur.; Acidum citricum anhydricum; weiße Kristalle, sehr leicht löslich in Wasser, leicht löslich in Ethanol 96 %. Anwendung: Salzsäuremangel des Magens, Geschmackskorrigens, als saure Komponente in Brausepulvern und -tabletten, Citratpuffer

Clindamycinhydrochlorid Ph. Eur.; Clindamycini hydrochloridum, Clindamycinum hydrochloricum; weißes, kristallines Pulver, sehr leicht löslich in Wasser, schwer löslich in Ethanol 96 %; Anwendung: Antibiotikum; vorsichtig zu lagern
♣**Clobetasolpropionat** Ph. Eur.; Clobetasoli propionas, Clobetasolum propionicum; s. Seite 254; vorsichtig zu lagern
♣**Clotrimazol** Ph. Eur.; Clotrimazolum; s. Seite 256; vorsichtig zu lagern

CMC, CMC-Ca, CMC-Na → Carmellose

♣**Codeinphosphat-Hemihydrat** Ph. Eur.; Codeini phosphas hemihydricus, Codeinum phosphoricum, Betäubungsmittel; **Codein-Sesquihydrat** Ph. Eur.; Codeini phosphas sesquihydricus, Codeinum phosphoricum sesquihydricum, Betäubungsmittel; weißes kristallines Pulver oder farblose Kristalle, leicht löslich in Wasser, schwer löslich in Ethanol 96 %; Anwendung: Reizhusten; vorsichtig zu lagern
♣**Coffein** Ph. Eur.; Coffeinum; **Coffein-Monohydrat** Ph. Eur.; Coffeinum monohydricum; weißes kristallines Pulver oder Kristalle, wenig löslich in kaltem, sehr leicht löslich in siedendem Wasser, schwer löslich in wasserfreiem Ethanol; Anwendung: Analeptikum; vorsichtig zu lagern
♣**Collodium** DAC; blassgelbe sirupdicke Flüssigkeit, löslich in Ether und Ethanol; Anwendung: Rezepturgrundlage

Cortex Chinae → Chinarinde
Cortex Frangulae → Faulbaumrinde
Cortex Quercus → Eichenrinde

Crataegi extractum fluidum quantificatum → Weißdornblätter-mit-Blüten-Fluidextrakt, quantifizierter
Cremophor® → Macrogolstearate
Cremophor® EL → Macrogolglycerolester
Cremophor® O → Macrogolcetylstearylether
Cremophor® RH 40 → Macrogolglycerolhydroxystearat

Crospovidon Ph. Eur.; Crospovidonum, Polyvinylpyrrolidonum insolubile, unlösliches Polyvidon; weißes hygroskopisches Pulver, unlöslich in Wasser und Ethanol 96 %; Anwendung: Sprengmittel in Tabletten, Suspensionsstabilisator

Cutina® CPA → Cetylpalmitat
Cutina® GMS → Glycerolmonostearat

D

Dehydol® LS 4 → Macrogollaurylether

Dermatol® → Bismutgallat, basisches

♣**Dexamethasonacetat** Ph. Eur.; Dexamethasoni acetas, Dexamethasonum aceticum; weißes Pulver, praktisch unlöslich in Wasser, leicht löslich in Ethanol 96 %; Anwendung: Glukocorticoid; vorsichtig zu lagern
Dexpanthenol Ph. Eur.; Dexpanthenolum, Pantothenylalkohol, Pantothenolum; s. Seite 257
Dextrin Ph. Eur.; Dextrinum; weißes amorphes Pulver, löslich in Wasser, sehr leicht löslich in siedendem Wasser, praktisch unlöslich in Ethanol 96 %; Anwendung: Tablettenhilfsstoff, Einstellung von Trockenextrakten

Dextrose → Glukose-Monohydrat

♣**Diclofenac-Natrium** Ph. Eur.; Diclofenacum natricum, Diclofenaci Natrium; weißes bis blassgelbes hygroskopisches Pulver, wenig löslich in Wasser, löslich in Ethanol 96 %; Anwendung: Antiphlogistikum; vorsichtig zu lagern
Diltiazemhydrochlorid Ph. Eur.; Diltiazemi hydrochloridum, Diltiazemum hydrochloricum; weißes kristallines Pulver, leicht löslich in Wasser, schwer löslich in wasserfreiem Ethanol; Anwendung: koronare Herzkrankheiten
♣**Dimethylsulfoxid** Ph. Eur.; Dimethylis sulfoxidum, Dimethylium sulfoxydatum, DMSO; farblose, klare Flüssigkeit oder Kristalle, hygroskopisch, mischbar mit Wasser und Ethanol 96 %; Anwendung: Resorptionsbeschleuniger; vorsichtig zu lagern
Dimeticon Ph. Eur.; Dimeticonum, Silikonöl; klare, farblose Flüssigkeit unterschiedlicher Viskosität, unlöslich in Wasser, unlöslich in wasserfreiem Ethanol; Anwendung: Schaumzerstörer, Weichmacher, äußerlich als Hautschutzmittel, innerlich gegen Meteorismus und Flatulenz

Dinatrii phosphas → Natriummonohydrogenphosphat

DMSO → Dimethylsulfoxid

♣**Diphenhydraminhydrochlorid** Ph. Eur.; Diphenhydramini hydrochloridum, Diphenhydraminum hydrochloricum; weißes kristallines Pulver, sehr leicht löslich in Wasser, leicht löslich in Ethanol 96 %; Anwendung: Antihistaminikum und Hypnotikum; vorsichtig zu lagern

Distelöl → Färberdistelöl

Dithranol Ph. Eur.; s. Seite 259; vorsichtig zu lagern

Dronabinol DAC; Dronabinolum, Δ^9-Tetrahydrocannabinol, Betäubungsmittel; farblose bis hellgelbe, an der Oberfläche blassviolette ölige Flüssigkeit oder harzartige Masse, unlöslich in Wasser, leicht löslich in Ethanol 96 % und Glycerol 85 %; Anwendung: Antiemetikum, Analgetikum

E

Eibischwurzel Ph. Eur.; Althaeae radix, Radix Althaeae; Anwendung: Antitussivum
Eichenrinde Ph. Eur.; Quercus cortex, Cortex Quercus; Anwendung: Desinfiziens, Stomatitis, Fußschweiß, Sitzbäder bei Hämorrhoiden, Frostbeulen
Eisen(III)oxide; je nach Herstellung **rotes**: Ferrum oxydatum rubrum; **gelbes**: Ferrum oxydatum flavum; **schwarzes**: Ferrum oxydatum nigrum; Anwendung: Pigmente in Dermatika

Enziantinktur Ph. Eur.; Gentianae tinctura, Tinctura Gentianae; Anwendung: Stomachikum, Tonikum
Enzianwurzel Ph. Eur.; Gentianae radix, Radix Gentianae; Anwendung: Stomachicum, Tonikum

♣**Ephedrinhydrochlorid** Ph. Eur.; Ephedrini hydrochloridum, Ephedrinum hydrochloricum; weißes kristallines Pulver oder farblose Kristalle, leicht löslich in Wasser, löslich in Ethanol 96 %; Anwendung: Sympathomimetikum; vorsichtig zu lagern

Raffiniertes **Erdnussöl** Ph. Eur.; Arachidis oleum raffinatum, Oleum Arachidis raffinatum; klare, hellgelbe viskose Flüssigkeit, sehr schwer löslich in Ethanol 96 %; Anwendung: Grundlage für halbfeste Zubereitungen, Öl für Injektionszwecke; hydriertes **Erdnussöl** Ph. Eur.; Arachidis oleum hydrogenatum, Oleum Arachidis hydrogenatum, gehärtetes Erdnussöl; weiche bis schwach gelbliche Masse, praktisch unlöslich in Wasser, sehr schwer löslich in Ethanol 96 %; Anwendung: Grundlage für halbfeste Zubereitungen

♣**Erythromycin** Ph. Eur.; Erythromycinum; s. Seite 261; vorsichtig zu lagern

Eserinsalicylat → Physostigminsalicylat

♣**Essigsäure 99 %** Ph. Eur; Acidum aceticum glaciale, Eisessig; klare, farblose, flüchtige Flüssigkeit mit stechendem Geruch oder eisähnliche Kristalle; ♣**Essigsäure 30 %** DAC; Acidum aceticum 30 % per centum; ♣**Essigsäure 12 %** DAB 9; **Essigsäure 6 %** DAB 6; Acetum, Essig

♣**Ethacridinlactat-Monohydrat** Ph. Eur.; Ethacridini lactas monohydricus, Aethacridinum lacticum monohydricum, Rivanol®; gelbes kristallines Pulver, wenig löslich in kaltem Wasser, löslich in siedendem Wasser, schwer löslich in Ethanol 96 %; Anwendung: Antiseptikum; Vorsicht: stark färbend

♣Wasserfreies **Ethanol** Ph. Eur.; Ethanolum anhydricum, Alcohol absolutus; mind. 99,5 %; **Ethanol 96 %** Ph. Eur.; Ethanolum 96 per centum, Aethanolum, Monopolsprit; kla-

re, farblose, flüchtige, entflammbare hygroskopische Flüssigkeit, mischbar mit Wasser; Anwendung: Konservierungs-, Lösungs- und Desinfektionsmittel; **Ethanol 90 % (V/V)**; Spiritus, Weingeist; **Ethanol 70 % (V/V)** DAB: Spiritus dilutus, verdünnter Alkohol, verdünnter Weingeist, verdünnter Ethylalkohol; siehe auch Seiten 157, 159; die Herstellungsvorschriften der wichtigsten Ethanol-Wasser-Gemische sind im Anhang I aufgeführt.
♣**Ether** Ph. Eur.; Aether; klare, farblose, flüchtige, leicht entzündliche Flüssigkeit, löslich in Wasser, mischbar mit Ethanol 96 % und fetten Ölen; Anwendung: Lösungsmittel

Ethyl-4-hydroxybenzoat → Parahydroxybenzoesäureester

Eucerin®, Eucerin anhydricum (cum Aqua) → Wollwachsalkoholsalbe (wasserhaltige)
Eucerit® → Wollwachs

♣**Eucalyptusöl** Ph. Eur.; Eucalypti aetheroleum, Oleum Eucalypti; Inhaltsstoff: Cineol (Eucalyptol); Anwendung: Antiseptikum, Expektorans, in Einreibungen und Inhalationen; nicht bei Kindern unter 2 Jahren anwenden
Eudragit®; Handelsbezeichnung für Acrylharze; Anwendung: Filmbildner, Dragierlack, Bindemittel für die Granulierung, Gerüststoff für Retardtabletten; die Typen E, R, S, RL, RS liegen als 12,5 %ige organische Lösung oder lösungsmittelfreie Feststoffe vor, die Typen NE, L, FS, RL und RS als 30 %ige Dispersion.
Die E-Typen werden als **E**ndüberzüge für Tabletten, Dragees und Kapseln verwendet, die im Magensaft löslich sind; die L- und S-Typen sind im Darmsaft **l**eicht bzw. **s**chwer löslich und bilden Überzüge mit unterschiedlicher Auflösungsgeschwindigkeit; die R-Typen werden zur Herstellung von **R**etardtabletten verwendet.
♣**Eugenol** Ph. Eur.; Eugenolum; farblose Flüssigkeit, die an der Luft langsam dunkler wird, unlöslich in Wasser und Glycerol, mischbar mit Ethanol 96 % und fetten Ölen, leicht löslich in Ethanol 70 %; Anwendung: Anästhetikum in der Zahnheilkunde

Eutanol G® → Octyldodecanol

Extractum Aloes siccum normatum → Aloetrockenextrakt, eingestellter
Extractum Belladonnae siccum normatum → Belladonnablättertrockenextrakt, eingestellter
Extractum Chamomillae fluidum → Kamillenfluidextrakt
Extractum Crataegi fluidum quantificatum → Weißdornblätter-mit-Blüten-Fluidextrakt, quantifizierter
Extractum Ipecacuanhae fluidum normatum → Ipecacuanhafluidextrakt, eingestellter
Extractum Liquiritiae fluidum ethanolicum normatum → Süßholzwurzelfluidextrakt, eingestellter ethanolischer
Extractum Sennae siccum normatum → Sennesblättertrockenextrakt, eingestellter
Extractum Thymi fluidum → Thymianfluidextrakt

F

Natives **Färberdistelöl** DAC; Carthami oleum virginale, Oleum Carthami virginale; raffiniertes **Färberdistelöl** Ph. Eur.; Carthami oleum raffinatum, Oleum Carthami; hellgelbes raffiniertes Öl; Anwendung: Haut- und Körperpflegemittel, Lebensmittel

Faulbaumrinde Ph. Eur.; Frangulae cortex, Cortex Frangulae; Inhaltsstoffe: mindestens 7 % Hydroxyanthracen-Derivate; vor der Anwendung muss die Droge ein Jahr gelagert werden, da sie im frischen Zustand Anthrone enthält, die Erbrechen verursachen; Anwendung: dickdarmwirksames Laxans

Bitterer **Fenchel** Ph. Eur.; Foeniculi amari fructus, Fructus Foeniculi; Inhaltsstoffe: Anethol, Fenchon und andere Monoterpene; Anwendung: Geschmackskorrigens, Stomachikum, Carminativum und Expektorans
Süßer **Fenchel** Ph. Eur.; Foeniculi dulcis fructus, Fructus Foeniculi dulcis; ist Fenchel verordnet, so ist bitterer Fenchel abzugeben.
Fenchelöl → Bitterfenchelöl

Fettalkohole; höhere einwertige Alkohole mit 6 bis 18 C-Atomen in vorwiegend unverzweigten Ketten; die höheren Alkohole, die durch Verseifung von Wachsen entstehen, werden Wachsalkohole genannt, wie z. B. Cetylalkohol und Stearylalkohol
Fettsäuren; höhere aliphatische Monocarbonsäuren, die in natürlichen Ölen, Fetten und Wachsen, an Glycerol oder andere Alkohole gebunden, vorkommen; unterschieden werden gesättigte und ungesättigte, geradzahlige und ungeradzahlige, verzweigte und unverzweigte Fettsäuren.

Geradzahlige, geradkettige, gesättigte Monocarbonsäuren
Capronsäure, Hexansäure (C6)
Caprylsäure, Octansäure (C8)
Caprinsäure, Decansäure (C10)
Laurinsäure, Dodecansäure (C12)
Myristinsäure, Tetradecansäure (C14)
Palmitinsäure, Hexadecansäure (C16) = Cetylsäure
Stearinsäure, Octadecansäure (C18)

Geradzahlige, geradkettige, ungesättigte Monocarbonsäuren

Einfach ungesättigt:	Ölsäure	Octadecensäure (C18)
Zweifach ungesättigt:	Linolsäure	Octadecadiensäure (C18)
Dreifach ungesättigt:	Linolensäure	Eikosatriensäure (C20)

Fliedertee → Holunderblüten
Flores Chamomillae → Kamillenblüten
Flores Malvae → Malvenblüten
Flores Sambuci → Holunderblüten
Flores Tiliae → Lindenblüten

Fluorescein-Natrium Ph. Eur.; Fluoresceinum natricum, Fluoresceinum solubile; orangerotes, geruchloses Pulver, leicht löslich in Wasser mit gelbroter Farbe und starker gelbgrüner Fluoreszenz; Anwendung: zur Diagnostik von Hornhautdefekten des Auges

Foeniculi amari fructus aetheroleum → Bitterfenchelöl
Foeniculi amari (dulcis) fructus → Fenchel, bitterer (süßer)
Folia Betulae → Birkenblätter
Folia Melissae → Melissenblätter

Folia Menthae piperitae → Pfefferminzblätter
Folia Plantaginis lanceolatae → Spitzwegerichblätter
Folia Rubi fruticosi → Brombeerblätter
Folia Sennae → Sennesblätter
Folia Uvae ursi → Bärentraubenblätter
Folliculi Sennae → Sennesfrüchte

Frangulae cortex → Faulbaumrinde

Franzbranntwein DAB 7–DDR; Spiritus Vini gallici; mit unterschiedlicher Zuammensetzung und einem Ethanolgehalt von 40 oder 45 %, enthält ätherische Öle, wie Fichten- oder Kiefernnadelöl; Anwendung: Einreibung
Fructose Ph. Eur.; Fructosum, Laevulosum, Fruchtzucker; weißes kristallines Pulver, leicht löslich in Wasser, löslich in Ethanol 96 %; Anwendung: Süßstoff

Fructus Anisi → Anis
Fructus Carvi → Kümmel
Fructus Cynosbati sine semine → Hagebuttenschalen
Fructus Foeniculi → Fenchel, bitterer

Furosemid Ph. Eur.; Furosemidum; weißes Pulver, unlöslich in Wasser, löslich in Ethanol 96 %; Anwendung: Schleifendiuretikum

G

Gelatine Ph. Eur.; Gelatina, Gelatina alba; blassgelbe bis gelblich braune Schuppen, Körner, Pulver oder durchscheinende Blätter, unlöslich in organischen Lösungsmitteln, Quellung in Wasser; s. Seite 180
♣**Gentamycinsulfat** Ph. Eur.; Gentamicini sulfas, Gentamycinum sulfuricum; weißes Pulver, leicht löslich in Wasser, unlöslich in Ethanol 96 %; Anwendung: Antibiotikum; vorsichtig zu lagern

Gentianae radix → Enzianwurzel
Gentianae tinctura → Enziantinktur

Gerbsäure → Tannin

Gips → Calciumsulfat-Hemihydrat

Glaubersalz→ Natriumsulfat-Decahydrat

Glukose-Monohydrat Ph. Eur.; Glucosum monohydricum, Saccharum amylaceum, Dextrose, Traubenzucker; wasserfreie **Glukose** Ph. Eur.; Glucosum anhydricum, Saccharum amylaceum anhydricum; weiße kristalline Pulver, leicht löslich in Wasser, wenig löslich in Ethanol 96 %; Anwendung: parenterale Ernährung, Diarrhoe und Erbrechen, in der Technologie als Füll- und Bindemittel

Glycerol 85 % Ph. Eur.; Glycerolum 85 per centum, Glycerinum, Glycerin; mischbar mit Wasser und Ethanol 96 %, unlöslich in Fetten, mit starken Oxidationsmitteln explosiv; wasserfreies **Glycerol** Ph. Eur.; Glycerolum, Glycerinum anhydricum; farblose hygroskopische Flüssigkeit; Anwendung: Rezepturgrundlage für Ohrentropfen, Feuchthaltemittel
Glycerolmonostearat 40–55 Ph. Eur.; Glyceroli monostearas 40–55, Glycerinum monosteari(ni)cum 40–55; Gemisch aus Mono-, Di-, Trifettsäureestern des Glycerols, enthält mindestens 40, höchstens 55 % Glycerol-1-palmitat und -stearat; feste, wachsartige Pulver oder Schuppen, unlöslich in Wasser, löslich in Ethanol 96 % ab 60 °C; W/O-Emulgator und Bestandteil in O/W-Emulgatorgemischen, konsistenzerhöhend in Salben, als Gleit- und Schmiermittel bei der Tablettenherstellung; Handelsnamen: Cutina® GMS, GRB, Imwitor® 900, Tegin® AMV, Tegomuls® M

GRB → Glycerolmonostearat

Arabisches **Gummi** Ph. Eur.; gummiartige Masse, mit der 2-fachen Menge Wasser innerhalb von 2 Std. löslich, unlöslich in Ethanol 96 %; s. auch Seite 180; Anwendung: konsistenzerhöhend

H

Hagebuttenschalen Ph. Eur.; Fructus Cynosbati sine semine, Rosae pseudo-fructus; Inhaltsstoff: Ascorbinsäure; Anwendung: Haustee
♣**Harnstoff** Ph. Eur.; Ureum, Urea pura; s. Seite 263
Hartfett Ph. Eur.; Adeps solidus, Gemisch aus Mono-, Di- und Triglyceriden durch Veresterung der Fettsäuren aus natürlichen Fetten mit Glycerol, weiße, wachsartige Masse, unlöslich in Wasser, schwer löslich in Ethanol 99 %, schmilzt bei etwa 50 °C; Handelsnamen: Novata®, Witepsol ®
Witepsol®: Die W-Typen sind bei 20 °C in Ether, Benzol, Chloroform und anderen Lösungsmitteln gut löslich und vollständig verdaubar; die **W**(weich)-Typen eignen sich für Press- und Gießverfahren im Kleinbetrieb; die **H**(hart)-Typen mit geringeren Intervallen zwischen Erstarrungs- und Schmelzpunkt bevorzugt die Industrie in der Großherstellung; Anwendung: Zäpfchengrundlage, s. Seite 337

Name	*Erstarrungspunkt*	*Hydroxylzahl*
Novata® AB	26,5–28,5 °C	25–40
Novata® B	31–33 °C	20–30
Novata® BC	30,5–32,5 °C	30–40
Novata® E	29–31 °C	45–60
Novata® 299	31,5–33,5 °C	bis 5
Witepsol® E 76	31–35 °C	30–40
Witepsol ® H 12	29–33 °C	5
Witepsol ® H 15	32,5–34,5 °C	5–15
Witepsol ® H 35	32,0–35,0 °C	3
Witepsol ® W 35	27,0–32,0 °C	40–50
Witepsol ® W 45	29,0–34,0 °C	40–50

Hartparaffin Ph. Eur.; Paraffinum solidum, Paraffinum durum, Erdwachs, Zeresin; Gemisch gereinigter, gesättigter, fester Kohlenwasserstoffe; farblose, geruchlose, feste Masse, unlöslich in Wasser und Ethanol 96 %, schwer löslich in wasserfreiem Ethanol; Anwendung: konsistenzerhöhend in Salben, technisch in der Kerzenherstellung

HEC → Hydroxyethylcellulose
Herba Centaurii → Tausendgüldenkraut
Herba Plantaginis lanceolatae → Spitzwegerichblätter (!)
Herba Thymi → Thymian
Hirschhornsalz → Ammoniumcarbonat

Holunderblüten Ph. Eur.; Sambuci flos, Flores Sambuci, Fliedertee; Inhaltsstoffe: Flavonoide, ätherisches Öl, Gerbstoffe; Anwendung: schweißtreibender Tee, Grippetee; die Wirkung ist umstritten.

HPMCP → Hydroxypropylmethylcellulosephthalat

Hydrochlorothiazid Ph. Eur.; weißes kristallines Pulver, sehr schwer löslich in kaltem Wasser, leicht löslich in heißem Wasser, wenig löslich in Ethanol 96 %; Anwendung: Diuretikum; vorsichtig zu lagern
♣Hydrocortison Ph. Eur.; Hydrocortisonum; **♣Hydrocortisonacetat** Ph. Eur.; Hydrocortisoni acetas, Hydrocortisonum aceticum; s. Seite 266; vorsichtig zu lagern

Hydrogenium peroxydatum concentratum (solutum) → Wasserstoffperoxid-Lösung 30 % (3 %)

Hydroxyethylcellulose Ph. Eur.; Hydroxy(a)ethylcellulosum, HEC, Tylose®H; weißes Pulver oder Körner, löslich in heißem und kaltem Wasser unter Bildung einer kolloidalen Lösung, unlöslich in Ethanol 96 %; s. auch Seite 181; die Zahl hinter der Bezeichnung gibt die Viskosität einer 2 %igen Lösung in mPa·s an; je höher die Zahl, desto höher die Viskosität; Anwendung: halbsynthetischer Quellstoff, Verdickungsmittel und Filmbildner
Hydroxypropylmethylcellulosephthalat; HPMCP; Anwendung: zur Mikroverkapselung insbesondere fetthaltiger Zubereitungen

Hyoscini butylbromidum → Butylscopolaminiumbromid
Hyoscini hydrobromidum → Scopolaminhydrobromid

Hypromellose Ph. Eur.; Hypromellosum, Methylhydroxypropylcellulose, weißes bis grauweißes Pulver oder Körner, nach Trocknung hygroskopisch, unlöslich in heißem Wasser und wasserfreiem Ethanol, löslich in kaltem Wasser als kolloidale Lösung; s. Seite 181

I

Ichthammolum, Ichthyol® → Ammoniumbituminosulfat

Imwitor® 900 → Glycerolmonostearat

♣**Iod** Ph. Eur.; Iodum, Jodum; graue bis metallglänzende, veilchenblaue Blättchen, die schon bei Raumtemperatur verdampfen, sehr schwer löslich in Wasser, sehr leicht löslich in konzentrierten Lösungen von Iodiden, löslich in Ethanol 96 %, schwer löslich in Glycerol; Anwendung: bakterizid, fungizid; vorsichtig zu lagern

Ipecacuanhawurzel Ph. Eur.; Ipecacuanhae radix, Radix Ipecacuanhae, Brechwurzel; Inhaltsstoffe: mindestens 2 % Gesamtalkaloide, berechnet als Emetin; Anwendung: Expektorans; vorsichtig zu lagern
♣Eingestellter **Ipecacuanhafluidextrakt** Ph. Eur.; Ipecacuanhae extractum fluidum normatum, Extractum Ipecacuanhae fluidum normatum; 1,90 bis 2,10 % Gesamtalkaloide, berechnet als Emetin; Anwendung: brechreizerregender Sirup, NRF 19.1.; vorsichtig zu lagern
♣Eingestellte **Ipecacuanhatinktur** Ph. Eur.; Ipecacuanhae tinctura normata, Tinctura Ipecacuanhae normata; Anwendung: Expektorans; vorsichtig zu lagern

Isopropylalkohol → 2-Propanol

♣**Isopropylmyristat** Ph. Eur.; Isopropylis myristas, Propylium myristinicum; farblose, ölige Lösung, mischbar mit organischen Lösungsmitteln, fetten Ölen, flüssigem Paraffin, nicht mischbar mit Wasser; Anwendung: in Salben und Emulsionen, Penetrationsbeschleuniger
♣**Isopropylpalmitat** Ph. Eur.; Isopropylis palmitas, Propylium palmiti(mi)cum; klare, farblose, ölige Flüssigkeit; Eigenschaften und Anwendung wie Isopropylmyristat

K

Kakaobutter Ph. Eur.; Cacao oleum, Oleum Cacao; blassgelbe feste Masse, auch geraspelt oder pulverisiert, unlöslich in Wasser, schwer löslich in Ethanol 96 %; Anwendung: Zäpfchengrundlage

Kaliseife DAC; Sapo kalinus, Schmierseife; weiche, glycerolhaltige Seife; Anwendung: Emulgator in Linimenten
♣**Kaliumcarbonat** DAC; Kalii carbonas, Kalium carbonicum, Pottasche; körniges hygroskopisches Pulver, leicht löslich in Wasser, unlöslich in Ethanol 96 %; Anwendung: Treibmittel
Kaliumchlorid Ph. Eur.; Kalii chloridum, Kalium chloratum; weißes kristallines Pulver oder farblose Kristalle, leicht löslich in Wasser, unlöslich in wasserfreiem Ethanol; Anwendung: Elektrolytlösungen, bei Kaliummangel
Kaliumhydrogentartrat Ph. Eur.; Kalii hydrogenotartras, Kalium hydrogentartaricum, Tartarus depuratus, Weinstein; weißes Pulver oder farblose Kristalle, schwer löslich in Wasser, unlöslich in Ethanol 96 %; Anwendung: Backpulver
♣**Kaliumhydroxid** Ph. Eur.; Kalii hydroxidum, Kalium hydroxydatum, Kali causticum fusum; weiße, harte Plätzchen, Stäbchen, Schuppen, sehr hygroskopisch, leicht löslich in Wasser, Ethanol 96 %, Glycerol 85 %; vorsichtig zu lagern
♣**Kaliumiodid** Ph. Eur.; Kalii iodidum, Kalium jodatum; farblose Kristalle oder weißes Pulver, sehr leicht löslich in Wasser, leicht löslich in Glycerol, löslich in Ethanol 96 %; Anwendung: Schilddrüsentherapie, umstrittenes Expektorans und Augenarzneimittel; vorsichtig zu lagern

♣**Kaliumnitrat** DAC; Kalii nitras, Kalium nitricum; farblose Kristalle oder weißes Pulver, leicht löslich in Wasser, sehr leicht löslich in siedendem Wasser, unlöslich in Ethanol 96 %; Anwendung: Isotonisierung von Augentropfen

Kalium oxychinolinum sulfuricum → Chinolinol-Kaliumsulfat

♣**Kaliumpermanganat** Ph. Eur.; Kalii permanganas, Kalium permanganicum; dunkelviolette Kristalle, löslich in kaltem, sehr leicht löslich in siedendem Wasser; Anwendung: oxidierendes Desinfiziens auf Wunden und Schleimhaut in verdünnter Lösung; Vorsicht: stark färbend

♣**Kaliumsorbat** Ph. Eur.; Kalii sorbas, Kalium sorbi(ni)cum; sehr leicht löslich in Wasser, schwer löslich in Ethanol 96 %; s. auch Seite 57; Anwendung: Konservierungsmittel

Kaliumsulfat Ph. Eur.; Kalii sulfas, Kalium sulfuricum; farblose Kristalle, weißes Pulver, löslich in Wasser und Ethanol 96 %; Anwendung: salinisches Abführmittel

Kaliumtartrat-Hemihydrat DAB 6; Kalii tartras hemihydricus, Kalium tartaricum; farbloses kristallines Pulver oder Kristalle, leicht löslich in Wasser, unlöslich in Ethanol; Anwendung: Species deflatulentes

Kalkwasser DAB 6, DAB 7-DDR; Calcariae aqua, Aqua calcariae

Kamillenblüten Ph. Eur.; Matricariae flos, Flores Chamomillae; Inhaltsstoffe: mindestens 0,4 % ätherisches Öl mit (–)-α-Bisabolol und blauem Chamazulen; Anwendung: entzündungshemmend, spasmolytisch, schwach antibakteriell

Kamillenfluidextrakt DAB; Matricariae extractum fluidum, Extractum Chamomillae fluidum; Anwendung: äußerlich bei Wunden, Mundspülung

Kampfer → Campher

Kaolinum ponderosum → Ton, weißer

Kartoffelstärke → Stärke

Kochsalz → Natriumchlorid

Medizinische **Kohle** Ph. Eur.; Carbo activatus, Carbo medicinalis, Aktivkohle; schwarzes amorphes Pulver, absolut unlöslich; große Oberfläche und daher hohes Adsorptionsvermögen; Anwendung: innerlich bei bakteriell bedingten Durchfällen, Vergiftungen, zur Entkeimung von Trinkwasser

Kollidon → Povidon

Krauseminzöl DAC; Menthae crispae aetheroleum, Oleum Menthae crispae; mischbar mit Ethanol 96 % und fetten Ölen; Anwendung: Aromatikum

Kümmel Ph. Eur.; Carvi fructus, Fructus Carvi; enthält Carvon; Anwendung: Carminativum

L

Lactose-Monohydrat Ph. Eur.; Lactosum monohydricum, Saccharum Lactis, Milchzucker; weißes kristallines Pulver, leicht, aber langsam löslich in Wasser, unlöslich in Ethanol 96%; wasserfreie **Lactose** Ph. Eur.; Lactosum anhydricum, Saccharum Lactis siccum; Anwendung: Hilfsmittel in der Technologie, Laxans für Kinder

Laevulose → Fructose

Lanae cera → Wollwachs
Lanette® 16 → Cetylalkohol
Lanette® C → Cetylalkohol
Lanette® E → Natriumcetylstearylsulfat
Lanette® N → Cetylstearylalkohol, emulgierender
Lanette® O → Cetylstearylalkohol

Latschenkiefernöl Ph. Eur.; Pini pumilionis aetheroleum, Oleum Pini pumilionis; klare farblose bis blassgelbe Flüssigkeit, unlöslich in Wasser, mischbar mit organischen Lösungsmitteln; Anwendung; Expektorans in Einreibungen oder Inhalationen

Lauromacrogol 400 → Polidocanol 600

LCD → Steinkohlenteerlösung

Leinöl DAC; Lini oleum, Oleum Lini; hellgelbes bis hellgrünes Öl, wenig löslich in wasserfreiem Ethanol; Anwendung: Technologie
Leinsamen Ph. Eur.; Lini semen, Semen Lini; Inhaltsstoffe: 6% Schleimstoffe, bis 43% fettes Öl. Anwendung: Abführmittel, Mucilaginosum. Geschroteter Leinsamen ist nur kurze Zeit haltbar.

Levomentholum → Menthol

Limonis aetheroleum → Citronenöl

Lidocainhydrochlorid Ph. Eur.; Lidocaini hydrochloridum, Lidocainum hydrochloricum; weißes kristallines Pulver, sehr leicht löslich in Wasser, leicht löslich in Ethanol 96 %; Anwendung: Anästhetikum
Lindenblüten Ph. Eur.; Tiliae flos, Flores Tiliae; Inhaltsstoffe: Flavonoide, Schleim, Gerbstoff, etwas ätherisches Öl. Anwendung: schweißtreibender Tee

Liquiritiae extractum fluidum ethanolicum normatum → Süßholzwurzelfluidextrakt, eingestellter ethanolischer
Liquiritiae radix → Süßholzwurzel
Liquor Aluminii acetico-tartarici → Aluminiumacetat-tartrat-Lösung
Liquor Ammonii caustici → Ammoniaklösung
Liquor Carbonis detergens → Steinkohlenteerlösung
Liquor Natrii caustici → Natriumhydroxid-Lösung
Lithanthracis pix → Steinkohlenteer

M

Macrogole Ph. Eur.; Macrogola, Polyethylenglycola, Polyglykole, Polydiole, Carbowachse, Polyethylenglykole (PEG); Macrogole 200 bis 600 sind klare, farblose Flüssigkeiten, die mit Wasser und anderen PEG in jedem Verhältnis mischbar sind; Macrogole ab 600 bis 1000 haben salbenartige Konsistenz; Macrogole ab 1000 bis 3500 sind weiße, geruchlose, je nach Molekülmasse vaselinartige bis wachsartige Stoffe, die in Wasser löslich sind; durch Mischen verschiedener Macrogole kann jede gewünschte Konsistenz erreicht werden. Anwendung: Lösungsvermittler für Wirkstoffe, zur Viskositätseinstellung, wassermischbare Salbengrundlagen und Suppositoriengrundmassen, Hilfsstoffe in der Technologie; unverträglich mit Geräten aus Kunststoff, z. B. Gefäßen aus Polyvinylchlorid
Macrogolglycerolester DAC und Ph. Eur.; nichtionische Emulgatoren zur Lösungsvermittlung und in Kombination mit lipophilen Emulgatoren zur Herstellung von O/W-Cremes

HLB-Werte

1. Macrogol-1000-glycerolmonolaurat	16	
2. Macrogol-1000-glycerolmonooleat	15	
3. Macrogol-1000-glycerolmonostearat	15	= Tagat® S 2
4. Macrogol-1500-glyceroltriricinoleat	13	= Cremophor® EL

1. ab 50 °C in Wasser leicht löslich
1. bis 3. in Fetten und Mineralölen unlöslich
2. bis 4. mit Wasser und Ethanol mischbar
3. dickflüssige gelartige Substanz
4. mit Rizinusöl mischbar und mit Fettalkoholen und Fettsäuren teilweise mischbar
1., 2. und 4. klare, hellgelbe, ölige Flüssigkeiten

Macrogolcetylstearylether Ph. Eur.; Macrogoli aether cetylstearylicus, Polyaethylenglycolum cetylstearylicum, Polyoxyethylen-1000-cetylstearylether, Cetomacrogol® 1000, Cremophor® O; Gemisch von Ethern verschiedener Macrogole mit linearen Fettalkoholen, hauptsächlich Cetylstearylalkohol; Anwendung: nichtionogener Emulgator, HLB-Wert 16,1
Macrogollaurylether Ph. Eur.; Macrogoli lauras, Polyaethylenglycolum laurinicum, Mulsifan® CPA, Dehydol® LS 4, Brij® 30; mit 3 bis 5 Einheiten Ethylenglykol je Molekül farblose Flüssigkeit unlöslich in Wasser, löslich in Ethanol 96 %; mit 9 bis 23 Einheiten Ethylenglykol je Molekül weiße, wachsartige Masse, löslich in Wasser und Ethanol 96 %; Anwendung: nichtionogener Emulgator
Macrogolstearate Ph. Eur.; Macrogoli stearas, Polyaethylenglycola steari(ni)ca; weiße bis gelbliche wachsartige Masse; mit 6 bis 9 Einheiten Ethylenglykol je Molekül in Wasser unlöslich, aber dispergierbar, mischbar mit fetten Ölen und Wachsen; mit 20 bis 100 Einheiten Ethylenglykol je Molekül löslich in Wasser, nicht mischbar mit fetten Ölen und Wachsen
Macrogolglycerolhydroxystearat Ph. Eur.; Macrogoli glycerolhydroxystearas, Polyaethylenglycerinum hydroxystearinicum, Cremophor® RH 40; HLB-Wert 14 bis 16; bis 10 Einheiten Ethylenglykol je Molekül gelbliche viskose Flüssigkeit, unlöslich in Wasser, aber dispergierbar in Ethanol 96 %; über 20 Einheiten Polyethylenglykol je Molekül weiße, pastenartige Masse, leicht löslich in Wasser und Ethanol 96 %

Magnesia usta → Magnesiumoxid, leichtes

Leichtes basisches **Magnesiumcarbonat** Ph. Eur.; Magnesii subcarbonas levis, Magnesium subcarbonicum leve; weißes Pulver, unlöslich in Wasser, löslich in verdünnten Säuren; wird basisches Magnesiumcarbonat verschrieben, ist schweres Magnesiumcarbonat zu verwenden;. Anwendung: Antacidum, Laxans; schweres basisches **Magnesiumcarbonat** Ph. Eur.; Magnesii subcarbonas ponderosus, Magnesium subcarbonicum ponderosum; Eigenschaften und Anwendung wie leichtes basisches Magnesiumcarbonat

Magnesiumchlorid-Hexahydrat Ph. Eur.; Magnesii chloridum hexahydricus, Magnesium chloratum; farblose hygroskopische Kristalle, sehr leicht löslich in Wasser, leicht löslich in Ethanol 96 %; Anwendung: Elektrolytlösungen

Leichtes **Magnesiumoxid** Ph. Eur.; Magnesii oxidum leve, Magnesia usta, gebrannte Magnesia; schweres **Magnesiumoxid** Ph. Eur.; Magnesii oxidum ponderosum, Magnesium oxydatum ponderosum; weiße amorphe Pulver, löslich in verdünnten Säuren, unlöslich in Wasser; Anwendung: Antacidum mit mild laxierender Wirkung

♣**Magnesiumperoxid** Ph. Eur.; Magnesii peroxidum, Magnesium peroxydatum, 25 % MgO_2 mit 75 % MgO;. Anwendung: Antacidum

Magnesiumstearat Ph. Eur.; Magnesii stearas, Magnesium steari(ni)cum; weißes, fettiges Pulver, unlöslich in Wasser und wasserfreiem Ethanol; Anwendung: Hilfsstoff zur Tablettenherstellung als Schmier-, Gleit- und Formentrennmittel, in Pudern zur Verbesserung der Gleit- und Deckfähigkeit, in Cremes und Salben zur Stabilisierung der Fettphase

Magnesiumsulfat-Heptahydrat Ph. Eur.; Magnesii sulfas heptahydricus, Magnesium sulfuricum, Bittersalz; weiße farblose Kristalle, leicht löslich in Wasser, sehr schwer löslich in siedendem Wasser, unlöslich in Ethanol 96 %; Anwendung: Laxans, Stabilisator in Salben durch Bildung von Magnesiumseifen

Magnesiumtrisilicat Ph. Eur.; Magnesii trisilicas, Magnesium trisilicicum; weißes Pulver, unlöslich in Wasser und Ethanol 96 %; Anwendung: Antacidum, Adsorbens und mildes Laxans

Maisstärke → Stärke

Malvae sylvestris flos → Malvenblüten

Maltodextrin Ph. Eur.; Maltodextrinum; weißes Pulver oder Granulat, schwach hygroskopisch, leicht löslich in Wasser; Anwendung: Tablettenherstellung

Malvenblüten Ph. Eur.; Malvae sylvestris flos, Flores Malvae; Anwendung: Schleimdroge gegen Entzündungen der oberen Luftwege und des Magen-Darm-Traktes, auch als Schmuckdroge

Natives **Mandelöl** Ph. Eur.; Amygdalae oleum virginale, Oleum Amygdalarum; raffiniertes **Mandelöl** Ph. Eur.; Amygdalae oleum raffinatum, Oleum Amygdalarum raffinatum; hellgelbes, geruchloses Öl; schwer löslich in Ethanol 96 %; Anwendung: Salbengrundlagen

Mannitol Ph. Eur.; Mannitolum, D-Mannitol; weißes kristallines Pulver oder Körner, leicht löslich in Wasser, sehr schwer löslich in Ethanol 96 %; Anwendung: Osmodiuretikum, Zuckerersatz für Diabetiker, inertes Füllmittel für Tabletten und Kapseln

Matricariae extractum fluidum → Kamillenfluidextrakt
Matricariae flos → Kamillenblüten

Maydis amlyum → Stärke

MCC → Cellulose

Melissenblätter Ph. Eur.; Melissae folium, Folia Melissae; Inhaltsstoffe: ätherisches Öl mit Citralen, Citronellal und Geraniol, Bitterstoffe, Gerbstoffe; Anwendung: Spasmolytikum, Sedativum

Menthae crispae aetheroleum → Krauseminzöl
Menthae piperitae folium → Pfefferminzblätter

♣**Menthol** Ph. Eur.; Levomentholum, Mentholum; racemisches **Menthol** Ph. Eur.; Mentholum racemicum; farblose Kristalle oder kristallines Pulver, sehr leicht löslich in Ethanol 96 %, leicht löslich in fetten und ätherischen Ölen sowie flüssigem Paraffin, sehr schwer löslich in Glycerol; Anwendung: äußerlich als Lokalanästhetikum bei Migräne (Migränestift), bei Hautjucken und Insektenstichen, als Einreibung bei grippalen Infekten, innerlich spasmolytisch; die Anwendung bei Säuglingen und Kleinkindern ist zu vermeiden.
♣**Metamizol-Natrium** Ph. Eur.; Metamizolum natricum, Natrium phenyldimethylpyrazolonmethylaminomethansulfonicum, Novaminsulfon, Novalgin®; weißes kristallines Pulver, sehr leicht löslich in Wasser, löslich in Ethanol 96 %; Anwendung: Analgetikum
Methadonhydrochlorid Ph. Eur.; Methadoni hydrochloridum, Methadonum hydrochloricum; Betäubungsmittel; weißes kristallines Pulver, löslich in Wasser, leicht löslich in Ethanol 96 %; Anwendung: Substitution bei Opiatabhängigkeit
♣**Methanol** DAB; Methanolum, Alcohol methylicus, Methylalkohol; klare, farblose, hygroskopische, leicht entzündliche Flüssigkeit, mischbar mit Wasser; Methanol ist giftig: 30 bis 100 ml können tödlich sein; vorsichtig zu lagern
Methylcellulose Ph. Eur.; Methylcellulosum; weißes oder gelblich weißes bis grauweißes Pulver oder Körner, hygroskopisch, löslich in Wasser, unlöslich in siedendem Wasser und wasserfreiem Ethanol; s. Seite 181

Methylenblau → Methylthioniniumchlorid
Methylenum caeruleum → Methylthioniniumchlorid
Methylhydroxypropylcellulose → Hypromellose
Methyl-4-hydroxybenzoat → Parahydroxybenzoeester

♣**Methylsalicylat** Ph. Eur.; Methylis salicylas, Methylium salicylicum; farblose bis blassgelbe Flüssigkeit, schwer löslich in Wasser, mischbar mit Ethanol 96 %, fetten und ätherischen Ölen; Anwendung: hyperämisierendes Arzneimittel
♣**Methylthioniniumchlorid** Ph. Eur.; Methylthioninii chloridum, Methylthioninium chloratum, Methylenblau, Methylenum caeruleum; farblose bis schwach gelbliche Flüssigkeit, mischbar mit Ethanol 96 %, fetten und ätherischen Ölen; Anwendung: Redoxkatalysator bei Methämoglobin-Vergiftungen, außerdem bei Cyanid-Vergiftungen, als Desinfiziens bei Wundspülungen und Pinselungen, in Kapseln zur Magenfunktionsprüfung

♣**Metronidazol** Ph. Eur.; Metronidazolum, s. Seite 267; vorsichtig zu lagern

Miglyol® → Triglyceride, mittelkettige

♣**Milchsäure** Ph. Eur.; Acidum lacticum; klare, farblose, sirupdicke Flüssigkeit, mischbar mit Wasser und Ethanol 96 %; Anwendung: Herstellung von Sauermilch für Säuglingsnahrung, verdünnt in Schleimhautspülungen, Ätzstoff in Hühneraugenmitteln, in Verbindung mit Natriumlactat als Puffer; vorsichtig zu lagern

Milchzucker → Lactose-Monohydrat

MKT → Triglyceride, mittelkettige

MPHC → Hypromellose

Mulsifan® CPA → Macrogollaurylether

Myritol® → Triglyceride, mittelkettige

♣**Myrrhentinktur** Ph. Eur.; Myrrhae tinctura, Tinctura Myrrhae; Anwendung: Antiseptikum in Pinselungen und Wundspülungen

N

Natrii lactatis solutio → Natriumlactat-Lösung

Natriumacetat-Trihydrat Ph. Eur.; Natrii acetas trihydricus, Natrium aceticum; farblose Kristalle, sehr leicht löslich in Wasser, löslich in Ethanol 96 % ; Anwendung: Acidosen, in Dialyselösungen und zu technischen Zwecken

Natrium aethylendiamintetraaceticum → Natriumedetat
Natrium aethylthiomercurisalicylicum → Thiomersal®

Natriumalginat Ph. Eur.; Natrii alginas, Natrium alginicum; weißes bis gelbbraunes Pulver, langsam löslich in Wasser zu einer viskosen, kolloidalen Lösung, unlöslich in Ethanol 96 %; s. Seite 180; Anwendung: Gelbildner
Natriumascorbat Ph. Eur.; Natrii ascorbas, Natrium ascorbi(ni)cum; weißes kristallines Pulver oder Kristalle, leicht löslich in Wasser, wenig löslich in Ethanol 96 %; Anwendung: Antioxidans
Natriumbenzoat Ph. Eur.; Natrii benzoas, Natrium benzoicum; kristallines oder granuliertes Pulver oder Blättchen, schwach hygroskopisch, leicht löslich in Wasser, wenig löslich in Ethanol 96 %; s. Seite 56; Anwendung: Antiseptikum und schwaches Konservierungsmittel

Natrium bicarbonicum → Natriumhydrogencarbonat

♣**Natriumcarbonat-Decahydrat** Ph. Eur.; Natrii carbonas decahydricus, Natrium carbonicum, Soda; farblose, durchsichtige Kristalle oder weißes kristallines Pulver, schnell verwitternd, leicht löslich in Wasser, unlöslich in Ethanol 96%; Anwendung: Badezusatz bei Hauterkrankungen, zur Aufweichung von Krusten, früher bei Hyperacidität, in der Großindustrie zur Herstellung von Waschmitteln, im Haushalt als Reinigungsmittel

Natrium carboxymethylcellulosum → Carmellose-Natrium
Natrium causticum fusum → Natriumhydroxid

Natriumcetylstearylsulfat Ph. Eur.; Natrii cetylo- et stearylosulfas, Natrium cetylstearylsulfonicum, Lanette® E; weißes bis gelbes amorphes oder kristallines Pulver, löslich in heißem Wasser, praktisch unlöslich in kaltem Wasser, teilweise löslich in Ethanol 96%; Anwendung: anionischer O/W-Emulgator, der mit Cetylstearylalkohol zur hydrophilen Salbe verarbeitet wird.

Natriumchlorid Ph. Eur.; Natrii chloridum, Natrium chloratum, Kochsalz; weißes kristallines Pulver, farblose Kristalle, leicht löslich in Wasser, unlöslich in wasserfreiem Ethanol; Anwendung: bei chronischen Katarrhen der Schleimhäute, in Mineralwässern, als Brechmittel (obsolet), äußerlich als Sole und in Bädern, Herstellung von physiologischer Kochsalzlösung (0,9%), Isotonisierungsmittel in Augentropfen; die Einnahme von etwa 200 g Natriumchlorid ist für den Menschen tödlich

Natriumcitrat Ph. Eur.; Natrii citras, Natrium citricum, hygroskopisches, kristallines, farbloses Pulver oder Kristalle, leicht löslich in Wasser, unlöslich in Ethanol 96%; Anwendung: Chelatbildner, zur Hemmung der Blutgerinnung, mit Citronensäure in Citrat-Pufferlösung

Natriumdihydrogenphosphat-Dihydrat Ph. Eur.; Natrii dihydrogenophosphas dihydricus, Natrium dihydrogenophosphoricum; weißes Pulver oder farblose Kristalle, sehr leicht löslich in Wasser, sehr schwer löslich in Ethanol 96%; Anwendung: Pufferlösungen, Backpulver

♣**Natriumdodecylsulfat** Ph. Eur.; Natrii laurylsulfas, Natrium laurylsulfuricum, Natriumlaurylsulfat; weißes Pulver oder Kristalle, leicht löslich in Wasser zu einer opaleszierenden Lösung, teilweise löslich in Ethanol 96%; Anwendung: anionischer Emulgator, Detergens

♣**Natriumedetat** Ph. Eur.; Natrii edetas, Natrium aethylendiamintetraaceticum, Natriumethylendiamintetraacetat; weißes kristallines Pulver, löslich in Wasser, unlöslich in Ethanol 96%; Anwendung: Chelatbildner, Synergist zu Benzalkoniumchlorid in Augentropfen

Natriumaethylmercurithiosalicylat → Thiomersal®

Natriumhydrogencarbonat Ph. Eur.; Natrii hydrogenocarbonas, Natrium bicarbonicum, Natrium hydrogencarbonicum, Natron; weißes kristallines Pulver, löslich in Wasser, unlöslich in Ethanol 96%; Anwendung: Antacidum, in Mund und Gurgelwässern, Pufferlösungen

♣**Natriumhydroxid** Ph. Eur.; Natrii hydroxidum, Natrium hydroxydatum, Ätznatron, Natrium causticum fusum; weiße kristalline hygroskopische Plätzchen, Stangen oder Platten, sehr leicht löslich in Wasser, leicht löslich in Ethanol 96%; Anwendung: technisch zur Seifenherstellung, Reinigung, Abbeizen von Möbeln, Stalldesinfektion; vorsichtig zu lagern

Natriumlaurylsulfat → Natriumdodecylsulfat

Natriumlactat Ph. Eur.; Natrii lactas, Natrium lacticum; farblose viskose Flüssigkeit, sehr leicht löslich in Wasser und Ethanol 96 %; Anwendung: Infusionslösungen
Natriumlactat-Lösung Ph. Eur.; Natrii lactatis solutio, Solutio Natrii lactici, Natriumlactat-Lösung 50 %; klare farblose, schwach sirupartige Flüssigkeit, mischbar mit Wasser und Ethanol 96 %

Natriumhydroxid-Lösung 15 % → Natronlauge

Natriummonohydrogenphosphat-Dihydrat Ph. Eur.; Dinatrii phosphas dihydricus, Natrium phosphoricum dihydricum, primäres Natriumphosphat; weißes Pulver oder farblose Kristalle, löslich in Wasser, unlöslich in Ethanol 96 %; Anwendung: Pufferlösungen
Natriummonohydrogenphosphat-Dodecahydrat Ph. Eur.; Dinatrii phosphas dodecahydricus, Natrium phosphoricum, sekundäres Natriumphosphat; durchsichtige, leicht verwitternde Kristalle, sehr leicht löslich in Wasser, unlöslich in Ethanol 96 %
Natriummonohydrogenphosphat-Heptahydrat DAC, Dinatrii phosphas heptahydricus, Natrium phosphoricum siccatum; weißes kristallines hygroskopisches Pulver, löslich in Wasser, unlöslich in Ethanol 96 %; Anwendung: salinisches Laxans, geeignet für Pulvermischungen
Natriumsulfat-Decahydrat Ph. Eur.; Natrii sulfas decahydricus, Natrium sulfuricum, Glaubersalz; farblose Kristalle, weißes kristallines Pulver, leicht löslich in Wasser, unlöslich in Ethanol 96 %; Anwendung: Laxans
♣**Natriumtetraborat** Ph. Eur.; Borax, Natrium tetraboricum; weiße Kristalle oder Pulver, löslich in Wasser, sehr leicht löslich in siedendem Wasser, leicht löslich in Glycerol; Anwendung: Augentropfen

Natron → Natriumhydrogencarbonat

Natronlauge 15 % DAB 6; Natrii hydroxidi solutio 15 per centum, Liquor Natrii caustici, Solutio Natrii hydroxydati

♣**Neomycinsulfat** Ph. Eur.; Neomycini sulfas, Neomycinum sulfuricum; gelblich weißes hygroskopisches Pulver, sehr leicht löslich in Wasser, schwer löslich in Ethanol 96 %; Anwendung: Aminoglykosid-Antibiotikum zur topischen Anwendung; vorsichtig zu lagern

Neutralöl → Triglyceride, mittelkettige

Nipagin® → Parahydroxybenzoesäureester
Nipasol® → Parahydroxybenzoesäureester
Novalgin® → Metamizol-Natrium
Novaminsulfon → Metamizol-Natrium
Novocain® → Procainhydrochlorid
Novata® → Hartfett

Nystatin Ph. Eur.; Nystatinum; s. Seite 269; vorsichtig zu lagern

O

Octyldodecanol Ph. Eur.; Octyldodecanolum, Eutanol G®; farblose, klare, ölige Flüssigkeit, mischbar mit Ethanol 96 %, unlöslich in Wasser; Anwendung: Fettkomponente in Salben, Lösungsmittel für fettlösliche Wirkstoffe, Permeationsvermittler

Ölsäure Ph. Eur.; Acidum oleicum, Acidum olei(ni)cum; praktisch unlöslich in Wasser, mischbar mit Ethanol 96 %; Anwendung: Säurekomponente in Emulgatoren

Oleum Amygdalarum → Mandelöl
Oleum Anisi → Anisöl
Oleum Arachidis → Erdnussöl
Oleum Cacao → Kakaobutter
Oleum Carthami → Färberdistelöl
Oleum Citri → Citronenöl
Oleum Eucalypti → Eucalyptusöl
Oleum Foeniculi → Bitterfenchelöl
Oleum Lini → Leinöl
Oleum Menthae crispae → Krauseminzöl
Oleum Menthae piperitae → Pfefferminzöl
Oleum neutrale → Triglyceride, mittelkettige
Oleum Olivarum (raffinatum) → Olivenöl (raffiniertes)
Oleum Pini pumilionis → Latschenkiefernöl
Oleum Ricini raffinatum (virginale) → Rizinusöl, raffiniertes (natives)
Oleum Ricini hydrogenatum → Rizinusöl, hydriertes
Oleum Rosae → Rosenöl
Oleum Sesami raffinatum → Sesamöl, raffiniertes
Oleum Terebinthinae rectificatum → Terpentinöl, gereinigtes

Oleyloleat DAB; Oleylis oleas, Oleylium oleinicum, Ölsäureoleylester, Cetiol®; schwach gelbliche, viskose Flüssigkeit, unlöslich in Wasser, sehr leicht löslich in fetten Ölen, Mineralölen, schwer löslich in Ethanol 90 %; Anwendung: Penetrationsvermittler in Dermatika; **Cetiol® HE**; hellgelbe, ölige Flüssigkeit mit geringer Viskosität und einer Hydroxylzahl von etwa 180; Anwendung: wasserlösliches Überfettungs- und Lösungsmittel; **Cetiol® SB 45**; pflanzliches Fett aus Sheanüssen; **Cetiol® V** Ph. Eur.; Ölsäuredecylester; Anwendung: als Ölkomponente für Dermatika

Natives **Olivenöl** Ph. Eur.; Olivae oleum virginale, Oleum Olivarum; raffiniertes **Olivenöl** Ph. Eur., Olivae oleum raffinatum, Oleum Olivarum raffinatum; klare gelbe bis grünlich gelbe ölige Flüssigkeiten, unlöslich in Wasser und Ethanol 96 %; Anwendung: Grundlage für orale und kutane Arzneiformen

Eingestellte **Opiumtinktur** Ph. Eur.; Opii tinctura normata, Tinctura Opii normata, Betäubungsmittel; rötlich braune Flüssigkeit; Inhaltsstoffe: 0,95 bis 1,05 % Morphin, mindestens 0,1 % Codein; Anwendung: Diarrhoe

Orangentrockenaroma; sprühgetrocknetes, natürliches Konzentrat aus Orangen; Anwendung: Zusatzstoff zur Geschmacksverbesserung

Oryzae amylum → Stärke

P

Panthenolum, Pantothenylalkohol → Dexpanthenol
Pantocain® → Tetracainhydrochlorid

Parabene → Parahydroxybenzoeester

Paracetamol Ph. Eur.; Paracetamolum; weißes kristallines Pulver, wenig löslich in Wasser, leicht löslich in Ethanol 96 %; Anwendung: Analgetikum, Antipyretikum; vorsichtig zu lagern
Parahydroxybenzoesäureester; 4-Hydroxybenzoesäureester, PHB-Ester, Parabene
♣**Ethyl-4-hydroxybenzoat** Ph. Eur.; Ethylis hydroxybenzoas, Aethylium hydroxybenzoicum, Nipagin® A; ♣**Methyl-4-hydroxybenzoat**, Ph. Eur.; Methylis hydroxybenzoas, Methylium hydroxybenzoicum, Nipagin® M; ♣**Propyl-4-hydroxybenzoat** Ph. Eur; Propylis hydroxybenzoas, Propylium hydroxybenzoicum, Nipasol®; weiße,kristalline Pulver, farblose Kristalle, löslich in heißem Wasser und Ethanol 96 %; ihre Natriumsalze sind leicht wasserlöslich; s. Seite 56; Anwendung: Konservierungsmittel gegen Bakterien, Hefen, Schimmelpilze

Dickflüssiges **Paraffin** Ph. Eur.; Paraffinum (sub)liquidum, Paraffinöl; farblose ölartige Flüssigkeit, unlöslich in Wasser und Ethanol 96 %; Anwendung: Bestandteil von Salben und Cremes, Abführmittel (obsolet)
Dünnflüssiges **Paraffin** Ph. Eur.; Paraffinum perliquidum; farblose ölige Flüssigkeit, unlöslich in Wasser, schwer löslich in Ethanol 96 %

Paraffinum durum/solidum → Hartparaffin

PEG → Macrogole

Pericarpium Aurantii → Bitterorangenschalen

Perubalsam Ph. Eur.; Balsamum peruvianum; dunkelbraune, klare ölige Flüssigkeit mit vanilleartigem Geruch, leicht löslich in wasserfreiem Ethanol, unlöslich in Wasser, nicht mischbar mit fetten Ölen außer Rizinusöl bis zu 15 %; Anwendung: schwach antiseptisch und granulationsfördernd in Salben und Suppositorien; Kontaktallergien!

Pfefferminzblätter Ph. Eur.; Menthae piperitae folium, Folia Menthae piperitae; Inhaltsstoffe: mindestens 1,2 % ätherisches Öl mit Menthol; Anwendung: Cholagogum und Stomachikum mit spasmolytischer Wirkung
♣**Pfefferminzöl** Ph. Eur.; Menthae piperitae aetheroleum, Oleum Menthae piperitae; Inhaltsstoffe: Menthol, Menthylacetat, Menthylisovalerianat; farblose bis gelblich-grüne Flüssigkeit, mischbar mit Ethanol 96 %, unlöslich in Wasser; Anwendung: Spasmolytikum, Cholagogum, äußerlich in kühlenden, juckreizstillenden Zubereitungen, in Rheumaeinreibungen, Schnupfensalben, zur Inhalation bei Bronchitis, zu Mundspülungen als Geschmackskorrigens (s. Seite 470: Menthol)

♣**Phenol** Ph. Eur.; Phenolum; kristalline Masse oder Kristalle, farblos bis schwach rosa oder gelblich, zähflüssig, löslich in Wasser, sehr leicht löslich in Ethanol 96% und Glycerol; Anwendung: bakterizid gegen vegetative Formen der grampositiven und gramnegativen Bakterien, in Konzentrationen von 0,2 bis 1% nur bakteriostatische Wirkung; 5% Lösung zur Devitalisierung der Zahnpulpa; vorsichtig zu lagern ♣Verflüssigtes **Phenol** DAC; Phenolum liquefactum; 90,9 Teile Phenol und 9,1 g Wasser; vorsichtig zu lagern
♣**Phenylmercuriborat** Ph. Eur.; Phenylhydragyri boras, Phenylhydragyrum boricum, Phenylquecksilberborat; weißes kristallines Pulver oder farblose Kristalle, löslich in Wasser und Ethanol 96%; siehe Seite 56; Anwendung: Antiseptikum, zur Konservierung wässriger Augentropfen; sehr vorsichtig zu lagern
♣**Physostigminsalicylat** Ph. Eur.; Physostigmini salicylas, Physostigminum salicylicum, Eserini salicylas, Eserinum salicylicum; farblose Kristalle, sehr schwer löslich in Wasser und Ethanol 96%, schwer löslich in heißem Wasser; Anwendung: in Augentropfen als indirektes Parasympathomimetikum; sehr vorsichtig zu lagern

Pix Lithanthracis → Steinkohlenteer

Plantago lanceolatae folium (herba) → Spitzwegerichblätter

♣**Polidocanol 600** DAC; Polidocanolum 600, Polydocanolum, Lauromacrogol 400, Thesit®; s. Seite 282
Poloxamere Ph. Eur.; Poloxamera; Copolymere aus Ethylenoxid und Propylenoxid; Poloxamer 124: farblose Flüssigkeit; Poloxamer 188, 237, 338, 407: weiße wachsartige Pulver, Kügelchen, Schuppen; Poloxamer 188: löslich in Wasser und Ethanol 96%; Poloxamere 237, 338, 407: sehr schwer löslich in Wasser und Ethanol 96%; s. Seite 182

Polyacrylsäure → Carbomere
Polyaethylenglycolum cetylstearylicum → Macrogolcetylstearylether
Polydiole, Polyethylenglykole, Polyoxyethylene → Macrogole

Polysorbate Ph. Eur.; Polysorbatum, Polyoxyethylensorbitanfettsäureester, Tween®; Bezeichnung für Partialester der Sorbitane, die copolymerisiert sind mit Ethylenoxiden; nur Substanzen mit einem HLB-Wert von 15 lösen sich einwandfrei in Wasser; diese Typen sind Lösungsvermittler, Netzmittel, O/W-Emulgatoren.

Typ	**Fettsäure**	**Form**	**HLB-Wert**	**Löslichkeit**			
				W	**Eth**	**fÖ**	**P**
20	Monolaurat	flüssig	16,7	L	L	U	U
40	Monopalmitat	flüssig	15,6	L	L	U	U
60	Monostearat	salbenartig	14,9	L	L	U	U
80	Monooleat	flüssig	15,0	L	L	U	U

Eigenschaften verschiedener Polysorbat-Typen:
L = löslich, U = unlöslich, W = Wasser, Eth = Ethanol, fÖ = fettes Öl, P = flüssiges Paraffin

Polyvidon, unlösliches → Crospovidon
Polyvinylpyrrolidonum (Jodum) → Povidon(-Iod)

Pomeranzenschalen → Bitterorangenschalen

Pottasche → Kaliumcarbonat

Povidon Ph. Eur.; Povidonum, Polyvinylpyrrolidonum, PVP, Kollidon; weißes hygroskopisches Pulver, leicht löslich in Wasser, Ethanol 96 %, Glycerol, Propylenglycol; Anwendung: Blutersatzmittel, Resorptionsverzögerer, Bindemittel bei der Tablettenherstellung, Drageeüberzüge, Suspensionsstabilisatoren
♣**Povidon-Iod** Ph. Eur.; Povidonum iodinatum, Polyvinylpyrrolidoni Jodum; gelblich braunes bis rötlich braunes amorphes Pulver, löslich in Wasser und Ethanol 96 %; Anwendung: Desinfektionsmittel

♣**Prednisolon** Ph. Eur.; Prednisolonum; ♣**Prednisolonacetat** Ph. Eur.; Prednisoloni acetas, Prednisolonum aceticum; s. Seite 273; vorsichtig zu lagern
♣**Procainhydrochlorid** Ph. Eur.; Procaini hydrochloridum, Procainum hydrochloricum, Novocain®; weißes kristallines Pulver oder farblose Kristalle, sehr leicht löslich in Wasser und Ethanol 96 %; Anwendung: Lokalanästhesie; vorsichtig zu lagern
Progesteron Ph. Eur.; Progesteronum; weißes kristallines Pulver oder farblose Kristalle, unlöslich in Wasser, leicht löslich in wasserfreiem Ethanol; Anwendung: gestagenes Hormon
♣**2-Propanol** Ph. Eur.; Alcohol isopropylicus, Isopropylalkohol; mischbar mit Wasser, Ethanol, Ether, Chloroform, Petrolether; Anwendung: Lösungsmittel, Desinfektionsmittel; **2-Propanol-Wasser-Mischungen (DAC)** sind stets durch Wägung herzustellen; die einzuwiegenden Massen müssen ausschließlich mit Massenprozent berechnet werden; eine Tabelle mit Angaben 2-Propanol zu % (m/m), % (VV) und den entsprechenden Dichten befindet sich im DAC, Anlage L; Herstellungsanweisungen der wichtigsten 2-Propanol-Wasser-Gemische im Anhang IV dieses Buches und im NRF
Propylenglycol Ph. Eur.; Propylenglycolum; viskose, klare, farblose hygroskopische Flüssigkeit, mischbar mit Wasser, Ethanol 96 %; s. Seite 57; Anwendung: Lösungsmittel, Weichmacher, Feuchthaltemittel, Penetrationsbeschleuniger, Konservierungsmittel in 15- bis 20 %iger Konzentration, Frostschutzmittel

Propyl-4-hydroxybenzoat → Parahydroxybenzoeester
Propylium myristinicum (palmitinicum) → Isopropylmyristat (palmitat)

Q

Quercus cortex → Eichenrinde

R

Radix Althaeae → Eibischwurzel
Radix Gentianae → Enzianwurzel
Radix Ipecacuanhae → Ipecacuanhawurzel
Radix Liquiritiae → Süßholzwurzel
Radix Valerianae → Baldrianwurzel

Ratanhiatinktur Ph. Eur.; Ratanhiae tinctura, Tinctura Ratanhiae; Inhaltsstoffe: etwa 1 % Gerbstoffe, berechnet als Pyrogallol; Anwendung: Adstringens in Mundspülmitteln

Reisstärke → Stärke

♣**Resorcin** Ph. Eur.; Resorcinolum, Resorcinum; farbloses Pulver, graurosa Kristalle, an der Luft nach rot umschlagend, sehr leicht löslich in Wasser, Ethanol 96 %; Anwendung: Keratolytikum; negative Nutzen-Risiko-Bewertung

Rivanol® → Ethacridinlactat

Natives **Rizinusöl** Ph. Eur.; Ricini oleum virginale, Oleum Ricini; raffiniertes **Rizinusöl** Ph. Eur.; Ricini oleum raffinatum, Oleum Ricini raffinatum; klare, farblose, hygroskopische, dickflüssige Öle, mischbar mit Ethanol 96 %; Anwendung: Laxans; hydriertes **Rizinusöl** Ph. Eur.; Ricini oleum hydrogenatum, Oleum Ricini hydrogenatum; weißes Pulver oder Schuppen, unlöslich in Wasser, mischbar mit Ethanol 99 %; Anwendung: Formentrennmittel oder Retardierungsmittel in Tabletten, Konsistenzgeber in Cremes und Salben

Rohrzucker → Saccharose
Rosae pseudo-fructus → Hagebuttenschalen

Rosenöl DAB 6; Rosae aetheroleum, Oleum Rosae; farblose bis gelbliche Flüssigkeit, unter 25 °C Kristalle abscheidend; Anwendung: Geruchskorrigens
Rosenwasser DAB 6; Aqua Rosae: 4 Tropfen Rosenöl werden mit 1000 g Wasser geschüttelt und anschließend abfiltriert

Rubi fruticosi folium → Brombeerblätter

S

Saccharin-Natrium Ph. Eur.; Saccharinum natricum, Saccharinum solubile; weißes kristallines Pulver oder farblose verwitternde Kristalle, leicht löslich in Wasser, wenig löslich in Ethanol 96 %; Anwendung: Süßstoff

Saccharinum solubile → Saccharin-Natrium

Saccharose Ph. Eur.; Saccharum, Rohrzucker, Sucrose; weißes kristallines Pulver oder Kristalle, süßer Geschmack, sehr leicht löslich in Wasser, leicht löslich in Ethanol 70 %, schwer löslich in Ethanol 96 %, unlöslich in wasserfreiem Ethanol; Anwendung: Süßungsmittel

Saccharum amylaceum → Glukose
Saccharum Lactis → Lactose

Salbeitinktur Ph. Eur.; Salviae tinctura, Tinctura Salviae; Inhaltsstoffe: mindestens 0,1 % ätherisches Öl; Anwendung: Aphthen

♣**Salicylsäure** Ph. Eur.; Acidum salicylicum; Kristallnadeln oder weißes Pulver; s. Seite 274

Salmiak → Ammoniumchlorid
Salmiakgeist → Ammoniaklösung

♣**Salzsäure 36%** Ph. Eur.; Acidum hydrochloricum concentratum, Chlorwasserstoffsäure; klare, farblose, an der Luft rauchende Flüssigkeit von stechendem Geruch, mischbar mit Wasser; vorsichtig zu lagern; ♣**Salzsäure 25%** Ph. Eur.; Acidum hydrochloricum 25 per centum, Acidum hydrochloricum 25%; vorsichtig zu lagern; **Salzsäure 10%** Ph. Eur.; Acidum hydrochloricum dilutum; Anwendung: Säuresubstitution; Acidum hydrochloricum dilutum DAB 6: 12,4% bis 15,2%

Sambuci flos → Holunderblüten
Sapo kalinus → Kaliseife
Schmierseife → Kaliseife

Schwefel zum äußerlichen Gebrauch Ph. Eur.; Sulfur ad usum externum, Sulfur dispersissimum, Sulfur praecipatum, **feinverteilter Schwefel**; **gereinigter Schwefel** DAB 8; Sulfur depuratum; gelbes Pulver, unlöslich in Wasser, löslich in Schwefelkohlenstoff, schwer löslich in pflanzlichen Ölen; **kolloidaler Schwefel** AB-DDR; Sulfur colloidale; in Wasser als milchige Flüssigkeit löslich; Anwendung: Dermatologie, technische Zwecke

Schweineschmalz DAB; Adeps suillus; aus dem ungesalzenen Gewebe des Netzes und der Nierenumhüllung gewonnenes Fett von Schweinen; weiße, weiche, fettige Masse, ähnlich dem menschlichen Hautfett, wenig löslich in Ethanol; Anwendung: physiologisch gut verträgliche, aber sehr schlecht haltbare Salbengrundlage
♣**Scopolaminhydrobromid** Ph. Eur.; Scopolamini hydrobromidum, Hyoscini hydrobromidum, Scopolaminum hydrobromicum; weißes kristallines Pulver, farblose verwitternde Kristalle, leicht löslich in Wasser, löslich in Ethanol 96%; Anwendung: Parasympatholytikum; sehr vorsichtig zu lagern

Scopolaminium butylbromatum → Butylscopolaminiumbromid

Seifenspiritus DAC; Spiritus saponatus; Anwendung: Formentrennmittel für Zäpfchen aus Kakaobutter

Semen Lini → Leinsamen

Sennesblätter Ph. Eur.; Sennae folium, Folia Sennae; **Alexandriner-Sennesfrüchte** Ph. Eur.; Sennae fructus acutifoliae, Folliculi Sennae; **Tinnevelly-Sennesfrüchte** Ph. Eur.; Sennae fructus angustifoliae, Folliculi Sennae; Inhaltsstoffe: Sennosid A und B; Anwendung: Laxans
Eingestellter **Sennesblättertrockenextrakt** Ph. Eur.; Sennae folii extractum siccum normatum, Extractum Sennae siccum normatum; Inhaltsstoffe: 5,5 bis 8% Hydroxyanthracenglykoside, berechnet als Sennosid B; Anwendung: Laxans

Raffiniertes **Sesamöl** Ph. Eur.; Sesami oleum raffinatum, Oleum Sesami raffinatum; hellgelbes bis farbloses, fast geruchloses Öl, unlöslich in Wasser und Ethanol 96%; Anwendung: Arzneiträger

♣Boraxhaltiges **Silbereiweißacetyltannat** DAC; Argenti albuminoacetylotannas cum borace, Argentum albumino-acetylotannicum cum borace, Targesin®; 5,6 bis 6,4% organisch gebundenes Silber, kolloidal löslich in Wasser, unlöslich in Ethanol 96%; Anwendung: Antiseptikum
Silbereiweiß DAC; Argentum proteinicum; gelbes bis rotbraunes hygroskopisches Pulver, kolloidal löslich in Wasser, unlöslich in Ethanol 96%; Anwendung: Schleimhautantiseptikum, äußerlich auf Wunden, Ekzemen, in Salben bei Furunkeln
Gefälltes **Siliciumdioxid** DAB; Silicii dioxidum praecipitatum, Silicium dioxydatum praecipitatum; Eigenschaften und Anwendung wie hochdisperses Siliciumdioxid; hochdisperses **Siliciumdioxid** Ph. Eur.; Silica colloidalis anhydrica, Silicium dioxydatum colloidale anhydricum, Aerosil®; weißes, feines, leichtes amorphes Pulver mit großer innerer Oberfläche, unlöslich in Wasser, löslich in heißen Alkalihydroxid-Lösungen; Anwendung: Tablettierhilfsstoff, Trockenmittel, Adsorptionsmittel, Sedimentationsverzögerer; s. Seite 180

Silikonöl → Dimeticon
Soda → Natriumcarbonat-Decahydrat

Softisan®; Bezeichnung für verschiedene Triglyceride gesättigter Pflanzensäuren; einige Sorten enthalten Partialglyceride und nichtionische Emulgatoren; Anwendung: halbsynthetischer Bestandteil von Cremes und Salben, Emulsionsgrundlage; **Softisan® 378**; Neutralfett für wasserfreie Salben; **Softisan® 601**; Salbengrundlage mit Emulgator

Solani amylum → Stärke
Solutio Chlorhexidini gluconici → Chlorhexidindigluconat-Lösung 20%
Solutio Natrii hydroxydati → Natriumhydroxid-Lösung
Solutio Natrii lactatis → Natriumlactat-Lösung
Solutio Sorbitoli liquidum cristallisabilis (non cristallisabilis) → Sorbitol-Lösung 70%

♣**Sorbinsäure** Ph. Eur.; Acidum sorbicum, Acidum sorbinicum; weißes kristallines Pulver, leicht löslich in Ethanol 96%, löslich in heißem Wasser, schwer löslich in kaltem Wasser. Anwendung: Konservierungsmittel

Sorbit → Sorbitol

Sorbitan; Sorbitanfettsäureester, Span®, Arlacel®; Mischung partieller Fettsäureester des Sorbitols und seiner Anhydride mit verschiedenen Fettsäuren; flüssige oder feste Substanzen; unlöslich in Wasser; Anwendung: nichtionische Emulgatoren des Typs W/O, als Stabilisatoren in Komplexemulgatoren zur Herstellung von O/W-Cremes

Sorbitanmonolaurat Ph. Eur.	= Span® 20	HLB: 8,6
Sorbitanmonooleat Ph. Eur.	= Span® 80, Arlacel® 80	HLB: 4,3
Sorbitanmonopalmitat Ph. Eur.	= Span® 40, Arlacel® 40	HLB: 6,7
Sorbitanmonostearat Ph. Eur.	= Span® 60, Arlacel® 60	HLB: 4,7

♣Sorbitantrioleat Ph. Eur.	= Span® 85	HLB: 1,8
Sorbitantristearat DAC	= Span® 65	HLB: 2,1

Sorbitol Ph. Eur.; Sorbitolum, Sorbit; weißes, kristallines, süß schmeckendes Pulver, sehr leicht löslich in Wasser, unlöslich in Ethanol 96 %; Anwendung: Zuckeraustauschstoff, Feuchthaltemittel, Weichmacher in Gelatinekapseln, Füll- und Bindemittel zur Tablettenherstellung, Geschmackskorrigens, Lösungsvermittler, parenterale Ernährung
Sorbitol-Lösung 70 % Ph. Eur.; Sorbitolum liquidum cristallisabile (non cristallisabile), Solutio Sorbitoli cristallisabilis (non cristallisabilis): kristallisierend oder nicht kristallisierend; Anwendung: s. Sorbitol und technologisch zum Austausch von Glycerol

Span® → Sorbitan
Spiritus → Ethanol
Spiritus denaturatus → Brennspiritus
Spiritus saponatus → Seifenspiritus
Spiritus Vini gallici → Franzbranntwein

Spitzwegerichblätter Ph. Eur.; Plantaginis lanceolatae folium, Folia Plantaginis lanceolatae, frühere Bezeichnung: Spitzwegerichkraut (Herba Plantaginis lanceolatae); Inhaltstoffe: Schleime, Flavonoide, Kieselsäure, Gerbstoffe; Anwendung: Katarrhe der oberen Luftwege

Stearinsäure Ph. Eur.; Acidum steari(ni)cum; weiße wachsartige flockige Kristalle oder weiße harte Masse oder weißes bis gelblich-weißes Pulver, unlöslich in Wasser, löslich in Ethanol 96 %; Anwendung: Tablettenherstellung, Komplexemulgator in Stearat-Creme

Stärke offizinell Ph. Eur.; **Maisstärke**; Maydis amylum, Amylum Maydis; **Kartoffelstärke**; Solani amylum, Amylum Solani; **Reisstärke**; Oryzae amylum, Amylum Oryzae; **Weizenstärke**; Tritici amylum, Amylum Tritici; s. Seite 180; sehr feine, weiße Pulver, unlöslich in kaltem Wasser und Ethanol 96 %; Anwendung: Herstellung von Hydrogelen, Pudern, Pasten, als Füll-, Spreng-, Gleitmittel bei der Tablettenherstellung

♣**Steinkohlenteer** DAC; Lithanthracis pix, Pix Lithanthracis; vorsichtig zu lagern
♣**Steinkohlenteerlösung** DAC; Lithanthracis picis liquor, Liquor Carbonis detergens, LCD; s. Seite 276; vorsichtig zu lagern

Sucrose → Saccharose

Sudanrot Reagenz Ph. Eur.; rötlich-braunes Pulver, unlöslich in Wasser, wenig löslich in Ethanol 96 %; Anwendung: zur Phasenbestimmung in Sudan-III-Lösung

Süßholzwurzel Ph. Eur.; Liquiritiae radix, Radix Liquiritiae; Inhaltsstoff: Glycyrrhizinsäure; Anwendung: Sekretolytikum, Sekretomotorikum, süßes Geschmackskorrigens, gegen Magen- und Zwölffingerdarmgeschwüre (obsolet)
Eingestellter ethanolischer **Süßholzwurzelextrakt** Ph. Eur.; Liquiritiae extractum fluidum ethanolicum normatum, Extractum Liquiritiae fluidum ethanolicum normatum; Inhaltsstoff: 3 bis 5 % Glycyrrhizinsäure; Anwendung: wie Süßholzwurzel

Sulfur → Schwefel

T

Tagat® S 2 → Macrogolglycerolester

Talkum Ph. Eur.; Talcum; wasserhaltiges Magnesiumsilikat mit geringen Mengen Aluminiumsilikat, das als Schichtsilikat vorliegt; feines weiches, sich fettig anfühlendes Pulver mit guter Haftfähigkeit auf der Haut, aber geringer Saugkraft für Wundsekrete, unlöslich in Wasser, Basen und verdünnten Säuren; Anwendung: Schmiermittel in der Technologie, Pudergrundlage in Dermatika (nicht mehr empfohlen), in Suspensionen und Salben; da Talkum aufgrund der bergmännischen Gewinnung stark mit Bakterien bzw. deren Sporen kontaminiert war, musste es sterilisiert werden. Heute kann laut NRF die Sterilisation bei manchen Vorschriften entfallen, da Talkum die Anforderungen der Ph. Eur. bezüglich der Keimzahl erfüllt.

Tannin Ph. Eur.; Tanninum, Acidum tannicum, Gerbsäure; gelbliches bis bräunliches Pulver, glänzende Plättchen, sehr leicht löslich in Wasser, leicht löslich in Glycerol 85 % und Ethanol 96 %; Anwendung: Adstringens in Wundsalben und Wundpuder

Tartarus depuratus → Kaliumhydrogentratrat

Tausendgüldenkraut Ph. Eur.; Centaurii herba, Herba Centaurii; Inhaltsstoffe: Bitterstoffglykoside; Anwendung: Bittermittel, Stomachikum

Tegin® → Glycerolmonostearat
Tegomuls® M → Glycerolmonostearat

♣Gereinigtes **Terpentinöl** DAC; Terebinthinae aetheroleum rectificatum, Oleum Terebinthinae rectificatum; klare farblose bis gelblich braune Flüssigkeit, unlöslich in Wasser, mischbar mit Ethanol 96 %; Inhaltsstoffe: überwiegend α-Pinen, andere Monoterpene; Anwendung: Hyperämetikum bei rheumatischen Beschwerden, Expektorans

♣**Tetracainhydrochlorid** Ph. Eur.; Tetracaini hydrochloridum, Tetracainum hydrochloricum, Pantocain®; weißes kristallines Pulver, leicht löslich in Wasser, löslich in Ethanol 96 %; Anwendung: zur Oberflächenanästhesie; vorsichtig zu lagern
Texapon®; Handelsbezeichnung für verschiedene Waschrohstoffe bzw. deren Gemische; Anwendung: Zahnpasten und Mundwässer

Thesit® → Polidocanol

♣**Thiomersal**® DAC; Thiomersalum, Natriumaethylmercurithiosalicylat; weißes kristallines Pulver, leicht löslich in Wasser, löslich in Ethanol 96 %; siehe Seite 57; Anwendung: Konservierungsmittel; sehr vorsichtig zu lagern
Thymian Ph. Eur.; Thymi herba, Herba Thymi; Inhaltsstoffe: mindestens 1,2 % ätherisches Öl und mindestens 0,5 % Phenole, berechnet als Thymol; Anwendung: Expektorans mit sekretomotorischer und sekretolytischer Wirkung
Thymianfluidextrakt DAB; Thymi extractum fluidum, Extractum Thymi fluidum; dunkelbraune Flüssigkeit; Anwendung: Bronchitis, Mundwässer zum Gurgeln bei Angina und Mundschleimhautaffektionen

♣**Thymol** Ph. Eur.; Thymolum; farblose, stark riechende Kristalle, sehr leicht löslich in Ethanol 96 %, leicht löslich in ätherischen und fetten Ölen, wenig löslich in Glycerol; Anwendung: Antiseptikum

Tiliae flos → Lindenblüten
Tinctura Arnicae → Arnikatinktur
Tinctura Aurantii → Bitterorangenschalentinktur
Tinctura Belladonnae normata → Belladonnatinktur, eingestellte
Tinctura Chinae composita → Chinatinktur, zusammengesetzte
Tinctura Gentianae → Enziantinktur
Tinctura Ipecacuanhae normata → Ipecacuanhatinktur, eingestellte
Tinctura Myrrhae → Myrrhentinktur
Tinctura Opii normata → Opiumtinktur, eingestellte
Tinctura Ratanhiae → Ratanhiatinktur
Tinctura Salviae → Salbeitinktur
Tinctura Tormentillae → Tormentilltinktur
Tinctura Valerianae → Baldriantinktur
Tinnevelly-Sennesfrüchte → Sennesfrüchte

Titandioxid Ph. Eur.; Titanii dioxidum, Titanium dioxydatum; weißes Pulver, unlöslich in Wasser; Anwendung: Pudergrundlage

Tocopherol → Vitamin E

Weißer **Ton** Ph. Eur.; Kaolinum ponderosum, Bolus alba; weißes bis grauweißes, sich fettig anfühlendes Pulver, praktisch unlöslich in Wasser und organischen Lösungsmitteln; Anwendung: Adsorbens, Puderbase, Dispergierhilfsmittel in Suspensionen
Roter **Ton**; Bolus rubra; durch natürliche Eisenoxide rotbraun gefärbtes Pulver; Anwendung: s. Weißer Ton

Tormentilltinktur DAB; Tormentillae tinctura, Tinctura Tormentillae; Inhaltsstoffe: mindestens 1,5 % Gerbstoffe berechnet als Pyrogallol; Anwendung: Pinselungen und Spülungen bei Schleimhautaffektionen im Mund- und Rachenraum
Tragant Ph. Eur.; Tragacantha; an der Luft erhärtete gummiartige Ausscheidungen; s. Seite 181

Traubenzucker → Glukose-Monohydrat
♣**Tretinoin** Ph. Eur.; Tretinoinum; s. Seite 279
Triaethanolaminum → Trolamin
♣**Triamcinolonacetonid** Ph. Eur.; Triamcinoloni acetonidum, Triamcinolonum acetonatum; s. Seite 281; vorsichtig zu lagern

Trichlorisobutanol → Chlorobutanol

♣**Triclosan** DAC; weißes kristallines Pulver, unlöslich in Wasser, leicht löslich in den meisten organischen Lösungsmitteln; Anwendung: Hautdesinfektionsmittel in einer Konzentration von 0,1 bis 2 %

Mittelkettige **Triglyceride** Ph. Eur.; Triglycerida saturata media, Oleum neutrale, Triglycerida mediocatenalia, Miglyol®, Myritol®, Neutralöl, MKT; farblose, niedrig viskose, geschmack- und geruchlose Flüssigkeit, mischbar mit Ethanol 96 %, fetten Ölen und Fetten, unlöslich in Wasser; Anwendung: Grundlage für orale, parenterale und kutane Arzneimittel, spreitungs- und permeationsfördernd in Salben

Trolamin Ph. Eur.; Trolaminum, Triaethanolaminum; farblose bis schwach gelbliche viskose Flüssigkeit, mischbar mit Wasser und Ethanol 96 %; Anwendung: Emulgator, Lösungsvermittler

Tritici amylum → Stärke
Tween® → Polysorbate
Tylopur® → Carmelose-Natrium
Tylose® → Hydroxyethylcellulose

U

Uvae ursi folium → Bärentraubenblätter

V

Valerianae radix → Baldrianwurzel
Valerianae tinctura → Baldriantinktur

Gelbes **Vaselin**, Ph. Eur.; Vaselinum flavum; weißes **Vaselin** Ph. Eur.; Vaselinum album; unlöslich in Wasser, Ethanol 96 %, Glycerol; Anwendung: Salbengrundlage, Hautschutzsalbe

Veegum ® → Bentonit
Vitamin C → Ascorbinsäure
Vitamin E; Tocopherol; fettlösliches, physiologisch unbedenkliches Antioxidans

W

Gebleichtes **Wachs** Ph. Eur.; Cera alba; weiße Platten; gelbes **Wachs** Ph. Eur.; Cera flava; gelbe Platten; unlöslich in Wasser, teilweise löslich in heißem Ethanol 90 %, vollständig löslich in fetten und ätherischen Ölen; Anwendung: Salbengrundlagen, Drageeüberzüge

Walrat → Cetylpalmitat
Wasser → s. Seite 52
Konserviertes **Wasser** DAC; Aqua conservata, Aqua conservans.

♣**Wasserstoffperoxid-Lösung 30 %** Ph. Eur.; Hydrogenii peroxidum 30 per centum, Hydrogenium peroxydatum solutum concentratum; Anwendung: Bleichmittel; vorsichtig zu lagern; **Wasserstoffperoxid-Lösung 3 %** Ph. Eur.; Hydrogenii peroxidum 3 per centum,

Hydrogenium peroxydatum solutum; klare, farblose instabile, oxidierende Flüssigkeiten; Anwendung: Desinfektionsmittel, Gurgelmittel

Weingeist → Ethanol 90 %

♣**Weinsäure** Ph. Eur.; Acidum tartaricum; weißes kristallines Pulver oder farblose Kristalle, leicht löslich in Wasser und Ethanol 96 %; Anwendung: Entkalkung von Geräten

Quantifizierter **Weißdornblätter-mit-Blüten-Fluidextrakt** Ph. Eur.; Crataegi folii cum flore extractum fluidum quantificatum, Extractum Crataegi fluidum quantificatum; Inhaltsstoffe: 0,8 bis 3 % Flavonoide, berechnet als Hyperosid

Weinstein → Kaliumhydrogentartrat
Weizenstärke → Stärke
Witepsol® → Hartfett

Wollwachs Ph. Eur.; Adeps lanae, Adeps Lanae anhydricus; gelbe Masse von salbenartiger Konsistenz, geschmolzen klare gelbe Flüssigkeit; unlöslich in Wasser, schwer löslich in siedendem wasserfreien Ethanol; Anwendung: Grundlage für W/O-Salben
Wollwachsalkohole Ph. Eur.; Alcoholes adipis Lanae, Alcoholes Lanae; hellgelbe bis bräunliche spröde Masse, unlöslich in Wasser, löslich in siedendem wasserfreien Ethanol, schwer löslich in Ethanol 96 %; Anwendung: Grundlage für W/O-Emulsionen

Z

♣**Zinkoxid** Ph. Eur.; Zinci oxidum, Zincum oxydatum; s. Seite 282
♣**Zinksulfat-Heptahydrat** Ph. Eur.; Zinci sulfas heptahydricus, Zincum sulfuricum heptahydricum; farblose Kristalle, weißes kristallines Pulver; sehr leicht löslich in Wasser, unlöslich in Ethanol 96 %; Anwendung: Antiseptikum, Adstringens

Weiterführende Literatur

Wichtige Nachschlagewerke in Ergänzung zu Kapitel 1.3

Bauer, K. H., Frömming, K. H., Führer, C.: Lehrbuch der Pharmazeutischen Technologie, Wissenschaftliche Verlagsgesellschaft, Stuttgart, 9. Aufl. 2012

Breitkreutz, J., Eifler-Bollen, R., Kiefer, A.: Fit für die Rezeptur. Ein Trainingsbuch für das Apothekenteam. 2. Aufl., Govi-Verlag 2014

Friedland, J.: Arzneiformenlehre, Wissenschaftliche Verlagsgesellschaft, Stuttgart, 6. Aufl. 2009

Gebler, H., Kindl, G.: Pharmazie für die Praxis, 6. Aufl. 2013 – Deutscher Apotheker Verlag, Stuttgart, und Govi-Verlag Pharmazeutischer Verlag, Eschborn

Haffner, H., Schultz, O. E., Schmid, W., Braun, R.: Normdosen gebräuchlicher Arzneimittel und Drogen, Fortsetzungswerk, Wissenschaftliche Verlagsgesellschaft, Stuttgart, 17. Aufl. 2012

Kemmritz, K.: Herstellungsanweisungen für Rezepturarzneimittel. Govi-Verlag 2013

Neues Rezepturformularium im Deutschen Arzneimittel-Codex. Loseblattwerk, Govi-Verlag, Pharmazeutischer Verlag, Eschborn

Peuke, C., Dreeke-Ehrlich, M.: Rezeptur für die Kitteltasche, 4. Aufl. 2013, Deutscher Apotheker Verlag, Stuttgart

PTA heute, Beilage zur Deutschen Apotheker Zeitung, Deutscher Apotheker Verlag, Stuttgart

PTA Forum, Beilage der Pharmazeutischen Zeitung, Govi-Verlag Pharmazeutischer Verlag, Eschborn

Schöffling, U.: Arzneiformenlehre, 5. Aufl. 2009, Deutscher Apotheker Verlag, Stuttgart

Seestädt, P., Prus, J.: Galenisches Praktikum für PTA, 1. Aufl. 2007, Deutscher Apotheker Verlag, Stuttgart

Stapel, U.: Dokumentieren in der Apotheke. Govi-Verlag 2013

Stapel, U.: Verzeichnis der Gefahrstoffe in Apotheken. 2. Aufl., Govi-Verlag 2012

Thoma, K.: Apothekenrezeptur und -defektur, Fortsetzungswerk, Deutscher Apotheker Verlag, Stuttgart

Wichtl, M.: Teedrogen und Phytopharmaka, 5. Aufl. 2008, Wissenschaftliche Verlagsgesellschaft, Stuttgart

Wolf, G.: Rezepturen – Probleme erkennen, lösen, vermeiden, 3. Aufl. 2011, Deutscher Apotheker Verlag, Stuttgart

Ziegler, A.: Plausibilitäts-Check Rezeptur. 2. Aufl. 2013, Deutscher Apotheker Verlag, Stuttgart

Stichwortverzeichnis

A
Abdampfschale 22
Abführtee 87
Abgeteilte Pulver 105
Abkochungen 88
Abrieb 397
Aceton 449
Acetylsalicylsäure 449
Acidum salicylicum 274
Adeps solidus 337
Adhäsionskräfte 100
Adjuvantia 81
Adsorption 100
Adsorptionsmittel 392
Aerolizer® 420
Aerosil® 104, 111, 124
Aerosil®-Hydrogel 184
Aerosol 409
Aesculus hippocastanum 450
Agar 180, 450
Agglomerate 100
Aggregate 100
Ähnlichkeitsprinzip 371
AirDynamic® Pumpball-System 243
Alginate 180
Alginsäure 180
Alkoholgehalt 158
Alkoholwarnhinweis 157
Allopathie 371
Aloe 450
Alternative Identifizierung 16
Aluminiumacetat-tartrat-Lösung 168, 450
Aluminiumchlorid-Hexahydrat 451
Aluminiumkaliumsulfat 451
Aluminiumoxid 451
Ambroxolhydrochlorid 451
Ambroxol-Kapseln 134
Ammoniaklösung 451
Ammoniumbituminosulfonat 249, 451
Ammoniumcarbonat 451
Ammoniumchlorid 451
Analysenwaage 24
Andecken 401
Andere Extrakte 368
Anionische Hydrogelbildner 292
Anionische Nystatin-Creme 270
Anionische Salbengrundlagen 291
Anionische Tenside 290
Anionische Wirkstoffe 289
Anis 451
Anisöl 452
Anisölhaltige Ammoniak-Lösung DAC 163
Antioxidantien 55
Aqua ad iniectabilia 53
Aqua Foeniculi 177
Aqua purificata 52
Arabisches Gummi 180, 463
Arbeitsanweisungen 49
Arbeitsschutz 41
Aristarom Orange 452
Arnika-essigsaure-Tonerde-Gel 186
Arnikatinktur 452
Aromatische Wässer 176
Arzneibücher 10
Arzneiformen 79
Arzneimittel-Warnhinweisverordnung 62, 157
Ascorbinsäure 452
Ascorbinsäure-Kapseln 127
Assoziationskolloide 179
Atemschutz 47
Atemzuginduzierte Dosieraerosole 415
Ätherische Öle 57
Atropinsulfat 452
Atropinsulfat-Augentropfen 315
Aufbrauchsfrist 54, 133, 425
Aufgüsse 88
Aufrahmung 212
Aufschaukelmethode 211
Auftragen 402
Augenbäder 320
Augeninserte 320

Augensalben 318
Augentropfen 54, 299, 376
Augentropfenflasche 311
Augentropfen, -Abfüllung 311
Augentropfen, -Herstellung 309
Augentropfen, -Kennzeichnung 313
Augentropfen, -ölige 317
Auricularia 172
Ausgangsstoffe 36–37
Auswaschphase 357
Auszugsmittel 357
Autohaler® 415
Autoklav 331
Autoxidation 55
Avocadoöl 452

B
Baldriantinktur 364, 367, 452
Baldrianwurzel 90, 452
Balkenwaage 27
Bärentraubenblätter 90, 452
Basiscreme DAC 227
Basisdrogen 81
Becherglas 19
Belladonnatinktur 453
Benetzbarkeit 192
Bentonit 180, 453
Benzalkoniumchlorid 56, 171, 208, 305, 453
Benzocain 453
Benzoesäure 56, 212, 453
Benzoylperoxid 453
Benzoylperoxid-Gel 189
Benzylalkohol 325
Benzylnicotinat 453
Betamethason 453
Betamethasonvalerat 251
Betriebsanweisung 42
Bindemittel 390
Birkenblätter 453
Bisacodyl 453
Bismutgallat 453
Bitterfenchelöl 453
Bitterorangenschalen 453
Blasendrucktest 312
Blattrührer-Apparatur 396
Blistern 130
Bodenbeutel 85
Borsäure 453
Brandgefahr 48
Brausegranulate 116
Brausetabletten 381
Brecherregender Sirup 176
Brennspiritus 454
Brombeerblätter 454
Bronchialtee 86
Bruchfestigkeit 397
Bubble-Point-Test 312
Buccaltabletten 382
Bunsenbrenner 22
Bürsten 100
Butylscopolaminiumbromid 454

C
Cacao oleum 337
caking 191
Calciumarachinat 454
Calcium-Brausepulver 109
Calciumcarbonat 454
Calciumchlorid 454
Calciumdilaurat 208
Calciumhydrogenphosphat 454
Calciumhydroxid 454
Calciumlactat 454
Calciumsulfat 454
Campher 454
Carbachol 455
Carbamidum 263
Carbomere 455
Carbomergel 187–188
Carbo vegetabilis 455
Carboxymethylcellulose-Natrium 182
Carmellose 455
Carmellose-Natrium-Gel 187
Casein 208
Celluloseacetatphthalat 382, 404, 455
Cetomacrogol-1000 209
Cetylalkohol 209, 455
Cetylpalmitat 455
Cetylpyridiniumchlorid 56, 208, 456
Cetylstearylalkohol 456
Chinarinde 90, 456
Chinin 456
Chinolinolsulfat-Kaliumsulfat 456
Chlorhexidindiacetat 56, 253, 305, 456
Chlorhexidinacetat-Gurgellösung 166
Chlorhexidindigluconat 30, 56, 253, 456
Chlorhexidindihydrochlorid 456
Chlorkresol 325, 456
Chlortetracyclinhydrochlorid 456
Cholesterol 209, 456
Ciclosporin 457

Cignolin® 259
Citronenöl 457
Citronensäure 457
Citrullin-Pulver 104
Clindamycin 31, 457
Clobetasol 457
Clobetasolpropionat 254
Clotrimazol 256, 457
Clotrimazol-Ohrentropfen 173
Clotrimazol-Vaginalzäpfchen 353
cmr-Stoffe 45, 47
Codein 457
Coffein 457
Collodium 457
COMOD®-System 172
Compressi 379
Confectopharm®-Tubenfüller 221
Cremes 218
Cremeschmelzverfahren 339
Cremophor® O 209
Cremophor® S 209
Cremor basalis 227
Cromohaler® 420
Crospovidon 457
Cyclohaler® 420

D
DAC-Anlagen 15
DAC-Monographien 16
DAC-Proben 15
Dampfsterilisation 330
Decocta 88
Defekturarzneimittel 9, 62, 64, 68, 70
Dekantieren 156
Dermatika-Grundlagen 439
Deutscher Arzneimittel-Codex 14
Deutsche Rezeptformeln 18
Deutsches Arzneibuch (DAB) 10
Dexamethason 458
Dexpanthenol 257, 458
Dextrin 458
Diaphragmagel 185
Dichte 76, 150, 159
Dichtigkeit 333
Dickextrakte 357, 365
Diclofenac 458
Diffusion 149, 153
Digestion 359
Diltiazem 458
Diltiazemhydrochlorid-Gel 186
Dimethylsulfoxid 458
Dimeticon 458
Dimeticon-Kapseln 136
Diphenhydramin 458
Diphenhydramin-Kapseln 135
Diskhaler® 418
Diskus® 419
Dispensiermethode 49
Disperse Systeme 93
Dispersionskolloide 179
Dispersionsmittel 146
Dispersitätsgrad 199, 205
Dithranol 259, 458
Dithranol-Vaselin mit Salicylsäure 260
Dividiermethode 49
Dokumentation 64
Doppelte Emulsionen 203
Dosiergenauigkeit 76
Dosierungsverfahren nach DAC 127, 131
Dosistabellen 18
Dragee, -Herstellung 400
Drageekerne 398, 400
Dragees 381, 399
Dragierkessel 400
Drehkörbchen-Apparatur 396
Dreispritzentechnik 320
Drogen 81–82
Drogenauszüge, -Herstellung 88
Drogenauszüge, -Kennzeichnung 90
Drogenauszüge, -wässrige 88
Drogen-Extrakt-Verhältnis (DEV) 363, 366
Dronabinol 459
Dronabinol-Kapseln 137
Druckgas-Dosieraerosole 412
Durchflusszellen-Apparatur 396

E
Easi-Breathe® 415
Easyhaler® 418
Egalisierung 118
Eibischsirup 175
Eibischwurzel 90, 459
Eichenrinde 90, 459
Eichwert 341
Ein-Dosis-Ophtiolen 313
Einfache Augensalbe 319
Einwaagekorrektur 29
Einwiegen 23
Eisen(III)oxide 459
Eisenmörser 84
Eisenoxid-Stammverreibung 112
Emulgatoren 203, 208

Emulgierende Augensalbe 319
Emulsionen 201
Emulsionen, -Herstellung 210
Emulsionen, -Kennzeichnung 213
Emulsionen, -Prüfung 215
Emulsionen, -Stabilität 205
Emulsionstyp 215
Emulsionstypen 202
Endotoxine 333
Englische Methode 210
Entkeimungsfiltration 317
Enzian 459
Ephedrin 459
Erdnussöl 459
Ergänzungsmethode 128, 131
Erkältungsgel 190
Erkältungszäpfchen 346
Erlenmeyerkolben 19
Erythromycin 30, 261, 459
Essigsäure 459
essigsaure Tonerde 168
Ethacridinlactat 459
Ethacridinlactat-Monohydrat-Lösung 166
Ethanol 57, 459
Ethanol 70% 163
Ethanolgehalt 163
Ethanolhaltiges Erythromycin-Gel 263
Ethanolhaltiges Salicylsäure-Gel 276
Ethanoltabelle 433
Ethanol-Wasser-Gemische 162, 436
Etikett 60
Eucalyptusöl 460
Eudragit® 404, 460
Eugenol 460
Euhydrie 304, 322
Europäisches Arzneibuch 11
E-Werte 303
Explosionsgefahr 48
Exsiccator 20
Extrakte 357
Extrakte, -Herstellung 357
Extrakte, -Kennzeichnung 363
Extrakte, -Prüfung 366
Extraktionsmittel 357
Extraktionsphase 357
Extrusion 394
Exzenterpresse 387

F
Faltenfilter 156
Fantaschale 21
Färbemethode 216
Färben 402
Färberdistelöl 460
Farbpigmente 111
Faulbaumrinde 461
Fenchel 461
Fenchelwasser 177
Fertigarzneimittel 294
Fettalkohole 461
Fettpuder 112
Fettsäuren 461
Feuchtgranulierung 117
Feuchthaltemittel 392
FFP2-Maske 46
Filmtabletten 381, 399, 403
Filtration 156
Filtrierpapiermethode 215
Flachbeutel 85, 107
Flaschenmethode 164
Flotation 192
Fluidextrakte 357, 364
Flui-Inhaler® 420
Fluorescein 461
Flüssigkeiten abfassen 75
Formulae Magistrales Berolinenses 18
Franzbranntwein 462
Friabilator 398
Fructose 462
Fuchsin 29
Füllmittel 104, 124
Füllstoffe 137, 143, 390
Furosemid 462
Furosemid-Kapseln 134

G
Gebrauchsanweisung 61
Gefährdungsbeurteilung 42
Gefahrenpiktogramme 42, 63
Gefahrensymbole 42
Gefahrstoffe 41
Gefahrstoffverzeichnis 44
Gefrierpunkterniedrigung 300, 445
Gegensprengmittel 391
Gel 179, 218, 228
Gelatine 180, 208, 462
Gelatine-Glycerol-Wasser-Gemische 352
Gelbe Liste 18
Gelbildner 179–180
Gentamycin 462
Geräte 19
Gereinigtes Wasser 52

Gießverfahren 339
Glasqualitäten 327
Glastrichter 22
Glätten 402
Gleichförmigkeit der Dosierung 170
Gleichförmigkeit der Masse 170, 394
Gleichförmigkeit des Gehalts 394
Gleitmittel 391
Globuli homöopathici 374
Glukose 111, 462
Glukose-Elektrolyt-Mischung ORS 60 107
Glycerin-Gel 184
Glycerol 32, 463
Glycerol-Hydrogele 339
Glycerolmonostearat 209
Glycerol-Zäpfchen 349
GMP-Regeln 33
GMP-Richtlinien 7
Granulate 115
Granulate, -Kennzeichnung 118
Granulate mit veränderter Wirkstofffreisetzung 116
Granulate, -Prüfung 120
Granulate, -Herstellung 116
Granulattrocknung 118
Granulierung 392
Grenzflächenaktive Wirkstoffe 292
Grenzflächenspannung 203
Grindometer 232
Grobdisperse Systeme 95
Gummiwischer 20

H
Hagebuttenschalen 463
Hagers Handbuch 18
Halbfertigware 9
Halbfeste Zubereitungen 217
Halbfeste Zubereitungen, – Herstellung 221, 233
Halbfeste Zubereitungen, – Prüfung 232
Haltbarkeit 54
Hämorrhoidalzäpfchen 346
Hämorrhoidalzäpfchen mit Tamponade 347
Handwaage 27
Harnstoff 263, 463
Harnstoff-Cetomacrogol-Creme 265
Harnstoff-Glukose-Puder 112
Harnstoff-Paste 264
Hartfett 337, 463
Hartgelatinekapseln 121
Hartparaffin 464
Haustee 86
Hautbeschaffenheit 233
Hauttyp 233
Herstellungsanweisung 64–65, 67–68
Herstellungsprotokoll 65, 67, 70, 72
Hinweise zur Anwendung 62
Hitzesterilisation 317
HLB-Wert 206
Höchstlast 24
Holunderblüten 464
Homöopathie 371
Homöopathika, -Herstellung 371
Homöopathika, -Kennzeichnung 377
Homöopathisches Arzneibuch 14
H-Sätze 41, 46, 63
Hunderter-Regel 9, 62
Hunnius 18
Hustentee 86
Hydratation 149
Hydraulische Presse 361
Hydrochlorothiazid 464
Hydrochlorothiazid-Kapseln 135, 138
Hydrocortison 266, 464
Hydrocortisonacetat 266
Hydrophile Basisemulsion 214
Hydrophile Betamethasonvalerat-Creme 252
Hydrophile Betamethasonvalerat-Emulsion 214
Hydrophile Chlorhexidindigluconat-Creme 254
Hydrophile Clobetasolpropionat-Creme 255
Hydrophile Clotrimazol-Salbe 256
Hydrophile Dexpanthenol-Creme 258
Hydrophile Erythromycin-Creme 262
Hydrophile Harnstoff-Creme 265
Hydrophile Hydrocortisonacetat-Creme 267
Hydrophile Metronidazol-Creme 268
Hydrophile Prednisolonacetat-Creme 274
Hydrophile Salbe 223
Hydrophile Tretinoin-Creme 280
Hydrophile Triamcinolonacetonid-Creme 282
Hydrophobe Basiscreme 225
Hydrotrope Verbindungen 148
4-Hydroxybenzoesäuremethylester 56
4-Hydroxybenzoesäurepropylester 56
Hydroxyethylcellulose 181, 464
Hydroxyethylcellulosegel 185

Hydroxypropylcellulose 181
Hydroxypropylmethylcellulosephthalat 464
Hygienemaßnahmen 33
Hygieneplan 33
Hypromellose 464

I
Ichthyol®-Schwefel-Puder 113
Implantation 321
Indifferentia 63
Infundierbüchse 89
Infusa 88
Infusion 321
Inhalate 409
Inhalierhilfen 414
Injektion 321
Injektionsflaschen 326
Injektionsverschlussmonturen 326
Inprozesskontrollen 67
Iod 465
Iodlösung 167
Ionenaustauschgerät 53
Ionenprodukt 151
Ionenwischer 20
Ipecacuanhawurzel 465
Isohydrie 304, 322
Isopropanol 57, 477
Isopropanol-Wasser-Gemische 437
Isopropylmyristat 465
Isopropylpalmitat 465
Isotonie 300, 322
Isotonische Natriumhydrogencarbonat-Augentropfen 315

J
Jet-Injektor 326

K
Kakaobutter 337, 465
Kalibriervolumen 126
Kaliseife 465
Kaliumcarbonat 465
Kaliumchlorid 465
Kaliumchlorid-Pulver 108
Kaliumhydrogentartrat 465
Kaliumhydroxid 465
Kaliumiodid 465
Kaliumiodid-Augentropfen 302
Kaliumnitrat 466
Kaliumpermanganat 466
Kaliumsorbat 57, 212, 231, 466
Kaliumsulfat 466
Kaliumtartrat 466
Kalkwasser 466
Kaltauszüge 88
Kamillenblüten 91, 466
Kapselfüllgerät 124
Kapselfüllstoff 125
Kapselgrößen 122, 126
Kapseln 121
Kapseln, -Herstellung 124
Kapseln, -Kennzeichnung 129, 133
Kapseln mit flüssigen Wirkstoffen 135
Kapseln, -Prüfung 139
Kapselrezepturen aus Fertigarzneimitteln 132
Kartenblätter 21, 100
Kationische Wirkstoffe 288
Kautabletten 382
Kennzeichnung 60
Kennzeichnung der Ausgangsstoffe 63
Klarschmelzverfahren 339
Klebstoffgranulate 117
Klotzbodenbeutel 85
Kobalt-Indikatorpapier 216
Kohäsionskräfte 100
Kohle 114, 466
Kolbendosierspritze 160
Kolierrahmen 175
Koliertrichter 89
Kolloiddisperse Systeme 94
Kolloide 94, 178
Kolloide, -Herstellung 179
Kolloide, -Kennzeichnung 184
Kombinationsmethode 211
Komplexbildner 149
Komplexemulgatoren 210
Konserviertes Wasser 164
Konservierung 54–55, 157, 212, 231, 305, 325
Konservierungsmittel 55–56, 61, 164, 171, 305, 311, 325
Kontinentale Methode 211
Korrigentia 81
Krauseminzöl 466
o-Kresol 325
Kristallgitter 149
Kristallwasser 32, 99
Kruken 219
Krukenkupplung 243
Krustengranulate 117
Kuchenbildung 191

Kühlsalbe 225–226
Kümmel 466
Kunststoffgießfolien 347

L
Laborspritzflasche 20
Lacktabletten 403
Lactose 111, 467
Lagerung 62
Laminar-Air-Flow-Gerät 308
Lanae alcoholum unguentum 223
Lanae unguentum alcoholum aquosum 224
Lanette® E 210
Lanette® N 210
Lanolin 224
Latein 50, 82–83
Latschenkiefernöl 467
Laufzeit 54
Lauromacrogol 400 270
LCD-Vaselin 278
Lecithin 208
Leinöl 467
Leinsamen 467
Leitfähigkeit 216
Lidocain 467
Limulus-Test 333
Lindenblüten 467
Linimentum Calcariae 213
Lipophile Ammoniumbituminosulfonat-Creme 250
Lipophile Dexpanthenol-Creme 258
Liquor Ammonii anisatus 163
Liquor Carbonis detergens 276
Lithanthracis picis liquor 276
Löffel 22
Löffelmaße 76
Löslichkeit 146, 150
Lösungen 145
Lösungen, -Herstellung 154
Lösungen, -Kennzeichnung 159–161
Lösungen, -Prüfung 170
Lösungsgeschwindigkeit 149–150
Lösungsmethode 210
Lösungsvermittler 148, 177
Lotio Zinci 198
Lugol'sche Lösung 168
Lutschtabletten 382
Lyophilisate 383

M
Macerata 88
Macrogol-8-stearat 209
Macrogol-9-laurylether 270
Macrogol-1000-Glycerolmonostearat 209
Macrogole 338, 468
Macrogolgrundlage 354
Macrogolsalbe 223
Magensaftresistente Granulate 116
Magnesiumcarbonat 110, 469
Magnesiumchlorid 469
Magnesiumoxid 110, 469
Magnesiumperoxid 469
Magnesiumsulfat 469
Magnesiumtrisilicat 469
Maltodextrin 469
Malvenblüten 469
Mandelöl 469
Mannitol 469
Mannitol-Siliciumdioxid-Füllmittel 109
Manteltabletten 381
Massagemilch 215
Matrixpflaster 406
Mazeration 358
Medizinflaschen 159
Mehrglasmethode 373
Mehrschichttabletten 381
Melag® Steril-System 331
Melissenblätter 470
Membranfilter 310
Membranpflaster 406
Menthol 470
Messbecher 160
Messkappe 160
Messlöffel 160
Messübungen 75
Messzylinder 19
Metallseifen 111
Metamizol 470
Methadon 470
Methadon-Flasche 170
Methadonhydrochlorid-Lösung 169
Methadon-Trinkampulle 170
Methanol 470
Methyl-4-hydroxybenzoat 56, 231
Methyl-4-hydroxybenzoat-Natrium 231
Methylcellulose 181, 470
Methylhydroxyethylcellulose 181
Methylhydroxypropylcellulose 181
Methylsalicylat 470
Methylthioniniumchlorid 470

Metronidazol 267, 471
Mikroemulsionen 203
Mikronisierung 194
Milcheiweiß 208
Milchsäure 32, 471
Mindesteinwaage 26
Mindestlast 24
Mischdauer 239, 245
Mischdose 87, 103
Mischemulgatoren 210
Mischemulsionen 202
Mittelkettige Triglyceride 484
Mizellen 204
Molekulardisperse Systeme 94
Molekülkolloide 178
Mörser 103
Münzel 341
Myrrhentinktur 364, 471

N
Namenszusätze der Fertigarzneimittel 383
Nasentropfen 171
Natriumacetat 471
Natriumalginat 471
Natriumascorbat 471
Natriumbenzoat 56, 212, 231, 471
Natriumcarbonat 472
Natriumcetylstearylsulfat 472
Natriumcetylsulfat 208
Natriumchlorid 472
Natriumchloridäquivalent 302
Natriumchlorid-Nasentropfen 171
Natriumcitrat 472
Natriumdihydrogenphosphat 472
Natriumdodecylsulfat 472
Natriumdodecylsulfonat 208
Natriumedetat 472
Natriumhydrogencarbonat 472
Natriumhydroxid 472
Natriumlactat 473
Natriummonohydrogenphosphat 473
Natriumpalmitat 208
Natriumstearylsulfat 208
Natriumsulfat 473
Natriumtetraborat 473
Natronlauge 473
Netzmittel 192
Neues Rezeptur-Formularium (DAC/NRF) 14, 17
Nicht abgeteilte Pulver 104
Nichtionische Hydrogelbildner 292
Nichtionische hydrophile Creme 227
Nichtionische Salbengrundlagen 290
Nichtionische Tenside 291
Nichtionische Wirkstoffe 289
Nipagin® 56, 164, 212, 305, 475
Nipasol® 164, 212, 305, 475
Normaltropfenzähler 20, 155
Normdosen 18, 49
Nosoden 371
NRF-Rezepturvorschriften 16
Nystatin 31, 269, 473

O
Oberflächenspannung 203
Oblatenkapseln 121
Octyldodecanol 474
Oculentum simplex 319
Ohrentropfen 172
Oleoresine 357
Oleyloleat 474
Ölige Ciclosporin-Augentropfen 318
Öl-in-Wasser-Emulsionen 202
Olivenöl 474
Ölsäure 474
Onkotischer Druck 323
Opiumtinktur 474
Orangentrockenaroma 474
Ornantia 81
Otoguttae 172

P
Packmittel 36, 39
Paracetamol 475
Paracetamol-Saft 165
Paraffin 475
Paraffingele 182
Parahydroxybenzoesäureester 475
Parenteralia 321
Parenteralia, -Herstellung 322, 328
Parenteralia, -Kennzeichnung 325
Parenteralia, -Prüfungen 332
Pari Boy® 411
Partikelfreiheit 324
Partikelgrößen 97
Pasta Zinci 229
Paste-Methode 211
Pasten 218, 228
Pelletieranlage 118
Pellets 117
Perkolation 358
Personal 33

Perubalsam 475
Pfefferminzblätter 475
Pfefferminzöl 475
Pflaster 219
Phaseninversionstemperatur 211
Phasenverteilung 215
Phenol 476
Phenolische Wirkstoffe 291
Phenylmercuriacetat 305
Phenylmercuriborat 56, 305, 476
Phenylmercurinitrat 56, 305
Phenylquecksilbersalze 325
pH-Wert 151, 322
Physostigminsalicylat 476
Pickering-Emulsionen 210
PIT-Methode 211
Planung der Rezeptur 72
Plausibilitätsprüfung 57, 59, 72
Polidocanol 270, 476
Polieren 402
Poloxamere 182, 476
Polyacrylsäure 182
Polyethylenglykolsalbe 223
Polysorbat 60 209
Polysorbate 476
Po(ly)vidon-Iod 30
Polyvidon-Iod-Augentropfen 306
Porzellanmörser 20
Potenzen 371
Povidon 477
Povidon-Iod-Lösung 167
Prednisolon 273
Prednisolonacetat 273
Pressverfahren 339
Procain 477
Progesteron-Vaginalzäpfchen 354
2-Propanol 57, 477
2-Propanol-haltige Aluminiumchlorid-Hexahydrat-Lösung 168
2-Propanol-Wasser-Gemische 437
Propyl-4-hydroxybenzoat, Nipasol® 56
Propylenglykol 57
Prüfanweisung 68
Prüfprotokoll 37, 39, 70
Prüfung auf Gleichförmigkeit der Masse 139
Prüfung auf Gleichförmigkeit des Gehaltes 141
Prüfung der Zerfallszeit 143
Prüfzertifikat 29
P-Sätze 41, 63
Puder 109
Pudergrundlagen 110
Puder, -Herstellung 112
Puderstreudose 113
Puffersysteme 152
Pulver 49, 97, 416
Pulver abfassen 75
Pulverbriefchen 105
Pulver, -Herstellung 102
Pulverinhalatoren 416
Pulverkapseln 102, 105
Pulver, -Kennzeichnung 106
Pulvermischdose 103
Pulvermischungen 103
Pulverschere 102, 105–106
Pulverschiffchen 102, 105
Pulver zum Einnehmen 104
Pulver zur kutanen Anwendung 109
Pyrogene 332
Pyrogenfreiheit 324

Q

Qualitätssicherung 36
Quantifizierte Extrakte 368
Quasiemulgatoren 210

R

Randtropfer 160
Ratanhiatinktur 478
Räume 33
Rectalia 335
Redipac® 313
Reibschale 21
Reichsformeln 18
Rekristallisation 193, 199
Remazeration 358
Resorcin 478
Respimat® 411
Retinsäure 279
Rezeptabkürzungen 50
Rezeptsprache 82
Rezeptur 60
Rezepturarzneimittel 8, 57, 60, 64–65, 72
Rezepturetikett 60
Rezeptursiebe 21
Rezeptursprache 49
Rezepturwaage 24
Rhinoguttae 171
Rizinusöl 478
Rosenöl 478
Rosenwasser 478

Rote Liste® 18
Rührgeräte 234
Rührzeiten 239, 245
Rundfilter 156
Rundläuferpresse 388
Rütteldichte 77

S
Saccharin 478
Saccharose 478
Saccharosemonolaurat 209
Salbeitinktur 478
Salben 217, 222, 376
Salbenmühle 229
Salbenunverträglichkeiten 284
Salicylsäure 274, 479
Salicylsäure-Gel 189
Salicylsäure-Vaselin 199, 275
Salzbildung 147
Salzsäure 479
Sandwich-Prinzip 234
Schichtmethode 211
Schmelztabletten 381
Schmerzpulver 108
Schmerzzäpfchen 346
Schnelldragierung 402
Schüttdichte 77, 104, 109
Schüttelmazeration 359
Schüttgewicht 101, 114
Schüttvolumen 101, 114
Schutzbrille 47
Schutzhandschuhe 47
Schutzmaßnahmen 44
Schwebstofffreiheit 332
Schwefel 479
Schweineschmalz 479
Scopolamin 479
Scribas Tabelle 18
Sedimentation 191
Sedimentationsgeschwindigkeit 196, 200
Seifenspiritus 479
Sennesblätter 91, 479
Separanda 63
Sesamöl 480
Sicherheitsdatenblätter 44
Siebe 98
Signalwörter 41
Silbereiweißacetyltannat 480
Siliciumdioxid 111, 124, 180, 480
Simile-Prinzip 371
Simplexgranulate 392
Sirupe 174
Sirupus Althaeae 175
Sirupus simplex 174
Snap-fit®-Systems 126
Softisan 480
Solubilisator 148
Solvathülle 192
Sonden 385
Sorbinsäure 56, 212, 480
Sorbitan 480
Sorbitanmonostearat 209
Sorbitol 481
Spacer 414
Span® 480
Span®60 209
Spatel 22
Spatelmesser 21
Spatelschlitten 21
Species 81
Species laxante 87
Spindelpresse 361
Spinhaler® 419
Spitzwegerichblätter 481
Sprengmittel 391
Stabilisierung 55, 323
Stabilität 397
STADA-Vorschriften 9
Stammlösungen 155
Stammverreibung 97
Standardisierte Extrakte 368
Standardrezepturen (SR) 17
Standardzulassung 63
Standardzulassungen 9, 17
Standgefäß 63
Starke 343
Stärke 111, 180, 481
Stearatcreme 227
Stearinsäure 481
Stearylalkohol 209
Steinkohlenteer 481
Steinkohlenteerlösung 276
Sterilisation 317
Sterilisationsverfahren 329
Sterilität 308
Streukügelchen 374
Sublingualtabletten 382
Subscriptio 49
Substitutionswaage 28
Sudanrot 481
Suppositoria analgetica 346
Suppositorien 335, 376

Suppositorien-Gießschale 339
Suspensionen 191
Suspensionen, -Herstellung 194
Suspensionen, -Kennzeichnung 195
Suspensionen, -Prüfung 199
Suspensions-Augentropfen 317
Suspensionsmethode 211
Suspensionsvermittler 192
Süßholzwurzel 481

T
Tabletten 376, 379
Tablettenformen 380
Tabletten, -Herstellung 386
Tablettenmaschinen 386
Tabletten, -Prüfung 394
Tablettenrezeptur 392
Tablettenteilung 385
Tablettierhilfsstoffe 389
Tagat® S2 209
Talkum 110, 196, 482
Tannin 482
Taramodus 27
Tausendgüldenkraut 482
Tee abfassen 75
Teebeutel 85
Teegemische 81
Teegemische, -Herstellung 83
Teegemische, -Kennzeichnung 84
Teegemische, -Rezeptanweisungen 82
Teemischdose 84
Tegin® 209
Teilchengröße 113, 193, 232
Tenside 203
Terpentinöl 482
Tetracain 482
Tetracainhydrochlorid-Augentropfen 316
Texapon 482
Thesit® 270
Thiomersal 57, 305, 482
Thiomersal-Stammlösung 307
Thymian 482
Thymianfluidextrakt 364
Thymol 483
Tinkturen 357, 362
Titandioxid 110, 483
Tocopherol 483
Ton 110
Tonizität 153, 300
Topfmethode 164
TOPITEC® 235
Tormentilltinktur 483
Tragant 181
Transdermale Therapeutische Systeme 405
Traubenzuckergranulat 119
Traubenzuckertabletten 398
Treibgase 412
Tretinoin 279, 483
Triamcinolonacetonid 281, 483
Triclosan 483
Triethanolaminstearat 208
Trituratio 374
trockene Hitze 329
Trockenextrakte 357, 365
Trockengranulierung 116
Trockenrückstand 366
Trockensäfte 195
Trocknen 367
Trocknungsverlust 29
Trolamin 484
Tropfen 160
Tropfentabelle 421
Tropfgeräte 76
TUBAG® Rolliersystem 246
Tuben 220
Tubenfüllgerät 220
Tubenfüllmaschine 220
Tubenschließzange 220
Turbohaler® 417
Tween® 177, 476
Tween® 60 209

U
Überzogene Granulate 116
Übungs-Liniment 214
Uhrglas 19
Umdrehungszahl 240
Umschlagpasten 218
UNGUATOR® 241
Unguentum Alcoholum Lanae 223
Unguentum Alcoholum Lanae aquosum 224
Unguentum cereum 222
Unguentum emulsificans 223
Unguentum emulsificans aquosum 226
Unguentum leniens 225
Unguentum molle 225
Unklarheiten 32
Unverträglichkeiten 285
Unverträglichkeiten, – mit Fertigarzneimitteln 294
Unverträglichkeiten, – Vermeidung 288

Urea pura 263
Urtinkturen 372

V
Vademecum 18
Vaginalgel 188
Vaginalglobuli 351
Vaginalia 351
Vaginalovula 351
Vaginalzäpfchen 351
Vaginalzäpfchen, -Herstellung 352
Vaginalzäpfchen, -Kennzeichnung 355
Variodüsen 243
Vaselin 484
Venena 63
Verdrängungsfaktoren 343, 429
Verdünnungsmethode 215
Verreibungen 374
Verschlussclipse 86
Verschreibungspflicht 61
Vials 326
Viskose Grundlösung 185
Viskosität 151, 194, 305
Vitamin-A-Säure 279
Vitamin C 105
Vitamin-C-Brausegranulat 119
Volumendosierverfahren 128, 131
Vorquellung 360

W
Waagentypen 23
Wachs 484
Wägebereiche 26
Wägegläschen 102
Wägepapier 75
Wägesystem 25
Wägetechnik 27
Wägeübungen 75
Warnhinweise 62
Warzensalbe 260
Wasser 52
Wasseraufnahmevermögen 232
Wasserbad 22
Wasserhaltige hydrophile Salbe 226
Wasserhaltige Wollwachsalkoholsalbe 224
Wasser-in-Öl-Emulsionen 202
Wasserkocher 20
Wasserstoffperoxid 484
Weiche Salbe 225
Weiche Thesit®-Emulsion 271
Weichgelatinekapseln 121
Weinsäure 485
Weißdornblätter 485
Wirbelmazeration 359
Wirbelschichtgranulator 403
Wirbelschichtgranulierung 117
Wirkstofffreisetzung 396
Wollwachs 485
Wollwachsalkohole 209, 232
Wollwachsalkoholsalbe 223
Wundsalbe 283

Z
Zähflüssige Extrakte 365
Zäpfchen 335
Zäpfchengießform 341
Zäpfchengrundlagen 337
Zäpfchen, -Kennzeichnung 350
Zäpfchen, -Prüfung 351
Zementation 191
Zentraltropfer 160
Zentrifugieren 156
Zerfallsbeschleuniger 391
Zerfallszeit 394
Zerstäubermonturen 172
Zerstäubung 410
Zinci oxidi lotio 196
Zinci oxidi oleum 197
Zinkleim 198
Zinkoxid 110, 282, 485
Zinkoxid-Neutralöl 197–198
Zinkoxidöl 197
Zinkoxid-Paste 197
Zinkoxidschüttelmixtur 196
Zinkoxid-Talkum-Puder 50 % 112
Zinkpaste 229, 283
Zinksulfat 485
Zinksulfat-Augentropfen 302
Zuckeraustauschstoffe 61
Zuckerdragees 401
Zuckerfreier »künstlicher« Sirup 176
Zuckersirup 57, 174
Zuwaagemodus 27
Zytostatika 48